北京市高等教育精品教材立项项目

北京大学口腔医学教材

预防口腔医学

Preventive Dentistry

（第3版）

主　　编　徐　韬　郑树国

副 主 编　荣文笙　司　燕

编　　委（按姓名汉语拼音排序）

　　　　　刘雪楠　荣文笙　司　燕

　　　　　孙翔宇　王文辉　王晓灵

　　　　　徐　韬　袁　超　郑树国

编　　者（按姓名汉语拼音排序）

　　　　　陈霄迟　柳　键　权俊康

　　　　　施相如　王思斯　王笑喆

　　　　　隗芳乔　张趁英　张珊珊

秘　　书　孙翔宇

北京大学医学出版社

YUFANG KOUQIANG YIXUE（DI 3 BAN）

图书在版编目（CIP）数据

预防口腔医学 / 徐韬，郑树国主编 . —3 版 . —北京：北京大学医学出版社，2021.5

ISBN 978-7-5659-2321-0

Ⅰ . ①预… Ⅱ . ①徐… ②郑… Ⅲ . ①预防医学－口腔科学－医学院校－教材 Ⅳ . ① R780.1

中国版本图书馆 CIP 数据核字（2020）第 223769 号

预防口腔医学（第 3 版）

主　编：徐　韬　郑树国

出版发行：北京大学医学出版社

地　　址：（100191）北京市海淀区学院路 38 号　北京大学医学部院内

电　　话：发行部 010-82802230；图书邮购 010-82802495

网　　址：http://www.pumpress.com.cn

E-mail：booksale@bjmu.edu.cn

印　　刷：北京瑞达方舟印务有限公司

经　　销：新华书店

责任编辑：崔玲和　　责任校对：靳新强　　责任印制：李　啸

开　　本：850 mm×1168 mm　1/16　印张：19.75　字数：554 千字

版　　次：2021 年 5 月第 3 版　2021 年 5 月第 1 次印刷

书　　号：ISBN 978-7-5659-2321-0

定　　价：48.00 元

第 3 版序

八年制口腔医学教育是培养高素质口腔医学人才的重要途径。2001 年至今，北京大学口腔医学院已招收口腔医学八年制学生 765 名，培养毕业生 445 名。绝大多数毕业生已经扎根祖国大地，成为许多院校和医疗机构口腔医学的重要人才。近 20 年的教学实践证明，口腔医学八年制教育对于我国口腔医学人才培养、口腔医学教育模式探索以及口腔医疗事业的发展做出了重要贡献。

人才培养离不开优秀的教材。第 1 轮北京大学口腔医学长学制教材编撰于 2004 年，于 2014 年再版。两版教材的科学性和实用性已经得到普遍的认可和高度评价。自两轮教材发行以来，印数已逾 50 万册，成为长学制、本科五年制及其他各学制、各层次学生全面系统掌握口腔医学基本理论、基础知识、基本技能的良师益友，也是各基层口腔医院、诊所、口腔科医生的参考书、工具书。

近年来，口腔医学取得了一些有益的进展。数字化口腔医学技术在临床中普遍应用，口腔医学新知识、新技术和新疗法不断涌现并逐步成熟。第 3 轮北京大学口腔医学教材在重点介绍经典理论知识体系的同时，注意结合前沿新理念、新概念和新知识，以培养学生的创新性思维和提升临床实践能力为导向。同时，第 3 轮教材新增加了《口腔药物学》和《口腔设备学》，使整套教材体系更趋完善。在呈现方式上，本轮教材采用了现代图书出版的数字化技术，这使得教材的呈现方式更加多元化和立体化；同时，通过增强现实（AR）等方式呈现的视频、动画、临床案例等数字化素材极大地丰富了教材内容，并显著提高了教材质量。这些新型编写方式的采用既给编者们提供了更多展示教材内容的手段，也提出了新的挑战，感谢各位编委在繁忙的工作中，适应新的要求，为第 3 轮教材的编写所付出的辛勤劳动和智慧。

八年制口腔医学教材建设是北京大学口腔医学院近八十年来口腔医学教育不断进步、几代口腔人付出巨大辛劳后的丰硕教育成果的体现。教材建设在探索中前进，在曲折中前进，在改革中前进，在前进中不断完善，承载着成熟和先进的教育思想和理念。大学之"大"在于大师，北京大学拥有诸多教育教学大师，他们犹如我国口腔医学史上璀璨的群星。第 1 轮和第 2 轮教材共汇聚了 245 名口腔医学专家的集体智慧。在第 3 轮教材修订过程中，又吸纳 75 名理论扎实、业务过硬、学识丰富的中青年骨干专家参加教材编写，这为今后不断完善教材建设，打造了一支成熟稳定、朝气蓬勃、有开拓进取精神和自我更新能力的创作团队。

教育兴则国家兴，教育强则国家强。高等教育水平是衡量一个国家发展水平和发展潜力的重要标志。党和国家对高等教育人才培养的需要、对科学知识创新和优秀人才的需要就是我们的使命。北京大学口腔医院（口腔医学院）将更加积极地传授已知、更新旧知、开掘新知、探索未知，通过立德树人不断培养党和国家需要的人才，加快一流学科建设，实现口腔医学高等教育内涵式发展，为祖国口腔医学事业进步做出更大的贡献！

在此，向曾为北京大学口腔医学长学制教材建设做出过努力和贡献的全体前辈和同仁致以最崇高的敬意！向长期以来支持口腔医学教材建设的北京大学医学出版社表示最诚挚的感谢！

俞光岩　郭传瑸
2020 年 6 月

第 2 版序

2001 年教育部批准北京大学医学部开设口腔医学（八年制）专业，之后其他兄弟院校也开始培养八年制口腔专业学生。为配合口腔医学八年制学生的专业教学，2004 年第 1 版北京大学口腔医学长学制教材面世，编写内容包括口腔医学的基本概念、基本理论和基本规律，以及当时口腔医学的最新研究成果。近十年来，第 1 版的 14 本教材均多次印刷，在现代中国口腔医学教育中发挥了重要作用，反响良好，应用范围广泛：兄弟院校的长学制教材、5 年制学生的提高教材、考研学生的参考用书、研究生的学习用书，在口腔医学的诸多教材中具有一定的影响力。

社会的发展和科技的进步使口腔医学发生着日新月异的变化。第 1 版教材面世已近十年，去年我们组织百余名专家启动了第 2 版教材的编写工作，包括占编委总人数 15% 的院外乃至国外的专家，从一个崭新的视角重新审视长学制教材，并根据学科发展的特点，增加了新的口腔亚专业内容，使本套教材更加全面，保证了教材质量，增强了教材的先进性和适用性。

说完教材，我想再说些关于八年制教学，关于大学时光。同学们在高考填报志愿时肯定已对八年制有了一定了解，口腔医学专业八年制教学计划实行"八年一贯，本博融通"的原则，强调"加强基础，注重素质，整体优化，面向临床"的培养模式，目标是培养具有口腔医学博士专业学位的高层次、高素质的临床和科研人才。同学们以优异成绩考入北京大学医学部口腔医学八年制，一定是雄心勃勃、摩拳擦掌，力争顺利毕业获得博士学位，将来成为技艺精湛的口腔医生、桃李天下的口腔专业老师抑或前沿的口腔医学研究者。祝贺你们能有这样的目标和理想，这也正是八年制教育设立的初衷——培养中国乃至世界口腔医学界的精英，引领口腔医学的发展。希望你们能忠于自己的信念，克服困难，奋发向上，脚踏实地地实现自己的梦想，完善人生，升华人性，不虚度每一天，无愧于你们的青春岁月。

我以一个过来人的经历告诉你们，并且这也不是我一个人的想法：人生最美好的时光就是大学时代，二十岁上下的年纪，汗水、泪水都可以尽情挥洒，是充实自己的黄金时期。你们是幸运的，因为北京大学这所高等学府拥有一群充满责任感和正义感的老师，传道、授业、解惑。你们所要做的就是发挥自己的主观能动性，在老师的教导下，合理支配时间，学习、读书、参加社团活动、旅行……"读万卷书，行万里路"，做一切有意义的事，不被嘈杂的外界所干扰。少些浮躁，多干实事，建设内涵。时刻牢记自己的身份：你们是现在中国口腔界的希望，你们是未来中国口腔界的精英；时刻牢记自己的任务：扎实学好口腔医学知识，开拓视野，提高人文素养；时刻牢记自己的使命：为引领中国口腔的发展做好充足准备，为提高大众的口腔健康水平而努力。

从现在起，你们每个人的未来都与中国口腔医学息息相关，"厚积而薄发"，衷心祝愿大家在宝贵而美好的大学时光扎实学好口腔医学知识，为发展中国口腔医学事业打下坚实的基础。

这是一个为口腔事业奋斗几十年的过来人对初生牛犊的你们——未来中国口腔界的精英的肺腑之言，代为序。

徐 韬

二〇一三年七月

第1版序

北京大学医学教材口腔医学系列教材编审委员会邀请我为 14 本 8 年制口腔医学专业的教材写一个总序。我想所以邀请我写总序，也许在参加这 14 本教材编写的百余名教师中我是年长者，也许在半个世纪口腔医学教学改革和教材建设中，我是身临其境的参与者和实践者。

1952 年我作为学生进入北京大学医学院口腔医学系医预班。1953 年北京大学医学院口腔医学系更名为北京医学院口腔医学系，1985 年更名为北京医科大学口腔医学院，2000 年更名为北京大学口腔医学院。历史的轮回律使已是老教授的我又回到北京大学。新中国成立后学制改动得频繁：1949 年牙医学系为 6 年，1950 年毕业生为 5 年半，1951 年毕业生为 5 年并招收 3 年制，1952 年改为 4 年制，1954 年入学的为 4 年制，毕业时延长一年实为 5 年制，1955 年又重新定为 5 年制，1962 年变为 6 年制，1974 年招生又决定 3 年制，1977 年再次改为 5 年制，1980 年又再次定为 6 年制，1988 年首次定为 7 年制，2001 年首次招收 8 年制口腔医学生。

20 世纪 50 年代初期，没有全国统一的教科书，都是用的自编教材；到 50 年代末全国有三本统一的教科书，即口腔内科学、口腔颌面外科学和口腔矫形学；到 70 年代除了上述三本教科书外增加了口腔基础医学的两本全国统一教材，即口腔组织病理学和口腔解剖生理学；80 年代除了上述五本教科书外又增加口腔正畸学、口腔材料学、口腔颌面 X 线诊断学和口腔预防·儿童牙医学，口腔矫形学更名为口腔修复学。至此口腔医学专业已有全国统一的九本教材；90 年代把口腔内科学教材分为牙体牙髓病学、牙周病学、口腔黏膜病学三本，把口腔预防·儿童牙医学分为口腔预防学和儿童口腔病学，口腔颌面 X 线诊断学更名为口腔颌面医学影像诊断学，同期还增设有口腔临床药物学、口腔生物学和口腔医学实验教程。至此，全国已有 14 本统一编写的教材。到 21 世纪又加了一本殆学，共 15 本教材。以上学科名称的变更，学制的变换以及教材的改动，说明新中国成立后口腔医学教育在探索中前进，在曲折中前进，在改革中前进，在前进中不断完善。而这次为 8 年制编写 14 本教材是半个世纪口腔医学教育改革付出巨大辛劳后的丰硕收获。我相信，也许是在希望中相信我们的学制和课程不再有变动，而应该在教学质量上不断下功夫，应该在教材和质量上不断再提高。

书是知识的载体。口腔医学教材是口腔医学专业知识的载体。一套口腔医学专业的教材应该系统地、完整地包含口腔医学基本知识的总量，应该紧密对准培养目标所需要的知识框架和内涵去取舍和筛选。以严谨的词汇去阐述基本知识、基本概念、基本理论和基本规律。大学教材总是表达成熟的观点、多数学派和学者中公认的观点和主流派观点。也正因为是大学教材，适当反映有争议的观点、非主流派观点让大学生去思辨应该是有益的。口腔医学发展日新月异，知识的半衰期越来越短，教材在反映那些无可再更改的基本知识的同时，概括性介绍口腔医学的最新研究成果，也是必不可少的，使我们的大学生能够触摸到口腔医学科学前沿跳动的脉搏。创造性虽然是不可能教出来的，但是把教材中深邃的理论表达得深入浅出，引人入胜，激发兴趣，给予思考的空间，尽管写起来很难，却是可能的。这无疑有益于培养大学生的创造性思维能力。

本套教材共 14 本，是供 8 年制口腔医学专业的大学生用的。这 14 本教材为：《口腔组织学与病理学》《口腔颌面部解剖学》《牙体解剖与口腔生理学》《口腔生物学》《口腔材料学》《口腔颌面医学影像学》《牙体牙髓病学》《临床牙周病学》《儿童口腔医学》《口腔颌面外科学》《口腔修复学》《口腔正畸学》《预防口腔医学》《口腔医学导论》。可以看出这 14 本教材既有口腔基础医学类的，也有临床口腔医学类的，还有介于两者之间的桥梁类科目教材。这是一套完整的、系统的口腔医学专业知识体系。这不仅仅是新中国成立后第一套系统教材，也是 1943 年成立北大牙医学系以来的首次，还是实行 8 年制口腔医学学制以来的首部。为了把这套教材写好，教材编委会遴选了各学科资深的教授作为主编和副主编，百余名有丰富的教学经验并正在教学第一线工作的教授和副教授参加了编写工作。他们是尝试着按照上述的要求编写的。但是首次难免存在不足之处，好在道路已经通畅，目标已经明确，只要我们不断修订和完善，这套教材一定能成为北京大学口腔医学院的传世之作！

张震康

二〇〇四年五月

第 3 版前言

从 1980 年北京大学口腔医学院建立中国第一个口腔预防科开始，预防口腔医学就开始在中国的大地上加快了它的发展步伐，医、教、研、防并举，成为口腔医学院的发展方向和理念。即使这样，"防"在有些方面仍然没有引起重视，这一方面是由于时代赋予它的内涵的局限性，另一方面还有专业人员对其了解和认识不足，因此需要我们认真思考预防口腔医学这门学科的内容。此外，由于多学科的发展、交叉和融合，预防口腔医学也融入更多的公共卫生等其他学科的属性。基于此，在前期学科积累和第 2 版的基础上，本版教材进行了一定的调整，增加和完善的既有本学科国内外的新理念、新理论、新知识，又有口腔预防实践的总结、提炼和共识；删减和合并的是基于目前国内外口腔预防发展角度来看一些尚有待完善的部分。总之，这一版教材是在现代口腔医学发展以及与口腔预防相关的多学科发展所取得成果的基础上，进行有机整合的体现。作为北医的长学制教材，不仅要体现这一学科的深度，更要体现这一学科的广度。本教材编写的目的在于，不仅对在读的学生，而且对专业人员更好地认识和了解预防口腔医学，形成预防的理念，并将其应用于医、教、研、防的实践，促进口腔医学全方位的发展，发挥更大的作用。

当今世界，疾病所导致的影响和负担对各个国家乃至全人类都是一项巨大的挑战，而预防疾病的发生和发展是解决这一问题的关键所在。《黄帝内经》所说："上工治未病，不治已病，此之谓也"，明确提出了"上医治未病"这一医学的最高理念。目前无论是世界卫生组织还是国际、国内，无不在健康政策和策略中体现预防的重要性，可见在医学领域预防的重要性。同样，在口腔医学领域，口腔预防的重要性也不言而喻，这也是本版教材一直贯穿和体现的理念。

口腔健康作为全身健康的重要组成部分，与全身健康密切相关。口腔疾病是最常见的慢性非传染性疾病，无论是世界卫生组织还是我国，都将口腔疾病的预防纳入慢性非传染性疾病的预防体系当中，从共同的危险因素入手进行防治；同时，研究表明，口腔疾病与糖尿病、肿瘤、心血管疾病和呼吸系统疾病等慢性病有密切的联系。口腔健康的意义已超越口腔医学界，口腔健康水平已成为衡量生命质量的重要指标。常见口腔疾病病因清楚，可防、可治，预防和早期治疗效果均较好。口腔预防工作能够让潜在口腔疾病患者得到预防医学的提前关爱。为落实"预防为主，防治结合"的卫生工作方针，2012 年和 2014 年，受卫生部 / 国家卫生和计划生育委员会委托，北京大学口腔医学院牵头开展口腔疾病防治结合试点项目，把口腔疾病预防工作与常规诊疗工作紧密结合，依托各级医疗机构，探索口腔常见病防治结合的工作内容、机制和模式。项目建设历时 2 个阶段，共 4 年时间，对于如何在各级医疗机构开展防治结合工作进行了有益的初步探索。将口腔疾病的预防与全身健康结合起来，从共同危险因素入手，使未来的口腔疾病预防工作更为宽广和深入。近年来，国家的政策和具体措施都对口腔健康工作给予了高度的重视，而且针对口腔健康工作提出了具体的要求和指标，这些政策包括 2016 年的《"健康中国 2030"规划纲要》（具体指标是到 2030 年 12 岁儿童的患龋率不超过 25%）、2017 年的《中国防治慢性病中长期规划（2017—2025 年）》（具体指标是到 2025 年 12 岁儿童的患龋率不超过 30％）、2017 年的《全民健康生活方式行动方案（2017—2025 年）》（提出了三减和三健，三减：减盐、减油、减糖，三健：健康口腔、健康体重、健康骨骼。其中的减糖和健康口腔都是对口腔健康的具体要求）以及 2019 年的《健康口腔行动方案（2019—2025 年）》。这些政策不仅对口腔健康工作指明了方向，而且也提出了具体的要求，促进了口腔健康工作的开展。

预防医学的重要性日益得到政府和社会认可，在此形势下，本版教材在第 2 版的基础上更新了大部分章节的内容，具体如下：

一、重要理论更新

1. 口腔流行病学、口腔健康调查、特定人群的口腔保健：调查方法和技术方案参照世界卫生组织最新标准（2013 年 / 第五版）撰写，并结合我国第四次全国口腔健康流行病学调查（2015—2018 年）所采用的方案及主要结果，进行了充分的整合和完善；更新或补充了常见口腔疾病在各特定人群流行情况的内容。

2. 社区口腔卫生服务：补充了我国对于（口腔）社区卫生服务新出台的政策和法规；增加了对社区卫生服务的经济学理论知识；增加了对国外（口腔）社区卫生服务发展状况的介绍；以案例展示我国口腔社区卫生服务现况。

3. 口腔卫生项目管理与评价：补充了国际组织对卫生项目管理的概念和描述；强化了项目效果评价方面的理论知识体系；新增了国内外有关方面的案例分析。

二、临床常规变化

1. 龋病预防与控制、氟化物与口腔健康：增加了涉及多种相关因素的龋病风险评估系统介绍、国际龋病检查与评估系统中早期龋的诊断标准、渗透树脂和氟化氨银在龋病控制中的应用、最新循证医学文献结果。

2. 牙周病的预防、自我口腔保健：增加了口臭的预防和控制，使学生能对口臭的病原、影响因素、控制和治疗有整体的了解和掌握；完善了牙周病发病机制与危险因素部分；增加了预防性洁治的相关内容，强调其与牙周维护期治疗的区别；强调个人菌斑控制的方法，更新了个人口腔清洁护理产品和技能方面的内容。

3. 口腔癌及其他口腔疾病的预防：更新了口腔癌及癌前病变不同人群发病率、患病率及病死率的最新数据，引入了用于口腔癌早期诊断的辅助检查的最新方法——自体荧光与组织反射率相结合法，并补充介绍了其他原有方法的原理、优点、缺点、适用范围及评价方法；增加牙磨蚀症的预防（当前我国很多研究只局限于牙酸蚀症，还未扩大到牙磨蚀症这一更为广泛的概念），使学生加强对牙磨蚀症相关知识的理解。

4. 口腔医疗保健中的感染与控制：2019 年底新冠肺炎疫情暴发，给全世界都带来了巨大的影响，同时也对口腔诊疗带来了巨大冲击。因为时间所限，本版结合院内感染相关的最新文件和规范进行细节更新，补充了新型冠状病毒肺炎（COVID-19）疫情带来的强化感染防控方面的相关主要内容。

三、章节内容调整

1. 口腔健康促进：前一版将口腔健康教育与口腔健康促进作为并列关系进行描述，本次再版时，将口腔健康教育作为口腔健康促进的主要核心内容进行讲述，因此本章名也变更为"口腔健康促进"。

2. 考虑到其他章节内容均包含了大量循证医学内容和文献成果，本次再版删除"循证医学在预防口腔医学中的应用"一章，并将其主要内容融入书中其他各章节之中。

本书在编写方面仍保持第 2 版的一些特色，如每章后附英文小结和专业名词英文解释，章末列有引用的书籍、学术期刊等参考文献，这些有利于学生掌握重点，提升专业英语水平，扩大阅读量。本教材内容主要针对长学制口腔医学生培养需要，同时也希望能够对研究生和预防口腔医学工作者有所帮助。由于编者水平所限，教材中难免会有一些不足，真诚地希望读者提出宝贵意见，使本书内容质量不断改进和提高。

特别感谢《预防口腔医学》第 1 版的主编卞金有教授、第 2 版的主编徐韬教授，正是在他们主编的第一版和第二版教材的基础上，我们才能做得更好。本版还吸收了有较强专业背景的青年骨干医生参与编写工作，他们新的理念和知识会进一步提升本版教材的水平，在此也表示感谢！最后感谢本书编委会秘书孙翔宇副主任医师做出的大量协调、组织工作。衷心感谢每一位编者为此书辛苦的付出。

徐 韬 郑树国

2020 年 11 月

第 2 版前言

北京大学从 2001 年起招收口腔医学专业八年制学生，这是我国口腔医学教育事业与国际接轨的重要一步。除了加强基础科学、人文学科等基础性课程外，八年制学生在专业方面也应具有更为扎实、广泛的知识，从而在未来成为具有系统的理论基础、规范的临床诊治技能以及一定科研潜质的高素质全面型口腔医学人才。以此为指导思想，2006 年我们出版了第一版《预防口腔医学》双语教材。为满足预防口腔医学教学实践的更新和深入，追随预防口腔医学学科内涵的不断丰富和发展，今年我们修订并再版本教材。

"上医医未病之病，中医医欲病之病，下医医已病之病"，药圣孙思邈早在 1400 多年前就在其《千金要方》中充分强调了预防医学的重要性。在中医理论中，"治未病"是医生的最高境界。世界卫生组织调查显示，达到同样健康标准所需的预防投入与治疗费、抢救费比例为 1 : 8.5 : 100，即预防上多投入 1 元钱，治疗就可减少 8.5 元，并节约 100 元抢救费。当今中国，超六成的健康投入为临终治疗，早已偏离了医学的内涵和目的。这一现象提示我们，医疗卫生事业必须转变指导思想，既要治病救人，又亟待强调以预防为主，才能更符合医疗伦理，更符合呵护生命的要义。

口腔健康作为全身健康的重要组成部分，与全身健康密切相关。口腔疾病是最常见的慢性非传染性疾病；同时，研究表明口腔疾病与糖尿病、肿瘤、心血管疾病和呼吸系统疾病等慢性疾病有密切的关系。口腔健康的意义已超越口腔医学界，口腔健康水平已成为衡量生命质量的重要指标。常见口腔疾病病因清楚，可防、可治，预防和早期治疗效果均较好。重视口腔预防工作，能够让潜在口腔疾病患者得到预防医学的提前关爱。为落实"预防为主，防治结合"的卫生工作方针，2012 年，卫生部开展口腔疾病防治结合试点项目，把口腔疾病预防工作与常规诊疗工作紧密结合，探索依托各级医疗机构，开展口腔常见病防治结合的工作内容、机制和模式。项目建设历时近一年时间，对于如何在医疗机构开展防治结合工作进行了有益的初步探索。

在预防医学重要性日益得到政府和社会认可的形势下，本版教材修订和更新了大部分章节的内容，增加了以下章节：第 11 章社区口腔卫生服务——介绍了我国社区卫生服务、社区口腔卫生服务的现状及其发展前景；第 15 章预防口腔医学教学实践——结合预防口腔医学实践的特点，介绍了建立预防口腔医学教学基地和以基地为依托开展口腔预防实践的内容等。

本书在编写方面增添了一些特色，如每章后附英文小结和专业名词英文解释，章末列有参考文献和推荐阅读的书籍、杂志等，这些有利于学生掌握重点，提升专业英语水平，扩大阅读量。本教材内容主要针对长学制口腔医学生培养需要，同时也希望能够对研究生和预防口腔医学工作者有所帮助。真诚地希望读者提出宝贵意见，使本书不断改进和提高。

特别感谢《预防口腔医学》第 1 版的主编卞金有教授，很遗憾他未能亲自参加第 2 版教材的编写，但正是站在他主编的第 1 版教材的肩膀上，我们才能看得更远。感谢本书编委会秘书荣文笙教授做出的大量协调、组织工作。衷心感谢每一位编者为此书辛苦的付出。

徐 韬

2013 年 12 月

第1版前言

预防口腔医学是口腔医学的一门分支学科。究其策略地位而言，是构成口腔科学三大支柱（基础口腔医学，临床口腔医学，预防口腔医学）之一。预防口腔医学又称口腔公共卫生或社会口腔医学，又是公共卫生或预防医学不可分割的重要组成部分。其纵横关联涉及的学科范围很广，体现了多学科的交叉与跨越。

预防口腔医学的发展对于增进公众口腔健康，进而提高生命质量具有举足轻重的作用。正因为如此，近半个世纪以来，在世界上不少国家和地区，由于开展了口腔健康促进活动，采取了口腔公共卫生措施，使人们的口腔卫生状况有了明显改善，同时，预防口腔医学也得到了迅速发展。而在尚未开展口腔公共卫生措施的国家和地区，人们的口腔健康状况正在恶化，预防口腔医学的发展也相对缓慢。近二十年来，在我国，无论在口腔公共卫生措施和方法的应用方面，还是在预防口腔医学的教学与研究方面，都得到了较快的发展与提升。例如，在卫生部领导下，制定了我国2010年口腔卫生保健工作规划；开展了全国爱牙日等口腔健康促进活动；学校和社区口腔卫生保健工作不断深入以及正在进行的第三次全国口腔健康流行病学调查等。

本教材的架构与内容既反映了当前本学科的国际发展状况，包括工业化国家和发展中国家的状况，又反映了当前本学科在国内的发展状况。因此，这本教材有以下几个特点：

1. 它是一次编写双语教材的尝试，有助于起到中英文双向交流的桥梁作用，是一种探索和创新；

2. 其内容涵盖着预防与社会口腔医学两个分支学科，并涉及医学与公共卫生领域，体现着一种整合。它已经超越了传统的生物医学范畴，纳入了社会医学的基本内容，但仍然遵循着基本理论，基本知识，基本技能的"三基"原则；

3. 各章节内容构思反映出编者们的各自特色，实难舍弃或补遗，只有兼顾科学民主与规范，各尽其力，各负其责；

4. 本教材在编排格式上有创意，既展现出双语随文同行，便于阅读，查找和联想，又有双语不同行互不干扰的明显区别。

主编遵循的原则是：在内容的筛选上，只提供科学证据与实践经验充分的，不提供陈旧与过时的；既借鉴工业化国家的经验，也借鉴发展中国家的经验；既展现科学的前沿（即使还有争议），又不采纳科学证据尚不充分以及还不成熟的。为同学和读者提供一个思维空间。因为本学科尚在发展之中。

这本教材虽专为长学制编写，但也适合于其他学制的大学生选用。主编希望它能成为一部启蒙教科书。尽管编者们尽了努力，主编又力图整合，也必有漏失之处，错误在所难免，还恳请读者予以批评指正，以求日后不断丰富与完善。

最后，主编要感谢各位编者的通力合作。在终稿审阅过程中，特别要感谢副主编和荣文笙博士的大力帮助，以及杨城大夫对图表的绘制和书稿格式采用电脑技术进行的统一编排，全书才得以告成。

主编　卞金有

目 录

第一章 绪 论

Introduction

第一节 预防口腔医学的基本概念
Essential Conception of Preventive Dentistry

一、健康的决定因素

人类的健康受到各种因素的影响，包括环境因素、行为与生活方式、卫生保健服务、生物遗传因素。这四大主要因素决定着一个人的健康状态。

（一）环境因素

自然环境与社会环境构成环境因素的两个方面。自然环境因素包括物理、化学与生物学因素；社会环境因素有社会政治制度、经济发展水平、文化教育与科技发展水平、人口状况等。随着人类社会历史的发展，自然环境因素对健康的直接作用逐渐减弱，社会环境因素的作用逐渐增强。自然环境相似，社会生活环境、文化背景不同，人群的健康状况会有很大差异。

对人类健康产生根本影响的是社会经济发展水平。贫穷、落后是健康的危险因素，社会法律、政治制度对健康的影响也十分明显。有效的健康教育与促进可以帮助人们适应和克服不良社会因素的影响。而人口数量过多、素质过低、教育落后、就业困难、居住条件恶劣、食品供应不足等社会因素都可以是健康的危险因素。

（二）行为与生活方式

行为与生活方式是指因自身行为所产生的影响健康的因素。如一个人的受教育程度与个人行为习惯有很密切的关系，教育落后可以引发一系列不良行为习惯，成为健康的危险因素，如吸烟、饮酒、不合理营养与饮食、缺少适当运动等。不利于健康的行为受社会心理因素的影响，社会环境不同，对个人行为与生活方式的影响也不同。

（三）卫生保健服务

卫生保健服务是社会因素中直接与健康相关的一个重要方面，包括预防服务、医疗与康复服务。预防服务是保护和促进健康最有效的卫生保健措施。由于社会经济与文化发展不平衡，许多行之有效的预防措施在某些地方未能很好地实施，导致疾病不能及时得到预防和控制。医务人员缺乏预防意识、重治轻防、初级卫生保健不健全、经费缺乏和分配不合理或使用不当等都是不利于健康的危险因素。

（四）生物遗传因素

遗传、成熟与老化以及复合内因都是影响人类健康的生物遗传因素。已知的人类遗传性疾病近3000种，约占人类全部疾病的1/3。先天性遗传缺陷是引发多种疾病的重要因素，但是生物遗传因素不是影响人类健康的必要条件，也不是充分条件，疾病是否会发生以及发病的严重程度还受到环境与行为因素的影响。有些不良遗传基因的传递将会增加人类有害基因的频率。

二、疾病的发展阶段

以慢性疾病为例进行学习，有助于认识预防医学的性质和特点，大多数慢性疾病通常都是由多种致病因素——致病因子、宿主与环境因素相互作用对机体产生疾病刺激影响而发生的。从人的疾病发展史来看，疾病可以分为病理形成前期和病理形成期两个阶段。

（一）病理形成前期

在病理形成前期，疾病刺激物的产生、作用以及与机体的防御反应之间的抗争都需要经历一个相当长的时期才能逐渐显示出具有临床意义的症状，即进入病理形成期，但也可能中止或逐渐恢复正常。这个过程可能长达几年，也可能很短暂。

（二）病理形成期

在病理形成期，组织结构的病理改变是导致临床特征与症状的基础。在临床症状与体征日渐明显，疾病得以确诊后，若不及时采取适当的干预措施，疾病将会进一步恶化，造成组织结构或形态缺陷，功能丧失，最终可能导致衰竭和死亡。

对疾病自然发展史的研究有助于探索预防对策。因此，预防医学是人类与环境和疾病抗争过程中形成的一门战略性综合医学学科。

三、预防医学的定义和内容

（一）预防医学的定义

预防医学是针对人群中疾病发生及发展的规律，运用基础医学及临床医学和环境卫生科学理论、知识和技能，研究社会和自然环境中影响健康和造成疾病的主要因素；应用卫生统计学方法和流行病学的原理和方法，探求病因和分析这些致病因素的作用规律，给予定量评价；通过公共卫生措施实施预防，以达到保护健康和促进健康的目标。

（二）预防医学的内容

预防医学是以健康为中心，以社会人群为主要研究对象，采用预防为主的策略，针对人群中健康与疾病的转化规律，采用基础科学、临床医学和环境卫生科学等理论和方法，探寻自然和社会因素对人群健康与疾病的作用规律，分析环境中主要致病因素对人群健康的影响，以消除有害因素的影响，并以此为依据，制订防治对策，通过公共卫生措施达到促进健康、预防疾病发生、控制疾病发展、提高生命质量的目的。预防医学与临床医学相辅相成，但预防实践先于临床实践，防患于未然是公共卫生措施的理论与实践基础。

四、预防口腔医学的定义和内容

（一）预防口腔医学的定义

预防口腔医学（preventive dentistry）也称口腔预防医学，前者更强调"预防"。本版仍使用"预防口腔医学",延续前两版的用法,目的是强调"预防"。目前随着学科的发展和融合,尤其是公共卫生理念的提升,国际上更多使用口腔公共卫生(dental public health)这个词,它的范畴较"预防口腔医学"和"口腔预防医学"更广,更加强调公共卫生的理念。预防口腔医学是口腔医学的重要组成部分,与口腔医学的各个领域都有着密切的内在联系,涉及口腔医学的各个方面,是研究社区人群常见口腔疾病的流行状况及其影响因素,制订和实施预防与控制口腔疾病的策略与措施,促进与维护社区人群口腔健康的科学。针对影响口腔健康的因素,采取最有效的手段预防和治疗口腔疾病,通过阻止口腔疾病的发生和发展,达到促进良好的口腔健康与功能的目的。预防口腔医学通过有组织的社会努力,预防和控制口腔疾病,是一门促进口腔健康的科学与艺术。

(二)预防口腔医学的内容

预防口腔医学以研究人群的集体预防措施为主要对象,以研究群体的口腔疾病患病情况、群体预防措施和个体预防保健方法为基本要素,发现并掌握预防口腔疾病发生、发展的规律,促进整个社会的口腔健康水平的提高。预防口腔医学研究内容十分广泛,包括口腔流行病学和口腔健康调查方法(重点是常用指数和龋病、牙周病流行特征及其影响因素)、龋病的预防与控制(重点是氟化物与窝沟封闭的应用)、牙周病的预防与控制(重点是自我口腔保健)、其他口腔疾病的预防、口腔健康教育与健康促进、特定人群的口腔保健、社区卫生服务、口腔卫生项目管理、口腔医疗保健中的感染与控制等。

通过基础理论、基础知识和基本技能的理论教学与社区实践,使学生掌握预防口腔医学的科学理论,以及预防和控制人群口腔健康相关危险因素的策略与措施;使学生树立社会群体预防与综合口腔保健的观念;使学生养成在临床实践中实施三级口腔预防保健的思维模式;使学生掌握口腔健康调查和统计分析的基本方法,为口腔医学专业人才的培养奠定预防口腔医学基础。

五、三级预防的原则

按照疾病自然发展规律,预防措施可以根据对疾病病因的认识、机体的调节功能和代偿状况,从疾病发展的任何阶段介入,阻止疾病的发生、发展或恶化,即预防贯穿于疾病发生前直到疾病发生后转归的全过程。根据各个阶段的特点与内容,划分为三级预防策略。

(一)一级预防

一级预防又称病因预防,针对病理形成前期过程,以病因预防为主,是在疾病尚未发生时针对致病因素(或危险因素)采取措施,防止各种致病因素对人体的危害。强调自我保健、健康教育与促进以及特殊的防护措施,即社区公共卫生措施、监测危险因素与疾病发展趋势等。

(二)二级预防

二级预防又称临床前期预防,针对已经进入病理形成期,但处于疾病的早期阶段,需要早期发现、早期诊断、及时采取适当的治疗措施,阻止病理过程的进展,尽可能达到完全康复,是为防止或减缓疾病发展而采取的措施。

(三)三级预防

三级预防又称临床预防,针对疾病已发展到严重和晚期阶段,采取及时、有效的治疗措施,以防止病情恶化,预防并发症,并尽量恢复功能。主要是对症治疗和康复治疗,可以防止伤残和促进功能恢复,提高生存质量,降低病死率。

第二节　预防口腔医学的发展
Development of Preventive Dentistry

在距今 10 万年以前的山顶洞人的颌骨上已发现有龋，在距今 1 万年至 4000 年前的新石器时代人头骨发现龋和严重牙周病。在中国，公元前约 1400 年殷墟甲骨文就有"疾齿""疾口"与"龋"的记载。可以看出，自古以来人类就受到牙病的折磨，并寻找各种方法来解除痛苦。

整个预防口腔医学的发展过程大致可以分为 4 个时期：原始启蒙时代（公元前 14 世纪至 18 世纪 40 ～ 50 年代）；理性发展时代（18 世纪 40 ～ 50 年代至 1950 年）；预防口腔医学的诞生和发展时代（1950 年至 2000 年）；21 世纪预防口腔医学的发展时代（2001年至今）。

一、原始启蒙时代

公元前 14 世纪至 18 世纪 40 ～ 50 年代这一段漫长的时期是预防口腔医学的原始启蒙时代，又是经验主义时代。由于牙病痛苦难忍，古人很自然就产生了各种预防牙病的意识与实践，包括漱口、叩齿、刷牙等，并且对甜食对于牙齿的危害有了初步的认识。

（一）漱口

早在公元前 1100 年，西周《礼记》就有"鸡初鸣，咸盥漱"的记载。公元 25 年，《金丹全书》记载："今人漱齿每以早晨，是倒置也，凡一日饮食之毒，积于齿缝，当于夜晚洗刷，则污垢尽去，齿自不坏，故云晨漱不如夜漱，此善于养齿者。今观智者，每于饮后必漱，则齿至老坚白不坏，斯存美之功可见矣。"这时已经开始认识到应早晚洗刷和漱口，并且夜间洗刷比早晨重要。其后各个朝代，漱口已成为日常口腔卫生习惯。到宋代苏东坡著《东坡集》杂记中的《漱茶说》记有"每食已，辄以浓茶漱口，烦腻即去"。现在知道茶含有氟化物，有防龋作用。到清代光绪年间，已有漱口药方，供慈禧、光绪漱口。直至今日，漱口已成为人们保持口腔卫生的一种习惯。

（二）叩齿

叩齿会促进牙周组织的血液循环，增强牙周纤维组织的弹性，似有一定的口腔保健作用。公元前 500 年汉墓中出土的简帛医书中的《养生方》就有叩齿的记载："朝夕啄齿不龋""鸡鸣时叩齿三十下，长行无齿虫，令人齿坚""叩齿百遍，咽唾三次，常数行之，用齿不痛"。晋代葛洪曾推行叩齿，认为每日清晨轻叩牙齿三百下，可固齿、醒脑、健身。

（三）使用牙签

元代赵孟頫（1254—1322 年）就曾在《老态》一诗中叙述"食肉先寻剔牙签"。明代李时珍在《本草纲目》中记载："柳枝去风消肿止痛，其嫩枝削为牙杖，剔牙甚妙。"清代牙签的种类很多，如银制挂式牙签等。

1570 年，英国女王 Elizabeth 收到一件装有 6 根金牙签和"擦牙布"（tooth cloths）的礼物，莎士比亚在他的剧本里多次间接提到牙签，说明牙签是当时上流社会的一种时尚。

（四）洁齿与揩齿

公元前 400 年《黄帝内经》中的《素问·诊要经终论》曾记载："齿长而垢"。唐代孙思邈（541—682 年）在《备急千金要方》的"齿痛论"中记载："每旦以一捻盐内口中，以暖水含，揩齿及叩齿百遍，为之不绝，不过五日，口齿即牢密""凡人齿龂不能食果菜者，皆由齿根露也，为此盐汤揩齿法，无不愈也。"公元 900 年，晚唐敦煌壁画中的"揩齿图"是国内最早的一幅口腔卫生行为记录。王焘在《外台秘要》中引自张文仲《千麻揩齿方》的说法："每朝杨柳枝咬头软，点取药揩齿"，此时已有柳枝制刷的记载。

在印度，古人用菩提树枝揩齿。"揩齿"一种是用手指，另一种是嚼木为刷（chewing stick）。如将菩提树或杨柳枝咀嚼成絮状，揩刷牙面。敦煌壁画中有一幅唐景福年间用柳枝制成的牙刷画图，是世界上关于揩齿最早的资料。

（五）牙刷与刷牙

916—1125 年的辽代已有骨柄植毛牙刷。到了宋代，用牛角制成器物，植上马尾，制成牙刷。宋代日本名僧道元禅师在其著作《正法眼藏》下卷"洗面"中有此记载："僧侣们除漱口之外，尚用剪成寸余之马尾，植于牛角制成的器物上，用以刷洗牙"。国外的植毛牙刷到 17 世纪才有，可见欧洲使用植毛牙刷比中国晚 500 多年。"齿木"（Miswak、Misswak、meswak、miswaki、siwaki、sewak）是阿拉伯人使用的一种历史悠久的洁牙工具，用一种萨尔瓦多桃树枝制成，其木质包含糖苷、类黄酮、树脂、异硫氰酸苄酯、挥发油、萜烯、二氧化硅和矿物盐等有效成分，对牙龈有益，称为中东"天然牙刷"，浸泡于水中一天，纤维散开形成牙刷形状，用来刷牙。

元代的罗元益著《卫生宝鉴》（1281 年）提倡要早晚刷牙 2 次。忽思慧在《饮膳正要》中提出"清旦用盐刷牙，牙无齿疾"，另外还提出"凡清旦刷牙，不如夜刷牙齿疾不生"强调晚上刷牙的重要性。到了明代，帝王们的一些牙上都有楔状缺损，说明刷牙已成习惯。在公元 500 年左右，古印度医学家 Charaka 与 Sushruta 以及公元 650 年的一位古印度医学家 Vagbhata 都特别关注口腔清洁。Sushruta 与 Vagbhata 都认为需要去除牙石，并强调"一个人早晨起床应刷牙"，他们用新鲜树枝制作成牙刷。这种树枝一般有点苦味，有收敛作用。

（六）使用牙膏

早在公元 6 世纪的南梁时代（502—557 年），我国首次出现药物牙膏，这是世界上最早的药物牙膏。最早的洁牙剂（特别是牙粉）源于古希腊。2000 多年以前，希腊医生就熟悉印度除口臭的配方，在白酒中加入洋茴香。古罗马的牙粉配方中有动物的骨、蹄、角、蛋壳与海鱼，用收敛剂混合而成。

（七）甜食对牙齿的危害

唐初孟诜（621—714 年）著《食疗本草》中记载：多食砂糖有损牙齿。北宋寇宗奭在其著作《本草衍义》中也记有"砂糖小儿多食则损齿"。又有日本人丹波康赖撰《医心方》引用了 80 多种我国医书，其中《产经》云："小儿齿未易，密及饴糖，不易与食，令儿齿朽坏，虽易齿不坚。"说明早在公元 7 世纪就人们已知道食糖过多容易引起龋病。

16 世纪英国牧师医生 Andrew Boorde 出版了最早的英国医学书，认为"牙是有感觉的骨，因此牙痛是非常痛的"。他的患者一定有严重的牙痛。当时上层与中层社会的人们膳食富含糖，Andrew Boorde 指出了牙痛与糖的关系。

总之，在口腔疾病预防的启蒙与早期发展阶段，不论在国内还是国外，都已经开始发明并应用了多种原始的口腔卫生保健用品以及口腔卫生方法，但是由于当时科学发展水平的限制，还不能确切地知道这些口腔保健方法的效果以及发病与防病的机制。

二、理性发展时代

18 世纪 40 ～ 50 年代至 1950 年是预防口腔医学的理性发展时代，又称为科学基础形成与临床科学发展时代。随着社会经济发展与自然科学进步，预防口腔医学取得了重大进步，在西方，欧洲的文艺复兴运动推动了医学与口腔医学的发展。

（一）口腔医学两大主要发现

19 世纪后 20 年间，两项主要发现推动了牙医学专业的革命，并指出了新的口腔医学途径，即提出龋病的病因学说——化学细菌学说，发现氟化物可以预防龋齿。它们的影响扩展到口腔医学的教学、研究以及临床实践的各个方面，也推动了预防口腔医学的发展。

1.龋病病因学说　荷兰科学家 Antony van Leeuwenhoek 发明了显微镜，通过一系列的观察研究，首次发现了细菌。后来美国口腔科医生和微生物学家 Willoughby D. Miller 进行了口腔细菌学研究，证明细菌作用于糖可以产酸，使牙釉质脱矿而引起龋，并提出了龋病病因学说——化学细菌学说。

2.氟化物预防龋齿　氟化物存在于自然界。早在 19 世纪就有许多对氟化物的研究。值得提出的与牙医学发展有关的发现和研究有以下几个：1846 年英国医生 George Wilson 发现水中存在氟化物。1874 年德国医生 Carl Erhardt 报道了氟化物有增强牙釉质防龋的作用。1886 年法国化学家 Henri Moissan 分离出氟，并因此获得了 1906 年的诺贝尔化学奖。1896 年德国化学家 Albert Deninger 指出可以将氟化物作为预防和治疗口腔科疾病的制剂。他指出饮食中缺氟是引起牙病的重要因素，倡导儿童、妊娠期妇女补充氟化钙防龋。在 19 世纪末及 20 世纪初，英国已应用氟化钙防龋，在丹麦也有关于氟防龋的出版物。

（二）口腔医学在中国的发展

20 世纪初，西方现代牙医学开始传入中国。随着口腔诊所、学校的建立，有关口腔卫生的刊物、宣传、展览、牙膏陆续出现，同期还开展了关于龋病等的调查工作。1926 年在上海生产的三星牌管状牙膏问世。1930 年科普读物《家庭口腔卫生学》出版，1935 年司徒博提出了《发展我国齿科医学事业，推行口腔卫生的计划》的建议。同年，上海牙医公会举办了第一届口腔卫生展览会。1936 年黄仁德对上海高桥镇小学学生进行了牙病调查，同年还有吸烟对牙齿与口腔组织影响的调查，1942 年周大成在沈阳对农村学童龋蚀频度进行了调查，1944 年郑麟蕃在北京调查了中小学生的口腔状况，1945 年在上海药物牙膏问世，同年还有贵州氟病区氟牙症的调查，1947 年朱端伯发表了氟与龋预防的文章。

上述这些事件的发生与出现都说明具有一定科学基础的预防口腔医学已在中国萌芽并逐渐发展。

三、预防口腔医学的诞生和发展时代

1950 年至 2000 年是预防口腔医学的诞生和发展的时代。世界卫生组织（World Health Organization，WHO）和美国国立牙科研究所（National Institute for Dental Research，NIDR）在这个时期成立，对预防口腔医学的发展起到了重要的作用。

（一）两个专业机构的成立

1.世界卫生组织的成立　世界卫生组织（WHO）于 1948 年成立，从 20 世纪 50 年代开始，在把重点放在防治传染病、应对环境危害与营养缺乏的同时，建立了口腔卫生项目，最早支持在新西兰召开的氟化物研讨会以及在美国、加拿大等地开始的饮水氟化项目。20 世纪 60 年代以来，WHO 成立了由 15 个专家委员会组成的专家咨询机构，制定了《口腔健康调查基本方法（第 1 ～ 5 版）》和《国际疾病分类法在牙医学与口腔医学中的应用（第 1 ～ 3 版）》。WHO 自 1969 年建立全球口腔资料库（global oral data bank，GODB）以来，每年发布一次全球龋病流行趋势报告。20 世纪 80 年代至今，WHO 的主要工作是开展社区预防并帮助发展中国家培训人员、建立机构、开展项目。1981 年 WHO 任命北京医学院口腔医学研究所（现北京大学口腔医学院 / 研究所）为亚太地区唯一的"世界卫生组织预防牙医学科研与培训合作中心"（WHO Collaborating Center for Research and Training in Preventive Dentistry，WHOCC），旨在培养中国口腔预防工作及口腔公共卫生的专业人才，传播口腔预防理念，为开展国际交流与合作提供平台。WHOCC 为发展中国预防口腔医学事业和牙病防治事业发挥了积极作用。

2. 美国国立牙科研究所的成立 另一个对全球口腔预防保健产生深刻影响的权威机构是成立于 1948 年的美国国立牙科研究所（National Institute for Dental Research，NIDR）。NIDR 成立后的前 10 年，主要确认了社区饮水氟化防龋项目的安全、有效与经济。1956 年在 NIDR 的支持下，美国密歇根州的大溪城的调查结果显示，开展社区饮水氟化项目以后，儿童患龋率下降了 60% 以上。这是饮水氟化研究的一个重大的科学突破，是预防口腔医学的一项革命。20 世纪 60 年代，NIDR 的主要贡献是证实了龋病与牙周病都是感染性疾病。20 世纪 70 年代 NIDR 的病毒学研究，如疱疹病毒等，获得了世界公认，并且在全美的氟水漱口示范项目、社会行为科学与口腔健康的关系等研究方面取得了进展。20 世纪 80 年代 NIDR 在细胞与分子生物学新技术方面有了新的发展，在流行病学调查与研究方面不断有新的发现。1998 年，美国国立牙科研究所更名为美国国立牙科及颅颌面研究所（National Institute of Dental and Craniofacial Research，NIDCR），明确将牙科研究领域拓展至颅颌面发育范围，这是应用现代化研究手段预防生长发育疾病的一个崭新举措，旨在建立早期介入、干预先天性颅颌面发育异常的预防机制，为现代预防口腔医学的发展揭开了崭新的一页。

（二）预防口腔医学在中国的初步发展（1950 年至 2000 年）

20 世纪 50 年代初，预防牙医学曾作为一门课程在几所大学的牙医学系中讲授，随后由于受到苏联教学模式的影响，预防牙医学不再作为一门课程，而是并入口腔内科学范畴。在 20 世纪 50 ～ 60 年代，龋病与牙周病的社会调查，龋病病因学的研究，氟化物防龋的研究，在广州、东莞相继开始的饮水氟化防龋试点项目，以及口腔医疗小分队在学校、厂矿、居民区与农村开展的普查普治与群防群治工作等取得了一定的进展。此外，20 世纪 60 年代有关专家还在龋病和牙周病的病因学、氟防龋作用等方面开展了研究，并对高氟地区的氟牙症流行状况进行了调查。20 世纪 70 年代，广州因饮水氟化一度出现氟牙症而引起学术争议。1975 年在全国推广保健牙刷，开始了防龋涂料、变异链球菌与龋病关系的研究，分析了中国人的龋病患病状况。

1980 年，北京医学院口腔医学院（现北京大学口腔医学院）在国内第一个成立了口腔预防科，杨是教授任第一任科主任。20 世纪 80 年代以来，WHO 开始帮助中国发展口腔保健项目。1981—1983 年联合国开发署（United Nations Development Programme，UNDP）首先资助中国发展口腔预防项目。1981 年在中国举办了第一届 WHO 口腔预防保健全国培训班，四川、上海、湖北等地学员参加，培养了我国第一批预防口腔医学的骨干。随后，分别在 1985 年和 1987 年举办了第二届和第三届 WHO 口腔预防保健全国培训班。1981 年 WHO 把北京医学院口腔医学研究所（现北京大学口腔医学院 / 研究所）确定为中国第一个世界卫生组织预防牙医学科研与培训合作中心。1982 年 WHO 与北京医学院口腔医学院（现北京大学口腔医学院）口腔预防科合作，首先开始了口腔健康流行病学调查，同年，在卫生部领导下，由北京医学院口腔医学院口腔预防科负责指导，开始采用 WHO 标准方法进行了第一次全国学生龋病与牙周病流行病学调查，使中国的预防口腔医学开始逐步与国际接轨，杨是教授为该项目的负责人，这也是我国的第一次口腔健康流行病学调查。1987 年高等口腔医学专业教材《口腔预防医学》正式出版。至此，预防口腔医学作为一门独立课程开始被正式纳入教学课程中。1988 年，WHO 西太平洋地区办事处在山西运城召开了本地区的口腔保健项目管理研讨会，并确定运城口腔卫生学校为 WHO 农村口腔保健合作中心。1988 年底，全国牙病防治指导组成立。1989 年 5 月在北京举办了第二届国际预防牙医学大会，使中国与世界开始了预防口腔医学领域的第一次国际交流。同年 9 月 20 日，以"爱牙健齿强身"为主题，开始了全国第一个爱牙日活动。这一切有代表性的事件标志着预防口腔医学的科学基础与社会实践的结合已经在中国取得初步成效，并缩短了中国与世界在预防口腔医学领域的差距。

20 世纪 90 年代以来，预防口腔医学在国内取得的主要进展有：制定了 2000 年我国口腔预防保健目标规划；于 1995 年进行了第二次全国口腔健康流行病学调查，项目负责人是王鸿颖教授，出版了《第二次全国口腔健康流行病学调查与报告》；每年连续开展全国爱牙日活动并对其社会影响进行了监测与评价；1994 年成立了中国牙病防治基金会，资助了一批口腔预防应用研究项目；1996 年与 1997 年分别成立了中华预防医学会口腔卫生保健专业委员会与中华口腔医学会口腔预防医学专业委员会；在预防口腔医学的教学方面，编著并出版了多种版本的教材，许多高等与中等院校都单独开设了预防口腔医学课程，并开始探索社会实践的途径，使新一代口腔专业人员在知识、态度与技能方面具备从事社区口腔保健工作的能力。

四、21 世纪预防口腔医学的发展时代

随着科技的发展，21 世纪是重视预防的世纪，也是全民保健时代。人们对口腔健康的需要与期望更多、更高，即没有口腔疾病和保持最佳的口腔功能状态。目前，我国人民的主要口腔健康问题是口腔卫生状况差、龋病和牙周病高发。要解决这些最基本的问题，需要加快发展预防口腔医学。

（一）我国预防口腔医学面临的挑战

21 世纪我国预防口腔医学面临着十分严峻的挑战，表现为：①龋病和牙周病依然普遍且严重地威胁着全国人口的口腔健康，影响着全身健康。②龋病对儿童及老年人的危害正在加重，儿童和老年人依旧是口腔疾病防治的重点人群。③人口老龄化带来严重问题。我国人口已进入标准型老年结构，老年人的口腔健康问题比其他人群都严重，解决的难度也大。④吸烟、酗酒等不良生活方式对我国人民口腔健康的影响日益严重。⑤群众的口腔保健知识与个人口腔保健能力普遍缺乏，旧观念的制约很深，需要加强口腔健康教育。⑥医务人员（包括口腔专业人员）在医务活动中重治轻防，缺乏对预防口腔医学的正确认识。⑦社会口腔健康保障机构和服务模式不能满足人民需要，其发展趋势令人担忧。⑧经费、人员、设备等口腔保健资源严重匮乏，分布与利用极不合理。

（二）我国预防口腔医学的基本原则

发展我国预防口腔医学事业的基本原则是：①口腔健康是全身健康、维持正常机体功能以及提高生命质量的基础，口腔卫生保健应当是综合卫生保健的一部分。②应根据大多数群众的最基本需求，尽可能地调动个人的积极性来促进和维护个人口腔健康。③需要继续认真贯彻"预防为主，防治结合"的方针，并且预防比治疗更重要。④发展预防口腔医学事业需要：政府主导，社会参与；自力更生，以治养防。⑤需要以循证管理为指导，加强项目管理与行政管理。

（三）我国预防口腔医学的策略

发展我国预防口腔医学事业的策略与途径如下：

1. 全民途径和全生命周期覆盖 全民途径有可能以相对低的成本减少危险因素在人群中的影响力。在宏观水平上，主要依靠社会各部门之间的大力协作，共同参与计划、实施与评价。在微观水平上，促进学科之间的相互交叉融合，在各层人员之间加强协作与团队意识，共同努力。同时预防口腔医学的策略与途径也要涵盖整个生命周期，实现全生命周期的覆盖。

2. 危险因素途径 饮食、卫生、吸烟、酗酒、压力与意外事件等不仅是口腔健康的危险因素，也是主要慢性病的共同危险因素，通过此途径，动员口腔专业人员与全体医疗卫生人员都来关心、支持和防范这些危险因素，促进口腔健康和全身健康。

3. 高危人群重点突破途径 在患有口腔疾病的患者人群中有 1/3 为高危人群，在一般人群中有 1/3 为患病人群，高危人群对整个人群的健康有重要影响，需要提供特殊的防护措施。

（四）我国预防口腔医学的发展（2000 年至今）

近 20 年来，预防口腔医学在国内的主要进展是：2000 年 9 月 20—22 日，由北京大学口腔医学院主办的第四届亚洲口腔预防医学大会（AAPD）在北京召开，来自 21 个国家和地区的 314 名国内外代表参会，大会通过了"北京口腔卫生宣言"；2014 年第十一届亚洲口腔预防医学大会再次在北京举办，由北京大学口腔医院承办，并取得圆满成功；2001 年由北京大学口腔医学院承办的世界口腔预防医学大会，以及 2017 年由世界卫生组织预防牙医学科研与培训合作中心主办（北京大学口腔医学院承办）的第九届亚洲首席牙医官会议，这些大会在北京的召开让世界分享了中国在预防口腔医学的进展和经验，也扩大了中国在世界的影响；2006年 3 月 13—15 日，全国牙病防治指导组、世界卫生组织预防牙医学研究与培训合作中心与世界卫生组织总部合作，在北京召开了有效利用氟化物中国研讨会；在卫生部的领导下，于2005 年进行了第三次全国口腔健康流行病学调查，项目负责人是张博学教授；于 2015 年进行了第四次全国口腔健康流行病学调查，项目负责人是王兴教授。1989—2019 年连续开展了 31届全国爱牙日活动并对其社会影响进行了监测与评价。设在北京大学口腔医学院的世界卫生组织预防牙医学科研与培训合作中心，从 2010 年开始，连续 3 年举办了口腔公共卫生高级研讨班，培养了我国口腔公共卫生领域的骨干，推动了我国口腔预防事业的发展，提高了中国口腔公共卫生工作的水平，充分发挥世界卫生组织培训合作中心在我国预防口腔医学发展中的职责和作用，也提供了一个我国口腔界加强国际合作的机会。2013 年以后，该中心继续多次举办"口腔公共卫生新进展"培训班，持续推动中国预防口腔医学骨干人才培养和事业发展。2013年和 2017 年，WHO 对中心的工作给予了极大的肯定，并分别再次认定北京大学口腔医学院为世界卫生组织预防牙医学科研与培训合作中心，目前该中心也是 WHO 有关口腔医学领域所有全球 10 余个合作中心中发挥作用比较突出的中心之一，这也将为进一步深入和持久地开展中国口腔公共卫生工作开辟新的篇章。

2011—2012 年以及 2014—2016 年，在卫生部 / 国家卫生和计划生育委员会的领导下，由北京大学口腔医学院牵头负责，分别在医疗机构开展了一期和二期防治结合的试点项目，并取得了初步的成果。在预防口腔医学的教学方面，编著了由人民卫生出版社出版的第 4、5、6、7 版《口腔预防医学》和北京大学医学出版社出版的长学制第 1、2 版《预防口腔医学》教材，并开始探索大学生生产实习的社会实践途径，通过在社区开展有特色的预防口腔医学生产实习，使新一代口腔医学专业人员在知识、态度与技能方面不仅了解而且具备从事社区口腔保健工作的能力。

2007 年，卫生部疾病预防控制局设立了口腔卫生处，开始了以政府卫生行政部门为主导，依靠专业技术力量通过口腔医疗机构和公共卫生机构来开展工作的全国口腔预防发展新阶段。2008 年启动了由中央财政支持的中西部地区儿童口腔疾病综合干预项目，在此前后，我国东部各省、直辖市相继开展了相似的由当地政府财政支持的项目，2014 年这一项目扩展到东部的省和直辖市，成为一个覆盖全国的儿童口腔疾病综合干预项目。2013 年，由于机构调整，卫生部口腔卫生处的工作并入国家卫生和计划生育委员会疾病预防控制局的慢性病预防控制处，将口腔疾病的预防与全身健康结合起来，从共同危险因素入手，使未来的口腔预防工作更为宽广和深入。随后从国家政策到具体措施，都对口腔健康工作给予了高度的重视，而且针对口腔健康工作提出了具体的要求和指标，这些政策包括 2016 年的《"健康中国 2030"规划纲要》（具体指标是到 2030 年 12 岁儿童的患龋率不超过 25%）、2017 年的《中国防治慢性病中长期规划（2017—2025 年）》（具体指标是到 2025 年 12 岁儿童的患龋率不超过 30%）、2017 年的《全民健康生活方式行动方案（2017—2025 年）》（提出了三减和三健，三减，即减盐、减油、减糖，三健，即健康口腔、健康体重、健康骨骼。其中的减糖和健康口腔都是对口腔健康的具体要求）、2019 年的《健康口腔行动方案（2019—2025 年）》。这些政策不仅对口腔健康工作指明了方向，而且也提出了具体的要求，促进了口腔健康工作的开展。

总之，科学研究、社会实践、健康促进与专业队伍建设是 21 世纪我国预防口腔医学发展的基本途径。口腔医学生的教育课程中需要包括预防口腔医学的内容，这有助于学生完整地认识现代口腔医学，对生物-心理-社会医学模式有透彻的理解和掌握；也将帮助学生初步树立预防口腔医学的观念，并掌握相关知识和技能，使学生逐步建立"预防为主，防治结合"的思维方式和行为习惯。学习预防口腔医学知识有助于培养合格的新型口腔医学人才，以更好地为人类解决口腔健康问题。

（徐　韬　郑树国）

第二章 口腔流行病学

Oral Epidemiology

第一节 概 述
Overview

一、口腔流行病学的定义

口腔流行病学（oral epidemiology）是流行病学的一个分支，即采用流行病学的原则和方法研究人群中口腔疾病发生、发展和分布的规律及其影响因素，同时研究人群口腔健康状况及其影响因素，为探讨口腔疾病的病因和流行因素、制订口腔保健计划、选择防治策略和评价提供依据的科学。口腔流行病学是流行病学的一个重要组成部分，是流行病学方法在口腔医学中的应用，它与预防医学、临床医学和基础医学有着非常密切的联系。

二、口腔流行病学的作用

（一）描述人群口腔健康与疾病的分布状态

口腔流行病学可用于对人群口腔健康状况进行描述，横断面调查是描述性口腔流行病学最常用的方法。它可以通过对一个地区、某一人群在一定时间内的某种或某些口腔疾病进行调查，获得该地区特定人群某种或某些口腔疾病的患病情况和分布特点。如这些疾病在年龄、性别、职业、种族等方面的分布情况，用于与其他地区人群或不同时期人群进行比较和评价。

（二）研究口腔疾病的病因和影响流行的因素

用横断面调查的方法难以研究疾病的病因，但通过横断面调查可以提供某种或某些疾病流行因素的线索，形成危险因子假设，然后用分析性流行病学的方法对该危险因子进行验证，以判断该疾病可能的病因。有时还可结合其他的研究方法，如实验流行病学的方法，综合这些结果，可有助于揭示该疾病的病因。

（三）研究疾病预防措施并评价其效果

口腔流行病学也可用于口腔疾病预防措施的研究，并进行效果评价。一种新的预防措施在取得大量非实验流行病学研究的证据之后，可用流行病学实验方法对其效果进行检验，通常是把受试人群随机分配到干预组或对照组，并在试验过程中采用盲法，经过一定的试验周期，比较两组人群的发病差异，可检验新的预防措施的防病效果。对于已经应用的预防措施和预防方法，其效果可用口腔流行病学方法进行评估，以确定这些措施是否可供选择应用。

（四）监测口腔疾病的流行趋势

口腔流行病学还可用于监测口腔疾病的发展趋势。口腔疾病的流行常受到多种因素影响，如行为与生活方式、环境、卫生保健服务状况等，这些因素的改变常会导致口腔疾病流行情况的变化。WHO在1969年建立了全球口腔数据库，定期发布全球龋病流行趋势报告。一些国家为了解本国口腔疾病的流行趋势，制定了口腔疾病的监测措施。美国从20世纪60年代开始定期组织全民口腔健康流行病学调查，从调查结果分析龋病和牙周病的发展趋势、评价预防保健措施的效果、人们自我口腔保健意识增强的程度。据日本厚生劳动省报告，日本每6年进行一次口腔疾病的流行病学调查。

（五）为制订口腔卫生保健规划提供依据

口腔健康流行病学调查的结果是各级卫生行政部门制订口腔保健规划的主要依据。我国疆土辽阔，各地区经济状况、卫生保健状况、生活习惯、地理环境以及气候条件等相差很大。卫生行政部门在制订口腔健康目标和规划时必须有大量确切的调查资料作为依据。根据这些调查的信息，卫生行政部门可制订一定时期的口腔健康目标规划。采用口腔流行病学方法可对目标规划的实施效果进行评价。一般一个目标规划制订后，在实施之中，应有中期评估，以确定所制订的目标能否达到，如果发现期限结束时达到该目标有困难，则在中期就应对目标进行适当调整，使其更切合实际。

三、口腔流行病学的分类

流行病学研究按照其性质可分为观察法、实验法及理论研究等。观察法研究者没有控制暴露的能力，尽管能控制混杂因素，但不能随机分配暴露，只能客观收集人群有关暴露因素或疾病资料，评价暴露因素与疾病的联系。这种方法是流行病学研究的主要方法，如描述性流行病学、分析性流行病学。实验法与观察法不同，实验者具有控制实验条件的能力，并能控制其他混杂因素评价暴露与疾病的联系。理论研究是对疾病的病因、宿主和环境之间的联系所做的假设得到了反复验证之后，用数学公式阐明疾病流行的规律，提出数学模型，用于研究预防措施的成本效益和进行流行病学预测。

（一）描述性研究方法

描述性流行病学（descriptive epidemiology）是流行病学中最常用的一种，它对疾病或健康状况在人群中的分布以及发生、发展的规律进行客观描述。这种研究的作用是描述某种状况在人群中的分布和发生、发展规律，提出病因假设。描述性流行病学主要有下面几种。

1. 横断面研究　又称现况调查，调查目标人群中某种疾病或现象在某一特定时点上（较短的时间内）的情况。它的作用在于了解疾病的患病情况和分布特点，以便为制订预防措施和为研究病因提供线索。我国已经进行的四次全国口腔健康流行病学调查就属于横断面研究。

2. 纵向研究　又称疾病监测，即研究疾病或某种情况在一个人群中随着时间推移的自然动态变化，也就是对一组人群定期随访，两次或若干次横断面调查结果的分析。它的作用在于动态地观察疾病或某种现象的演变情况及其原因分析。如对某一小学某个班级学生的龋病发病情况进行定期检查，以观察龋病在这个班级学生中的变化规律并分析其原因，就属于纵向研究。

3. 常规资料分析　又称历史资料分析，即对已有的资料或者疾病监测记录进行分析或总结，如病史记录、疾病监测资料等。如研究某市居民拔牙原因，可收集该市若干医院近5年的病历资料，经统计分析，找出不同年龄组牙齿缺失最主要的原因，如因龋病、牙周病、外伤、修复需要等原因而拔牙。这种研究结果可为开展口腔保健工作提供必要的信息。

（二）分析性研究方法

分析性流行病学（analytic epidemiology）的研究方法是对所假设的病因或流行因素进一步在选择的人群中探索疾病发生的条件和规律，验证病因假设，主要有病例-对照研究（case-control study）和队列研究（cohort study）。

1. 病例-对照研究　亦称回顾性研究，是分析性流行病学的一种。它将人群分为已患疾病和未患疾病两组，分别收集两组人群过往暴露史，比较两组人群过往暴露史的差别，从而得到导致疾病发生的危险因素。

2. 队列研究　是将特定人群按其是否暴露于某因素分为暴露组与非暴露组，追踪观察一定时间，比较两组的发病情况，以检验该因素与某种结果相关性的假设是否成立，这种研究方法又称群组研究。如果暴露组人群的某个结果显著高于非暴露组人群，且经检验差异有统计学意义，则可认为这种暴露因素与这个结果有联系。

（三）实验性研究方法

实验性流行病学（experimental epidemiology）又称为流行病学实验（epidemiological experiment），是指在研究者的控制下对人群采取某项干预措施、施加某种因素、消除某种因素以观察其对人群疾病发生或健康状态的影响。此方法是实验法而非观察法，有干预措施，并且要求设立严格的对照观察，即将研究对象随机分配到不同的组，而非自然形成的暴露组与非暴露组。

四、口腔流行病学的发展

口腔流行病学起源于20世纪初。当时的美国口腔科医生McKay和Black一起对科罗拉多州一些地区流行的条纹牙进行流行病学调查，以期找出这种现象的原因。最后发现条纹牙的发生与当地湖水中的氟化物含量过高有关，他们将这种疾病定名为斑釉牙（mottled teeth）。1933年美国学者Dean对美国6个斑釉牙流行程度不同的市（镇）进行流行病学调查，发现在两个未发现斑釉牙的市（镇）中，无龋儿童比例少。后来Dean又对美国21个城市7257名儿童做流行病学调查，观察龋病、斑釉牙和饮水氟含量的关系，证实了饮水氟含量与斑釉牙呈正相关，与患龋率呈负相关。这些流行病学方法在口腔健康领域的应用是口腔流行病学的起源。

世界卫生组织为了解各国口腔健康状况和口腔疾病流行情况，于1971年发布了第1版《口腔健康调查基本方法》，随后在1977年、1987年、1997年和2013年做了4次修改，现在已经出版第5版。《口腔健康调查基本方法》的出版为世界各国开展口腔健康调查提供了统一的检查标准和方法。

我国有记载的较早的口腔健康流行病学调查是在1936年，黄仁德为上海高桥镇小学学生检查牙齿。1944年，姜元川发表调查文章《成都市小学生第一恒臼齿之研究》。1957年卫生部龋病牙周病全国性统计调查委员会制定《关于龋病、牙周病全国统计调查规定》，这是我国首次制定的龋病、牙周病调查标准。20世纪50～60年代姜元川先后发表了《龋病在社会人群中的自然分布状况》《龋病年龄因素之规律性》《龋病的社会性调查》等文章，揭示了龋病患病与年龄、性别等的关系，为探索中国人龋病流行规律提供了一定的科学依据。

我国分别在1983年、1995年、2005年和2015年开展过四次全国口腔健康流行病学调查，为掌握我国居民口腔健康状况、制定口腔卫生政策提供了科学依据。1983年，卫生部组织了我国全国中小学生的口腔健康调查，首次采用了 WHO 口腔健康调查基本方法进行口腔健康流行病学调查，调查涉及全国 29 个省、自治区、直辖市，调查样本量为 131 340 人，调查对象年龄为 7 岁、9 岁、12 岁、15 岁、17 岁，调查内容包括龋病、牙周病、氟牙症等。1995年，在卫生部和全国牙病防治指导组领导下，开展了第二次全国口腔健康流行病学调查，这次调查涉及 11 个省（市），共调查 140 712 人，调查采用分层、不等比、多阶段、整群抽样的方法，并应用了 WHO 推荐的指数年龄组与《口腔健康调查基本方法（第 3 版）》中的调查方法，调查对象年龄分别为 5 岁、12 岁、15 岁、18 岁、35 ～ 44 岁、65 ～ 74 岁，内容包括龋病、牙周病、氟牙症、口腔卫生状况及戴义齿、义齿需要和无牙颌情况。2005 年，卫生部组织开展第三次全国口腔健康流行病学调查，首次在全国 30 个省、自治区、直辖市开展口腔健康流行病学调查，调查对象年龄分别为 5 岁、12 岁、35 ～ 44 岁和 65 ～ 74 岁，共调查 93 826人，调查方法在 WHO《口腔健康调查基本方法（第 4 版）》的基础上做了改进。2015 年，在国家卫生和计划生育委员会科教司、疾控局的组织指导下，由中华口腔医学会具体组织实施，本次调查采用 WHO 2013 年发布的《口腔健康调查基本方法》（第 5 版）推荐的方法，结合国家卫生和计划生育委员会 2015 年发布的《口腔健康检查的方法》，调查对象包括除中国香港、澳门和台湾地区以外的 31 个省、自治区、直辖市的 3 ～ 5 岁、12 ～ 15 岁、35 ～ 44 岁、55 ～ 64 岁和 65 ～ 74 岁抽样人群，总样本量为 172 425 人。

几十年来，在口腔专家的不懈努力下，我国的口腔流行病学从无到有，从局部规模发展到全国性调查，从描述性流行病学方法发展到分析性与实验性流行病学方法的应用，为我国口腔卫生保健工作提供了重要的科学依据，也培养了一支从事口腔流行病学研究的队伍，对促进我国口腔医学发展和提高人群口腔健康水平起着重要的作用。

第二节　口腔流行病学研究方法
Methods of Oral Epidemiology

一、现况调查

（一）现况调查的概述

1. 定义　现况调查是指应用普查或抽样调查等方法来调查某一目标人群中有关变量（因素）、疾病或健康状况在某一特定时点上（较短时间内）的情况，以描述目前疾病或健康状况的分布、某因素与疾病的关联。从时间上说，现况调查是在特定时间内进行的，即在某一时点或短暂时间内完成的，这个时间点犹如一个断面，故又称为横断面研究（cross-sectional study）。现况调查的作用在于了解疾病的患病情况和分布特点，以便制订预防措施，为研究病因提供线索。

2. 特点　现况调查是常用的口腔流行病学研究方法，第三章将对其进行详细讲解。现况调查有以下特点。

（1）具有特定的时间，在一个时间点上收集疾病和暴露相关的资料，属于横断面研究。

（2）不设对照，是根据研究目的确定研究对象，然后调查受试者在某一时间点上疾病与暴露的状态，分析时再进行分组比较。

（3）相关因素的选择有一定的限制，最好是持续不变的，例如血型、性别等；如果分析变量是可变的，如刷牙频率等，则需要进行一定的限制，如目前状况或是近 1 个月的情况。

（4）难以证实暴露与疾病是否有因果关系，只是从统计学上提供一些线索，帮助建立病因假设，再用分析性流行病学方法和临床试验研究进行验证。

3. 作用

（1）描述疾病或健康状况的分布：通过现况调查，可以描述某口腔疾病或口腔健康状况于特定时间内在某地区人群中分布情况及影响分布的因素。如我国开展的四次全国口腔健康流行病学调查就属于现况调查，获得了我国居民口腔疾病的分布情况和主要影响因素。

（2）发现病因线索：描述某些因素或特征与口腔疾病或口腔健康状况之间的关系，寻找病因及流行因素的线索，以逐步建立病因假设，供分析性流行病学的研究。

（3）疾病监测：多次现况调查可对某一特定人群进行疾病监测，从而对所监测疾病的分布规律和长期变化趋势有深入的了解。

（4）疾病的早期发现：利用普查可以对疾病进行早期发现，达到早期诊断和早期治疗的目的。

（5）用于卫生资源的合理分布：现况调查还可以用来衡量一个国家和地区的卫生水平和健康状况；确定人群中各项生理指标和正常参考范围；用于社区卫生规划的制订与评估；了解人群的健康水平，为卫生保健工作的计划和决策提供科学依据；评估治疗与人力资源的需要等。

（二）现况调查的方法

现况调查常用的方法有普查和抽样调查两种。

1. 普查　是为了解某口腔疾病的患病率或健康状况，在特定时间内对一定范围人群中的每一个成员进行的全面调查或检查。特定时间一般较短，甚至指某时点，一般为 1～2 天或 1～2 周，大规模的普查最长不应超过 2～3 个月。范围可以是某地区、某单位、某居民区的全部居民或全部具有某个特征的人群。普查可以同时调查几种疾病。普查较适用于患病率较高的疾病，而且要求有比较容易且准确的监测手段和方法。

普查的优点是调查的对象是在特定范围内的所有成员，对象的选择上简单易行；所获得的资料全面，可以得到全部调查对象的相关资料；能掌握疾病的分布情况，明确流行特征和相关的流行因素，提供病因线索；普查的同时，可普及医学科学知识；可发现人群中的全部病例，有利于管理和治疗。

普查的不足是工作量大，花费多，组织工作复杂；调查内容有限；常重复、漏查调查对象；由于工作量大，导致调查的精确度下降。

2. 抽样调查　是指从研究对象的总体中按照一定的方法随机抽取一部分对象作为代表，进行调查分析，以此推论总体被研究对象状况的一种调查方法，即以局部推论总体的调查方法。其目的是根据调查所得的资料估计和推断被调查现象的总体特征，估计该人群某疾病的患病率或某些特征情况。抽样调查在口腔健康流行病学调查中占有重要地位，是最常用的调查方法。

抽样调查的优点是节省人力、物力、时间；以样本推断总体的误差可以事先估计并加以控制；调查的精确度高。

抽样调查的缺点是只能提供总体情况的推断结果；设计、实施与资料分析比较复杂，存在抽样误差和偏倚，不适用于变异过大的资料研究；适用于调查发病率较高的疾病。

抽样调查的具体方法详见第三章口腔健康调查。

二、病例-对照研究

（一）病例-对照研究的概述

1. 定义　病例-对照研究是分析性流行病学的一种。它是选择有特定疾病的人群作为病例组，未患该病的人群作为对照组，通过各种方式收集既往暴露史，测量并比较两组人群过去暴露于某个或某些可能危险因素（或保护因素）比例的差异，判断或检验这些因素是否与该疾病（或健康效应）有关联及其关联程度的一种研究方法。

2. 特点　①属于观察性研究，不给予任何干预措施；②设有对照组，将研究对象按照目前患病与否分为病例组和对照组；③研究方向由"果"到"因"，即在研究过程中，研究对象是否患某病的状态已明确，追溯既往是否暴露于可疑危险因素；④难以证实暴露与疾病是否有因果关系，只是从统计学上推测两者间的关联关系。

（1）优点

1）病例 - 对照研究是回顾性研究，受试者是否患病已经确定，追溯既往暴露史，不影响疾病的治疗，因此很少涉及伦理学问题。

2）需要样本量少，特别适合研究罕见病及潜伏期较长的疾病的病因。

3）研究时间短，节省人力、物力、财力，收效快，容易得出结论。

4）在一次研究中可以同时调查多个因素与疾病的关系，既可检验有明确假说的危险因素，又可广泛探索尚不清楚的众多因素。

（2）缺点

1）病例 - 对照研究的论证性较差，只能为病因研究提供线索，不能作为病因学研究的最终结论，因为不能计算发病率或病死率，无法直接分析相对危险度（RR），只能近似计算比值比（OR）。

2）需要选择一段时间内有代表性样本的全部病例，实际研究中经常选择医院内的病例，不能代表所有病例总体，如果再以其他疾病患者作为对照，也会有片面性。

3）回顾性研究也会存在一定的偏倚，信息主要靠受试者回忆其曾经是否暴露于某种因素，会存在回忆偏倚等。

4）可能存在研究人员事先未能预计到的混杂因素对致病效应产生一定的影响。

3. 作用

（1）病因研究：病例 - 对照研究主要用于病因学研究，广泛探索疾病可能存在的危险因素。并且可分析多个因素，进行一病多因的研究，而不仅是单一因素。研究结果可为进一步前瞻性研究提供依据。病例 - 对照研究适合罕见病、慢性病，如龋病、口腔肿瘤等的病因研究。

（2）检验病因假说：经过描述性研究或探索性的病例 - 对照研究，初步形成了病因假说，可以选用设计缜密、合理的病例 - 对照研究加以检验。例如经过探索，初步发现龋病与餐间零食进食有关，则可设计病例 - 对照研究着重对进食的种类、频率、性质等方面加以考察。

（3）药物作用的研究：包括对药物、疫苗应用于临床后效果的原因分析，也可以对一些药物使用一定时期后出现的不良反应做原因分析。甚至对同类药物可以追溯不同的生产地，评价不同生产厂家产品的疗效与不良反应。

（二）病例 - 对照研究的方法

研究者首先根据临床观察、病例总结及阅读医学文献对某种口腔疾病的病因提出假设。虽然一种疾病可以有多种危险因素，但要结合文献及实际情况尽可能缩小假设的范围。

1. 选择病例

（1）病例的来源和代表性：病例的来源主要有两种。一种来源是医院的病例，来源于某一或若干所医院的门诊或住院部在一定时期内确诊的全部病例或随机样本。其优点是较易进行，省经费；缺点是容易产生选择偏倚，仅反映所选医院的患者特点，而不是全人群的特点。另一种来源是某一特定时间和地区内通过普查、疾病统计或医院汇总得到的病例，然后选择其所有的病例或其中的一个随机样本。这样选择病例的优点是选择偏倚比医院的病例要小，结论推及该人群的可信程度较高；缺点是难度增加，要求有完善的疾病登记。

纳入的病例应该符合公认的诊断标准，必要时需经血液培养、医院证明核实等。使用的诊断标准最好选择金标准，或者是国际公认的标准。选择的病例对目标人群来说应有较好的代表性，应该包括不同年龄、不同性别的病例，还应该考虑包括不同阶段和各种类型的病例。

（2）对照的选择和类型：选择对照应符合以下几点。①对照和病例来源于同一研究人群。②必须将与研究因素有关的疾病从对照中排除，对照必须独立于暴露，才能估计相应人群的暴露分布。③测量病例和对照的方法要尽可能相同，即用相同的诊断方法诊断疾病与否。④控制混杂因素，采取配比的方法选择对照组的研究对象。

按是否与病例在某些因素上进行匹配分为两类：一类是不进行匹配，用抽样的方法随机抽取足够的人数，不设其他限制与规定；另一类是进行匹配的对照，要求对照组在某些因素或特征上与病例组保持相同，排除混杂因素对研究的干扰。

（3）病例的配比：配比是指用特殊的限制方法，根据病例组中每个病例的特征，为每一例病例匹配一个或多个对照，强制性使病例和对照在某些混杂因素上保持一致，以达到消除混杂因素影响的目的。通过配比，使一些混杂因素在被比较的两组中分布相似，缩小两组除所研究的因素外其他方面的差异，使病例组与对照组有较好的可比性。

混杂因素是既与研究的疾病有联系，又与研究的暴露因素有关联的影响因素。常见的混杂因素有性别、民族、血型、职业、既往史、收入水平、文化教育水平、入院日期等。

2. 估计样本量 病例-对照研究所需样本量与下列因素有关：①病例组和对照组对某可疑因素的暴露率；②预期与该暴露有关的相对危险度（RR）或比值比（OR）；③第 I 类错误概率 α（假阳性率），通常取 $\alpha = 0.01$ 或 0.05；④第 II 类错误概率 β，把握度为（$1-\beta$），通常取 $\beta = 0.10$ 或 0.20。这四项数值确定之后，可查表或使用计算公式估算需要的病例数和对照数。

（1）用公式法计算样本量：将有关数值代入下列公式求病例组及对照组的例数。

$$n = \frac{(Z_\alpha\sqrt{2\overline{pq}} + Z_\beta\sqrt{p_0q_0 + p_1q_1})^2}{(p_1 - p_0)^2}$$

式中，n 为病例组或对照组人数；Z_α 为显著性水平；α 为相应的标准正态差；Z_β 为 β 相应的标准正态差，可从表 2-1 查得；p_1 与 p_0 分别是病例组与对照组估计某因素的暴露率，$q_1 = 1 - p_1$，$q_0 = 1 - p_0$，$p = (p_0 + p_1)/2$，$q = 1 - p$，$p_1 = (OR \times p_0)/(1 - p_0 + OR \times p_0)$。

表 2-1 正态分布百分位数表

α 或 β	Z_α（单侧检验） Z_β（单侧或双侧检验）	Z_α（双侧检验）
0.001	3.090	3.290
0.002	2.878	3.090
0.005	2.567	2.807
0.010	2.326	2.567
0.020	2.058	2.326
0.025	1.960	2.242
0.050	1.645	1.960
0.100	1.282	1.645
0.200	0.842	1.282

（2）用查表方法估计样本量：除用公式法计算样本量外，也可以直接查表。一般在这类表中 $\alpha = 0.01$ 或 0.05，把握度 β，$1 - \beta = 0.90$。表 2-2 列出了人群中不同暴露比例（以对照组暴露比例为估计值）与暴露有关的 OR 时，病例-对照研究所需要的病例数。

表 2-2　病例-对照研究样本量（$\alpha = 0.05$ 双侧，$\beta = 0.10$）

OR	p_0							
	0.01	0.05	0.1	0.2	0.4	0.5	0.6	0.8
0.1	1420	279	137	66	31	24	20	18
0.5	6323	1286	658	347	203	182	176	229
2.0	3206	689	378	229	176	182	203	347
3.0	1074	236	133	85	71	77	89	163
4.0	599	134	77	51	46	51	61	117
5.0	406	92	54	37	35	40	48	96
10.0	150	36	23	18	20	24	31	66
20.0	66	18	12	11	14	18	24	54

3. 收集资料　在病例-对照研究中，需要收集病例组和对照组人群以往暴露于某种、某些危险因素或保护因素的信息，这些危险因素或保护因素称为暴露因素（exposure factors）。暴露是指研究对象曾经接触过某些因素或具备某种特征，如接触过某种化学物质或物理因素，进食过某种食品、饮料或药物等，具备某些职业特征，或者处于疾病的某种状态等。暴露因素不一定都是危险因素，也可以是保护因素。

收集的暴露因素资料应该尽可能客观，其内容和度量在调查前应明确规定。暴露因素的收集方法主要包括面访、信访、拨打电话、查阅记录等。根据研究目的制订合适的调查表非常重要，调查表应尽可能包括所能估计到的一切可疑的危险因素，不能遗漏，否则无法获得与疾病相关的真正原因。调查内容既要包含与发病可能有联系的各种因素，同时又要排除与研究项目无关的因素，病例组和对照组应使用相同的调查表。

4. 分析资料　病例-对照研究结果的分析是检验暴露与疾病之间有无联系及联系的强度如何。用于病因学研究时，可以先将每个因素的致病情况列成四格表，运用 χ^2 检验比较该因素与致病情况之间有无联系，计算 OR 及其置信区间。下面用成组病例-对照资料分析举例。

首先将病例-对照研究资料整理成表 2-3 所示的四格表。

表 2-3　成组病例-对照研究资料整理表

暴露史	病例	对照	合计
有	a	b	$a + b = n_1$
无	c	d	$c + d = n_0$
合计	$a + c = m_1$	$b + d = m_0$	$a + b + c + d = n$

（1）暴露率：病例-对照研究对比的是病例组的暴露率，即 $a/(a + c)$ 和对照组的暴露率 $b/(b + d)$，如 $a/(a + c) > b/(b + d)$，此时可用四格表 χ^2 检验，如证实差异有统计学意义，则可推断暴露因素与疾病有联系，则进一步求比值比。

χ^2 检验的公式：

$$\chi^2 = \frac{(ad - bc)^2 n}{(a + b)(c + d)(a + c)(b + d)}$$

（2）比值比：病例-对照研究是由果推因，无法获得暴露组和非暴露组的观察人数，因此无法直接计算发病率或相对危险度，只能用比值比（OR）估计。

OR 的计算公式：$OR = ad/bc$

当 $OR > 1$ 时，说明病例组的暴露频率大于对照组，即暴露有较高的发病危险性，称为"正"关联；反之，当 $OR < 1$ 时，说明病例组的暴露频率低于对照组，即暴露有保护作用，称为"负"关联。疾病与暴露联系愈密切，比值比的数值愈远离 1（表 2-4）。

表 2-4 OR 的范围及意义

范围	意义
0 ~ 0.3	高度有益
0.4 ~ 0.5	中度有益
0.6 ~ 0.8	微弱有益
0.9 ~ 1.1	不产生影响
1.2 ~ 1.6	微弱有害
1.7 ~ 2.5	中度有害
≥ 2.6	高度有害

比值比有变异性，因此需对 OR 估计其置信区间（CI），一般采用 95% 置信区间。Woolf 的近似法自然对数转换法，计算公式如下：

$$V_{ar}(\ln OR) = \frac{1}{a} + \frac{1}{b} + \frac{1}{c} + \frac{1}{d}$$

$$\ln OR\ 95\%\ CI = \ln OR \pm 1.96\sqrt{V_{ar}(\ln OR)}$$

三、队列研究

（一）队列研究的概述

1. 定义 队列研究是指选择一个尚未发生所要研究疾病的人群，根据有无暴露于研究因素而将其分为暴露组和非暴露组，随访观察一段时间后，比较两组发病率或病死率的差异，从而判断暴露因素与疾病关系的一种研究方法。

2. 特点 队列研究的特点是：①从"因"到"果"，属于前瞻性研究，可以验证疾病的病因；②研究期间不给予干预措施，只是暴露组人群将暴露于某种研究因素；③要观察整个病程，研究时间长。

（1）优点

1）资料可靠，选择性偏倚较小，可以避免暴露因素测量时的偏倚。

2）可同时观察一种暴露因素引起的多种疾病的结果，尤其暴露因素比较少见，选用队列研究尤其合适。

3）暴露因素的作用可分等级，便于计算"剂量-效应关系"。

4）可直接计算出发病率或病死率，可直接估计暴露因素与疾病的关联程度，因果关系的可能性大。

（2）缺点

1）研究设计要求严格，暴露人年数的计算复杂。

2）各组受试者的代表性和齐同性要求高，需要花费很大的人力、物力、财力和时间，尤其对于阳性结局的发生率较低者或者从因至果的周期较长者。

3）易产生各种失访偏倚，或者研究初期确定的暴露组和非暴露组经过一段时间随访发生了变化，也会造成偏倚。

3. 作用

（1）验证口腔疾病的病因假设：检验病因假设是队列研究的主要用途。通常一次研究只检验一种暴露因素与疾病的因果关联，如甜食与龋病的关联；但也可同时检验一种暴露因素与多种结果之间的关联，如同时检验氟化物与氟牙症、氟骨症等的关联。

（2）评价自我口腔保健的效果：自我口腔保健是指受试者自发的行为，不是研究者给予的干预措施。例如评价自我口腔卫生行为的效果，可观察有每日刷牙习惯人群一段时期后的龋病、牙龈炎的发病情况，与同一时期内没有每日刷牙习惯的人群进行比较，观察每日刷牙习惯的预防效果。

（3）描述疾病自然史：队列研究可以观察人群暴露于某因素后口腔疾病发生、发展，直至结局的全过程。

（二）队列研究的方法

1. 确定暴露因素和结局　队列研究中的暴露因素通常是在描述性研究和病例-对照研究的基础上确定的。确定暴露因素除了应该确定暴露因素的性质以外，还要确定暴露因素的量、暴露的持续时间和暴露的方式。

结局是指观察中出现了预期结果的事件，如发生疾病、死亡或痊愈等，或者各种观察指标的变化。确定结局必须有明确而统一的诊断标准，一般采用国际或国内统一标准。

2. 选择研究对象　包括选择暴露组和非暴露组的研究对象。选择暴露于某种危险因素的人群作为暴露组，选择未暴露于某种危险因素的人群作为非暴露组。

（1）暴露组人群选择：选择有暴露史，目前仍在暴露中，且将在一段时间内继续暴露于某研究因素的对象。暴露人群可以是由于职业关系或其他原因暴露于某危险因素的人群，也可以是一组接触预防措施或治疗方法的人群，这组人群往往被要求流动性小、便于随访。

（2）对照组人群选择：对照组人群除暴露因素外，其他各种因素或人群的特征，如年龄、性别、职业、民族等，都应尽可能与暴露组相似。

3. 估计样本量　队列研究的样本量可以根据：①暴露人群发病率；②非暴露人群或全人群发病率；③第Ⅰ类错误概率 α（假阳性率），通常取 $\alpha = 0.01$ 或 0.05；④第Ⅱ类错误概率 β，把握度为（$1 - \beta$），通常取 $\beta = 0.10$ 或 0.20。这四项数值确定之后，可使用计算公式计算需要的暴露组和非暴露组人数。

计算公式如下：

$$N = \frac{\left[Z_\alpha \times \sqrt{2 \times \overline{P} \times (1 - \overline{P})} + Z_\beta \times \sqrt{P_1 \times (1 - P_1) + P_2 \times (1 - P_2)} \right]^2}{(P_1 - P_2)^2}$$

式中，P_1 为暴露人群发病率；P_2 为非暴露人群或全人群发病率；$P = (P_1 + P_2)/2$。Z_α 为显著性水平 α 相应的标准正态差；Z_β 为显著性水平 β 相应的标准正态差；Z_α 和 Z_β 可通过查正态分布百分位数表获得。

4. 收集资料

（1）收集暴露资料：暴露资料包括医疗记录、职业史、生活习惯、工作或生活环境、生理特征及生化指标等，如吃糖情况、刷牙情况、接受预防措施情况等。收集方法包括查阅、询问、检验、检查等。

（2）收集结局资料：通过随访，收集两组受试者的结局。收集结局资料的方法有直接法，即通过函件调查、访问调查、临床检查和检验等收集结局资料。间接法是利用医院病历、死亡登记、疾病报告等收集结局资料。判断结局的标准必须在研究开始时规定，并贯彻研究的始终。

随访收集资料的时间取决于暴露因素与疾病的关联强度，关联强度越强，随访收集资料的时间越短；也与疾病的周期有关，疾病周期时间越长，随访收集资料的时间越长。

5. 分析资料 队列研究资料分析主要是计算观察期内各组发病率或病死率，并进行比较。其次对两组之间的差异进行统计学检验，如差异有统计学意义，则进一步确定暴露因素与疾病关联的强度。

（1）发病率或病死率：队列研究计算各组发病率或病死率列于表2-5。

表 2-5 队列研究资料归纳表

组别	病例 / 死亡	非病例	合计	发病率 / 病死率
暴露组	a	b	$a + b = N_1$	a/N_1
非暴露组	c	d	$c + d = N_0$	c/N_0
	$a + c = m_1$	$b + d = m_0$		

队列研究所比较的发病率或病死率，即 a/N_1 与 c/N_0，如 $a/N_1 > c/N_0$，则某暴露因素与发病有关联，可能是因果联系。此时可以进一步做统计学检验，暴露组与非暴露组发病率或病死率间差异的统计学检验使用卡方检验。

（2）年发病率：队列研究的观察时间一般较长，研究对象多。因此，观察期内难免发生人口流动及失访。这样就出现对每名被观察者的观察时间长短不一的问题。因此，在计算发病率时，分子用一段时期内的发病人数，分母宜用暴露人时数（如暴露人年数、暴露人月数），而非直接用人数作为分母，这样算出来的结果就是年发病率。下面以暴露人年数为例来计算暴露人时数，可用下列公式计算暴露人年数。

$$L_x = I_x + （N_x - D_x - W_x）/2$$

式中，L_x 为暴露人年数；I_x 为 x 时处的人数；N_x 为 x 时间内进入的人数；D_x 为 x 时间内发病或死亡的人数；W_x 是 x 时间内退出的人数。

（3）相对危险度（relative risk，RR）：指暴露于某因素的人发生阳性结局的概率为非暴露者的倍数，是暴露组发病率（或死亡率）与非暴露组发病率（或死亡率）之比值。

相对危险度（RR）＝暴露组发病率 / 非暴露组发病率

相对危险度的比值范围在 0 至 $+\infty$ 之间。$RR = 1$，表明暴露与疾病无联系；$RR < 1$，表明其间存在负相关关系（提示暴露因素是保护因子）；$RR > 1$，表明两者存在正相关关系（表 2-6）。比值越大，关联越强。

表 2-6 相对危险度（RR）与疾病关联强度关系

RR	关联强度
0.9 ～ 1.0	无
0.7 ～ 0.8	弱
0.4 ～ 0.6	中等
0.1 ～ 0.3	强
< 0.1	很强

四、临床试验研究

（一）临床试验研究的概述

1. 定义 随机对照试验（randomized controlled trial，RCT）是将试验组和对照组按随机化的原则分组后，分别给予一定的干预措施，最后比较两组试验结果，是一种特殊的前瞻性研究。由于这种方法较好地处理了两组人群之间的混杂因子，所以结果较可靠，是临床试验研究常用的方法。

2. 特点

（1）优点

1）随机对照试验采用随机原则进行分组，并设立对照组，可以避免与时间变化有关的偏倚，使研究结果具有一定的可比性。

2）采用盲法进行分组和收集资料，可以避免与测量有关的偏倚。

3）通过随机对照试验可以较好地控制混杂因素，验证病因假设。

（2）缺点

1）大规模随机对照试验需要花费很大人力、物力、财力和较多时间，实施有一定的难度。

2）病例选择有一定的局限性，病例都是经过严格的入选标准和排除标准后确定的，代表性相对较差，可能不能够代表疾病的全貌。

3）如果对照选用不当，可能会影响患者的治疗。

4）随访时间较长时，受试者容易流失，从而影响结果的真实性。

3. 作用

（1）观察临床效果：观察口腔诊断技术、口腔治疗方法和口腔预防措施的效果是随机对照试验最主要的用途。

（2）评价对人体不良反应：随机对照试验可用来评价各种口腔诊断技术、口腔治疗方法和口腔预防措施的不良反应。

（3）研究致病原因：随机对照试验也常被用来进行病因研究，常用于病因论证。将试验组人群暴露于某种危险因素，如果试验组人群发病率高于对照组，证明这个危险因素可能就是病因。

（二）临床试验研究的方法

1. 选择研究对象　　根据研究目的选择研究对象，选择对象应该有统一的评价指标、纳入标准和排除标准。

（1）评价指标：最好选择"金标准"或国际公认的指标，也可选择国内同行公认的指标。评价指标最好符合特异性、客观性、实用性、可重复性和敏感性的特点。口腔医学常用的评价指标包括各种率，如发病率、患病率、有效率等；还有各种平均数，如龋均、龋面均、平均区段数等。

（2）纳入标准：应该根据研究目的和实际情况制订。应尽可能地选择对干预措施有反应的病例作为研究对象。被选择的研究对象要有代表性，选择的病例应该体现这种疾病的特点。

（3）排除标准：一些对象患有可能影响试验结果的疾病，或治疗这些疾病可能影响试验结果；一些对象对所采用的干预措施有过敏反应，或正在妊娠；另有一些对象依从性很差，不能根据试验者的要求进行干预或随访。以上这些对象应该被列入排除标准。

2. 估计样本量　　在随机对照试验开始时，应预先计算需要的样本量。同时考虑到在试验过程中会有一部分受试者中途退出，所以还需要增加一定比例的样本量，一般为 10%～20%。下面介绍两种最常见的随机对照试验样本量计算方法。

（1）两样本率比较时样本量的计算：如果所做的随机对照试验是以率的方式作为统计指标，可以使用下面公式计算样本量。

$$n = \frac{P_1(100 - P_1) + P_2(100 - P_2)}{(P_1 - P_2)} \times f(\alpha, \beta)$$

P_1 和 P_2 是试验组和对照组的预期有效率，α 是第 I 类错误的概率（一般为 0.05），β 为第

Ⅱ类错误的概率（通常为 0.10）。由 β 计算把握度（$1 - \beta$），把握度即指对计算结果有（$1 - \beta$）的把握。其中 $f(\alpha, \beta)$ 由表 2-7 查出。

表 2-7 常用 $f(\alpha, \beta)$ 数值表

α	β			
	0.05	0.10	0.20	0.50
0.10	10.8	8.6	6.2	0.5
0.05	13.0	10.5	7.9	3.8
0.02	15.8	13.0	10.0	5.4
0.01	17.8	14.9	11.7	6.6

（2）两样本均数比较时样本量的计算：如果所做的随机对照临床试验是以均数作为统计指标，可以使用下面公式计算样本量。

$$n = \frac{2S_2}{(X_1 - X_2)} \times (\alpha, \beta)$$

X_1 和 X_2 为试验组和对照组的预期均数，S 是试验组和对照组的合并标准差，α 为第 Ⅰ 类错误的概率（一般为 0.05），β 是第 Ⅱ 类错误的概率（通常为 0.10）。其中 $f(\alpha, \beta)$ 由表 2-7 查出。

3. 设立对照组 随机对照试验的特征之一就是设立对照，设立的对照组与试验组要求来自同一个受试者群体，两组受试者基本情况相似。对照组的种类有阳性对照、阴性对照和空白对照。

（1）阳性对照：以标准方法或常规方法作为对照组，以新方法或需要研究的方法作为试验组。这种对照方法的效率较高，在新疗法或新药物研究时，试验组和对照组的受试者都能得到治疗。

（2）阴性对照：对照组除了试验组的研究因素没有外，其他部分均与试验组相同。如在研究含氟牙膏的防龋作用时，对照组所用的牙膏除了没有氟化物，其他成分都与试验组相同。

（3）空白对照：对照组不使用任何措施。随机对照临床试验一般不采用空白对照，因为它违反盲法原则。但在某些情况下，盲法试验无法进行，如手术等，此时使用安慰剂对照没有意义，可以选择空白对照。空白对照是一种阴性对照。

除以上这些对照方法以外，还有交叉对照、历史对照、潜在对照等方法。

4. 随机化分组 就是将受试者随机分配到试验组和对照组。目的是保证每一名受试者均有相同的机会被分配到试验组或对照组，且保证一些可能影响试验结果的临床特征和影响因素在两组之间分配均衡，使两组具有可比性。随机化分组有下述几种方法。

（1）完全随机化分组：先将受试者编号，再用抽签或随机数字表的方法分组。这种情况适合于一些主要干扰因素在受试者之间分布比较均匀的样本人群。

（2）区段随机化分组：根据受试者进入试验的时序分为若干个区段，再在每个区段内随机化分组。这种设计比较符合临床特点，根据患者陆续就医的情况，将患者按就医先后分成不同区段，然后在每个区段内随机分组，可提高研究效率。

（3）分层随机化分组：先根据干扰因素或受试者的临床特征分层，然后再在每层随机化分组。这种情况适合于受试者之间干扰因素分布不均衡时，可以消除干扰因素对预后的影响。

5. 采用盲法 为了消除随机对照试验中主观因素的影响而使受试者和试验者均不知道分组情况的试验方法称为盲法。盲法又可以根据程度分为以下几种。

（1）单盲：仅试验者知道分组情况，受试者不知道自己属于试验组还是对照组。这种设计虽然消除了来自受试者的主观影响，但不能去除试验者的影响。这种设计主要适用于仅仅根据受试者主诉来判断试验结果的随机对照临床试验。

（2）双盲：试验者和受试者都不知道分组结果。这样可以消除试验者和受试者两方面的主观因素影响，保持试验公正、客观，常用于随机对照临床试验。

但有些随机对照试验不能采用盲法，如危重病例的研究，需要试验者和受试者知道病情的变化情况，一旦出现危险，可以及时控制。

6. 实施干预措施　随机对照试验的干预措施可以是新药、新诊断技术、新预防方法，也可以是各种可能的危险因素，但在干预前需要制订详细的干预方案，保证干预质量。应该遵循下述原则。

（1）统一干预方案：在设计干预措施时，应该规定干预的形式、干预的程度和干预的时间。如在研究新药的疗效时，用药的剂量、剂型、给药途径、疗程等应有明确的规定。

（2）保证依从性：依从性指受试者服从研究者要求的程度。随机对照试验需要受试者忠实地执行研究者安排，需要有保证依从性的措施。试验时，应选择依从性好的受试者，减少检测次数，告知受试者试验意义，取得理解，提供关怀受试者的措施等。

（3）避免沾染和干扰：沾染指对照组接受了与试验组相似的治疗措施，使试验组与对照组之间效果差异缩小。干扰指试验组在接受研究措施以外，还接受了类似效果的额外措施，使试验组与对照组之间效果差异扩大。

沾染和干扰可以来自研究者，也可以来自受试者。避免沾染和干扰的措施是制订明确的沾染和干扰范围，在试验开始时向受试者和研究者明确告知，并在干预过程中进行监督。

7. 分析资料　随机对照试验的常用评价指标包括各种率，如发病率、病死率等。还有各种平均数，如龋均、龋面均和平均区段数等。随机对照试验的统计方法非常复杂，常用的统计分析方法包括 t 检验、方差分析以及卡方检验等。随机对照试验资料归纳表列于表 2-8。

表 2-8　随机对照试验资料归纳表

组别	新发/死亡病例	非病例	合计	发病率/病死率
试验组	a	b	$a+b=N_1$	a/N_1
对照组	c	d	$c+d=N_0$	c/N_0
	$a+c=m_1$	$b+d=m_0$		

表 2-8 中试验组与对照组发病率或病死率差异的统计学检验，应当选用卡方检验。如果试验组或对照组的组数超过两组时，也使用卡方检验做统计分析。

当试验组与对照组的资料以平均数的形式出现时，要分析两组之间差异的统计学方法，可以选择 t 检验。当试验组与对照组超过两组时，则选择方差分析。

五、口腔流行病学中的质量控制

在口腔流行病学研究中，应尽量保证研究结果与客观、真实情况一致。但是，由于各种因素的影响，结果与事物的真实情况之间往往有一定的差异，即误差（error）。由于误差的存在，影响了研究结果的真实性。所以我们必须认识、估计和排除各种误差，才能确保口腔流行病学研究结论真实、可靠。

（一）机遇

1. 机遇的定义　在临床研究中，无论何种设计，都不可能在整个人群和全部病例中进行，而只能从中抽取一部分样本进行研究。因此就不可避免地产生抽样误差，这种单纯由于机会引起的差异称为机遇。机遇在临床研究中广泛存在，是影响研究结果的重要原因。

影响机遇发生的重要因素是样本量。随着样本量增加，测量值会接近真实值。尽管理论上为尽可能减少机遇的影响，样本量应越大越好，但实际上样本量不能无限制地扩大。因此样本量将取决于能使机遇的影响减少到容许的接受范围内。样本量的决定因素主要为观察对象个体间的差异、允许研究结果的差异及第Ⅰ类和第Ⅱ类错误的可能性。

2. 机遇的控制　所有抽样研究都会产生机遇，因而机遇是不可避免的。只能通过扩大样本量，用统计学的方法将抽样误差限制在能够接受的范围之内，机遇产生的误差才能减少。

（1）根据研究目的，确定假阳性和假阴性的允许接受范围，然后确定样本量。若要限制出现假阳性和假阴性的可能性，就要采用较大的样本量进行研究。

（2）在研究实施阶段严格控制测量条件，尽量使每次测量时的各种因素保持齐同，提高研究结果的可靠性。

（3）在进行资料分析时，对研究结果进行统计学分析，可获得假阳性和假阴性值，并计算其 95% 置信区间，准确地估计机遇产生的影响。

（二）偏倚

1. 偏倚的定义　在临床研究中，研究结果偏离真实结果的情况称为误差（error）。影响口腔健康调查结果真实性的因素主要有随机误差（random error）和系统误差（systematic error）。随机误差是在抽样调查过程中产生的变异，主要是抽样误差，不能完全避免，但可通过周密设计和扩大样本量来加以控制，减少抽样误差。系统误差又称为偏倚（bias），是由于某些原因造成检查结果与实际情况不符，应该而且可以设法防止。系统误差是人为造成的，可以在调查设计、实施、资料分析时加以控制和防止。

2. 偏倚的分类　按其性质，偏倚可分为选择偏倚、信息偏倚和混杂偏倚。

（1）选择偏倚：是由于不正确地选择了研究对象组成试验组和对照组，使得两组研究对象存在除研究因素以外的其他因素分布不均衡，因而导致研究结果与真实情况之间产生差异。选择偏倚一般发生在研究的设计阶段。

1）入院率偏倚：是指在进行病例-对照研究、临床干预试验研究、预后判断等研究时，利用医院就诊或住院患者作为研究对象，由于入院率或就诊机会不同而导致的偏倚。

2）检出症候偏倚：当某一因素与某种疾病无因果联系，但因该因素能促使类似该病的症状出现，促使具有该症状的患者求医，提高了该病患者检出率，导致该因素与该疾病有因果关联的错误结论。

3）现患-新发病例偏倚：因现患病例与新病例对暴露情况的描述存在差异，不同现患病例与新病例构成的调查对象得出的结果就会不同，致使调查结果出现误差。

4）易感性偏倚：在队列研究中，观察对象可能因为各种主观及客观因素不同，暴露于危险因素的概率不同，使得各组对所研究疾病的易感性有差易，夸大或缩小了暴露因素与疾病的关联强度，产生易感性偏倚。

5）无应答偏倚：在流行病学研究中，那些因各种原因不回答或不能回答所提出问题的人称为无应答者。如果未接受检查的人数达到抽样人数的 30%，应答率仅有 70%，结果就难以用来估计总体的现患率，将会影响研究结果的真实性。

6）志愿者偏倚：志愿者的心理因素和躯体状况与非志愿者有差别，对研究的依从性可能优于一般人群，以该类人群的样本作为研究对象所获得的暴露结局会明显不同于非志愿者，由此影响结果的真实性，称为志愿者偏倚。

（2）信息偏倚：指在收集资料阶段对各组所采用的测量方法不一致，使各组所获得的信息存在系统误差。信息偏倚可来自于研究对象、研究者本身，也可来自于测量仪器、设备、方法等，常见的信息偏倚有以下几种。

1）因检查器械等造成的测量偏倚：在龋病、牙周病流行病学研究中，各指数的应用是基于临床检查。因此，检查器械不规范、现场工作条件差（如光线不足等）都可造成系统误差。如检查龋病和牙周病时，按 WHO 要求使用 CPI 探针与使用临床用的 5 号尖探针，结果就会不同。

2）因调查对象引起的偏倚：在询问疾病的既往史和危险因素时，调查对象常因时间久远，难以准确回忆，而使回答不准确，这种偏倚称为回忆偏倚。有时调查对象对询问的问题不愿意真实回答，使结果产生误差，这种偏倚称为报告偏倚。如在调查个人收入情况时，常得不到真实的回答。

3）因检查者引起的偏倚：由于检查者的某种原因造成检查结果有误差，为检查者偏倚。检查者偏倚有两种。①检查者之间偏倚：一个调查队伍中往往有数名检查者，当他们对同一名受检者做口腔检查时，由于标准掌握不一致，导致结果有误差。②检查者本身偏倚：指一名检查者给一名患者（或健康者）做口腔检查时，前、后两次检查结果不一致。

（3）混杂偏倚：在研究一个暴露因素与某疾病的关系时，由于存在一个或多个既与疾病有关系，又与暴露因素密切相关的外部因素的影响，从而掩盖或夸大了所研究的暴露因素与该疾病的联系，这种影响所带来的误差称为混杂偏倚。外部因素称为混杂因素，混杂因素与暴露因素和疾病都有相关性，例如年龄、性别与许多疾病和暴露因素都有联系，是最常见的混杂因素。

3. 偏倚的控制

（1）选择偏倚的控制方法：包括随机分配、设立对照、严格诊断标准、提高应答率等。

1）随机分配：采取随机分配的方法，对研究对象进行随机分组，使各组之间除研究因素以外其他各种条件都保持均衡。

2）设立对照：可设立两个或多个对照组，其中一个对照组应来自一般人群，其他对照组可以来自医院，这样既可以代表社区一般人群，又可以代表医院内不同类型的患者。

3）严格诊断标准：应明确研究对象的纳入标准和排除标准，尽量选用国内外公认的诊断标准，并根据纳入、排除标准选择研究对象。

4）提高应答率：应采取各种措施提高应答率，如对受检者做好教育及宣传工作，努力改善调查方式，使受检者积极配合，以防止或减少失访，减少选择性偏倚。

（2）信息偏倚的控制方法：包括采用盲法、采用客观指标、培训调查员等。

1）采用盲法：为消除研究者和研究对象主观因素的影响，可采用盲法，可有效地减少信息偏倚。

2）采用客观指标：应尽可能使用客观的定量指标作为诊断标准，使用标准检查器械，并保持稳定的环境条件，以减少收集资料中的系统误差。尽可能用一些不敏感的信息替代敏感信息，尽可能避免搜集一些年代久远而难以回忆的信息。

3）培训调查员：对调查人员进行统一培训，保证其掌握一致的调查方法和统一的检查标准，并对每位检查者做标准一致性试验。选 15～20 名受检者，由检查者及 1 名参考检查者对受检者各做一次口腔检查，根据公式计算 Kappa 值，具体方法详见第三章第一节。Kappa 值的大小与可靠度的关系为：0.40 以下，可靠度不合格；0.41～0.60，可靠度中等；0.61～0.80，可靠度优；0.81～1.00，完全可靠。

（3）混杂偏倚的控制方法：包括限制、配比、随机化、分层等。

1）限制：是指对选择研究对象的条件加以控制。当认为某因素可能是混杂因素时，在选择研究对象时可以对此加以限制。

2）配比：将可疑混杂因素作为配对因素，在各组之间同等分配具有混杂因素的对象，以此来消除混杂作用。

3）随机化：随机分配，使每名研究对象有同等的机会被分配到试验组或对照组，使各种非研究因素在各组中能均匀地分布，而不受研究者或研究对象主观愿望的影响。

4）分层：将混杂因素按其不同水平进行分层，使混杂因素在各层的分布均匀，消除混杂因素的影响。

（三）依从性

1. 依从性的定义 依从性（compliance）是指患者执行医疗措施的程度，亦即患者执行医嘱的程度。患者依从性低，造成病情诊断困难并影响试验效果。因此，了解患者对医嘱的执行情况、分析未执行的原因有助于提高受试者的依从性，从而提高试验的效果。

产生受试者不依从的原因众多，包括患者不愿意做受试者而不执行医嘱；患者病情变化而自行改变治疗措施；患者因迁居离开本地而无法继续执行医嘱；执行医嘱后患者出现不良反应而停止执行医嘱；治疗措施过于繁琐、费时过多而导致患者不愿执行医嘱；患者死亡等。

2. 依从性的提高

（1）使受试者充分认识研究的目的和意义，自愿参加试验。

（2）改善执行医嘱环节，事前仔细交代，必要时给予示范，执行中坚持督促，事后要求检查。

（3）保持研究者与受试者间的良好关系，增加信任度，提高受试者的依从性。

（4）给予有效的干预措施，尽量减少不良反应出现。

（5）简化各种干预措施，方便受试者执行医嘱。

第三节 口腔疾病的流行病学状况
the Epidemiology Status of Oral Diseases

一、龋病流行病学

龋病是人类常见的口腔疾病之一。龋病的流行情况在不同的社会经济状态下表现不同，用于描述龋病流行情况和严重程度的指数很多，下面列出一些常用的龋病流行病学调查指标，介绍龋病的流行状况和流行趋势，并分析影响龋病流行的因素。

（一）龋病的流行病学调查指标

常用的测量龋病的指数（caries index）有龋失补指数（index of decayed missing filled teeth，DMF）、患龋率（prevalence of caries experience）、龋病发病率（caries incidence rate）、无龋率（caries-free prevalence）、根龋指数（root caries index，RCI）等。

1. 龋失补指数 有龋失补牙数（DMFT）和龋失补牙面数（DMFS）两种表示方法。"龋"（decayed）即未充填的龋；"失"（missing）指因龋丧失的牙；"补"（filled）为因龋已做填充的牙。龋失补指数用于恒牙记录为 DMF，用于乳牙记录为 dmf。

调查恒牙列时，按照 WHO 的记录方法，检查 30 岁及以上者，不再区分是龋病还是牙周病导致的失牙，其失牙数按口腔内实际失牙数计。调查乳牙列时，WHO 计算失牙的标准是：9 岁以下的儿童，丧失了不该脱落的乳牙，如乳磨牙或乳尖牙，即为龋失。

作为个体统计，DMF 指数是指龋、失、补牙数或牙面数之和；而在评价群体龋病患病程度时，多使用这个群体的平均 DMF 牙数或牙面数，通常称之为龋均（mean DMFT）或龋面均（mean DMFS）。龋均（mean DMFT）指受检查人群中每人口腔中平均龋、失、补牙数。龋面均（mean DMFS）指受检查人群中每人口腔中平均龋、失、补牙面数。

龋、失、补构成比是指受检人群中龋、失、补牙（面）数之和中龋、失、补牙（面）数分别所占的比重，常用百分数表示，三者相加等于 100%。计算公式如下：

$$龋坏构成比 = \frac{龋坏的牙（面）数}{受检人群龋、失、补牙（面）数之和} \times 100\%$$

$$龋失构成比 = \frac{因龋缺失的牙（面）数}{受检人群龋、失、补牙（面）数之和} \times 100\%$$

$$龋充填构成比 = \frac{因龋充填的牙（面）数}{受检人群龋、失、补牙（面）数之和} \times 100\%$$

龋坏构成比 ＋ 龋失构成比 ＋ 龋充填构成比 ＝ 100%

2. 患龋率和无龋率　患龋率（prevalence of caries experience）指在调查期间某一人群中患龋病的频率，人口基数以百人计算，故常以百分数表示。患龋率描述龋病在群体中的分布情况，主要用于龋病的流行病学研究，如比较和描述龋病的分布，探讨龋病的病因和流行因素等。计算公式如下：

$$患龋率 = \frac{患龋人数}{受检人数} \times 100\%$$

无龋率（caries-free rate）指全口牙列均无龋的人数占全部受检人数的百分率。这里的无龋人数指根据明确的诊断标准，这些人口腔中没有发生龋坏的牙，没有因龋而拔除以及没有因龋而充填的牙。如果一个群体的患龋率是 66%，无龋率则为 34%。无龋率主要用来表示一个人群口腔健康水平和预防措施的成果。计算公式如下：

$$无龋率 = \frac{全口无龋人数}{受检人数} \times 100\%$$

3. 龋病发病率（caries incidence rate）　通常是指至少 1 年的时间内某人群新发生龋病的频率。与患龋率不同的是，龋病发病率仅指在这个特定时期内新龋发生的频率。计算公式如下：

$$龋病发病率 = \frac{发生新龋人数}{受检人数} \times 100\%$$

4. 根龋指数　在龋病的流行病学调查中，常将根面发生的龋坏与牙冠发生的龋坏分别进行描述。但是，不同的调查常采用不同的测量指标来描述根面龋。1980 年 Katz 提出了根龋指数（RCI）。计算公式如下：

$$RCI = \frac{龋补根面数}{有附着丧失的牙根面总数} \times 100\%$$

RCI 取值为 0 ～ 100%。每颗牙有 4 个根面，用冠修复的根面不能计为充填根面，而应分开记录，不应包括在上述公式中。牙龈退缩后根面暴露于口腔环境，口腔细菌能直接到达这样的根面，修复冠达牙龈的根面不记为有牙龈退缩的根面。

RCI 的优点：容易理解；容易表达患上根面龋的危险概率；能够以牙或牙面为单位报告结果；可以通过标准流行病学技术进行相对危险度等分析；能够以人为单位或以牙为单位报告其危险性。

RCI 的缺点：费时；可能低估根面龋的患病程度。

从定义上来说，RCI 是基于牙龈退缩的，如果在检查时没有牙龈退缩，也就没有根面龋。因此，在以下两种情况，RCI 将会低估根面龋的患病程度：①根面龋可发生于原来有牙周附着丧失而随后牙龈增生的牙齿；②根面龋可发生于有附着丧失的牙周袋而没有牙龈退缩的牙齿。大约 10% 或更多的根面龋属于这些情况，因此，RCI 也会低估根面龋的患病情况。

5. 龋补充填比 是指受检人群中龋坏牙（面）数和因龋充填牙（面）数之和中因龋充填的牙（面）数所占的比重，常用百分数表示。如果已充填牙存在继发龋，此牙仍算作龋，不计为已充填的牙。龋补充填比可用于反映地区口腔卫生服务水平，也可反映需要充填的龋齿中已经进行完好充填的比例，可以估算所需工作量。具体公式如下：

$$龋补充填比 = \frac{已充填的牙（面）数}{受检人群龋、补牙（面）数之和} \times 100\%$$

6. 显著龋病指数（significant caries index，SiC） 是指受检人群中患龋最严重的 1/3 人群的龋均。计算方法：①将受检人群按照龋失补牙数的高低排序；②选取龋失补牙数最高的 1/3 受检人群；③计算这 1/3 人群的龋均，即为 SiC。由于人群中龋病分布是不均匀的，即大部分龋齿分布在小部分龋高危的人群中，总体龋均难以准确地反映人群龋病的分布情况。瑞典的 Douglas 于 2000 年提出了显著龋病指数。该指数也可帮助医生全面认识人群中龋病的分布情况，并指导医生进行龋高危人群的有效防治。

（二）龋病的流行状况和流行趋势

1. 全球龋病的流行状况和流行趋势 20 世纪 60 年代以前，由于各国龋病患病水平差别悬殊，各地龋病流行病学资料又因调查标准和方法不尽相同而难于比较。1969 年 WHO 开始建立全球口腔健康数据库并在 1971 年出版《口腔健康调查基本方法》（第一版）。从此，世界各国有了统一的龋病调查标准和方法，调查的结果用于衡量和比较各国或各地区不同人群的龋病患病状况和流行趋势。

WHO 规定龋病的患病状况以 12 岁年龄组的龋均（DMFT）作为衡量指标，并将龋均从很低到很高分为 5 个比较等级（表 2-9），以绿色、蓝色、黄色、红色以及褐色分别代表这 5 个等级，绘制全球龋病患病状况地图。1969 年 WHO 绘制第一张全球龋病流行状况地图，从中可以看出，全球龋病的流行状况呈现强烈的对比：发达国家龋病的流行程度都为很高、高，或至少是中等水平；而发展中国家龋病的流行程度通常是很低、低，少有中等水平。

表 2-9 WHO 龋病流行程度的评价指标（12 岁）

龋均（DMFT）	等级	标记色
0 ～ 1.1	很低	绿色
1.2 ～ 2.6	低	蓝色
2.7 ～ 4.4	中等	黄色
4.5 ～ 6.5	高	红色
≥ 6.6	很高	褐色

从 1980 年开始，每年 WHO 口腔卫生处都按照人口加权计算全球 12 岁儿童的龋均。将结果按照发达国家、发展中国家以及全球状况绘制成曲线图。根据 2018 年最新数据显示，全球 206 个国家 12 岁年龄组恒牙龋均为 1.9。

WHO 还公布了全球 12 岁儿童恒牙龋均的分布情况（图 2-1），其中 DMFT > 4.4 的流行程度高或者很高的国家有 11 个（占 5.4%）；DMFT 2.7 ~ 4.4，即流行程度中等的有 35 个国家（占 17.1%）；绝大部分国家的 12 岁恒牙龋病流行都处于低或者很低水平（DMFT < 2.6），其中 12 岁年龄组龋均小于 1.2 的国家占 32.7%，12 岁年龄组龋均在 1.2 ~ 2.6 的国家占 44.4%。

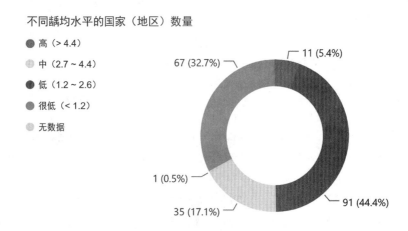

图 2-1　全球 12 岁年龄组恒牙龋均分布情况（2018，WHO）（见文后彩图）

WHO 将全球分成 6 个区，分别对各区 12 岁年龄组龋均进行了统计（图 2-2）。美洲地区（AMRO）以及欧洲地区（EURO）12 岁年龄组 DMFT 高于其他地区，为 2.3；其次为西太平洋地区（WPRO）以及东地中海地区（EMRO），分别为为 1.8 和 1.6；最低的是非洲地区（AFRO）和东南亚地区（SEARO），分别为 1.4 和 1.3；空白组为 3.1，包含 3 个地区，直布罗陀海峡、列支敦士登公国（欧洲中部的国家）、留尼旺岛（位于非洲，法国的海外省），或是其他国家的管辖领土，或是领土面积很小的袖珍国家。

对于成年人的龋病患病状况，WHO 以 35 ~ 44 岁年龄组人群的龋均为指标，也分为 4 个等级（表 2-10）。根据 WHO 绘制的 2003 年全球成年人龋病流行状况地图，我国、部分非洲国家成人龋病患病状况处于很低的水平，一些非洲国家及印度、越南、泰国等处于低水平，美国、俄罗斯、日本和部分东欧国家等处于中等水平，西欧大部分国家、南美洲多个国

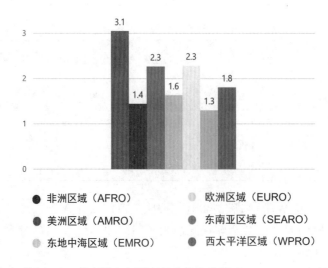

图 2-2　全球不同地区 12 岁年龄组恒牙龋均分布柱状图（2018，WHO）（见文后彩图）

家、加拿大、澳大利亚等处于高水平。由于 DMFT 是终身不断累积的，虽然龋病患病率在许多发达国家已大幅度下降，但龋均数在年龄较大的人群中大幅下降的趋势还不会那么快显示出来。

表 2-10 WHO 龋病流行程度的评价指标（35～44 岁）

龋均（DMFT）	等级	标记色
0～4.9	很低	绿色
5.0～8.9	低	蓝色
9.0～13.9	中等	黄色
≥14.0	高	红色

从 1980 至 2015 年的 35 年间，全球龋病患病状况呈现了前 20 年间显著下降，后 15 年间缓慢上升的趋势（2004 年、2011 年、2018 年 WHO 各区 12 岁年龄组加权龋均的变化状况列于表 2-11）。其中所有的发达国家龋病的患病程度都呈现下降的趋势，有的甚至是显著下降；而在发展中国家，除了那些已经开展了预防措施的国家，总的趋势是上升的。

根据 2019 年最新发表在 *Lancet* 上的文献报道，1990 年至 2015 年，全球以年龄为标准的乳牙患龋率保持不变，且未经治疗的乳牙龋的负担从 1990 至 2010 年一直保持不变，累及全世界 9% 的儿童，到 2015 年这个数字降低到 7.8%。根据 Kassebaum 于 2015 年的报道，未经治疗的乳牙龋是全球第十大流行的疾病，影响了 6.21 亿儿童，而未经治疗的恒牙龋是全球最普遍的疾病，累及全世界 35% 的人群，影响了 24 亿人。有证据表明，乳牙龋患病率高峰期在 6 岁，而恒牙龋患病率有两个高峰期，分别为 25 岁和 70 岁，每个国家和地区的患病率和发病率也不同。政策制定者需要意识到，由于人口数量的增长和人类寿命的延长，缺失牙的减少，未治疗龋的负担也将会增加。

2. 中国龋病的流行状况和流行趋势 1983 年第一次全国学生龋病、牙周病流行病学抽样调查以当时的 29 个省（自治区、直辖市）的 7、9、12、15、17 岁学生为调查对象，调查结果显示，当时我国 12 岁学生人口加权龋均为 0.67，在世界上处于很低水平。1995 年第二次全国口腔健康流行病学抽样调查以 11 个省（市）的 5、12、15、18、35～44、65～74 岁人群为调查对象，调查结果显示，12 岁年龄组人口加权龋均为 0.88。2005 年第三次全国口腔健康流行病学调查以 30 个省（自治区、直辖市）的 5、12、35～44、65～74 岁人群为调查对象，调查结果显示，12 岁年龄组人口加权龋均为 0.50。2015 年第四次全国口腔健康流行病学调查以 31 个省（自治区、直辖市）的 3～5、12～15、35～44、55～64、65～74 岁人群为调查对象，调查结果显示，12 岁年龄组人口加权龋均为 0.86，在世界上仍然处于很低水平。

表 2-11 WHO 各区 12 岁年龄组加权龋均的变化（2004 年、2011 年、2018 年）

WHO 各区	2004 年	2011 年	2018 年
AFRO	1.15	1.19	1.4
AMRO	2.76	2.35	2.3
EMRO	1.58	1.63	1.6
EURO	2.57	1.95	2.3
SEARO	1.12	1.87	1.3
WPRO	1.48	1.39	1.8
全球	1.61	1.67	1.9

下面将根据目前最新的第四次全国口腔健康流行病学调查结果介绍我国龋病的流行状况，并与第三次全国口腔健康流行病学调查结果相比，介绍我国龋病的流行趋势。第四次全国口腔健康流行病学调查结果显示，全国 3 ~ 5 岁年龄组的乳牙患龋率为 62.5%，乳牙龋均（dmft 均数）为 3.35。全国 3 岁、4 岁、5 岁年龄组的乳牙患龋率分别为 50.8%、63.6%、71.9%，乳牙龋均（dmft 均数）分别为 2.28、3.40、4.24，乳牙患龋状况随年龄增加而加重。全国 12 ~ 15 岁年龄组的恒牙患龋率为 41.9%，恒牙龋均（DMFT 均数）为 1.04，龋补充填比为 17.5%。全国 12 岁年龄组恒牙患龋率、恒牙龋均（DMFT 均数）、龋补充填比分别为 38.5%、0.86 和 16.5%。全国 35 ~ 44 岁年龄组恒牙患龋率为 89.0%，恒牙龋均（DMFT 均数）为 4.54，龋补充填比为 26.6%；全国 55 ~ 64 岁年龄组恒牙患龋率为 95.6%，恒牙龋均（DMFT 均数）为 8.69，龋补充填比为 16.9%；全国 65 ~ 74 岁年龄组恒牙患龋率为 98.0%，恒牙龋均（DMFT 均数）为 13.33，龋补充填比为 12.8%。

2005 年至 2015 年的 10 年间，我国 5 岁年龄组乳牙和 12 岁年龄组恒牙龋病患病水平都呈明显上升趋势，其中 5 岁年龄组乳牙患龋率从 66.0% 上升到 71.9%，上升了 5.9 个百分点，龋均从 3.50 上升到 4.24，上升了 0.74。12 岁年龄组恒牙患龋率从 28.9% 上升到 38.5%，上升了 9.6 个百分点，龋均从 0.54 上升到 0.86，上升了 0.32（表 2-12）。

2005 年至 2015 年的 10 年间，中老年无牙颌率出现明显下降的趋势，35 ~ 44 岁年龄组无牙颌率从 0.06% 下降到 0.01% 以下，65 ~ 74 岁年龄组无牙颌率从 6.82% 下降到 4.50%（表 2-13）。同时，中老年人存留牙数都有明显上升，65 ~ 74 岁年龄组存留牙数增加了 1.53 颗（表 2-14）。

（三）影响龋病流行的因素

龋病的流行状况和分布特征常受多种因素的影响，尤其表现在社会经济状况对龋病流行情况的影响。近几十年来，世界各国社会经济的巨大变化导致这些国家居民龋病患病情况发生很大改变。另外，人体氟摄入量和饮食习惯与龋病患病情况也有密切关系。

1. 社会人口和经济学背景因素 关于性别与儿童患龋关系的研究较多，但是结果不一。许多研究显示，儿童随年龄增长，乳牙患龋率增加，我国上海的纵向研究也得出了相同的结论。Ismail 的研究也显示，随着年龄增长，5 岁以下儿童 2 年内 dmfs 的增加值逐渐增加。只有少数

表 2-12 2005 年至 2015 年儿童龋病患病状况变化趋势

年龄组	患龋率（%）		龋均	
	2005	2015	2005	2015
5 岁	66.0	71.9	3.50	4.24
12 岁	28.9	38.5	0.54	0.86

表 2-13 2005 年至 2015 年中老年人无牙颌率变化趋势（%）

		35 ~ 44 岁		65 ~ 74 岁	
		2005 年	2015 年	2005 年	2015 年
城乡	城	0.03	0.00	5.57	3.79
	乡	0.08	0.00	8.07	5.22
性别	男	0.04	0.00	6.29	4.55
	女	0.07	0.00	7.35	4.44
合计		0.06		6.82	4.50

表 2-14 2005 年至 2015 年中老年人存留牙数变化趋势

		35 ～ 44 岁		65 ～ 74 岁	
		2005 年	2015 年	2005 年	2015 年
城乡	城	29.32	29.60	21.98	23.01
	乡	29.48	29.59	19.96	21.96
性别	男	29.60	29.69	21.30	22.49
	女	29.21	29.60	20.64	22.50
合计		29.40	29.60	20.97	22.50

文献提出儿童患龋情况与种族有关系。

个体的社会经济状况（socioeconomic status）是一个广泛的测量指标，可以包括受教育程度、收入、职业、态度及价值观等。在英国，社会经济状况的指标是社会阶层，常用于健康相关的研究。社会经济状况因其复杂性而很难获得一个有效的测量指标。在美国，通常用年收入或受教育年限作为社会经济状况的评价指标。

许多研究结果显示，家庭社会地位低和经济条件差的儿童更易患龋。Ismail 等也发现，居住在生活环境差的社区内的儿童 2 年内 dmfs 增加值更高。Klein 和 Palmer 在 20 世纪 30 ～ 40 年代的研究发现，在美国，社会经济状况不同的人群间整体龋均没有差异，而龋齿的治疗状况则不同。社会经济状况低的人群有更多的龋坏和因龋失牙；而社会经济状况较高的人群则有更多的因龋充填牙。随着发达国家龋病患病程度的大幅度下降，社会经济状况较高的人群龋病患病程度下降更明显。在发达国家目前龋病患病程度较低的情况下，龋病可以被看成是一个贫穷的疾病。

在社会层面，社会经济因素决定了为大众提供公共卫生服务的程度，包括口腔公共卫生服务。在家庭层面，社会经济因素会影响家庭的经济情况、父母的受教育程度、父母的健康观念以及卫生习惯等。在个体层面，前面的这些因素又影响了个体对社会所提供的口腔卫生服务的利用，影响他们利用氟化物，影响他们糖摄入的量，还影响他们个人的口腔卫生习惯。这些因素的变化会改变口腔环境，最终决定是否发生龋病。现在的观点认为，社会经济因素是龋病流行的重要影响因素之一。

2. 氟化物的摄入 人体氟的主要来源是饮水，患龋率一般与水氟含量呈负相关。我国 1983 年全国中小学生龋病及牙周病调查结果显示，无论在南方或北方，水氟浓度在 0.6 ～ 0.8 mg/L 时，龋均及患龋率最低，氟牙症患病率在 10% 左右，无中度氟牙症发生；当水氟浓度高于 0.8 mg/L 时，氟牙症患病率直线上升；低于此浓度时，龋均、患龋率上升。由此说明，我国水氟浓度 0.6 ～ 0.8 mg/L 较适宜。

实行公共饮水氟化可以降低氟化水源区患龋率在 20 世纪 60 ～ 70 年代已被证实。不仅在美国，在澳大利亚、英国、加拿大、爱尔兰和新西兰都有类似报道。尽管氟化水源的早期研究主要着眼于儿童龋齿的变化，但事实上，氟化水源同样可以有效预防成人龋齿的发生。饮水加氟对各年龄组都有一定的减少龋齿的作用。

在氟污染地区，人体氟的来源不同于非氟污染区。除水源性氟污染外，其他如燃煤引起的气源性氟污染，虽然当地的饮水氟浓度低，但龋均和患龋率却不高，居民总氟摄入主要通过呼吸道及消化道，可超过最大安全限量的几倍至十几倍，重病区居民氟牙症患病率可达 90% 以上，我国有少数地区属于这种情况。

3. 饮食习惯 流行病学研究表明，糖的摄入量、摄入频率及糖加工的形式与龋病患病程度有密切关系。大量研究都支持摄糖或饮用含糖饮料量多、频率高、开始年龄早的儿童患龋危险性成倍增加。

　　日本、挪威和英国在第二次世界大战中及战前、战后的调查资料显示，糖的消耗量和患龋率相关。战前日本平均每人每年糖的消耗量为 15 kg，6 ～ 9 岁儿童患龋率为 90%；第二次世界大战期间，每人每年糖的消耗量减少到 1 kg 以下，患龋率下降到 50% ～ 75%；1962 年每人每年糖的消耗量增加到 12 ～ 15 kg，患龋率回升。Toverud 研究挪威的患龋情况，6 ～ 12 岁儿童每人每年糖的消耗量由战前 15 kg 减少到 10 kg，5 年内 7 岁儿童患龋率从 65% 降低到 35%。同时还发现，吃糖的频率和糖加工形式的不同与患龋率有关，如加工成黏性的蜜饯食品等更易致龋。

　　4. 口腔卫生习惯　主要有刷牙习惯、是否采取防龋措施以及儿童口腔卫生状况。普遍认为，缺乏良好的刷牙习惯、口腔卫生状况差的儿童更易患龋。大部分研究都支持坚持每日规律刷牙的儿童更不易患龋。有研究显示，1.5 岁时是否坚持每日刷牙与 3 岁时患龋率有关。3 岁时的患龋率与是否每日规律刷牙相关，不规律刷牙的儿童患龋牙数 ≥ 3 的比例是规律刷牙儿童的 2 倍。口腔卫生状况好的儿童，3 岁时患龋率更低。

　　另外，父母是否帮助儿童刷牙也与变形链球菌检出率有关。父母帮助刷牙的儿童 2 岁时未检测到变形链球菌的比例更高。

　　5. 其他因素　许多研究都发现了龋病有家族倾向，然而这种家族倾向是缘于遗传的基础还是缘于致龋菌的传播、家族成员相似的饮食习惯或行为习惯尚不明确。家族成员间致龋菌的传播，尤其是致龋菌母婴间的传播被认为是致龋菌在婴儿口腔内定植的主要原因。在双生子中进行的研究发现，对于龋病的发生来说，环境因素的影响强于遗传因素。

　　遗传因素对龋病发生的影响体现在一些与龋病发生密切相关的因素，如唾液流速和组成，致龋菌等可能受遗传因素影响。

二、牙周病流行病学

　　牙周病是另一类严重影响人类口腔健康的主要疾病，包括牙周炎和牙龈炎。牙周病对人体健康损害极大，是中老年人失牙的主要原因。下面列出一些常用的牙周病流行病学调查指标，介绍牙周病的流行状况和流行趋势，并分析影响牙周病流行的因素。

（一）牙周病的流行病学调查指标

　　用于评价牙周病的指数较多，但由于牙周病常造成牙龈、牙槽骨、牙周膜等多方面破坏，临床表现较为复杂，目前尚没有一个指数能对所有这些破坏而造成的改变提供全面的定量评价。大多数牙周病的指数依据研究者的出发点不同，对牙周组织某一部分的改变做出评定。下面仅介绍几种常用的牙周病指数。

　　1. 简化口腔卫生指数（oral hygiene index-simplified，OHI-S）　是 Greene 和 Vermillion 于 1964 年提出的，对其在 1960 年提出的口腔卫生指数（oral hygiene index，OHI）加以简化，使之更易操作。两者的区别在于 OHI 需检查全口 28 颗牙，评价 12 个牙面［每个区段选择覆盖软垢、牙菌斑与牙石最多的 1 个唇（颊）面，1 个舌（腭）面］，而 OHI-S 只检查 6 个牙面［16、11、26、31 的唇（颊）面，36、46 的舌面］。简化口腔卫生指数包括简化软垢指数（debris index-simplified，DI-S）和简化牙石指数（calculus index-simplified，CI-S）。简化口腔卫生指数可以用于个人，但主要用于对人群口腔卫生状况的评价。

　　（1）检查方法：检查软垢以视诊为主，根据软垢面积按标准记分。当视诊困难时，可用镰形探针自牙切缘 1/3 处向颈部轻刮，再根据软垢的面积按标准记分。检查牙石时，将探针插入牙远中面龈沟内，然后沿着龈沟向近中移动，根据牙颈部牙石的量记分。将每个牙面软垢或牙石记分相加，即为个人简化口腔卫生指数。将个人简化口腔卫生指数相加，除以受检人数，即为人群简化口腔卫生指数。

（2）记分标准

1）简化软垢指数（图 2-3）

0 牙面上无软垢；

1 软垢覆盖面积占牙面 1/3 以下；

2 软垢覆盖面积占牙面 1/3 与 2/3 之间；

3 软垢覆盖面积占牙面 2/3 以上。

2）简化牙石指数（图 2-4）

0 龈上、龈下无牙石；

1 龈上牙石覆盖面积占牙面 1/3 以下；

2 龈上牙石覆盖面积占牙面 1/3 与 2/3 之间，或牙颈部有散在龈下牙石；

3 龈上牙石覆盖面积占牙面 2/3 以上，或牙颈部有连续而厚的龈下牙石。

2. 菌斑指数（plaque index，PLI）　由 Silness 和 Löe 在 1964 年提出，根据牙面牙菌斑的厚度而不根据牙菌斑覆盖面积记分，用于评价口腔卫生状况和衡量牙菌斑控制效果。

（1）检查方法：用视诊结合探诊的方法检查。检查时，用探针轻划牙面，根据牙菌斑的量和厚度记分。菌斑指数可检查全口牙面，也可检查选定的几颗牙。每颗牙检查 4 个牙面，即近中颊面、正中颊面、远中颊面以及舌面。每颗牙的记分为 4 个牙面记分之和除以 4，个人记分为每颗牙记分之和除以受检牙数。

（2）记分标准（图 2-5）

0 龈缘区无牙菌斑；

1 龈缘区的牙面有薄的牙菌斑，但视诊不可见，若用探针尖刮牙面，可见牙菌斑；

2 龈缘或邻面可见中等量牙菌斑；

3 龈沟内或龈缘区及邻面有大量软垢。

3. Turesky 改良的 Q-H 菌斑指数　Quigley 和 Hein 在 1962 年提出了 0～5 级的菌斑指数记分标准，提出的依据是他们认为牙颈部的牙菌斑与牙周组织健康关系更为密切。1970 年 Turesky 等对 Quigley 和 Hein 的这个菌斑指数做了修改，提出了更为客观、具体、明确的记分标准。

（1）检查方法：检查除第三磨牙以外的所有牙的唇舌面，也可以按照 1959 年 Ramfjord 提

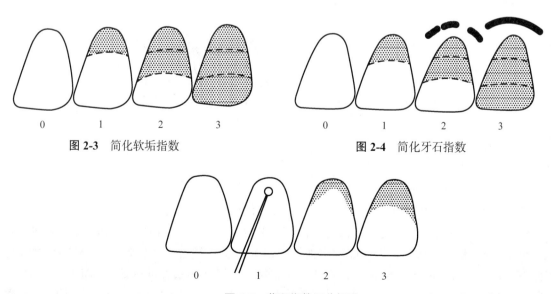

图 2-3　简化软垢指数　　　　　　　　　　图 2-4　简化牙石指数

图 2-5　菌斑指数记分标准

出的方法，只检查指定的6颗牙，即16、21、24、36、41、44，称为Ramfjord指数牙。先用菌斑染色剂使牙菌斑染色，再根据牙面牙菌斑面积记分。

（2）记分标准（图2-6）

0 牙面无牙菌斑；

1 牙颈部龈缘处有散在的点状牙菌斑；

2 牙颈部牙菌斑宽度不超过1 mm；

3 牙颈部牙菌斑宽度超过1 mm，但在牙面1/3以下；

4 牙菌斑覆盖面积占牙面1/3与2/3之间；

5 牙菌斑覆盖面积占牙面2/3以上。

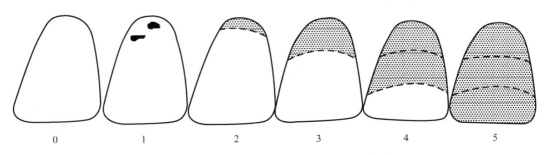

图2-6 Turesky改良的Q-H的菌斑指数

4. 牙龈指数（gingival index，GI） 由Löe和Silness于1967年修订。该指数只观察牙龈情况，检查牙龈颜色和质地的改变以及出血倾向。

（1）检查方法：检查时使用钝头牙周探针，视诊结合探诊。检查全口或几颗选定的牙，应检查每颗牙周围的牙龈，将其周围牙龈分为近中唇（颊）乳头、正中唇（颊）缘、远中唇（颊）乳头和舌侧龈缘。每颗牙的记分为4个牙面记分的平均值，每人记分为全部受检牙记分的平均值。

（2）记分标准（图2-7）

0 牙龈健康；

1 牙龈轻度炎症，牙龈颜色有轻度改变并轻度水肿，探诊不出血；

2 牙龈中度炎症，牙龈色红，水肿光亮，探诊出血；

3 牙龈重度炎症，牙龈明显红肿或有溃疡，并有自动出血倾向。

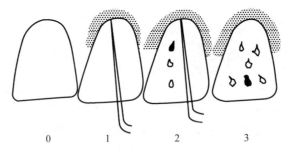

图2-7 牙龈指数记分标准

对于群体牙龈炎的流行程度，可按表2-15标准估计。

5. 龈沟出血指数 牙龈炎一般都有牙龈红、肿现象，但龈沟出血则是牙龈炎活动期的表现，Mühleman和Son认为，根据龈沟出血情况对牙龈进行评价更能反映牙龈炎的活动状况。据此，1971年Mühleman和Son提出了龈沟出血指数（sulcus bleeding index，SBI）。

（1）检查方法：用视诊和探诊相结合的方法，所用探针为钝头牙周探针。检查时除观察

表 2-15 牙龈指数与牙龈炎流行程度

牙龈指数	牙龈炎流行程度
0	无流行
0.1～1.0	轻度流行
1.1～2.0	中度流行
2.1～3.0	重度流行

牙龈颜色和形状外，还须用牙周探针轻探龈沟，观察出血情况。检查龈沟出血指数前一般不能使用菌斑染色剂检查菌斑指数，因染色剂使用后会影响对龈沟出血情况的辨别。

（2）记分标准

0 龈缘和龈乳头外观健康，轻探龈沟后不出血；

1 龈缘和龈乳头呈轻度炎症，轻探龈沟后不出血；

2 牙龈呈轻度炎症，有颜色改变，无肿胀或水肿，探诊后点状出血；

3 牙龈呈中度炎症，有颜色改变和轻度水肿，探诊后出血，血溢在龈沟内；

4 牙龈呈重度炎症，不但有颜色的改变，并且有明显肿胀，探诊后出血，血溢出龈沟；

5 牙龈有颜色的改变，明显肿胀，有时有溃疡，探诊后出血或自动出血。

6. 牙龈出血指数（gingival bleeding index，GBI） 1975 年由 Ainamo 和 Bay 提出，他们认为牙龈出血情况更能反映牙龈炎的活动状况。

（1）检查方法：GBI 可以检查全部牙齿或只检查指数牙，检查采用视诊和探诊相结合的方法。检查时，使用牙周探针轻探牙龈，观察出血情况。每颗牙检查唇（颊）面的近中、正中、远中和舌（腭）正中 4 个位点。检查牙龈出血指数前一般不能使用菌斑染色剂检查菌斑指数，因染色剂使用后会影响对牙龈出血情况的辨别。

（2）记分标准

0 探诊后牙龈不出血；

1 探诊后可见牙龈出血。

每名受检者的记分是探查后牙龈出血部位的数目占总的检查部位数目的百分比。

7. 社区牙周指数 1987 年，WHO 出版的《口腔健康调查基本方法（第 3 版）》采纳了 Ainamo 等发表的社区牙周治疗需要指数（CPITN）。这个指数的特点是不仅反映牙周组织的健康状况，也反映牙周的治疗需要情况，且操作简便，被 WHO 推荐作为牙周病流行病学调查指数。1997 年，《口腔健康调查基本方法》（第 4 版）对社区牙周治疗需要指数做了修改，取名社区牙周指数（community periodontal index，CPI）。这个指数操作简便，重复性好，适于大规模的口腔流行病学调查。

（1）检查方法：社区牙周指数需借助特殊器械在规定的牙位上检查。

1）检查器械：使用 WHO 推荐的 CPI 探针（图 2-8）。探针尖端为一个小球，直径 0.5 mm，在距顶端 3.5～5.5 mm 处为黑色涂抹的区域，距顶端 8.5 mm 和 11.5 mm 处有两条环线。在进行牙周检查时，CPI 探针的作用是：①检查牙龈出血情况，顶端小球可避免探针头部过于尖锐而刺伤牙龈组织导致出血，而误诊为牙龈炎。②探测龈下牙石。③探测牙龈

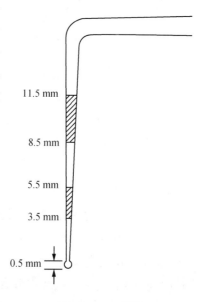

图 2-8 CPI 探针

沟或牙周袋的深度，探针在 3.5 mm 和 5.5 mm 处的刻度便于测定牙周袋深度。

2）检查项目：CPI 检查内容为牙龈出血、牙石和牙周袋深度。

3）检查方法：以探诊为主，结合视诊。检查时，将 CPI 探针轻缓地插入龈沟或牙周袋内，探针与牙长轴平行，紧贴牙根。沿龈沟从远中向近中移动，做上下短距离的颤动，以感觉龈下牙石。同时查看牙龈出血情况，并根据探针上的刻度观察牙周袋深度。CPI 探针使用时用力不超过 20 g，过分用力会引起患者疼痛，有时还会刺破牙龈。

4）检查指数牙：将口腔分为 6 个区段。

17～14	13～23	24～27
47～44	43～33	34～37

检查每个区段的指数牙，20 岁以上者需检查以下 10 颗指数牙的牙龈出血、牙石和牙周袋情况。

17 16	11	26 27
47 46	31	36 37

20 岁以下，15 岁以上者，为避免第二恒磨牙萌出过程中产生的假性牙周袋，只检查 6 颗指数牙。

16	11	26
46	31	36

15 岁以下者，因相同原因，也只检查以上 6 颗指数牙，并且只检查牙龈出血和牙石情况，不检查牙周袋深度。

WHO 规定，每个区段内必须有 2 颗或 2 颗以上功能牙，并且无拔牙指征，该区段才做检查。成年人的后牙区段有时缺失一颗指数牙或有拔牙指征，则只检查另一颗指数牙。如果一个区段内的指数牙全部缺失或有拔牙指征时，则检查此区段内的所有其余牙，以最重情况记分。每颗指数牙的所有龈沟或牙周袋都必须检查到。每个区段 2 颗功能牙检查结果以最重情况记分。以 6 个区段中最高的记分作为个人 CPI。

（2）记分标准（图 2-9）

0 牙龈健康；

1 牙龈炎，探诊后出血；

2 牙石，探诊可发现牙石，但探针黑色部分全部露在龈袋外；

3 早期牙周病，龈缘覆盖部分探针黑色部分，龈袋深度 4～5 mm；

4 晚期牙周病，探针黑色部分被龈缘完全覆盖，牙周袋深度 6 mm 或以上；

X 除外区段（少于 2 颗功能牙存在）；

9 无法检查（不记录）。

（二）牙周病的流行状况和流行趋势

1. 年龄分布 牙周病患病率随年龄增长而增高。5～6 岁就可能患牙龈炎，以后随年龄增长，部分牙龈炎逐渐发展成牙周炎，牙龈炎患病率逐渐下降，但牙周炎患病率逐渐上升。2017 年 Frencken 发表的一篇文章报道，严重牙周炎的患病率随年龄增长而增加，30～40 岁急剧增加，在 40 岁时达到高点，此后保持稳定，在 38 岁时，发病率达到峰值。在全球范围内，这些模式从 1990 年至 2010 年间没有改变。

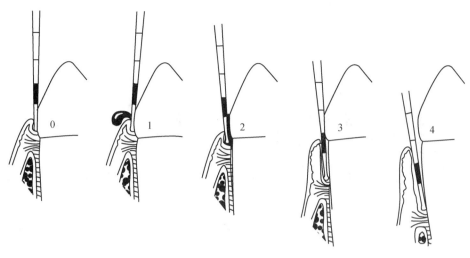

图 2-9　CPI 记分标准

我国第四次全国口腔健康流行病学调查中用牙周健康率这个指标反映受检者牙周健康状况。牙周健康率是计算全口无牙龈出血、无牙周袋以及无附着丧失或附着丧失不超过 3 mm 的人数占受检人数的百分率。12 岁年龄组的牙周健康率为 41.6%，15 岁年龄组的牙周健康率为 34.8%，随着年龄的增加，牙周健康率逐渐下降，55 ～ 64 岁年龄组的牙周健康率仅为 5.0%（表 2-16）。

表 2-16　全国各年龄组人群的牙周健康状况（%）

年龄组	牙周健康率	牙龈出血检出率	牙周袋 ≥ 4 mm 检出率	附着丧失 ≥ 4 mm 检出率
12 岁	41.6	58.4	—	—
15 岁	34.8	64.7	6.5	0.5
35 ～ 44 岁	9.1	87.4	52.7	33.2
55 ～ 64 岁	5.0	88.4	69.3	69.9
65 ～ 74 岁	9.3	82.6	64.6	74.2

2. 地区分布　过去，人们对牙周病的理解认为发展中国家的患病率与严重程度均较高，而发达国家较低。然而 20 世纪 80 年代以来的流行病学资料显示，情况并非如此绝对。虽然一般说来，牙龈炎在发展中国家更普遍，但那只是因为口腔保健较差，但是牙周炎的情况就不一样。WHO 全球口腔资料库的资料表明，严重牙周病的患病率在发展中国家与发达国家差异不大，几乎所有的人口患病率在 7% ～ 15%，一般在 10% 左右。2019 年发表在 *Lancet* 的文献报道，1990 年至 2010 年，严重的牙周炎的患病状况较为稳定，是第 6 个最普遍的疾病，1990 年累及全世界 11.2% 的人群，发病率为 696/10 万人；2010 年累及全世界 10.8% 的人群，发病率为 701/10 万人，15 岁以上人群受累人口为 7.43 亿。

牙周病在不同地区的患病情况不同，与地区之间的经济状况有一定的关系。2017 年 Frencken 发表的综述引用了 Kassebaum 2014 年的一篇文献中的数据，发现重度牙周病患病率在全球分布也十分不均匀，2010 年大洋洲重度牙周炎患病率 4.5%，拉丁美洲南部重度牙周炎患病率最高，为 20.4%（图 2-10）。WHO 的数据显示，发展中国家的牙龈炎的患病程度高于发达国家，农村居民的患病程度高于城市居民。

我国第四次全国口腔健康流行病学调查中，口腔卫生状况的评价指标为牙石检出率和检出牙数。牙周健康状况的评价指标包括牙龈出血、牙周袋和附着丧失的检出率和检出牙数。全国

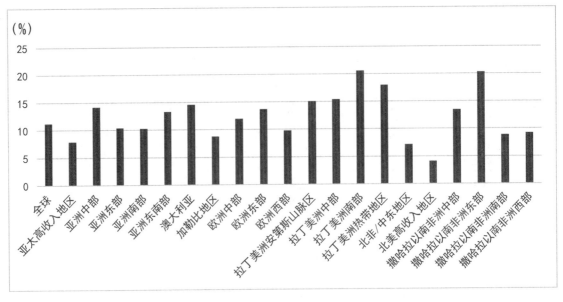

图 2-10　全球重度牙周炎患病率分布情况（2010 年）

12 岁年龄组的牙周健康率，农村高于城市。牙龈出血检出率、人均有牙龈出血的牙数，城市高于农村。牙石的检出率、人均有牙石的牙数，城乡差别不明显。全国城乡 15 岁、35～44 岁、55～64 岁、65～74 岁年龄组牙周健康率、牙龈出血、牙周袋、附着丧失情况列于表 2-17，除 65～74 岁年龄组外，牙周健康率城市高于农村；牙龈出血检出率、人均有牙龈出血的牙数，大部分农村高于城市；深牙周袋的检出率、人均有 6 mm 及以上牙周袋的牙数，大部分城市高于农村；附着丧失≥4 mm 的检出率、人均有 4 mm 及以上附着丧失的牙数，农村高于城市。

表 2-17　全国城乡 15 岁、35～44 岁、55～64 岁、65～74 岁年龄组牙周健康状况

年龄组	地区	牙周健康率（%）	牙龈出血		牙周袋≥6 mm		附着丧失≥4 mm	
			检出牙数	检出率（%）	检出牙数	检出率（%）	检出牙数	检出率（%）
15 岁	城	35	5.85	64.6	0.00	0.0	0.01	0.5
	乡	35	5.69	64.7	0.00	0.2	0.02	0.5
35～44 岁	城	10	13.26	86.3	0.19	7.7	1.62	30.4
	乡	7.8	14.3	88.5	0.14	6.1	1.85	36.1
55～64 岁	城	5.6	13.54	87.8	0.41	16.3	4.88	67.4
	乡	4.5	14.22	89.1	0.31	13.9	5.47	72.5
65～74 岁	城	8.8	11.17	81.9	0.37	15.9	5.46	73.7
	乡	9.8	11.33	83.2	0.28	13.6	5.82	74.6

3. 性别分布　牙周病与性别的关系不明确，各种研究的结果不同。但多数报道为男性重于女性。2017 年，Frencken 发表的综述阐述年龄标化的牙周病患病率在不同性别中的趋势相似。

我国第四次全国口腔健康流行病学调查中，全国 12 岁年龄组的牙周健康率，女性高于男性。牙龈出血检出率、人均有牙龈出血的牙数、牙石的检出率、人均有牙石的牙数，男性高于女性。全国男性及女性 15 岁、35～44 岁、55～64 岁、65～74 岁年龄组牙周健康率、牙龈出血、

牙周袋、附着丧失情况列于表2-18，牙周健康率，女性高于男性；牙龈出血人均有牙龈出血的牙数、深牙周袋的检出率、人均有 6 mm 及以上牙周袋的牙数、附着丧失≥ 4 mm 的检出率、人均有 4 mm 及以上附着丧失的牙数，男性高于女性。

表 2-18 全国男女 15 岁、35～44 岁、55～64 岁、65～74 岁年龄组牙周健康状况

年龄组	性别	牙周健康率（%）	牙龈出血		牙周袋≥ 6 mm		附着丧失≥ 4 mm	
			检出牙数	检出率（%）	检出牙数	检出率（%）	检出牙数	检出率（%）
15 岁	男	33.6	6.01	65.9	0.00	0.1	0.01	0.5
	女	36.0	5.54	63.4	0.00	0.1	0.02	0.5
35～44 岁	男	7.8	14.63	88.0	0.23	9.6	2.27	38.8
	女	10.4	12.93	86.8	0.10	4.3	1.20	27.6
55～64 岁	男	3.9	13.93	88.4	0.52	19.6	6.30	74.4
	女	6.1	13.82	88.5	0.21	10.7	4.06	63.6
65～74 岁	男	8.7	11.33	82.5	0.38	16.6	6.53	77.6
	女	9.8	11.16	82.6	0.27	12.9	4.73	70.7

4. 时间分布 20 世纪 60 年代发达国家的儿童、青少年牙龈炎患病率相当高，如 Sheiham 于 1969 年在英国调查 756 名 11～17 岁学生，牙龈炎患病率高达 99.7%，Mchugh 于 1964 年在苏格兰调查 2905 名 13 岁学生，牙龈炎患病率为 99.4%，与发展中国家目前情况类似。20 世纪 70 年代后期，由于口腔公共卫生学的发展，人群中的牙病不但得到控制，且预防工作的开展逐年增多。首先是青少年及儿童的龋病、牙龈炎患病情况持续下降，然后扩大到成年人。据 1985 年美国成年人口腔健康调查资料，检查 18～19 岁青少年 2 个象限牙齿的牙周组织，每颗牙检查 2 个位点，结果只有 5.4% 的位点患牙龈炎，23.7% 的位点有牙石；检查 3720 名 35～44 岁的工作人员，只有 5.7% 的位点患牙龈炎，35.6% 的位点有牙石，22.4% 的位点有牙周附着丧失，由于美国对龋病、牙龈炎的预防工作已取得较大进展，目前美国牙医学会的主要精力已放在牙周病、口腔癌与获得性免疫缺陷综合征（艾滋病）的防治研究工作上。

我国第四次全国口腔健康流行病学调查结果与第三次全国口腔健康流行病学调查结果相比，2005 年至 2015 年的 10 年间，我国 35～44 岁年龄组和 65～74 岁年龄组的牙周健康率明显下降，牙龈出血、深牙周袋的检出率和检出牙数明显上升（表 2-19）。

表 2-19 2005 年至 2015 年中老年人牙周健康状况变化趋势

年龄组	牙周健康率（%）		牙龈出血				深牙周袋（≥ 6 mm）			
			检出率（%）		检出牙数		检出率（%）		检出牙数	
	2005	2015	2005	2015	2005	2015	2005	2015	2005	2015
35～44 岁	14.5	9.1	77.3	87.4	8.77	13.77	5.7	6.9	0.12	0.14
65～74 岁	14.1	9.3	68.0	82.6	6.18	11.25	11.4	14.7	0.20	0.33

5. 民族分布 不同民族牙周病的患病情况差异很大，这可能与民族之间的社会、经济、环境、文化、饮食、卫生习惯等差异有关。根据 1983 年全国中小学生口腔健康调查资料，我国少数民族中牙龈炎患病率最低的是朝鲜族（城市 20.0%，农村 27.3%），最高的是彝族（城市 94.7%，农村 96.9%）。

（三）影响牙周病流行的因素

除以上年龄、地区、性别、时间及民族等因素外，牙周病的患病情况还受到其他因素（如口腔卫生状况、吸烟、营养和全身疾病）的影响。

1. 口腔卫生状况　与牙周病有直接关系。口腔卫生状况好，即牙菌斑控制较好，牙龈炎发病率低，牙周状况就好；反之，口腔内牙菌斑控制较差，易造成牙石堆积，牙龈炎则不能避免。如果这种情况持续存在，就会引起牙周炎。

2. 吸烟　是牙周病的高危因素之一，吸烟者牙周病患病危险高于不吸烟者。烟瘾不大者，牙周病的危险性比不吸烟者高2倍。烟瘾大者，牙周病的危险性比不吸烟者高7倍，尤其是严重牙周炎。吸烟者牙菌斑、牙石堆积增多，牙槽骨吸收加快，牙龈炎和牙周炎加重。从加重牙周病的严重程度看，吸烟对牙槽骨丧失、牙松动和牙周袋加深有剂量－反应关系，吸烟次数越多，时间越长，牙周病越严重。

在我国，吸烟方式主要有水烟、纸烟和旱烟3种。吸水烟时，烟雾通过水的过滤，降低了热量和烟雾中有毒物质对牙龈组织的刺激作用；吸纸烟时，由于纸烟末端有一段过滤头，也可有一定的过滤作用，但是没有一种是安全的；吸旱烟时，由于缺乏对烟雾和热量的过滤，烟草中的尼古丁等有毒物质直接刺激牙龈黏膜，对牙周病的危害更大。有研究报道，当吸烟史在10年以下时，患牙周病的概率是不吸烟者的1.3倍；当吸烟史为16～20年时，患牙周病的概率是不吸烟者的8.0倍。这是由于牙周组织受到的破坏具有累积作用，吸烟史越长，牙周组织的患病程度越严重。

3. 营养　口腔卫生状况可以影响牙周组织健康，然而也有一些人虽然长期口腔卫生状况差，但其牙周组织并没有明显被破坏。相反，有些患者口腔卫生状况保持得相当好，却患有严重的牙周病。这说明除了口腔卫生状况之外，还有其他影响牙周健康的因素，如营养状况是影响牙周组织对致病因素抵抗力的重要条件之一。

人体需要的营养素包括糖类、脂肪、蛋白质、纤维素、矿物质，这些营养成分为牙周组织的代谢、修复和维持正常功能所必需。营养缺乏将造成牙周组织功能降低。蛋白质缺乏可使牙周结缔组织变性、牙槽骨疏松，还可影响抗体蛋白合成，使免疫能力下降；维生素与牙周组织胶原合成有关，它们的缺乏使牙周组织创伤愈合困难。总之，营养是维持牙周组织健康的必要条件之一，营养不良可使牙周组织对口腔局部刺激因素的抵抗力降低，因而易患牙周病。

4. 全身疾病　一些全身系统性疾病也是牙周病的影响因素。系统性疾病常伴有组织缺损和某些功能下降，或机体免疫调节能力减退，使牙周组织或易于发生炎症，或伤口难于修复，最终产生牙周病。在系统性疾病中，比较得到公认的影响牙周组织的疾病是糖尿病。有研究表明，糖尿病患者牙周组织内一些炎症细胞活跃，炎症介质增多，使牙周组织受到破坏；同时，牙周组织的修复功能也有所减弱，易于发生牙周病。对于这类患者，如果能够控制糖尿病的发展，就可能显著减轻牙周病的症状。

三、其他口腔疾病流行病学

（一）氟牙症

氟牙症（dental fluorosis）是牙在发育期间长期接受过量的氟，成釉细胞受到损害，造成牙釉质发育不全。我国三国时期嵇康《养生论》中有"齿居晋而黄"的描述。1901年美国的Eager在意大利的那不勒斯移民团中发现氟牙症，当时称为"局部性釉质缺损"。20世纪初由美国学者Mckay等人把斑釉牙描述为"科罗拉多棕色条纹"，从此开始了系列研究。1916年Mckay与Black将它定名为斑釉牙。

1. 评价方法

（1）Dean 氏氟牙症指数（DI Index）：Dean 于 1934 年提出了氟牙症的概念和分类标准，并于 1942 年进行了修订，主要根据牙釉质颜色、光泽和缺损的面积来确定损害的程度（图 2-11），记分标准列于表 2-20。从每位受检者的牙列中找到受损害最重的两颗牙记分，如两牙受损程度不同，则根据较轻的一颗牙记分。这个分类法及指数已被沿用半个多世纪，被证明是简单易行的。其中极轻度以下的情况一般不会为普通人注意，不产生美观问题。

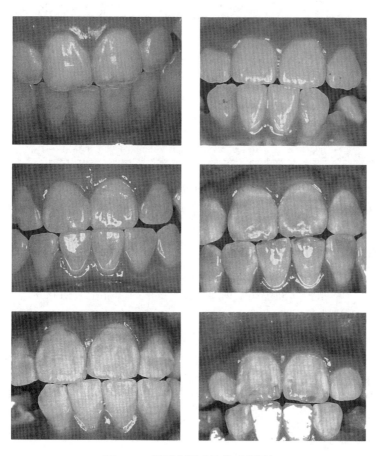

图 2-11　氟牙症图（见文后彩图）
资料来源：WHO《口腔健康调查基本方法》

表 2-20　氟牙症分类及诊断标准（Dean，1942 年）

分类	诊断标准
正常	牙釉质呈类似透明玻璃状结构，表面光滑，有光泽，通常呈浅乳白色
可疑	牙釉质透明度与正常牙釉质比有轻度改变，从少数白纹到偶有白色斑点。临床不能诊断为很轻，而又不完全正常
很轻	小的似纸样的白色不透明区不规则地分布在牙面上，且不超过牙面的 25%。前磨牙或第二磨牙的牙尖顶部常可见直径不超过 1～2 mm 的白色不透明区
轻度	牙釉质白色不透明区更广泛，但不超过牙面的 50%
中度	牙釉质表面受累超过 50%，常可见磨损和棕色斑，影响外观
重度	牙釉质表面严重受累，明显发育不全，甚至可影响牙齿的整体外形。此型诊断要点为不连续或融合的凹陷缺损区，棕染广泛。牙齿常有侵蚀样表现

社区氟牙症指数（community dental fluorosis index，CFI）表示一个地区人群氟牙症的流行状况，可根据人群 DI 记分计算，计算公式如下：

社区氟牙症指数（CFI）＝（0.5×"可疑"人数＋1×"极轻"人数＋2×"轻度"人数＋3×"中度"人数＋4×"重度"人数）/ 受检总人数。

1946 年 Dean 根据社区氟牙症指数的记分，把氟牙症的流行情况分为 6 类（表 2-21）。

表 2-21　Dean 规定的社区氟牙症指数的公共卫生意义

公共卫生含义	氟牙症指数范围
阴性	0.0～0.4
边缘性	0.4～0.6
轻度	0.6～1.0
中度	1.0～2.0
重度	2.0～3.0
极重度	3.0～4.0

另外，结合各型氟牙症患病率也有一定的公共卫生意义，CFI 为 0～0.4，且氟牙症患病率＜10%，属正常范围；CFI 为 0.4～0.6，极轻度氟牙症患病率为 10%～35%，为许可范围；CFI＞0.6，极轻度氟牙症患病率为 35%～50%，中度氟牙症患病率＜35%，为氟牙症流行，需采取公共卫生措施。

2015 年，我国进行第四次全国口腔健康流行病学调查，采取 Dean 氏分类法检查氟牙症。所调查的全国 12 岁年龄组氟牙症患病率为 13.4%，社区氟牙症指数为 0.28。

（2）氟牙症牙面指数（tooth surface index of fluorosis，TSIF）：由美国国家牙科研究所的 Horowitz 等人于 1984 年提出，诊断标准列于表 2-22，无"可疑"这一级，并将重度氟牙症的美观影响分级，对重度氟牙症更敏感。为从美学角度分析提供基础，因检查前不擦干、吹干牙面，在自然状态下进行检查，前牙区分唇面、舌面记分，后牙区分颊面、咬合面、舌面记分，统计时可选特定牙面的最高分进行分析，这样得出的氟牙症患病率的结果会比 DI 指标检查的结果高。而且以牙面为单位记分，而不是以牙为单位，可更精确地反映不同年龄的氟暴露水平，且可分析牙齿美观效果。

有研究显示，用此指标与 DI 记分两种方法，结果有显著相关性。说明此指标在一定的流

表 2-22　氟牙症牙面指数的诊断标准及记分系统

记分	诊断标准
0	牙釉质没有氟牙症表现
1	牙釉质有氟牙症表现，白羊皮纸样区域小于可见牙釉质面积的 1/3。此型包括仅累及前牙切缘和后牙牙尖顶部的情况（"雪状白线"）
2	牙釉质呈白羊皮纸样区域面积占可见牙面面积的 1/3～2/3
3	牙釉质呈白羊皮纸样区域面积占可见牙面面积的 2/3 以上
4	牙釉质有着色，同时伴有以上不同程度的氟牙症。牙釉质着色时只牙釉质某区域变色，可从浅色到黑色程度不等
5	牙釉质表面出现孤立的凹陷状缺损，不伴有明显的剩余完整牙釉质的着色。凹陷状缺损是指牙釉质表面组织缺损，底部较硬，周围被完整牙釉质包绕。凹陷区常有着色，与周围牙釉质颜色不同
6	牙釉质表面出现孤立的凹陷状缺损，且剩余完整牙釉质亦有着色
7	牙釉质表面凹陷状缺损区域融合，牙釉质大部分缺损，可改变其正常解剖外形，常见黑棕染色

行病学调查中还是有利用价值的。目前此指标已用于多项研究，但国内使用的较少。

（3）Thylstrup-Fejerskov 氟牙症指数（Thylstrup and Fejerskov Index，TFI）：1978 年，丹麦学者 Thylstrup 和 Fejerskov 对 DI 进行改进，提出一种新的氟牙症指数（TFI）。原始标准将唇/颊面及咬合面采用不同标准记分，但因咬合面记分易受磨耗的影响，许多学者仅采用唇/颊面记分标准，故 1988 年修订标准（表 2-23）。使用此指标检查前需吹干牙面。"1～4"反映牙面不透明区面积的大小；"5～9"是将 DI 中的"重度"又分 5 级，按受累牙面的面积区分。TFI 较符合临床医生和流行病学家的要求，其分级与氟牙症的组织学变化及牙釉质含氟量基本相符，氟牙症的严重程度与表层下的孔隙率直接相关，尤其对于乳牙轻度氟牙症敏感性较高，故有一定的生物学利用价值。

表 2-23 TFI 诊断标准及记分系统

记分	原始标准（1978）	修订标准（1988）
0	气枪吹干后，牙釉质呈透明状	擦干或吹干后，牙釉质保持透明，呈乳白色且光滑
1	沿釉面横纹有窄白线	白色线状不透明斑横跨牙面，多与牙釉质横纹方向一致，有的可在切缘及牙尖部见轻微的"雪状白线"
2	光滑面：沿牙釉质横纹可见更多明显的不透明白纹，偶见相邻白纹融合 咬合面：白色不透明斑块直径小于 2 mm，且牙尖嵴处不透明斑块较明显	白色线状不透明斑更明显，且常见融合为小的云雾状区，多覆盖整个牙面。切缘及牙尖处"雪状白线"多见
3	光滑面：可见不规则融合的云雾状不透明区，彼此间牙釉质横纹明显 咬合面：融合呈明显的不透明区。磨损区似正常牙釉质，周围可见牙釉质白线围绕	白色线状不透明纹融合，牙面多处可见云雾状不透明斑，云雾状区之间可见白色条纹
4	光滑面：整个牙面表现为不透明斑，或呈白垩状。牙面无明显磨损 咬合面：整个牙面表现为不透明斑。萌出后不久即出现明显磨损	整个牙面表现为不透明斑，或呈白垩状。牙面无明显磨损
5	光滑面/咬合面：整个牙面表现为不透明斑。有小灶状牙釉质外层缺损（凹陷缺损），但直径小于 2 mm	整个牙面表现为不透明斑。有小灶状牙釉质外层缺损（凹陷缺损），但直径小于 2 mm
6	光滑面：凹陷缺损沿水平方向规则排列，纵向范围小于 2 mm 咬合面：牙釉质缺损范围直径小于 3 mm，磨耗明显	牙釉质凹陷缺损常融合成带状白色不透明斑，纵向范围小于 2 mm。此型亦包括唇/颊面、牙尖边缘牙釉质缺损，且垂直径小于 2 mm
7	光滑面：外层牙釉质不规则缺损，受累面积小于牙面的 1/2 咬合面：形态学改变为凹陷缺损融合，且磨耗明显	外层牙釉质不规则缺损，受累面积小于牙面的 1/2。剩余的完整牙釉质亦呈白垩色
8	光滑面/咬合面：外层受累牙釉质面积大于牙面的 1/2	外层受累牙釉质面积大于牙面的 1/2。剩余的完整牙釉质亦呈白垩色
9	光滑面/咬合面：牙釉质大部分缺损，失去正常解剖形态，颈缘处常不受累的部位亦可见缺损	牙釉质大部分缺损，失去正常解剖形态，颈缘处常不受累的部位亦可见缺损

2. 流行特征

（1）地区分布：氟牙症的流行具有明显的地区性，其发病与当地水、土壤、空气中的含氟量过多密切相关。氟含量过高，氟牙症则流行。氟牙症是地方性氟中毒的早期指征，饮用水是摄入氟的主要来源，一般认为，饮用水氟浓度 0.8～1 mg/L 为适宜，超过此浓度会引起氟牙症的流行。有的地区饮用水中氟含量明显高于正常浓度，如我国的西北、华北、东北等一些地区，饮用水氟浓度普遍超过 3 mg/L。在我国一些高氟煤矿区，土壤和空气中的氟含量很高，这些地区即使水氟浓度很低，但由于燃高氟煤烘烤粮食造成气源性氟污染，居民从其他途径摄入过多的氟，也会产生氟牙症，甚至氟骨症。

（2）城乡分布：氟牙症在城市和农村居民中都可发生，但第四次全国口腔健康流行病学调查结果显示，农村患病率高于城市，城市和农村 12 岁年龄组患病率分别为 10.4% 和 16.5%。城市与农村患病率的差异可能源于饮用水的不同，城市居民以自来水为主，含氟量受到控制。农村居民饮用水较杂，如果饮用含氟量较高的深井水或河水，患病率会高。

（3）年龄分布：胎盘对氟有一定的屏障作用，氟不易通过胎盘屏障，所以乳牙较少发生氟牙症，但氟含量过高会透过胎盘屏障，乳牙也可能会患病。慢性氟中毒主要损害恒牙，6 岁以后恒牙逐渐萌出，氟牙症的患病率逐渐升高，至 12 岁左右恒牙全部萌出，造成不可逆转的危害，此后氟牙症患病率维持一个相对稳定的水平。中年以后因龋病或牙周病可能导致恒牙逐渐脱落，患病率才开始下降。

（4）性别分布：氟牙症在性别上未发现显著不同。第四次全国口腔健康流行病学调查显示，男性与女性的氟牙症患病率和氟牙症指数差别不明显。

（5）牙位分布：Moller 等的调查报告提出，受氟牙症影响最严重的是前磨牙；Murray 等调查显示，受白垩牙釉质影响最大的是颊侧面，上颌牙所受影响为下颌牙的 2 倍，其中上中切牙受影响最大。

（二）牙本质敏感

牙本质敏感（dental hypersensitivity）是指暴露的牙本质对外界刺激所产生的短而尖锐的疼痛，并且不能归因于其他特定原因引起的牙体缺损或病变。常见的外界刺激包括温度刺激、吹气刺激、机械刺激或化学刺激。牙本质敏感产生的原因有多种解释，如神经学说、牙本质纤维传导学说和流体动力学理论。流体动力学理论是目前被广泛接受的牙本质敏感病因理论。在解剖学上，牙本质敏感主要出现在牙釉质缺失、牙本质暴露之后，位于牙本质内的牙本质小管在髓腔和口腔两端暴露，小管内的液体在外界刺激下流动，压迫小管内的神经纤维产生疼痛。造成牙釉质缺失的原因很多，常见的有牙齿酸蚀、牙齿磨耗、牙颈部损伤等。还有一些原因导致的牙龈退缩、牙本质暴露也会引起牙本质敏感，如牙周病、刷牙方法不正确等。

1. 评价方法　检查牙本质敏感的方法通常有温度测试、冷空气喷吹、探针探测和压力测试等。比较常用的方法有电子压力敏感探诊记数和 Schiff 冷空气敏感指数。

（1）电子压力敏感探诊记数：使用一台电子压力敏感探针，该仪器可以定量测定加在牙面上的压力（g）。测试敏感性时，探针接触牙颊面暴露的牙面，首先设定 10 g 力量探测，随后每次增加 10 g 力量，最大力量为 80 g，记录敏感阈值，即受试者表明有不舒服的感觉时的压力值。探诊力的数值高，说明牙敏感性水平低。

（2）冷空气喷吹敏感性评价：使用牙科综合治疗台的气枪在离开敏感牙齿 1 cm 距离喷吹 1 s，吹气温度为 19～21℃。吹气时，将手指放在邻牙，以避免邻牙的症状影响结果的准确性。

使用 Schiff 冷空气敏感指数评价，记分越低，表示牙齿敏感性越低，记分标准如下：

0　牙及受试者对空气刺激不反应。

1　牙及受试者对空气刺激有反应，但不请求中止刺激。

2　牙及受试者对空气刺激有反应，请求中止刺激或去除刺激。

3　牙及受试者对空气刺激有反应，刺激导致疼痛，请求停止。

2. 流行特征　牙本质敏感在不同的国家患病率不同。据国外报道，成年人群的患病率为8%～57%，好发年龄为25～45岁，好发部位以尖牙和前磨牙的颊侧面居多，牙周病患者好发。

（1）年龄分布：牙本质敏感的患病率根据不同年龄而不同，基本上随年龄增长而增加。根据2008年至2009年我国对6个城市和8个城镇及乡村地区牙本质敏感流行病学调查的结果，我国成年人最好发年龄是50～60岁，其次是60～69岁，患病率最低的是20～29岁人群（表2-24）。

（2）性别分布：根据不同国家的调查，牙本质敏感好发于女性（表2-25）。我国2008年至2009年对6个城市和8个城镇乡村地区牙本质敏感流行病学调查的结果也显示女性牙本质敏感的患病率高于男性（表2-26）。

表 2-24　我国部分地区人群牙本质敏感流行病学调查结果

年龄（岁）	检查人数	患病人数	患病率（%）
20～29	2939	560	19.1
30～39	2913	882	30.3
40～49	3006	1035	34.4
50～59	3023	1203	39.8
60～69	2901	1057	36.4
合计	14 782	4737	32.0

表 2-25　不同地域牙本质敏感的患病率（%）

地域	男性	女性
希腊、雅典[1]	32.10	43.30
澳大利亚[2]	39.30	60.70
巴西[3]	32.00	37.00
欧洲[4]	40.20	43.20

资料来源：

[1]. Rahiotis C，Polychronopoulou A，Tsiklakis K，et al. Cervical dentin hypersensitivity：a cross-sectional investigation in Athens，Greece. Journal of Oral Rehabilitation，2013，40（12）：948-957.

[2]. Amarasena N，Spencer J，Brennan Y. OU，D. Dentine hypersensitivity in a private practice patient population in Australia. Journal of Oral Rehabilitation，2011，38（1）：52-60.

[3]. Fischer C，Fischer R G，Wennberg A. Prevalence and distribution of cervical dentine hypersensitivity in a population in Rio de Janeiro，Brazil. Journal of dentistry，1992，20（5）：272-276.

[4]. Nicola X W，Mariano S，Adrian L，et al. Prevalence of dentine hypersensitivity and study of associated factors：A European population-based cross-sectional study. Journal of Dentistry，2013，41（10）：841-851.

表 2-26　我国牙本质敏感患病情况

地区与性别	调查人数	牙本质敏感	
		患病率（%）	人均敏感牙数（颗）
城市	7936	29.7	1.4
农村	6843	34.8	1.5
男性	7423	26.6	—
女性	7359	37.5	—
总计	14 782	32.1	1.45

（3）地区分布：在地区分布方面，农村人群的患病率高于城市人群（表 2-26）。这种情况可能与农村人群口腔卫生状况较城市人群差、牙周病的患病情况较为严重有关。牙周病导致牙龈退缩使牙颈部的牙本质暴露，牙本质敏感的现象增多。另外，也可能与农村人群的饮食结构与城市人群不同有关，农村人群的食物中含粗纤维的比例较高，牙齿的磨损也会比城市人群严重。

（三）口腔癌

口腔癌（oral cancer）是指涉及口腔（主要是口腔黏膜）的恶性肿瘤。口腔癌狭义的概念是指口腔鳞癌。它是发生于舌、口底、腭、牙龈、颊和牙槽黏膜的一种癌症。唇癌、唾液腺恶性肿瘤、口咽癌也可以包括在口腔癌之中。

1. 评价方法　衡量口腔癌的患病情况多用发病率（incidence）。发病率是指在特定时间内（通常是 1 年）某一特定人群新发生口腔癌的人数，常用十万分率来表示。口腔癌在全世界都有发现，不同地区的发病率不同。不同的国家，不同的肿瘤发病率有很大差别。2008 年全球肿瘤统计数据显示，广义的口腔癌（头颈部恶性肿瘤）的发病率较高，位居全身恶性肿瘤的第 6 位，其中狭义的口腔癌位居第 12 位。2018 年的最新数据显示，狭义的口腔癌（唇部和口腔肿瘤）位居所有肿瘤的第 15 位。据估算，全球每年口咽部恶性肿瘤的发病例数为 50 万左右，2018 年口腔癌发病人数为 500 550 人，死亡人数为 177 384 人，其中 67% 为男性。

2. 流行特征

（1）地区分布：地域上从高到低排序为亚洲、北美洲、欧洲、南美洲。几十年来很明确的口腔癌的最好发地区是南亚，在印度、孟加拉国、巴基斯坦和斯里兰卡，口腔癌是最常见的癌症。吸烟、过度饮酒、不良饮食习惯、感染等是口腔癌的危险因素，其中 90% 以上归因为吸烟及饮酒过度，而咀嚼槟榔是少数国家和地区高发口腔癌的主因。2018 年全球肿瘤统计数据显示，在马来西亚和南亚的男性中，口腔癌的发病率最高，在印度和斯里兰卡的男性中，口腔癌的致死率是所有肿瘤中最高的。

（2）年龄分布：口腔癌可发生于所有人群，成年人好发。国内发病率的高峰为 40 ～ 60 岁。据我国 2015 年的调查，35 ～ 44 岁人群口腔恶性肿瘤的患病率是 0/10 万，55 ～ 64 岁人群口腔恶性肿瘤的患病率是 43/10 万，65 ～ 74 岁人群口腔恶性肿瘤患病率为 23/10 万。

（3）性别分布：男性与女性都可以发生口腔癌，但男性比女性更容易患口腔癌。2018 年全球肿瘤统计数据显示，男性口腔癌的发病率是 2.8/10 万，而女性口腔癌的发病率是 1.2/10 万。2015 年的第四次全国口腔健康流行病学调查显示，口腔恶性肿瘤检出集中于男性，主要原因是男性更多地吸烟和大量饮酒，而吸烟和大量饮酒又是口腔癌最重要的危险因素。

（4）种族差异：口腔癌在不同种族发病率不同。在新加坡，印度裔口腔癌发病率高于华人和马来西亚裔，这可能与咀嚼烟草的习惯有关。

（四）口腔黏膜疾病

口腔黏膜疾病（oral mucosal diseases）指发生在口腔黏膜和口腔软组织的多种感染和非感染性疾病。口腔黏膜疾病可分为两大类，一类是原发于口腔黏膜的疾病；另一类是全身性疾病在口腔的表征，主要表现为口腔黏膜损害。常见的疾病有溃疡、扁平苔藓、白斑、盘状红斑狼疮、口腔炎、舌炎等。口腔黏膜疾病好发于颊、舌、唇、软腭等黏膜，也可与皮肤同时发病。按照 WHO 标准，2015 年第四次全国口腔健康流行病学调查发现 35 ～ 44 岁年龄人群口腔黏膜异常的检出率是 4195/10 万，55 ～ 64 岁年龄人群口腔黏膜异常的检出率是 6792/10 万，65 ～ 74 岁年龄人群口腔黏膜异常的检出率是 6455/10 万。

口腔黏膜疾病的发病原因复杂，有许多疾病的原因至今尚未明确，有些疾病由感染引起；有些是变态反应性疾病；也有些与内分泌紊乱有关。口腔黏膜疾病发病率近年来有上升的趋势。下面仅介绍白斑和扁平苔藓的流行病学情况。

1. 白斑　WHO 于 1979 年制定了白斑（leukoplakia）的定义。白斑指发生在口腔黏膜上的白色损害，不能擦去，在临床和组织学上不能诊断为其他疾病。在流行病学调查时，评价白斑的指标主要为检出率。2015 年第四次全国口腔健康流行病学调查显示 35 ～ 44 岁年龄人群口腔白斑的检出率是 204/10 万，55 ～ 64 岁年龄人群口腔白斑的检出率是 368/10 万，65 ～ 74 岁年龄人群口腔白斑的检出率是 384/10 万。

从白斑的流行病学分布来看，白斑好发于 40 岁以上中年人，并随年龄增加而增高。2015 年第四次全国口腔健康流行病学调查显示白斑好发于中老年人，以男性居多。大量流行病学调查表明，白斑发生的部位多为颊黏膜、上唇及下唇等处。白斑是一种癌前病变，吸烟是引起白斑的主要危险因素，白斑有导致口腔癌的可能，癌变率为 3% ～ 6%，停止吸烟后白斑可消失。

2. 扁平苔藓（lichen planus）　是一种发生于皮肤和黏膜上的伴有慢性浅在性炎症的角化性病变。口腔扁平苔藓主要表现为黏膜上的白色线状、网状或环状条纹。在流行病学调查时，扁平苔藓的评价指标主要为检出率。2015 年第四次全国口腔健康流行病学调查显示 35 ～ 44 岁年龄人群口腔扁平苔藓的检出率是 340/10 万，55 ～ 64 岁年龄人群口腔扁平苔藓的检出率是 735/10 万，65 ～ 74 岁年龄人群口腔扁平苔藓的检出率是 654/10 万。

口腔扁平苔藓（oral lichen planus）的流行病学分布表明，关于口腔扁平苔藓好发年龄的报道相差较大。1974 年 Silverman 报道发病年龄最小为 22 岁，最大为 80 岁；1972 年 Pindborg 的调查显示，发病年龄最小为 15 岁，最大超过 65 岁；1980 年李辉报道发病年龄最小为 12 岁，最大为 68 岁，但发病最多的是中年人。口腔扁平苔藓女性患者比男性略多。1982 年 Hersle 的调查显示，男性与女性患病的比例是 1∶1.5；1983 年 Landstrom 报道，男性与女性患病的比例为 1∶2.3。发病原因尚不明确，严重时亦有癌变的可能。

（五）牙颌异常

牙颌异常（dentofacial anomalies）指儿童在生长发育过程中，由于各种因素的影响，如不良习惯、疾病、替牙紊乱、发育异常、遗传等，导致牙列不齐、关系紊乱等。

1. 评价方法　由于牙颌异常种类很多，临床上使用的分类标准也较多，缺乏统一标准。这些标准多适用于临床诊断，不适宜用作流行病学调查。1997 年 WHO 根据牙颌异常不同类型，推荐牙齿美学指数（dental aesthetic index，DAI）。牙齿美学指数也被列入我国"口腔健康调查的检查方法"这一国家行业标准中，用于 12 岁以后的年龄组，作为流行病学调查的记分标准。

（1）前牙和前磨牙缺失：检查上、下颌前牙和前磨牙的缺失情况，记录缺牙总数。了解所有前牙缺失的原因是否因美观原因而拔牙。若缺牙后间隙已关闭，或乳牙滞留而继承恒牙未萌，或缺失的前牙和前磨牙已做固定修复，则不记为缺失牙。

（2）切牙段拥挤：上、下颌两侧尖牙之间的间隙不足以容纳 4 颗正常排列的切牙，切牙扭转或错位于牙弓之外。对于 4 颗切牙排列整齐但两侧的 1 颗或 2 颗尖牙错位的情况，则不记录切牙段拥挤。若上颌和下颌均不存在切牙段拥挤，则记为"不拥挤"；若上颌或下颌存在切牙段拥挤，则记为"一段拥挤"；若上颌和下颌均存在切牙段拥挤，则记为"两段拥挤"；若有疑问，以低标准记分。记分标准如下：

0　不拥挤；

1　一段拥挤；

2　两段拥挤。

（3）切牙段间隙：上、下颌两侧尖牙之间的间隙超过 4 颗切牙的正常排列所需，则出现间隙。如果 1 颗或多颗切牙的邻面没有牙间接触，此段记录为切牙段间隙。对于乳牙刚脱落而继承恒牙即将萌出而出现的间隙，不记录为切牙段间隙。若上颌和下颌均不存在切牙段间隙，则记为"无间隙"；若上颌或下颌存在切牙段间隙，则记为"一段有间隙"；若上颌和下颌同时存在切牙段间隙，则记为"两段有间隙"。若有疑问，以低标准记分。记分标准如下：

0　无间隙；

1　一段有间隙；

2　两段有间隙。

若有疑问，以低标准记分。

（4）中切牙间隙：指2颗上颌恒中切牙在正常位接触点相离开的最小距离，可按两中切牙近中面之间最短的距离（mm）记录。

（5）前牙排列不齐：指上颌及下颌前牙扭转、错位排列于正常牙弓之外。用CPI探针分别测量上、下颌4颗切牙中偏离正常牙弓排列的最大量。测量时，探针与咬合面平行，与正常牙弓线垂直，探针的顶端置于最舌向突出或扭转的牙的唇面，根据CPI探针的刻度，可以估算出牙排列不齐的毫米数，以最接近的毫米数作为前牙排列不齐的记分，此项记录上、下颌前牙排列不齐的最大量。前牙排列不齐可以有前牙拥挤或者不拥挤，如果4颗切牙正常排列的间隙足够且仍有牙扭转或错位，按前牙排列不齐记分，不按切牙段拥挤记分。上、下颌前牙分别检查及记分，如果存在侧切牙远中面排列不齐，也应记录（图2-12）。

（6）前牙覆盖：指在正中颌位测量切牙间的水平距离。测量时，CPI探针与平面平行。测量上前牙覆盖时，测量最突出的上切牙唇-切边缘至相应下切牙唇面之间的距离；测量下前牙覆盖时，测量最突出下切牙的唇-切边缘至相应上切牙唇面之间的距离，以最接近的距离（毫米数）作为最大前牙覆盖的记分。对刃记录为0。应以最接近的毫米数记录最大的前牙覆盖。若1个下切牙扭转而使一部分切缘在唇侧而另一部分在舌侧，则不记录前牙反覆盖（图2-13）。

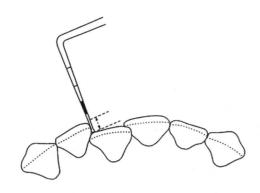

图2-12　前牙排列不规则的测量方法

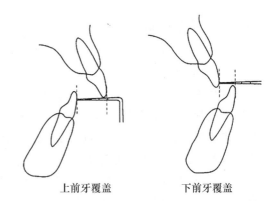

上前牙覆盖　　　下前牙覆盖

图2-13　前牙覆盖的测量方法

（7）前牙开𬌗：指任何对应的切牙间均无垂直性交叠。可用CPI探针测量开𬌗的程度，以最接近的毫米数记录对应的上、下切牙切缘之间的距离（mm），记录前牙开𬌗的最大量（mm）（图2-14）。

（8）磨牙前后错位关系：依据上、下颌第一恒磨牙的关系进行测量。当1颗或2颗第一恒磨牙缺失或未完全萌出，广泛龋坏或充填物而不能依此判断磨牙前后关系时，则可通过恒尖牙和前磨牙的关系评估。根据咬合时左、右两侧出现的偏差情况，记录磨牙前后关系的最大偏差（图2-15）。记分标准如下：

0　正常；

1　半个牙尖，下颌第一恒磨牙与正常𬌗关系相比，向近中或远中错位半个牙尖；

2　一个牙尖，下颌第一恒磨牙与正常𬌗关系相比，向近中或远中错位一个牙尖。

2. 流行特征　牙颌异常的记分标准是WHO在1997年才发布的，以往各国都以"错𬌗畸形"这个名称报告不同地区的调查情况。

（1）地区分布：由于对牙颌异常的诊断标准不同，所以各国和各地区的调查结果难以比较，患病率为28%～90%。我国2000年的调查资料显示，中国人牙颌异常的患病率为67.82%，其中乳牙列、混合牙列和恒牙列的患病率分别是51.84%、71.21%和72.97%。

（2）年龄分布：至牙全部萌出时止，错𬌗畸形的患病率随年龄而升高。乳牙期除前牙时有发生外，错𬌗畸形患病率低。进入替牙期后，由于乳牙早失或滞留，出现恒牙早萌或替牙障碍，产生多种错𬌗，使患病率上升。导致恒牙期错𬌗畸形的患病率更高的主要原因是龋病替牙时间紊乱、生长发育异常、不良口腔习惯等。

（3）性别分布：错𬌗畸形在男性与女性之间无显著差异，男性及女性均可患病。

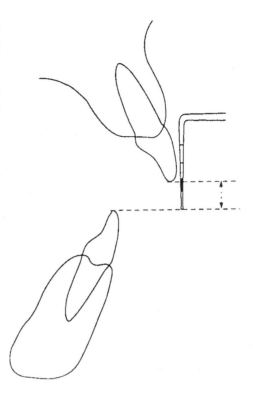

图2-14 前牙开𬌗的测量方法

（六）唇腭裂

在胚胎发育过程中，由于某种原因而使各胚突的正常发育、相互连接及融合的过程受到影响，造成口腔颌面部发育畸形，产生唇腭裂（cleft lip and palate）。

1. 评价方法 唇腭裂包括唇裂、腭裂和唇裂合并腭裂3种类型。唇裂又分单侧唇裂和双侧唇裂。腭裂又分软腭裂、不完全性腭裂、单侧完全性腭裂和双侧完全性腭裂。它们的患病情况常用发生率或患病率来评价。如1986年四川省调查了11万多人，发现唇腭裂216人，唇腭裂发生率为0.19%。

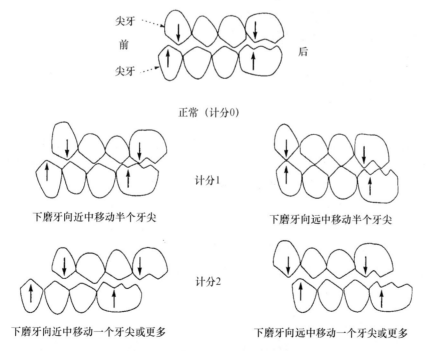

图2-15 磨牙前后错位关系测量

2. 流行特征

（1）地区分布：唇腭裂可发生在不同的国家和地区，根据 1986 年中国出生缺陷检测协作组对我国 29 个省、自治区、直辖市 120 多万人口的调查报告显示，我国的唇腭裂发生率（0.18%）较高，其中唇裂合并腭裂者占 61.4%，单纯唇裂者占 30.5%，腭裂者占 8.2%。青海、甘肃、贵州等省发生率最高，其中青海省为 0.31%，而湖南省发生率较低，为 0.13%。另有一份南方及北方 8 个省、直辖市的调查资料（1986 年至 1987 年）表明，30 种常见先天缺陷的患病率为 0.092%，其中北方为 0.097%，南方为 0.085%，单纯唇裂或腭裂也有地区差异，这种地区间的差异虽有显著性，但其差异发生的原因尚不明确。

（2）城乡差别：在我国，唇腭裂的发生在城乡之间有显著差别，城市唇腭裂的发生率为 0.17%，而农村的发生率为 0.21%。这种情况可能与农村近亲婚配，妇女文化教育程度低，缺乏妊娠期健康意识有关。据原北京医科大学出生缺陷中心统计分析 15 万出生检测资料显示，唇腭裂缺陷率近亲婚配与非近亲婚配分别为 0.67% 与 0.17%，相对危险度为 3.9，即近亲婚配发生唇腭裂的概率高达 4 倍；不正当的人工流产和不科学的堕胎也可影响胎儿的发育；另外，营养缺乏也是唇腭裂发生率高的原因之一。

（3）性别分布：在唇腭裂中，男性婴儿发生率比女性婴儿高。据 1986 年我国对 120 多万围产儿的调查，男婴唇腭裂发生率为 0.20%，女婴发生率为 0.16%。

（4）种族分布：据美国疾病控制中心的检测资料显示，白种人的唇腭裂缺陷率显著高于黑种人。我国不同民族之间是否有差异尚未见正式报道。

（七）牙外伤

牙外伤指牙齿受到机械力创伤，特别是打击或撞击所引起的牙体硬组织、牙髓和牙周支持组织的损伤。牙外伤可以发生于恒牙和乳牙，是造成牙齿折裂、牙齿脱落、牙髓坏死、根尖周炎、颌骨炎症的常见原因。

1. 评价方法　对于牙外伤的分类，有许多报道，比较常用的如 Andreasen 分类法（2012）和 WHO 牙齿及口腔疾病国际分类法（1995 年）。2018 年 ICD 国际疾病分类法第 11 版标准中分为牙折断（NA02.6）和非创伤性牙折断（DA08.3）。从口腔流行病学角度来看，除了口腔检查，也可从问卷调查获得受试者牙外伤的信息。

2. 流行特征

（1）地区分布：2015 年第四次全国口腔健康流行病学调查中通过问卷调查获得牙外伤的信息，结果显示牙外伤在乡村的发生率略高于城市；大部分牙外伤都发生于学校外，约占 3/4，因此，对青少年校外活动时的牙齿保护应该引起更多的重视。

（2）性别分布：我国的四次全国流行病学调查结果都显示，男性牙外伤发生率远远高于女性。尤其在恒牙期，男性较女性更易发生牙外伤。2015 年第四次全国口腔健康流行病学调查显示，青少年中男性有牙外伤经历的为 26.6%，女性有牙外伤经历的为 14.9%。原因可能是青少年男性较女性更好动，更积极参与户外及体育运动（表 2-27）。

（3）年龄分布：虽然牙外伤可以发生于各个年龄人群，但在儿童及青少年更容易发生。乳牙牙外伤的高发人群是 10 ～ 24 个月的幼儿，恒牙牙外伤的高发人群是 6 ～ 13 岁的儿童，我国 6 ～ 13 岁的儿童牙外伤发生率为 19.6%，与发达国家相近。

表 2-27　12 岁青少年过去 12 个月牙外伤的经历

地区	性别	牙外伤（%）			牙外伤发生地点（%）	
		有	没有	记不清	校园内	校园外
城市	男	25.6	50.9	23.5	33.6	73.1
	女	14.3	61.5	24.2	29.2	76.2
	合计	19.9	56.2	23.8	32.1	74.2
农村	男	27.6	47.0	25.3	32.3	77.3
	女	15.4	57.8	26.8	24.5	82.9
	合计	21.5	52.4	26.1	29.5	79.3
	男	26.6	49.0	24.4	33.0	75.2
	女	14.9	59.7	25.5	26.8	79.6
	合计	20.7	54.4	24.9	30.8	76.8

资料来源：2015 年第四次全国口腔健康流行病学调查

进展与趋势

　　口腔流行病学起源于 20 世纪初，学者们用流行病学的方法发现了氟化物与氟牙症的关系。后来美国学者 Dean 证实了饮水氟含量与斑釉牙呈正相关，与患龋率呈负相关，饮水中含 1 mg/L 氟化物可以预防龋病。1971 年 WHO 发布了《口腔健康调查基本方法》，随后在 1977 年、1987 年、1997 年和 2013 年做了 4 次修改，为世界各国开展口腔健康调查提供了统一的检查标准和方法。

　　在我国，1957 年卫生部首次制定了我国的龋病、牙周病调查标准。1983 年卫生部首次采用 WHO 的口腔健康调查基本方法开展了我国中小学生的口腔健康调查。1995 年在卫生部和全国牙防组领导下，开展了第二次全国口腔健康流行病学调查。2005 年卫生部组织开展了第三次全国口腔健康流行病学调查。2015 年，在国家卫生和计划生育委员会科教司、疾控局的组织和指导下，由中华口腔医学会具体组织实施，开展了第四次全国口腔健康流行病学调查。这些工作对我国预防口腔医学事业的发展起到了推动作用。

Summary

The definition, role and history of oral epidemiology are briefly introduced in this chapter. Mainly several methods of epidemiology commonly used in stomatology are dealt with, such as prevalence survey, case-control study, cohort study and randomized controlled trial for oral health. The definition and role of each method of epidemiology are introduced and the procedure and fundamentals of each method are described relatively in detail. Epidemiology of several common oral diseases is dealt with emphatically such as dental caries and periodontal disease. The usage of the indexes of dental caries and periodontal disease is introduced relatively in detail and the prevalence and factors of influences of dental caries and periodontal disease are introduced. Finally, prevalence of other common diseases such as dental fluorosis, dental sensitivity, oral cancer, oral mucosa disease, dentofacial anomalies, cleft lip and palate and tooth trauma is described.

The key points that need to be mastered in this chapter are the definition and role of oral epidemiology, epidemiology of dental caries and periodontal disease, methods of prevalence survey, case-control and cohort study. Knowledge that needs to be familiar to us includes randomized controlled trial and methods of questionnaire survey for oral health.

Definition and Terminology

口腔流行病学（**oral epidemiology**）：Oral epidemiology is a branch of epidemiology, i.e. Studying the law of the occurrence, development and distribution of oral diseases and its factors of influences among the subjects by using the principles, fundamentals and methods of epidemiology and at the same time, studying oral health and its factors of influences in order to go into the causes of oral diseases and factors of prevalence, draw up plans of oral health and select strategies for prevention and treatment and evaluate the results of service so as to lay down an excellent foundation.

现况调查（**prevalence survey**）：Prevalence survey refers to a of the related variables（factors）, diseases or health condition at a particular time point in a particular target group of people by using a census or a sampling survey, etc. so as to describe the distribution of the present diseases or health condition and the association between a particular factor and diseases.

病例-对照研究（**case-control study**）：Case-control study is a study method of selecting a group of people with a particular disease as a group of cases to compare with a group of people without such a disease as a control group and by collecting previous exposure history, measuring and comparing the differences of rate of the two groups of people previously exposed to a particular risk factor or some risk factors（or protection factors）and evaluating or detecting whether or not these factors are associated with this disease（or health effect）and what the degree of this association is.

队列研究（**cohort study**）：Cohort study is a study method of selecting a group of people who have not suffered from a disease to be studied and dividing it into an exposure group and non-exposure group based on whether or not they are exposed to the study factors. After a period of time for follow-ups the differences of the incidence or mortality of these two groups are compared so as to evaluate the association between the exposure factors and disease.

随机对照试验（**randomized controlled trial**）：After people are randomly divided into the experimental group and control group, they are respectively given intervention. Finally the results of the two groups are compared. This is a prospective study.

口腔健康问卷调查（**questionnaire survey for oral health**）：Questionnaire survey for oral health is a survey method of collecting data in respect of oral health knowledge, concepts, condition and behavior in the form of asking questions.

龋失补牙数（**DMFT**）：DMFT refers to the total of the number of the decayed, missing and filled teeth（DMFT for permanent teeth, dmft for primary teeth）.

龋失补牙面数（**DMFS**）：DMFS refers to the total of the number of decayed, missing and filled tooth surfaces（DMFS for permanent teeth, dmfs for primary teeth）.

龋均（**mean DMFT**）：Mean DMFT refers to the average number of the decayed, missing and filled teeth in the oral cavity of each person of the group being examined（DMFT for permanent teeth, dmft for primary teeth）.

龋面均（mean DMFS）：Mean DMFS refers to the average number of the decayed，missing and filled tooth surfaces in the oral cavity of each person of the group being examined（DMFS for permanent teeth，dmfs for primary teeth）.

参考文献

［1］Frencken J E，Sharma P，Stenhouse L，et al. Global epidemiology of dental caries and severe periodontitis – a comprehensive review. J Clin Periodontol，2017，44（Suppl. 18）：S94-S105.

［2］Peres M A，Macpherson L M D，Weyant R J，et al. Oral diseases：a global public health challenge. Lancet，2019，394（10194）：249-260.

［3］World Health Organization. Oral health surveys：basic methods. 5th ed. Geneva：WHO，2013.

［4］冯希平. 口腔临床流行病学. 上海：上海世界图书出版公司，2008.

［5］胡德渝. 口腔预防医学. 第6版. 北京：人民卫生出版社，2012.

（司　燕　袁　超）

第三章　口腔健康调查

Oral Health Survey

　　口腔健康调查（oral health survey）是口腔流行病学中最常用的方法，即在一个特定的时间内收集一个特定人群口腔疾病患病频率、流行强度、分布及流行规律的资料，是一种横断面研究。口腔健康调查对了解某人群的口腔健康状况，掌握口腔疾病的流行特征，揭示影响口腔疾病发生的因素及发现口腔疾病的流行趋势，进一步开展口腔健康流行病学研究和制订口腔卫生工作规划提供科学的依据。

　　由于口腔健康调查是横断面调查，所以调查时间应尽可能短。如调查所用时间过长，会使所调查疾病及其有关因素发生变化，失去准确性。

第一节　口腔健康调查基本流程和方法
Basic Methods and Procedures of Oral Health Survey

一、调查方案的设计

（一）调查目的

　　口腔健康调查必须根据不同的目的确定不同的调查方法，选择不同的人群作为调查对象。一次调查最好不要涉及过多的问题，以免影响调查质量。常见的口腔健康调查的目的有：

　　1. 查明口腔疾病的发生频率和分布特征。

　　2. 了解人群对口腔健康知识、观念、态度和行为情况。

　　3. 了解口腔疾病的流行趋势。

　　4. 为建立病因假设提供依据。

　　5. 评估治疗与人力资源需要。

（二）调查方法

　　1. 普查（mass examination）　是指在特定时间范围内，一般为1～2日或1～2周，对特定人群中的每一个成员进行的调查或检查，又称全面调查。普查可以有不同的目的，有的是为了早期发现并及时治疗一些疾病，如口腔癌与癌前病变的调查；有的是为了了解疾病的患病状况与分布，为制订具体防治计划提供依据，或作为社区人群试点的基线资料。普查的最大优点是能发现调查人群中的全部病例并给予及时治疗，或作为项目开发的依据。在检查时还能普及医学知识。但普查的应查率要求在95%以上，漏查率过高会使结果正确性差。普查最大的缺点是需要的工作量大，成本过高，所以只能在较小范围内使用，如计划在一所或几所学校或某个社区开展口腔保健活动，在此之前可使用普查，以准确获得疾病的基线资料。

2. 抽样调查（sampling survey） 为查明某病或某些疾病在某个国家或某个地区的现患情况或流行强度，大多使用抽样调查的方法。所谓抽样，即从目标地区的总体人群中按统计学随机抽样原则抽取部分人作为调查对象。被抽到的人群称为样本人群。抽样调查是用样本人群调查的结果推断总体人群的现患情况。前提条件是抽取的数量足够大、调查的数据可靠。这种调查方法的优点为省时、省力和省经费，且所得资料同样具有代表性。

3. 捷径调查（pathfinder survey） 是 WHO 推荐的调查方法。其目的是为了在较短时间内了解某人群口腔健康状况，并估计在该人群中开展口腔保健工作所需的人力和物力。由于这种方法只查有代表性的指定年龄组的人群，因此这种方法经济实用，节省时间和人力，故称为捷径调查。WHO 推荐的指数年龄组有 5 岁、12 岁、15 岁、35 ~ 44 岁、65 ~ 74 岁。

口腔健康流行病学调查方法很多，在使用时应根据不同情况加以选择。有时为了在调查前初步了解被调查群体患病特点，还会进行一些试点调查。试点调查（pilot survey）又称预调查。一般在开展大规模的流行病学调查以前需要制订详细的调查计划，有关目标人群患病特点的资料对制订调查计划十分必要，这时须先进行小规模的试点调查，WHO 推荐先对有代表性的 1 ~ 2 个年龄组少数人群进行调查，通常为 12 岁组，加另一个年龄组，以获得少量的参考资料，以便制订调查计划。

（三）抽样方法

在制订调查方案时，应确定好抽样原则，可尽量避免可能出现的误差。常用的抽样方法有简单随机抽样、系统抽样、分层抽样、整群抽样、多阶段抽样等。在一项调查中，有时采用两种或两种以上的抽样方法相结合。

1. 简单随机抽样（simple random sampling） 是最基本的抽样方法，也是其他抽样方法的基础。它是按一定方式以同等的概率抽样。可以使用抽签的方式，也可以使用随机数字表来抽取样本。这种抽样方法的优点是简单易行，随时可用，不需要专门工具。缺点是要求在抽样前对所有的研究对象编号，当研究对象多时，工作量相当大，有时甚至难以做到。如果研究对象个体差异大，利用此法抽样，样本量要足够大才能较好地代表研究人群。

2. 系统抽样（systematic sampling） 又称间隔抽样、机械抽样。将抽样对象按次序编号，先随机抽取第一个调查对象，然后再按一定间隔随机抽样。如一所学校有 1000 名学生，根据调查要求只需抽取 100 名学生作为调查对象，抽样比例为 10%。抽样时，先对学生进行编号，可先在 1 ~ 10 号学生中随机抽取一个号，然后每隔 10 个编号抽取一名学生。系统抽样比较简单，容易得到一个按比例分配的样本，适合于抽样对象本身已有某种编号顺序的人群。

3. 分层抽样（stratified sampling） 是先将总体按某种特征分成若干个"层"，即组别或类型等，再在每个层中用随机方式抽取调查对象，再将每个层所有抽取的调查对象合成一个样本。常用的分层因素有年龄、性别、居住地、文化程度、经济条件等。还可分成等比例（即按比例）和不等比例（即最优分配）两种分层随机抽样。分层抽样在抽样前要将研究人群分层，而且要求层内个体差异越小越好，层间差异越大越好。

4. 整群抽样（cluster sampling） 就是以整群为抽样单位，从总体中随机抽取若干群为调查单位，然后对每个群内所有对象进行检查。如欲知道 20 所小学 10 000 名学生的患龋率，抽样比例定为 20%。由于学生过多，且分散在 20 所学校内，用简单随机抽样的方法过于麻烦，此时可随机抽取 4 所学校，再对抽到的学校的学生全部进行调查，这样组织比较方便。这种抽样方法易于组织，节省经费，并且容易控制调查质量，因而常在大规模的流行病学调查中采用。整群抽样常用于群间差异较小的调查。群间差异较大时，抽样误差也较大，分析的工作量也会大。

5. 多阶段抽样（multistage sampling） 又称多级抽样。在进行大规模调查时，常把抽样过程分为几个阶段，每个阶段可采用简单随机抽样，也可将以上各种方法结合起来使用。我国进行的四次全国口腔健康流行病学调查就是采用这种方法，称为分层、不等比（或等比）、多阶段、整群抽样法。

（四）样本量

在口腔健康调查中，确定研究对象的数量非常重要。研究对象的数量在统计学中称为样本大小或样本量。样本量会影响调查效果。样本量过小，则抽样误差大，不易获得能说明问题的结果；样本量过大，则造成人力、物力的浪费，工作量大，工作易出差错，质量难以保证。应根据以下几个因素确定样本量：①所调查疾病的预期患病率：若现患率或阳性率较高，则样本量可以小些；反之，样本量要大。②观察总体与个体之间的差异程度：如果研究单位之间的变异较大，则样本量要大些；如果单位之间均衡性较好，则样本可以小些。③调查要求的精确度和把握度：如精确度和把握度要求高，则样本量要大；反之，样本量不必过大。

1. 以率做抽样调查时样本量的计算
计算公式：

$$n = \frac{t_\alpha^2 PQ}{d^2}$$

公式中，n 为样本量大小；α 为显著性水平，通常取 0.05 或 0.01；t 为统计学上的 t 值，当 $\alpha = 0.05$ 时，$t \approx 2$；d 为容许误差，即样本率与总体率之差的容许范围，是研究设计者在设计时根据实际情况规定的；P 为预期的某疾病的现患率，$Q = 1 - P$。

例：要在某地区再次调查口腔门诊病例的乙型肝炎表面抗原（HBsAg）阳性率，过去调查的结果为 2%，本次调查容许误差不超过 0.1P，约定 $\alpha = 0.05$，则 $t \approx 2$，估计要调查的人数。

解：$P = 0.02$，$Q = 1 - P = 0.98$，$d = 0.002$，$\alpha = 0.05$，$t_\alpha = 2$

$n = 2^2 \times 0.02 \times 0.98 / 0.000\,004 = 19\,600$ 人

估计要调查 19 600 人。

2. 以均数做抽样调查时样本量的计算
计算公式：

$$n = \frac{t_\alpha^2 S^2}{d^2}$$

公式中 n 为样本量大小；α 为显著性水平，通常取 0.05 或 0.01；t 为统计学上的 t 值，当 $\alpha = 0.05$ 时，$t \approx 2$；S 为标准差；d 为容许误差，即样本均数与总体均数之差的容许范围。

例：欲了解某社区居民的患龋情况，调查居民龋均。从正常人群的资料查知一般人群龋均的标准差约为 3.0，此次调查容许误差为 0.2。约定 $\alpha = 0.05$，则 $t \approx 2$。需要调查多少人？

解：$S = 3.0$，$d = 0.2$，$\alpha = 0.05$，$t_\alpha = 2$

$n = 2^2 \times 32 / 0.22 = 900$ 人

需要在社区中调查 900 人。

（五）调查项目和表格设计

调查项目即调查口腔健康状况的主要内容，应根据调查目的来确定。一般可将调查项目分为 3 类：一类是直接口腔健康状况信息，如牙周病、口腔卫生状况等，这些项目将用于调查以后的统计分析；另一类是背景状况信息，如受检者姓名、性别、年龄、学校名、受检者编号等，这些项目一部分用于统计学分析，另一部分用于信息管理；还有一类为问卷调查项目，如与口腔健康有关的知识、态度、行为习惯与生活方式等。

选择调查项目必须慎重，应选择那些与调查目的有关的项目，保证把时间和精力集中于必要的调查，但也不能遗漏任何有关的项目。开展一次口腔健康流行病学调查常会花费大量的人力、物力、财力，尤其开展大规模的口腔健康流行病学调查，常会涉及许多省（市），动员很多人员参加，政府将投入相当多的经费，这种调查常难以在短期内重复。因此，一旦在设计时遗漏某些重要项目，将会失去很多有价值的信息，带来很难弥补的损失，因此在设计时须考虑周全。根据设计确定不同的调查内容，可将调查项目具体分为一般项目、健康状况项目和问卷调查项目。

案例 3-1

第四次全国口腔健康调查表

1. 一般项目 包括受检者的一般情况，如姓名、性别、年龄、职业、民族、籍贯、文化程度、经济状况、宗教信仰、出生地区、居住年限等信息，这些项目常反映疾病分布的差异。调查以后，将这些项目与健康状况项目结合分析，有可能会发现某种口腔疾病的流行特征。一般项目常列入口腔健康流行病学调查表的第一部分，可通过询问或从户口本上获得。

2. 健康状况项目 包括各种口腔疾病的调查指数，是口腔健康调查的主要内容，根据调查目的而定。最常用的调查项目有龋病、牙周病、牙列状况等，其他还有氟牙症、牙釉质发育不全、口腔黏膜状况、颞颌关节状况等。我国开展的口腔健康流行病学调查所确定的调查项目包括牙列状况、牙周状况、口腔卫生状况、戴义齿情况和治疗需要等。

3. 问卷调查项目 主要包括口腔健康知识、态度与信念、口腔卫生习惯、口腔卫生服务利用以及口腔健康生活质量等方面的具体内容，如个人口腔卫生、刷牙与牙刷、牙膏选择、龋病与牙周病、预防意识与就医行为等。

口腔健康调查项目确定后，应根据具体调查项目设计调查表。调查表的设计应该遵循以下原则：

（1）应该包含所要调查的全部信息，包括受检者背景信息和所调查项目的信息。

（2）表格设计应通俗易懂，容易填写，避免重复。

（3）各项目间区域分布清楚，一个项目的内容尽量在同一页内。

（4）各项目的次序应该与调查的先后顺序一致。

（5）应考虑计算机输入方便，尽量使用数字或字母，避免使用符号或图形。

（6）比较复杂的调查项目在表格中应有提示，便于检查者或记录者查看。

（7）表格中牙位的表示应采用通用的标记法。

（六）调查指数和标准

在口腔健康调查中，应该根据调查目的确定调查指数和调查标准。

1. 调查指数 口腔健康调查指数应符合以下要求：

（1）易于学习、理解和操作，检查者经很少的培训即能掌握方法。

（2）所需要的器械简单，容易得到，价格便宜。

（3）能准确反映疾病状态的程度。

（4）测量标准客观，检查结果可以在不同检查者之间重复。

（5）能进行统计学处理。

常用的龋病指数有龋失补（DMF/dmf）指数等；牙周健康状况常用改良 CPI 指数；氟牙症常用 Dean 指数。

2. 调查标准　在口腔健康流行病学调查中，确定调查标准非常重要，标准不一致可导致所收集的资料缺乏可比性。调查标准应首选公认的金标准；如果没有合适的金标准，则应该选用国际标准；如果没有金标准和国际标准，可以选用国家标准，也可以选择行业标准；如果这些标准都没有，就只能使用自己设计的标准，自己设计的标准必须有依据且科学性强。

案例 3-2

WHO Oral Health Survey: Basic Methods. 5th Edition.

Carious crown. Caries is recorded as present when a lesion in a pit or fissure, or on a smooth tooth surface, has an unmistakable cavity, undermined enamel, or a detectably softened floor or wall. A tooth with a temporary filling, or one which is sealed but also decayed, should also be included in this category. In cases where the crown has been destroyed by caries and only the root is left, the caries is judged to have originated in the crown and is therefore scored as crown caries only. The CPI probe should be used to confirm visual evidence of caries on the tooth surface(s). Where any doubt exists, caries should not be recorded as present.

Carious root. Caries is recorded as present when a lesion feels soft or leathery on probing with the CPI probe. If the carious lesion on the root does not involve the crown, it should be recorded as root caries. For single carious lesions affecting both the crown and the root, the likely site of origin of the lesion should be recorded as the decayed site. When it is not possible to identify the site of origin, both the crown and the root should be coded as decayed. In general, root caries is not recorded for children and in youth or young adults.

例：WHO《口腔健康调查基本方法》（第 5 版）关于牙冠龋的诊断标准：在牙的点隙或平滑面有明显的龋洞、或牙釉质下破坏、或可探及软化洞底或洞壁的病损记为冠龋；牙上有暂时充填物、窝沟封闭同时伴有龋者均按冠龋计；来源于牙冠的龋已经破坏了该牙的全部牙冠，只留下牙根，应被判为冠龋。若有任何疑问，不应记为冠龋。

二、调查的组织实施

（一）组织管理工作

对于以人群为研究对象的现场流行病学调查研究，组织管理是决定研究成败的关键。组织管理包括两个方面：①争取有关机构和人士对研究工作的支持、配合和保证。②组织管理参加研究的工作人员。

1. 与有关部门联系　开始调查之前，务必做好调查的组织工作。与受检者所在机构和组织的官方人士接洽是必不可少的。可以发给项目有关调查的资料，说明调查的目的、意义与方法，争取获得项目的支持与合作。

2. 人员的组织和安排　要组织好研究人员，尤其是在现场工作时，严密的工作组织系统和严格的岗位责任制是必要的。如现场工作时，检查者与记录员要经过正式的培训，并能够准确、有效地记录调查项目和代码。调查现场还应安排一名组织人员，负责维持秩序，并将受检者的个人资料登记在记录表中。组织人员还应核查每份调查表是否完整，以便在调查组离开之前及时补充遗漏的资料。

（二）预调查

预调查也称可行性研究，是指在正式实施一项调查研究之前，完全按照设计要求进行一次小规模的演习。它的作用是使研究者通过实践，根据现有资源等条件来衡量原订的计划是否行得通，发现、解决原设计中存在的问题。

现场工作要细致地估计多方面的可行性，如地方领导的支持，有关人士的配合，受检者的态度，乃至交通、物资供应、工作人员的生活条件等，这些因素虽然不会直接影响调查结果，但有可能会使结果出现较大的偏倚，因此在调查开始前都要考虑清楚。

预调查有助于研究者发现设计中没有预料到的问题，从而能够在正式开展工作之前有最后的机会加以解决。通过这样一次预调查实战演习，研究者能够实际地考核每一个研究人员，特别是检查者，必要时进行人员调整，以提高研究的质量。因此，预调查应该成为流行病学调查研究工作中必不可少的一个步骤。如果预调查进行得很顺利，能够完全按照原设计方案进行，预调查所获得的研究资料也可以并入正式的研究之中。

（三）调查的实施

在良好的管理和充分的准备之后，调查可以有条不紊地进行，但实施调查的过程是整个研究过程中持续时间最长的阶段，出现变化和发生问题的机会也较多。因此，最需要注意的是质量控制，这实质上是管理的问题。质量控制的办法除了要求严格遵守设计和工作规范外，最主要的是定期核查，严格把住验收关。通常是定期将 5% ～ 10% 的工作进行抽查，评定调查的质量，以便随时纠正出现的问题，不合格的返工或废弃重做，阶段验收或最后验收时要逐个核查，以保证质量，其目的就是使调查获得高度真实、完整、可靠的资料。

在实施调查的过程中还需要特别关注调查现场的环境和感染控制。

1. 对环境的要求 调查现场的环境应整洁、安静。现场设置有序，受检者按照顺序逐个进入检查区。调查现场拥堵、喧哗会妨碍记录员听清检查者报出的代码，同时分散检查者和记录员的注意力。

检查区的安排和设计应高效和易于操作。具体安排取决于当地的客观条件，但有一定的基本要求。调查可在适宜的房间内进行，如有必要，也可在室外进行。检查区和问卷调查区应尽量选择在不同的房间内，以免相互干扰。

（1）检查椅：受检者应在平躺体位下接受检查，调查时可携带简易的牙科检查椅或沙滩椅。儿童可躺在桌子上受检，检查者坐在其头部后方。

（2）照明：调查中应保持一致的照明。如果所有检查点都有供电，应配备轻型便携式检查灯，便于检查邻面龋和后牙病损。如果部分调查现场没有电源或电池驱动的照明灯，全部调查点均应采用自然光。

（3）物品摆放和供给：放置牙科器械和洗物盆的桌子或平台应就近安放。调查表、硬质纤维板、夹子、笔、记录指南、代码表等应齐备且数量充足。

（4）人员位置的安排：记录员应坐在检查者附近，最好是面对面，以便听清指令和代码，并使检查者可看到记录是否正确。此外，记录员还可检查记分是否与被检者的牙位或区域相吻合。

2. 感染控制 调查现场的感染控制应遵循口腔医疗保健中的感染与控制。检查者应戴上口罩和手套进行检查，最好佩戴防护眼镜，每次检查一名受检者后更换一副手套。检查时使用一次性口镜、镊子、手套。对于 CPI 探针等非一次性检查器械，使用后应冲洗、干燥并进行高温高压消毒。一次性器械和污物的处理按照医疗垃圾管理办法执行。

调查的组织者应每天记录工作日志，记录每天检查地点、受检人数及每个调查点的相关资料。当时所做的观察和得到的印象有时会与日后调查结果的评价相关。如果观察当时未做清晰记录，可能造成资料遗忘或混淆。

三、调查的质量控制

（一）调查者的选择

口腔健康调查研究的可靠程度主要取决于调查者的检查质量。调查需要一组工作态度良好且训练有素的检查者、记录员、问卷调查员、组织者等工作人员，因此组建调查小组非常重要。对工作人员的共性要求是具有对工作负责的态度和较好的体能。选择临床检查者时，不但需要检查者具备一定的业务水平，还需要对流行病学有一定兴趣和能力，有耐心，能认真进行临床检查。

（二）调查者的培训

开展口腔健康调查之前需要对调查者进行培训，保证临床诊断一致。只有当全体调查人员均能以一致的标准进行检查时，才能获得客观的调查资料。

对口腔健康检查者的培训，应聘请一位曾接受过基本口腔健康调查方法学专门训练的资深流行病学家作为培训老师，对检查者和记录员进行标准化培训。可以通过讲解调查方案、调查方法和要求，学员之间的模拟练习，现场检查示范，学员单独练习、辅导、纠正、讨论、考核，最后决定录取检查者。

由于检查者间的差异是不可避免的，在实际调查过程中，调查质量的负责人至少要做一次质量检查，即抽取每名检查者完成的受检者，再次由负责人进行核查，每名检查者有 15～20 名受检者被抽查，比较检查者与负责人间的结果差异。如果发现有检查者技术误差过大，则该检查者应立即停止调查，重复学习标准，直至合格再进行调查工作。

在调查中，要尽可能避免产生检查者偏倚。检查者偏倚有两种：①检查者之间偏倚（inter-examiner bias）：一个调查队伍中往往有数名检查者，当他们对同一名受检者做口腔检查时，由于标准掌握不一致，导致结果有误差。②检查者本身偏倚（intra-examiner bias）：指一名检查者给一名患者（或健康者）做口腔检查时，前、后两次检查结果不一致。

防止检查者偏倚的办法是：①疾病的诊断标准要明确；②检查前要认真培训，对于诊断标准要有统一认识；③检查前要做标准一致性试验；④检查者需要具备一定的专业背景。

标准一致性试验也就是可靠度的检验。有多种方法可以用来评估检查者之间的一致性，最简单的方法是计算记分之间一致的百分比，即两名检查者对相同受试者检查时，给予相同记分的百分比，如果患病率低，这种方法的可重复性差。更可靠的评估检查者之间一致性的方法为 Kappa 统计法。1960 年 Cohen 首次提出这种方法，1975 年推荐 Kappa 值作为衡量检查者之间一致性的依据。1997 年 WHO 在第 4 版《口腔健康调查基本方法》中正式推荐此法。

具体做法是：选 15～20 名受检者，由检查者及 1 名参考检查者（reference examiner）对受检者各做 1 次口腔检查，然后每名检查者的检查结果按相同牙位与参考检查者比较，观察检查者之间技术误差大小。Fleiss 规定 Kappa 值的大小与可靠度的关系为：

Kappa 值	可靠度
0.40 以下	不合格
0.41～0.60	中等
0.61～0.80	优
0.81～1.00	完全可靠

例：选 15 名受检者，年龄在 10 ～ 15 岁，由 4 名检查者与 1 名参考检查者对 15 名受检者各做一次口腔检查。以 1 名检查者（检查者 A）对 4 颗第一恒磨牙检查结果为例，说明其可靠度（表 3-1）。

表 3-1 15 名受检者的 4 颗第一恒磨牙龋病检查结果

		参考检查者		
		龋	非龋	合计
检查者 A	龋	23（a）	9（b）	32（p_1）
	非龋	6（c）	22（d）	28（q_1）
	合计	29（p_2）	31（q_2）	

公式：

$$K（\text{Kappa}）= \frac{2（ad - bc）}{p_1q_2 + p_2q_1}$$

本例 $a = 23$，$d = 22$，a、d 为检查者 A 与参考检查者检查结果一致的牙数。

$b = 9$，$c = 6$，b、c 为二者检查结果不一致的牙数。

代入公式：

$$K（\text{Kappa}）= \frac{2（23 \times 22 - 9 \times 6）}{32 \times 31 + 28 \times 29} = 0.5011$$

结论：检查者 A 第一恒磨牙龋病检查结果可靠度为中等。

WHO 推荐的 Kappa 统计学原则相同，只是在计算 Kappa 值的方法表示上略有区别，简介列于表 3-2。

表 3-2 Kappa 值计算表

检查者 2	检查者 1		
	正常	龋	合计
正常	a	c	$a + c$
龋	b	d	$b + d$
合计	$a + b$	$c + d$	$a + b + c + d（= 1）$

a = 两名检查者同意为正常的牙比例；

b = 检查者 1 认为正常而检查者 2 认为龋的比例；

c = 检查者 1 认为龋而检查者 2 认为正常的比例；

d = 两名检查者都认为是龋的比例。

公式：

$$K = \frac{P_o - P_e}{1 - P_e}$$

P_o = 观察同意的比例，即（$a + d$）

P_e = 随检查机遇可望同意的比例，即（$a + c$）×（$a + b$）为正常牙，（$b + d$）×（$c + d$）为龋。

$$P_e = \frac{（a + c）×（a + b）×（b + d）×（c + d）}{（a + b + c + d）^2}$$

当完全同意时，$K=1$。完全不同意时，$a+d=0$，$K=0$。

上例也可以用 WHO 推荐的 Kappa 值计算方法计算，将上例数据填入表 3-3 内。

表 3-3　15 名受检者的 4 颗第一恒磨牙龋病检查结果

检查者 A	参考检查者		
	正常（%）	龋（%）	合计（%）
正常	22（0.37）	6（0.10）	28（0.47）
龋	9（0.15）	23（0.38）	32（0.53）
合计	31（0.52）	29（0.48）	60（1.00）

$$P_e = \frac{(0.37+0.10) \times (0.37+0.15) \times (0.15+0.38) \times (0.10+0.38)}{(0.37+0.15+0.10+0.38)^2} = 0.4988$$

$$P_o = a + d = 0.37 + 0.38 = 0.75$$

$$K = \frac{P_o - P_e}{1 - P_e} = \frac{0.75 - 0.4988}{1 - 0.4988} = 0.5012$$

结论：检查者 A 第一恒磨牙龋病检查可靠度为中等。

标准一致性试验可以选择 1 颗牙（如第一恒磨牙）或者全口牙进行评价。在调查工作进行中，负责调查质量的参考检查者应定期抽查一定比例的每名检查者所查过的患者，以保证检查者始终如一地按照标准进行调查。

四、资料的收集和处理

（一）资料的收集方法

口腔健康调查通常可以采用健康检查、填写调查表和面对面访谈回答问题等方式收集资料。在收集资料时，调查员要有实事求是的科学态度和高度的责任心，具备一定的口腔专业知识和文化水平。在进行现况调查前，应对调查员进行严格的培训和考核后再决定是否录用。

1. 收集有关的背景资料　收集基本的人口学变量，如出生年月、性别、文化程度、婚姻状况、家庭人员情况、家庭经济收入情况等，通常采用询问的方式获得。

2. 测量相关的疾病情况　建立严格的疾病诊断标准，最好使用国际上公认的金标准。测量时尽量采用简单易行的技术和灵敏度高的方法。使用规定的、统一的测量器械。

3. 获得研究的暴露因素　暴露因素的测量也必须要有明确的定义和测量尺度，尽量采用定量或半定量尺度和客观的指标，可以用调查表、记录、临床检查、实验室检查和其他手段来测量，获得某些暴露因素的接触时间和持续时间。

（二）数据的整理

口腔流行病学的现场调查工作结束后，常会得到大量的数据资料。在这些资料中，有许多数据需要进行统计学处理和分析，工作量极大。为了保证资料的完整性和准确性，就必须在统计分析前对收集到的资料进行认真、细致的整理。整理工作一般分三步：

1. 核对　首先是对所有数据进行认真核对。资料收集以后，对调查表中的每一个项目都要仔细检查，一般项目中的性别、年龄、职业是否相符，口腔健康状况项目中是否有缺漏，有无不符合逻辑的错误。如在龋病检查中，明明在牙列状况一栏中某一颗牙记录为"已填充有龋"，但在后面的牙周状况一栏中该牙却记录为"缺失牙"。这样的差错在流行病学调查的资料中常会看到，一经发现，需要及时纠正，以保证分析的结果不致发生偏差。

2. 分组 资料核对无误后，接下来的工作就是分组。分组就是把调查资料按照一定的特性或程度进行归类。常按不同地区及不同人群的特征（如性别、年龄、城乡、种族等）分组。也可按照某种疾病的患病严重程度进行分组，常见的如按患龋牙数或牙周袋深浅分组。分组是口腔健康流行病学调查中进行统计分析的关键一步。在"同质"条件下进行恰当的分组可以正确反映疾病的流行特征，提示各种影响流行的因素，并能建立病因假设，而不恰当的分组可能会掩盖许多有用的信息。例如，口腔疾病常与年龄有很密切的关系，随着增龄，口腔疾病患病率也会随之改变，如果在对调查资料进行分组时没有按年龄分组，就难以看出年龄可能对疾病的影响。另外，在对连续性变量进行分组时，还必须考虑到变量分界点的选择，应按照习惯的分界点或国际上普遍使用的分界点作为分组标志，这样可以对统计的数据进行相互比较。例如，当对某一调查资料按年龄分组时，如果国际上普遍以每10岁为一组，而我们却以每5岁为一组，结果相互之间就难以比较。

3. 计算 资料分组后，就可以清点每组中的频数。人工整理时，可用计数法，将每一组中的频数相加。人工整理费时，且误差大，尤其是在进行大规模的口腔健康流行病学调查时，变量多达几千万或更多，资料整理十分困难，因此在有条件的地方应该使用计算机整理。

（三）统计分析

口腔健康调查资料的统计分析应该根据研究工作的性质、内容和所使用的方法类型选择适宜的统计分析方法。统计分析时，首先应该做描述性统计工作，即计算出必要的均数、比、率，描述它们的分布、变化趋势等。然后采用单个因素之间对比或相关的统计学方法，分析各因素之间存在怎样的相关及相关程度有无统计学意义、两组数值之间差值有多大、比值有多大、其差异是否有统计学意义等。最后可以根据单因素分析结果提示的多因素综合作用的可能性进行多因素分析。

五、调查报告

口腔健康调查的结果要以书面报告的形式展现出来，包括给受检者的简单的个人结果报告、给社区的报告以及研究论文等。口腔健康调查的论文报告内容基本上与一般医学论文的编写形式相同，包括题目、前言、材料与方法、结果、讨论、结论及参考文献等几个部分。

（一）题目

第一，报告的题目要与内容对应，围绕调查所描述的主题。第二，报告的题目要突出、醒目，最好有吸引力。第三，题目要简洁明了。

（二）前言

前言是报告的开始部分，内容基本是研究计划中背景部分的浓缩，说明选题的依据及研究工作的意义和价值，也可以对研究工作的过程进行简单介绍。前言部分要精炼并提出研究的目的。

（三）材料与方法

口腔健康调查的材料和方法主要包括以下几个方面的内容。

1. 所调查地区和人口 简单介绍进行调查的地理区域和人口。

2. 所收集资料的性质和运用的方法 描述所收集资料的种类及收集资料的方法，如问卷调查、访谈或临床检查。注明数据收集的年份。

3. 抽样方法 解释所用的抽样方法、总体样本和分组样本的大小以及代表所调查人群的样本范围。报告选作样本但未作调查的人数、原因和抽样时所遇到的问题。

4. 统计分析 简略介绍用于将原始资料编辑成总表的统计和分析方法。

5. 结果的可靠性和可重复性 通过调查前和调查期间的标准一致性试验，得到反映检查者之间和检查者本身检查结果误差的数据。

（四）结果

结果是调查资料经过初步整理分析后得到的概括性的、有典型意义的材料，是报告的核心，也为下一步的讨论提供基础。结果要求准确、完整、实事求是。结果一般使用文字、表格、图像3种形式表示。

（五）讨论

讨论是对结果做一定广度与深度的探讨。可以从5个方面进行讨论。

1. 本结果与国内外类似结果的比较，阐述两者的异同。

2. 充分研讨与假设相一致的结果，加以深化。

3. 讨论与原假设或预期结果不符合的现象，提出作者的看法或给予解释。

4. 关于本研究的方法学的探讨以及研究的不足之处。

5. 从本研究所引出的待解决或待深化的问题，对今后研究的启示与设想。

（六）结论

结论是前几部分中主要内容的归纳，而不是全部内容的总结。结论仅仅是几句话，要求言简意赅，表达准确，形成"点睛"之笔。

（七）参考文献

这部分是必不可少的，而且应该列出足够的篇幅，以方便他人做深入探讨。

第二节 口腔健康问卷调查
Oral Health Related Questionnaire Survey

问卷调查是流行病学研究中一种常用而重要的研究方法。口腔流行病学研究中的一些资料需通过问卷调查的方式收集。问卷是一套经预先设计、有目的、有一定结构、有顺序的问题表格。

一、口腔问卷调查的应用

问卷调查是流行病学研究的主要手段之一，在口腔流行病学研究中有广泛的应用，主要有以下几个方面。

1. 收集研究人群的属性（背景）资料 即收集被调查人群的基本特征资料，如年龄、性别、种族、社会经济地位（职业、文化程度、收入水平）、婚姻状况、家庭规模、居住地区等，可依调查研究的需要来决定列入哪些需收集的资料。这些问题也称作"背景资料"，反映一个人的社会人口学及社会经济特征。

2. 收集研究人群的口腔健康知识、态度及行为资料 口腔健康知识、态度、行为是口腔健康调查的基本资料，可通过问卷调查获得。

（1）口腔健康知识（oral health knowledge）：是指人们对于口腔健康知道什么。这类问题可采取配对式、选择式、判断式的问题来获得。知识问题通常采用以下结构：你＋清楚/

了解 / 明白 / 知道＋问题内容。

（2）口腔健康态度（oral health attitude）：是人们在长期的社会实践中逐渐形成的对口腔健康各方面一定的看法和观念，或拒斥，或接受；或赞成，或否定；或同意，或反对。人们的健康态度很大程度上影响他们的健康行为。

（3）口腔健康行为（oral health behavior）：行为是对知道并相信的东西付诸行动，即人们实际怎样做的。如个人有效的口腔卫生行为、口腔疾病治疗之后的继续自我口腔保健行为、选用预防措施的行为以及就医行为等有关问题。通过这类问题，可以掌握研究人群某一行为的现状、程度、范围和特征等多方面的情况。

3. 评价口腔健康教育的近期和中期效果　口腔健康教育的效果是通过教育提高人们的口腔健康知识，树立正确的口腔健康观念，改变不良的口腔健康行为，建立健康的行为习惯，以降低各种口腔疾病的发病率，促进人们的口腔健康。这些效果难以用临床检查等方法来评价，而最终效果（人们口腔健康状况的改善和生活质量的提高）难以在短期内显现。因此，口腔健康教育的近期效果评价主要是通过问卷调查收集和分析教育前及教育后人们的口腔健康知识、态度、信念以及口腔卫生资源、技术等促进行为改变的因素，鼓励或抑制某些行为的强化因素是否发生了变化及改变的程度。中期效果评价主要是通过问卷调查研究人们口腔健康行为的变化。

4. 研究与口腔健康相关的生活质量　口腔健康相关生活质量是反映口腔疾病及其防治对患者的生理功能、心理功能及社会功能等方面影响的综合评价指标。口腔健康生活质量评价正越来越多地被用于口腔健康、保健与治疗需要以及口腔健康结果的多维评价研究中。口腔健康相关生活质量的研究通常用标准化的量表通过问卷的形式获得资料。

二、问卷结构

案例 3-3

2015 年第四次全国口腔健康调查问卷

问卷的结构一般包括首页、题目以及联结部分。联结部分有指导语、过渡语、结束语等，由它们将题目按照逻辑顺序联结成整体。

（一）首页

首页即问卷的第一页，含封面信、调查对象编码和基本情况、调查日期等。封面信是致调查对象的短信，说明组织该调查的机构、目的、意义、主要内容和对象的选择，并有保密承诺和感谢语，常放在问卷的封面，也可以单独发放。

（二）题目

题目是问卷的核心部分。通过题目，可获得所需信息。一个完整的题目由问题、答案和编码 3 个部分组成。

（三）联结部分

1. 指导语　是指用于指导调查对象如何正确填答问卷，调查员如何正确完成问卷的一组陈述。根据所处位置不同，指导语又可分为卷头指导语和卷中指导语。卷头指导语常以"填表说明"的形式出现，卷中指导语一般是针对某些问题所做出的特定指示。

2.过渡语　在问卷中，当开始一个新的话题时，应有过渡语，以免调查对象感到突然，不能适应。例如，"现在我想问你一些有关口腔卫生习惯的问题"。

3.结束语　在问卷的最后，可简短地对调查对象表示感谢，也可征询调查对象对问卷设计和问卷调查本身的看法和感受。

三、问卷设计

（一）问卷设计的原则

设计出一份好的问卷是做好问卷调查的前提。问卷设计须从多方面考虑，应遵循下述基本原则：

1.围绕调查目的设计问卷　调查目的是问卷设计的灵魂，它决定着问卷的内容和形式。在问卷设计中，提什么问题、不提什么问题、如何提这些问题都必须与调查目的相符。除了背景资料，其他的问题都应与调查目的直接相关。

2.根据调查对象的特点设计问卷　使调查对象容易回答，也愿意回答。

3.针对调查内容设计问卷　有些调查内容可能比较生僻、敏感或者枯燥，设计人员要认识到这些情况，在设计时减少不利因素的影响。

4.便于资料处理和分析　不同的资料处理和分析方法对问卷设计有不同的要求。例如关于受教育程度，如果采用连续性变量，则询问其受教育的年限；如果采用等级变量，则询问其最高学历。

5.根据问卷使用的方式设计问卷　问卷的使用方式包括填写方式和回收方式。例如，自填问卷要求尽可能简单明了，便于填写；邮寄调查的问卷，由于采用这种方式时调查者与调查对象没有见面，要对封面信和指导语等的设计倍加注意。

（二）问卷设计的步骤

问卷设计包括以下几个基本步骤。

1.根据调查目的确定所需收集的信息，并以此为基础进行问题的设计与选择。

2.确定问题的顺序，一般将简单、容易回答的问题放在前面，将难度较大的、敏感的问题放在后面。问题的排列要有关联、合乎逻辑。

3.测试与修改问卷，问卷用于正式调查以前需进行预调查，根据发现的问题进行修改、补充和完善。

（三）问题的设计

设计问题时必须注意：语言应简明，句子简短；文字表达准确；每个问题只问一件事，不能出现双重或多重的含义；用肯定的方式提问，若问题有假定性，须加一个筛选问题，使调查对象能够准确回答。

1.问题的结构　根据设置答案的不同，可将问题分为封闭型问题、开放型问题和半封闭型问题。由开放型问题为主构成的问卷多用于人类学和社会学研究。口腔医学研究中多以封闭型问题为主。

（1）开放型问题：又称自由回答式问题，这种问题的特点是调查者事先不拟定任何具体答案，调查对象根据提问独立地给出自己的答案。

（2）封闭型问题：设计者预先写出问题的答案选项，调查对象从提供的选项中选择，不能选这些选项之外的答案。

（3）半封闭型问题：是封闭型和开放型问题的结合。常在封闭型问题的同时，最后加上一项"其他，请说明"，并请调查对象填答具体内容。

2. 问题的形式

（1）填空式问句：即在问题后面画一横线，让调查对象填写。例如：在过去的 12 个月内，您自己为看牙支付的医疗费共 _____ 元？

（2）二项式问句：又称是否式问句。这种问句的回答只分两种答案，即"是"或"不是"。例如：在过去的 12 个月内，您有没有看过牙？

　　1）有

　　2）没有

（3）列举式问句：即在问题之后不提供具体答案，而只提供回答的方式，要求调查对象自己列举出若干回答。与开放型问题一样，这种问题所得的结果只有等问卷收回后再进行单独的编码工作。例如：请列举你过去 12 个月内没有去看牙的原因： _____。

（4）多项选择式问句：是对一个问题事先列出多个答案选项，让调查对象从中选择一个（多项单选式）或几个（一般是 3 个，称为多项多选式）最符合的答案。这是封闭型问卷中最常用的一种问题形式。以下是多项多选式的一个例子：如果您过去 12 个月内没有看过牙，与以下哪些原因有关？（最多选 3 个答案）

　　1）害怕看牙疼痛

　　2）牙病不重

　　3）没有时间

　　4）害怕传染病

　　5）附近没有牙医

　　6）经济困难，看不起牙

　　7）牙齿没有问题

　　8）很难找到信得过的牙医

　　9）挂号难

　　10）其他原因

（5）顺位式问句：有时研究者除了希望了解调查对象所选择的答案类别，还同时希望了解他们对所选择类别的不同重视程度，此时可选用顺位式问句。顺位式问句是在多项多选式问句的基础上，要求调查对象按照重要程度不同，按先后顺序列出答案。例如上述关于没有看牙原因的问题，可要求调查对象按重要程度依次最多列出 3 个答案。

（6）多项任选式问句：在所提供的多个答案中，调查对象根据自身情况可以任意选择不同数目的答案。例如上述关于没有看牙原因的问题，可改为"如果您过去 12 个月内没有看过牙，与以下哪些原因有关？（可选多个答案）"

（7）评分式问句：设定一个线段的分值范围，让调查对象按自己的情况选择一个分数。例如：

"假如以 10 分表示口腔健康状况很好，1 分表示口腔健康状况很差，你如何评价自己的口腔健康状况？（请在相应的分数上画圈）"。

很差　1　2　3　4　5　6　7　8　9　10　很好

（8）矩阵式问句：是将同一类型的若干问题集中在一起表达的方式。它的优点是节省问卷的篇幅，也节省了调查对象阅读和填写的时间。例如："你对自己的牙齿及身体状况评价如何？（每小题均选一个答案）"

$$5\qquad 4\qquad 3\qquad 2\qquad 1$$

很好　较好　一般　较差　很差

　1）牙齿健康_____

　2）牙龈健康_____

　3）身体健康_____

3. 问题的提出　是问卷设计中不可忽视的一个环节，应科学、明确、艺术地提出每一个问题。问卷中的问题应避免带有诱导性或权威性，保持中立的态度。

（四）答案的设计

答案的设计不仅关系到调查对象能否顺利回答，还关系到调查所得资料价值的大小。答案的设计应遵循一定的原则。

1. 应具有穷尽性和互斥性　穷尽性指的是答案包括了所有可能的情况；互斥性是指答案与答案之间不能相互重叠或相互包含。

2. 与内容协调一致　为每一个问题所提供的答案必须属于这一问题所涉及的特定的现象或领域，不能出现答非所问的情况。

3. 按同一标准分类　同一个问题的答案只能按一个分类标准来设计，否则会使调查对象选择答案时感到无所适从。

4. 程度式答案应按一定顺序排列且对称　如涉及调查对象的看法、态度的答案通常具有程度上的意义，这类程度式答案应按一定顺序排列，而且应对称，如"很同意""同意""无所谓""不同意""很不同意"。

5. 注意等级答案的明确性　在问卷中，经常会有等级答案，如"经常""有时""偶尔""从不"。尽管可以采用这种设计，但由于每位调查对象的参考框架是不一样的，有可能同样的频数在不同人中会被当成不同的等级，由此统计得到的结果不一定能反映实际的情况。因此，应尽量采用具体数字或范围的答案。

6. 合理安排答案的排列方式　对于一般陈述性问题，有些调查对象倾向于选择第一个或最后一个答案。对于具有程度差别的答案，有些调查对象倾向于选择非极端的答案。特别是对于收入等敏感性问题的答案，调查对象往往倾向于选择偏少的或居中位置的答案。为了防止这类问题的出现，可以采取一些补救的办法。例如，对于一般性的类别答案，可以采用随机化的方法设计答案排列次序；对于具有程度差别的答案，则可以通过扩大类别的范围，增加分组的数量来补救。

四、问卷调查的组织实施

问卷调查实施阶段的主要工作就是问卷的发放与回收。最常使用的问卷调查方式有自填式和访谈式两大类。

（一）自填式问卷调查

自填式问卷调查包括送发式问卷调查和邮寄调查。前者将问卷直接发放给调查对象，调查对象当场填答后收回；后者将问卷寄送给调查对象，由调查对象填写后寄回。随着互联网的发展，还可以通过电子邮件和网络进行问卷调查。

（二）访谈式问卷调查

访谈式问卷调查包括面对面访谈（face to face interview）和电话调查。面对面访谈由调查员当面向调查对象询问问卷上的问题，调查对象作答，调查员记录答案。电话调查由调查员通过电话向调查对象阅读问卷上的问题，调查对象作答，调查员记录答案。在口腔健康流行病学调查中，多采用面对面访谈和送发式问卷调查。

（三）预调查

根据研究目的初步设计出问卷后，需要对问卷进行预调查。预调查时，选择与研究对象相似但不是研究对象的少数人群进行。根据预调查情况，结合调查对象和专家意见，对问卷进行修改、补充、完善，形成正式问卷。

（四）问卷调查员培训

与流行病学调查中口腔检查的检查者培训一样，在问卷调查前，同样应先对问卷调查员进行培训，令其熟悉问卷内容，掌握访谈技巧。特别是大规模的调查，要保证不同的调查员采用相同的方式进行调查，减少偏倚。

如果是采用送发式问卷调查，对所做调查介绍完毕就可将问卷交给调查对象。但是，如果采用的是访谈式问卷调查，一问一答，掌握提问的技巧非常重要。问卷调查的前提是给所有调查对象以相同的刺激，然后记录其反应。所以，面对面访谈时，调查员必须严格遵守问卷的措词与提问的顺序。提问时应注意：调查员应持客观的态度；避免其他人在场；避免把问卷给调查对象看；当调查对象不明白提问的意思时，应该尽量按原来的表达方式放慢速度重复提问，必要时可对问题进行解释，但应避免暗示；当调查对象回答模糊时，可使用探查语句，但探查必须是中立的，以免影响调查对象的回答。

（五）问卷回收率

通常所说的问卷回收率是回收的问卷份数与发出的问卷份数的比率。回收率是反映问卷调查质量的一个重要指标。问卷的科学设计和良好的访谈技巧是获得高回收率的保障。提高回收率的方法有多种，常用的有：

1. 版面设计简洁、美观且容易阅读。
2. 问卷问题数量合适且容易回答，最好采用打钩、画圈等形式。
3. 争取权威机构的支持，以其名义发放问卷，较易引起重视。
4. 让调查对象事先对研究的目的和意义有所了解，从而更愿意接受调查。
5. 方便调查对象。例如，在邮寄调查时夹寄一个填写好并贴足邮资的回函信封。
6. 注重调查员的培训。调查员的良好素质与访谈技巧能提高回复率。
7. 赠送纪念品以表明调查者要求配合的恳切希望，并表达谢意。

第三节　口腔健康相关生活质量的评价
Oral Health Related Quality of Life Assessment

一、口腔健康模型

生活质量（quality of life）一词出现于20世纪60年代早期，并成为近20年来医学和社会科学研究的热点。现在人们普遍认为，个人和社会的幸福不能仅仅通过医学或可观察的指标来反映，自我价值以及人们自身的感知也应该考虑在内。随着医疗保健系统从医学模式向社会模式的转变，传统的生物医学临床试验终点已经扩展到包括生活质量在内的以患者为中心的评估。这样做最大的目的是比较不同的治疗方法对生活质量各个方面造成的影响，包括正面影响和负面影响，从而指导选择治疗方式。正面影响，如预期可改善生活质量的姑息性治疗；负面影响，如毒性和治疗副作用。生活质量这一概念围绕着个人如何评价生活各个方面的"美好程度"。WHO 1995 年将生活质量定义为"个人在其所处的文化、风俗习惯（或价值观）背景下的生活状况相对于自身的目标、期望、标准和关注的认知和满意程度"，并将身体健康、心理状态、独立水平、社会关系、环境和个人信仰确定为生活质量的领域，其中身体、心理和社会领域通常被认为与健康相关。因此，基于健康、医学和生活质量之间的联系，学者们提出了"健康相关生活质量"（health related quality of life）这一概念。Wilson 和 Cleary 在 1995 年提出了一个包括疾病、健康和生活质量的模型（图 3-1），将健康结果分成 5 个层级，明确了这些因素之间的因果关系，而总体生活质量不仅与健康程度相关，还与个体特点、所处环境特点以及其他非医学因素的影响相关。

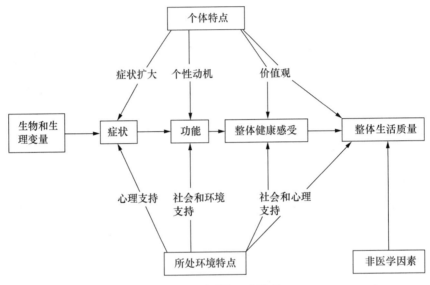

图 3-1　生活质量理论模型

作为整体健康的一部分，口腔健康通过健康相关领域间接影响生活质量。因此，当作用因素集中在口腔颌面部时，口腔健康相关生活质量（oral health related quality of life，OHQOL）这一概念就应运而生了。Locker 和 Allen 将 OHQOL 定义为"口腔疾病对患者重要的日常生活方面的影响，这些影响无论在严重程度、频率或持续时间方面都足以影响个人对其整体生活的感知"。

二、口腔健康生活质量评价方法

目前用来评估口腔健康相关生活质量的方法主要有 3 种：社会学指标（social indicators）、口腔健康相关生活质量的总体自评（global rating）、多条目量表（multiple-item questionnaires）。

社会学指标的重要作用是可以体现口腔疾病对整个社会造成的影响，例如因口腔治疗而影响工作，或因牙痛而错过的工作日，儿童因口腔问题或进行口腔治疗而限制的活动日等。

口腔健康相关生活质量的总体自评是通过一条问题让回答者对其整体生活质量进行评价。问题通常为"总的来说，你觉得你上周的生活质量怎么样？（极好，非常好，好，一般，不好，非常不好，极其不好）"。整体评价适用于大型流行病学调查，可以对不同人群或不同国家人口的口腔健康相关生活质量进行对比。然而，尽管这种单条目的整体评价过程简单，结果直观，却无法反映出生活质量这一多层次概念的复杂性。

　　目前在生活质量研究领域应用最为广泛的是多条目量表，用以评估生活质量的某一特定领域。这些量表可分为一般性和特异性两种。一般性的量表旨在评价整体健康对生活质量的影响，例如 WHOQOL-100 和 SF-36 评价量表。疾病或状况特异性量表则用于评价特定的一种疾病、状况对生活质量的影响。若要度量口腔健康生活质量，便需要利用有口腔特异性的量表来评价。从 20 世纪 90 年代开始，学者们研究并设计了不同的口腔健康生活质量量表，用以满足不同的研究需要。表 3-1 中列出了现在比较常用的量表，其中包括 3 个成人量表，2 个儿童量表。除口腔健康对日常生活的影响量表（oral impacts on daily performance，OIDP）外，其余量表均已由我国学者进行了中文版的研制。本节选取两个常用的量表（OHIP 量表和 GOHAI 量

表 3-1　常用口腔健康生活质量量表

量表	适用人群	评估的维度	条目数量	问题描述示例	回答方式
口腔健康影响程度量表（oral health impact profile，OHIP）	成人	功能限制，疼痛与不适，心理不适，生理缺陷，心理缺陷，社交缺陷，残障	49/14	在过去的 12 个月内，您有多少时间因为口腔或牙齿的问题（包括真牙或义齿）而咀嚼食物有困难？	5 分类：0＝无/从不，1＝很少，2＝偶尔，3＝比较经常，4＝经常
老年口腔健康评价指数量表（general oral health assessment index，GOHAI）	成人	生理功能，疼痛与不适，心理及社会功能	12	从正、反两个方面进行评估：在过去 3 个月内，您有多少时间因为牙齿或义齿的问题妨碍说话？/对牙齿、牙龈或义齿的外观感到满意或愉快？	5 分类：0＝无/从不，1＝很少，2＝偶尔，3＝比较经常，4＝经常
口腔健康对日常生活的影响量表（oral impacts on daily performance，OIDP）	成人	生理、心理、社交	9	①在过去的 6 个月内，有没有因为口腔问题使您吃东西有困难？②如果有，发作的情况是频率性的还是周期性的？（少于每个月一次按照周期性评价）③在过去 6 个月内有多少时间有这个困难？④从 0 到 5，哪个数字代表这种对生活影响的严重程度？	问题的种类不同，答案不同
学龄前儿童口腔健康影响量表（early childhood oral health impact scale，ECOHIS）	学龄前儿童家长	对儿童影响：症状、功能、心理、社交；对父母影响：父母压力、家人功能	13	从您的孩子出生到现在，多少时间因为口腔的问题吃东西有困难？您或其他家庭成员有多少时间因为孩子的口腔问题或口腔治疗而觉得难过？	6 分类：1＝无/从不，2＝很少，3＝偶尔，4＝经常，5＝非常经常，6＝不知道
儿童口腔健康影响程度量表（child perceptions questionnaire，CPQ₁₁₋₁₄）	11～14 岁儿童	症状、功能受限、情绪状态、社交健康	16	①在过去的 3 个月内，您的口腔问题有多少时间使您发音有困难？②您如何评价您的口腔健康情况？③您的口腔健康情况对您整体生活影响有多大？	①5 分类：0＝无/从不，1＝很少，2＝偶尔，3＝比较经常，4＝经常 ②0＝非常好～5＝非常差 ③0＝没有影响～5＝非常大

表）做详细介绍。除了这些口腔健康相关生活质量的通用量表之外，学者们还研制了各种口腔疾病的专用量表，例如口干相关生活质量量表（xerostomia-related quality of life scale）。

三、常用口腔健康生活质量量表

（一）口腔健康影响程度量表

口腔健康影响程度量表（OHIP）是根据 Locker 在 1988 年发表的口腔健康模型研制的，是在众多口腔健康生活质量量表中较为全面的一个量表。该量表被翻译成多种语言，并由我国香港学者和内地学者分别完成了中文版量表的翻译和验证。如图 3-2 所示，Locker 的模型基于 WHO 对损伤（impairments）、障碍（disabilities）和残障（handicaps）的分类及定义，从而获得口腔疾病对生理功能、心理及社交健康状况的各种影响。

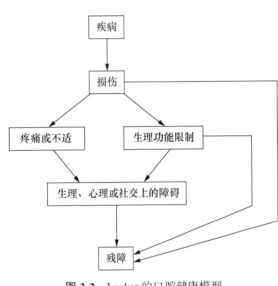

图 3-2　Locker 的口腔健康模型

量表一共有 49 个项目，分成 7 个领域（表 3-2）：口腔功能上的限制（functional limitation）9 个条目，生理性疼痛（physical pain）9 个条目，心理不适（psychological discomfort）5 个项目，生理障碍（physical disability）9 个项目，心理障碍（psychological disability）6 个项目，社交障碍（social disability）5 个项目，残障（handicap）6 个项目。回答者会被问及在过去的 12 个月内（或更短的期间，视研究项目的需要），"有多少时间因为口腔或牙齿的问题（包括真牙或义齿）"他们会经历到所提到的限制 / 不适 / 障碍 / 残障。这些项目的答案类别按照 5 度评分法来评定分数：0 = 无 / 从不，1 = 很少，2 = 偶尔，3 = 比较经常，4 = 经常。分数越高，代表口腔健康相关生活质量越差。由于 OHIP 量表一共包括 49 个项目，是一个相当长的问卷，在使用时会较费时间，会有困难。要解决这个问题，Slade 在原来的量表中抽取了 14 个项目作为缩短量表（OHIP-14）。在不同的研究当中，OHIP-14 的信度与效度和原有量表的信度与效度是近似的。这个缩短量表在进行临床研究时会更为实用。在缩短 OHIP 量表这个课题上，不同的研究人员曾提出了不同的方案，所以 OHIP 缩短量表也有着不同的版本。

表 3-2　OHIP 量表的领域及项目

functional limitation	口腔功能上的限制
1. difficulty chewing	咀嚼食物有困难
2. trouble pronouncing words*	发音有困难
3. noticed tooth that does not look right	牙齿看上去有些不对劲
4. appearance affected	外貌受到影响
5. breath stale	有口臭
6. taste worsened*	食物比以前味道差
7. food catching	塞牙

（续表）

8. digestion worsened	消化不良
9. dentures not fitting	义齿不合适
physical pain	**生理性疼痛**
10. painful aching	口腔痛（不碰到也会痛）
11. sore jaw	颌骨酸痛
12. headaches	头痛
13. sensitive teeth	牙齿敏感
14. toothache*	牙痛
15. painful gums	牙龈痛
16. uncomfortable to eat*	进食时觉得不舒服
17. sore spots	口腔内有些地方碰到就会觉得痛（不碰到就不觉得痛）
18. discomfort dentures	义齿戴得不舒服
psychological discomfort	**心理的不适**
19. worried	影响心情
20. self-conscious*	在其他人面前觉得不自在
21. miserable	觉得自己很惨
22. appearance unsatisfied	不满意自己牙齿的外形
23. tense*	紧张
physical disability	**生理障碍**
24. speech unclear	说话不清楚
25. others misunderstood	有人对你说不太明白你说的话
26. less flavour in food	觉得食物不是那么美味
27. unable to brush teeth	无法正常刷牙
28. avoid eating dentures	避免吃某种食物
29. diet unsatisfactory*	不满意现在的饭食（可以吃到的饭菜）
30. unable to eat	因义齿的问题而不能进食
31. avoided smiling	避免在人面前笑
32. interrupt meals*	用餐中途需要整理牙齿/义齿才能继续进食
psychological disability	**心理障碍**
33. sleep interrupted*	睡得不好
34. upset	不安
35. difficult to relax	难以放松
36. depressed	情绪低落
37. concentration affected	难以集中精神
38. been embarrassed*	在其他人面前觉得尴尬
social disability	**社交障碍**
39. avoided going out	不想逛街，不想见人

40. less tolerant to family members[*]	对配偶或家人发脾气
41. trouble getting on with others	与其他人相处有困难
42. irritable with others	在其他人面前易于发怒
43. difficulty doing jobs[*]	影响平时的工作
handicap	**残障**
44. health worsened	觉得身体比以前差了
45. financial loss	花多了钱（有关牙齿或日常生活的开支）
46. unable to enjoy people's company	不那么喜欢与其他人在一起
47. life unsatisfying[*]	觉得不那么满意自己的日常生活
48. unable to function[*]	什么也做不到
49. unable to work	难以尽全力去工作

注：[*].OHIP-14 中的条目

（二）老年口腔健康评价指数量表

老年口腔健康评价指数（general oral health assessment index，GOHAI）量表一共有12 个项目，用来评价口腔健康生活质量中 3 个不同的领域（表 3-3）：口腔功能（physical functioning）、疼痛或不适（pain or discomfort）和心理功能（psychological functioning）。在这 12 个项目中，9 个利用负面的提问方式，而其余 3 个则用正面提问方式，以减低回答者的答题惯常性（response acquiescence）。每一项目答案类别的分数如下：1 ＝经常，2 ＝比较经常，3 ＝偶尔，4 ＝很少，5 ＝从不。在数据处理上，以正面提问的问题答案分数要倒转过来，以便使分数有着相同的方向性。GOHAI 量表的计分是把 12 个项目得分相加，所以总分为12 ～ 60 分。分数越高，代表口腔健康生活质量越好。我国学者 2003 年完成了 GOHAI 量表中

表 3-3　GOHAI 量表的领域和条目

physical functioning	**口腔功能**
trouble biting or chewing	咬或咀嚼食物有困难
have to limit food intake/choice of food	限制所吃食物的种类和数量
unable to speak clearly	妨碍说话
pain or discomfort	**疼痛或不适**
eating without feeling discomfort	能够正常吃东西，不会感到口腔不舒服
sensitive to hot/cold/sweet/sour food	牙齿或牙龈对冷、热、甜刺激过敏
use medication to relieve pain or discomfort	用药物缓解口腔的疼痛或不适
able to swallow comfortably	顺畅地吞咽食物
psychological functioning	**心理功能**
worried or concerned about teeth, gum or dentures	担心或关注牙齿、牙龈或义齿问题
limit contacts with people	限制与他人交往
uncomfortable eating in front of people	在别人面前吃东西感到不舒服
feel nervous or self- conscious of teeth problems	感到紧张或不自在
pleased with the look of teeth, gum or denture	对牙齿、牙龈或义齿的外观感到满意或愉快

文版的翻译和验证工作。虽然 GOHAI 量表原本的设计是用于老年人的研究，但大量研究证明 GOHAI 用于较年轻和不同种族的人群也是有效的。

四、量表翻译和应用

1. 量表的检验 口腔健康生活质量量表的设计原则：如词句运用、问题结构、提问方式，除了要留意量表的设计是否符合基本问卷式、敏感性问题的处理、答案类别、编排和版式及问卷测试等外，还要做效度和信度的检验。效度是指度量的工具能否得到所要求的正确答案。换言之，任何度量工具只有能度量它意图度量的概念才算是有效度。而信度是指重复度量时结果的稳定性或吻合程度。如在重复度量时，结果的稳定性或吻合程度越高，则信度越高；相反，结果的稳定性越低，则信度越低。所以，若要成为一个有效用的度量口腔健康生活质量的量表，需要在重复度量时表现出一定的稳定性，正确地度量（反映）原来所要求度量的概念。效度和信度检验的方法有多种，常用的方法包括以下几种。

（1）内容效度（content validity）和表面效度（face validity）：是指量表能否足够地涵盖所要测量的主题或概念，即从量表的内容来检查，凭专业知识和经验去判断量表是否有效。

（2）校标效度（criterion validity）：是指以一个公认的有效度量（valid measure）为金标准（gold standard），对比现在正进行测试的量表的结果的相关程度（correlation）。若彼此的相关程度越大，显示进行测试量表的效度越高。

（3）建构效度（construct validity）：是指根据一些已确立的理论，可知某一概念 / 度量和其他概念 / 度量的关系。以 OHIP 量表为例，那些自我认为有需要接受口腔治疗的受访者所得的分数比那些自我认为没有需要接受口腔治疗的受访者所得的分数高，代表前者的口腔健康生活质量较后者差。这个结果符合自我认为接受口腔治疗的需要与口腔健康生活质量相关。

（4）反应效度（responsiveness validity）：是指量表能否有效地反映口腔健康生活质量的改变，即对口腔健康生活质量改变的敏感度。这个敏感度对追踪性研究和临床实验研究尤为重要。因为如果所使用的口腔健康生活质量量表对口腔健康生活质量的改变没有足够的敏感度，便不能准确地反映因时间或治疗所引致口腔健康生活质量上的改变。

（5）重测信度（test-retest correlation）或稳定性检验（stability test）：是信度检测中最常用的一种方法，是利用同一量表在不同的时间对同一研究对象进行度量，以比较前、后度量结果的吻合性和相关程度。结果的吻合性和相关程度越高，则量表的信度越高。应用这个方法时，要小心度量时间的间隔。若时间的间隔过近，受访者记忆犹新，自然会提供相同的答案，增强了前、后度量结果的相关程度；但若时间的间隔过远，受访者的想法、态度或情况可能已经转变，那自然会提供不同的答案，使前、后度量结果的相关程度减低（削弱）。

（6）内在一致性信度（internal consistency reliability）：是通过检验量表里所有项目或属于同一领域内的条目在分数上的一致性来检验该量表的信度。通过计算 Cronbach's α 系数（0 至 1 之间）来反映某一领域的内在一致性。系数值越高，代表量表的信度越高。Cronbach's α 系数一般不应低于 0.7。检验信度和效度的方法有很多种，所以当为量表做信度和效度检验时，必须清楚列明和描述检验的方法和所计算的统计数字。不要依赖单一的方法来检验。

2. 量表的翻译、回译和文化调适 由于很多度量口腔健康生活质量的量表是用英语设计的，若要使用这些量表，需要完成翻译、文化调适，并在本地人群中进行量表信度和效度的检验。首先是量表的翻译，由至少两名翻译者将外国语言的量表翻译成汉语，这既要求翻译者熟悉源量表语言及文化背景，又要求汉语功底好，能够准确地用通俗的词语表达源量表想要表达的意思。回译（back-translation）就是请文字功底好，对源量表不知情的人将翻译成中文的量表再翻译回去。回译是检查等价性的重要程序，往往需要多次反复，才能保证等价性。量表的文化调适过程也是考察新量表和源量表等价性的过程，通过组织和运作核心工作组完成具体操作。评价一种量表的不同版本至少需要考虑 4 种等价性。

（1）概念等价性（conceptual equivalence）：是指所测定的概念在两种不同的文化背景下等价，而且建立概念的等价性不仅要考察两种文化背景下某个概念的定义，还要考察这个概念在两种文化背景下的重要程度。概念等价性的考察包括定性和定量两种方法。定性检查如面访，即当面听取有关人员意见，逐条、逐句，看用词是否恰当，翻译是否准确；还有一种重要的方式是利用核心工作组，探讨概念在两种文化背景下涵义的相似性或差别。定量检查可用多维相似结构分析（multi-dimensional similarity structure analysis）。

（2）语义等价性（semantic equivalence）：是指所用字词内涵和外延的等价。在实际操作中，概念等价性和语义等价性是不可分割的，往往是同步完成的。可通过若干个核心工作组，逐条、逐句讨论译稿，从概念和语义两个方面来考察翻译后的量表和源量表是否等价。

（3）技术等价性（technical equivalence）：包括测定生存质量所采取方式和语言的等价性。测定时采取什么样的方式、如何问对方才能得到每个问题的最接近真实情况的回答，这在生存质量的测定操作中是至关重要的。

（4）心理测量等价性（scalar or metric equivalence）：要点在于同一种量表的不同版本具有可比的信度、效度、反应度，即经改造后的新量表必须达到心理测定量表的一般标准，才能在当地文化背景下使用。

3. 口腔健康生活质量研究的应用　口腔健康相关生活质量作为一种以患者为中心的主观结果测量方法，是对传统客观测量方法（如临床指标）的补充，已被广泛应用于口腔科研究，在流行病学调查中评估口腔健康的影响和治疗需求，同时可以分析不同因素与 OHQOL 的相关性，并在临床试验中评估口腔治疗的有效性。例如比较以种植牙作为固位体的活动义齿和传统活动义齿，哪一种方式能更好地提高口腔健康生活质量。在个人层面上，这些评估会影响患者和治疗医生的决策过程；在社会层面上，这些评估也会影响政府和公共卫生部门对有各种口腔疾病负担的各类人群的投入。例如，目前儿童的 DMFT 是衡量牙齿健康的常用指标，然而如果政策制定者们意识到这些分数会导致儿童的生活质量下降，如影响进食，他们可能会更好地意识到加强儿童口腔保健的必要性。也有许多 OHQOL 的调查对象是针对一些特殊人群的，如脑卒中、干燥综合征（Sjögren's syndrome，SS）、鼻咽癌放疗后患者等，通过这类调查，可以了解到这些特殊人群的整体口腔健康状况是如何影响口腔健康生活质量的，从而可建议提供一些适合他们的口腔保健服务或治疗。

随着各种国际常用量表的中文版研制，近年来我国开展了大量口腔健康相关生活质量的研究。2015 年第四次全国口腔健康流行病学调查结果显示，我国成年人的平均 GOHAI 分值为 54.42。人均家庭收入较高、DMFT 较低、缺失牙数较少、没有未修复缺失牙、没有佩戴可摘局部义齿的成年人 GOHAI 值较高，拥有较高的口腔健康生活质量。

进展与趋势

口腔健康调查是口腔流行病学常用的一种横断面研究方法，可用于收集人群口腔健康状况和治疗需要的信息，监测口腔疾病患病水平及其变化的规律，了解和分析影响口腔健康的相关因素。我国已经完成的四次全国口腔健康流行病学调查为口腔健康规划提供了丰富的信息。一项高质量的口腔健康调查需要有明确的和有意义的研究目的、合适的样本量和规范的抽样方法、严格的质量控制、严谨的统计分析和结果报告。不断发展的流行病学理论影响到口腔流行学研究的设计。近年提出的口腔疾病指标（如ICDAS）为口腔健康状况的评价提供了可选择的调查标准。问卷调查的应用越来越普遍，用于口腔健康知识、态度、行为和口腔健康相关生活质量等信息的收集，常作为口腔健康调查的一部分内容，其中口腔健康生活质量的调查是对传统客观测量方法（如现场调查指标）的补充，已被广泛应用于口腔健康流行病学调查中，用以评估人群口腔健康的影响和治疗需求。

Summary

Oral health survey provides a sound basis for estimation of the present oral health status of a population and its future needs for oral health care, which can produce reliable baseline data for development of national or regional oral health programmes and for planning oral care for appropriate numbers and types of individuals. These data also can be used for monitoring the trend of oral health diseases and for analyzing the factors influencing the distribution of the diseases.

This chapter introduces the whole procedure of a oral health survey. It includes formulating the objectives of a survey, defining the study population, sampling method and calculation of sample size, defining the variables and designing assessment forms, collecting and processing data, and writing a report. It is important for students to understand basic concepts in this chapter, knowing the route and key points of an oral health survey, including an oral health related questionnaire survey and oral health related quality of life assessments. Importance should be attached to how to collect the data with good reliability and validity.

Definition and Terminology

研究人群（study population）： The group of population to be investigated, from which all or some of whose members (samples) are chosen for survey.

参照人群（reference population）： If the study population is believed to be typical of a broader population to which it is possible to generalize the findings, the latter population can be termed the reference population.

捷径调查（pathfinder survey）： The method used is a stratified cluster sampling technique, which aims to include the most important population subgroups likely to have differing disease levels. It also proposes appropriate numbers of subjects in specific index groups in any one location. In this way, reliable and clinically relevant information for planning is obtained at minimum expense.

预调查（pilot survey）： A pilot, or feasibility study, is a small investigation designed to test logistics and gather information prior to a larger study, so as to improve the quality and efficiency of the formal survey.

参考文献

［1］Fayers P M, Machin D. Quality of life: the assessment, analysis, and interpretation of patient-reported outcomes. 2nd. Chichester: John Wiley & Sons Ltd, 2007.

［2］The World Health Organization Quality of Life assessment（WHOQOL）: position paper from the World Health

Organization. Soc Sci Med，1995，41（10）：1403-1409.

［3］Guyatt G H，Feeny D H，Patrick D L. Measuring health-related quality of life. Ann Intern Med，1993，118（8）：622-629.

［4］Wilson I B，Cleary P D. Linking clinical-variables with health-related quality-of-life - a conceptual-model of patient outcomes. Jama-J Am Med Assoc，1995，273（1）：59-65.

［5］Locker D，Allen F. What do measures of 'oral health-related quality of life' measure? Community Dent Oral Epidemiol，2007，35（6）：401-411.

［6］The World Health Organization Quality of Life Assessment（WHOQOL）：development and general psychometric properties. Soc Sci Med，1998，46（12）：1569-1585.

［7］Ware J E，Sherbourne C D. The MOS 36-item short-form health survey（SF-36）. I. Conceptual framework and item selection. Med Care，1992，30（6）：473-483.

［8］王阿丹，黄航敏，凌均棨. 儿童口腔健康相关生存质量量表的验证研究. 中华口腔医学研究杂志（电子版），2012，6（6）：503-507.

［9］刘佳钰，陈卓凡. 中文版口腔健康影响程度量表（OHIP-49）的研制. 临床口腔医学杂志，2011，27（8）：469-472.

［10］辛蔚妮，凌均棨. 口腔健康影响程度量表的验证研究. 中华口腔医学杂志，2006，41（4）：242-245.

［11］Wong M C M，Liu J K S，Lo E C M. Translation and validation of the Chinese version of GOHAI. J Public Health Dent，2002，62（2）：78-83.

［12］雷敬，严爱道. 中文版学龄前儿童口腔健康影响程度量表的信度和效度. 临床口腔医学杂志，2010，26（5）：270-272.

［13］Henson B S，Inglehart M R，Eisbruch A，et al. Preserved salivary output and xerostomia-related quality of life in head and neck cancer patients receiving parotid-sparing radiotherapy. Oral Oncol，2001，37（1）：84-93.

［14］Slade G D，Spencer A J. Development and evaluation of the Oral Health Impact Profile. Community Dent Health，1994，11（1）：3-11.

［15］Atchison K A. The general oral health assessment index. In：Slade G D. Measuring oral health and quality of life，Chapel Hill：University of North Carolina，1997.

［16］Adulyanon S，Sheiham A. Oral impacts on daily performances. In：Slade G D. Measuring oral health and quality of life. Chapel Hill：University of North Carolina，1997.

［17］Pahel B T，Rozier R G，Slade G D. Parental perceptions of children's oral health：the Early Childhood Oral Health Impact Scale（ECOHIS）. Health Qual Life Outcomes，2007，5（1）：6.

［18］Jokovic A，Locker D，Stephens M，et al. Validity and reliability of a questionnaire for measuring child oral-health-related quality of life. J Dent Res，2002，81（7）：459-463.

［19］Locker D. Measuring Oral Health：A conceptual framework. Community Dent Health，1988，5（1）：3-18.

［20］Wong M C，Lo E C，McMillan A S. Validation of a Chinese version of the Oral Health Impact Profile（OHIP）. Community Dent Oral，2002，30（6）：423-430.

［21］World Health Organization. International Classification of Impairments，Disabilities and Handicaps. Geneva: WHO，1980.

［22］Locker D，Allen P F. Developing short-form measures of oral health-related quality of life. Journal of Public Health Dentistry，2002，62（1）：13-20.

［23］王春美. 口腔健康相关生活质量. 见：林焕彩，卢展民，杨军英. 口腔流行病学. 广州：广东人民出版社，2005.

［24］史明丽，方积乾. 外国量表的翻译及修订. 见：方积乾. 生存质量测定方法及应用. 北京：北京医科大学出版社，2000.

［25］林焕彩. 口腔健康相关生活质量研究及其在国内的开展现状. 中国实用口腔科杂志，2009，2（9）：526-528.

［26］支清惠，周燕，陶冶，等. 中国成年人口腔健康生活质量影响因素. 2018年中华口腔医学会第十八次口腔预防医学学术年会论文汇编，2018：31.

［27］World Health Organization. Oral health surveys：basic methods. Geneva：World Health Organization，2013.

［28］林焕彩，卢展民，杨军英. 口腔流行病学. 广州：广东人民出版社，2005.

（荣文笙　柳　键）

第四章 龋病预防与控制

Prevention and Control of Dental Caries

第一节 龋病病因与发病机制
Etiology and Mechanisms of Dental Caries

一、龋病病因

龋病是人类常见的疾病之一。对龋病病因的认识经历了长期、复杂而艰巨的过程，提出了很多理论和学说。1881 年在国际医学大会上，Miles 和 Underwood 提出龋病是由细菌引起的疾病。1890 年，Miller 将酸脱矿理论进行了系统阐述，提出了具有历史意义的化学细菌学说（chemico-bacterial theory），又称化学寄生学说（chemico-parastic theory）。Miller 所做的经典实验清楚地说明了细菌酵解糖类产生的酸是龋病发生的根本原因。化学细菌学说第一次阐明了口腔微生物、食物与龋病发生的关系，抓住了龋病发生的本质，为进一步的研究指明了方向，为龋病病因现代理论奠定了基础。20 世纪 60 年代，在此学说的基础上，Keyes 提出现今为人们广泛接受的三联因素论。任何疾病的发生过程都有时间的因素，因此，Newbrun 于 20 世纪 70 年代在三联因素论的基础上增加了时间因素，提出了龋病病因的四联因素论。

龋病是以细菌为病原体、牙菌斑介导、多种因素参与的发生在牙齿硬组织上的一种慢性、进行性、破坏性疾病。致龋菌和牙菌斑、食物和牙齿是龋病发生的主要因素，三方面缺一不可。而唾液、口腔卫生、饮食习惯、氟化物的应用、全身疾病等因素也影响着龋病的发生。

（一）致龋菌和牙菌斑

龋病是一种感染性疾病。致龋菌是龋病的病原，主要是指黏附于牙面上的具有致龋能力的细菌。口腔中的主要致龋菌包括变形链球菌群，其次是乳酸杆菌、放线菌、非变形链球菌群链球菌等。变形链球菌群中与人类龋病关系密切的是变形链球菌和远缘链球菌。致龋菌是口腔正常菌群、固有菌群，是条件致病菌，他们的毒性特点是黏附、产酸、耐酸。

牙菌斑是附着在牙齿表面的生物膜，由唾液糖蛋白、细菌、细菌产生的细胞外多糖以及其他微生物等构成，是口腔内微生物群体生存的形式，与口腔环境在动态平衡状态下维持着口腔健康。正常情况下，牙菌斑微生物群体间有规律地结合在一起，菌种之间有基因调控的密度感应系统，调控牙菌斑内密度、繁殖和代谢活动。不同部位牙菌斑的菌群组成有所差异。①龈上菌斑：以革兰氏阳性球菌为优势菌，其次是革兰氏阳性杆菌，革兰氏阴性球菌和杆菌较少。牙菌斑失调易患龋病。②龈缘牙菌斑：除革兰氏阳性、阴性球菌外，革兰氏阳性杆菌为优势菌，革兰氏阴性厌氧菌相对较少，随滞留时间延长，阴性厌氧杆菌有所增加，如产黑色素菌种、中间普氏菌、具核梭杆菌等。牙菌斑失调易患牙颈部龋、根面龋及牙龈炎。③龈下菌斑：除革兰氏阳性球菌、杆菌、阴性球菌外，革兰氏阴性厌氧杆菌比例较高，如牙龈卟啉单胞菌、具核梭杆菌、福赛斯杆菌及螺旋体等。龈下菌斑失调易患牙周炎。牙菌斑生物膜是一代谢复杂的微生态环境，其中的致龋菌代谢糖类产生有机酸，由于唾液的缓冲作用难以达到生物膜深层，致龋菌产生的酸会在局部聚集，正常情况下，牙菌斑 pH 不会降到临界值。但当频繁进食糖类（特别是蔗糖），或者唾液分泌及缓冲力下降，或者口腔卫生状况不良时，致龋菌产生更多的酸，导致牙菌斑的微环境改变，牙菌斑失调，使其致龋力显著增强。致龋牙菌斑的特点是产酸菌、耐酸菌比例增加，特别是变形链球菌、乳酸杆菌增加明显；牙菌斑 pH 在 5.5 ～ 4.0 或以下；糖代谢速度快，几分钟内酸性产物即可达到高峰，非挥发性乳酸及其他有机酸增加；当进食糖类后，口腔酸性环境长时间不易恢复正常 pH。当牙面局部牙菌斑的 pH 达到临界值（一般为 5.5）时，牙釉质脱矿，龋病开始发生。因此，牙菌斑生物膜为细菌的作用和酸在牙面的停留提供了条件，在龋病的发生中具有决定性作用。离开了生物膜这一生态环境，细菌是不能致龋的。牙菌斑生物膜的致龋性与其中的代谢活动直接相关，而代谢活动受到很多因素的影响，对这些因素的了解有利于帮助控制生物膜的致龋性。影响生物膜代谢的主要因素有生物膜的年龄、生物膜的部位、食物中糖的含量、氟化物的应用以及个体差异等。生物膜越老，生物膜达到低 pH 的时间越长，pH 下降程度也越小，1 ～ 2 天的生物膜在食糖后 pH 可降到 4.6 ～ 4.8，而 5 天的生物膜降到 5。邻面生物膜 pH 下降程度较咬合面大。

（二）食物

各种食物中，糖是导致龋病发生的最重要的饮食因素，含糖食物与龋病的发生也密切相关，糖是生物膜中细菌代谢的主要底物。不同种类的糖的致龋力是不同的，因为细菌利用不同种类的糖所产生的有机酸的量是有差异的。单糖和双糖容易被致龋菌代谢，多糖类（如淀粉和糊精等）不易被细菌利用。蔗糖的致龋性最强，其次是葡萄糖、麦芽糖、果糖等。

糖或含糖食物的食用频率与摄入总量哪个对龋病的发生更重要？这一点很难评价，两者之间难以区分的原因是其中一个变量的增加会同时导致另一个变量的增加。大多数研究指出，从龋病的病因学角度来看，糖的食用频率比糖的总消耗量更为重要。

食物的致龋力还与食物的类型有关，即含糖食物的物理密度。很明显，频率和类型都能影响牙齿与糖类的接触时间。就类型而言，流质食物和黏性食物之间有区别，低黏性食物和高黏性食物之间亦不同。各种食物在牙面上的滞留能力有很大的差异，像饼干等在口腔内有很高滞留率的食物的致龋性强。如果糖果或含糖食物以一种易于黏附在牙面上的形式被频繁食用时，其致龋性是最高的。

一种食物在进餐过程中的先后顺序能改变其致龋力。在吃含糖食物之后再食用奶酪或花生，能够减少其酸性产物；与此相反，若同时食用淀粉和含糖食物，淀粉会增加糖的致龋力，因为淀粉的黏附性会延长糖的滞留时间及清除率，从而延长了低 pH 状态。

不能忽视的一个重要问题是糖隐藏在我们日常生活中常吃的一些食物中，例如番茄酱、早餐麦片或谷类食物，糖是这些食物的主要成分，不能低估它们的致龋力。

（三）牙齿

牙齿是龋病过程中破坏的靶子，牙齿对龋病的易感性或抗龋力与龋病的发生直接相关。牙齿的抗龋力主要包括其抗酸和抗细菌黏附的能力。不同的牙齿或同一牙齿的不同牙面的抗龋力是有差异的。排列整齐、外形完整且光滑的牙齿的抗龋力强。与恒牙相比，乳牙因其牙齿结构和组成的差异而致抗龋力弱。牙釉质发育不全的牙齿或刚萌出的牙齿因为牙釉质矿化得不好或未完全矿化，他们的抗龋力弱。牙面上的隐蔽部位，例如窝沟点隙、邻面（特别是接触点的龈方），这些部位容易有牙菌斑和食物残渣堆积，不易被唾液的防御功能（冲洗、缓冲、免疫因子等）保护，同时口腔卫生措施不易达到，因此，这些部位容易患龋。

唾液作为牙齿的外环境与龋病的关系复杂。一方面，唾液通过机械清洗作用、缓冲作用、矿物质成分（钙、磷等）及抑菌物质（免疫球蛋白、溶菌酶、乳过氧化物酶、乳铁质、唾液凝集素）等，对牙齿起到保护作用。另一方面，唾液是细菌良好的培养基，是牙菌斑中细菌营养的主要来源，唾液中的一些成分（如黏蛋白、富酪蛋白等）可吸附于牙面，作为某些细菌在牙面的受体，促进细菌黏附，加快牙菌斑形成，不利于牙齿的健康。当唾液分泌量明显减少时，龋病容易发生。

总之，龋病是多因素疾病，致龋菌和牙菌斑、食物、牙齿是引起龋病的要素，而唾液、口腔卫生、饮食习惯、氟化物的应用、全身疾病等因素也直接或间接地通过影响着这三个要素而影响着龋病的发生。

二、发病机制

目前对龋病发病机制的认识如下：牙齿清洁后，唾液糖蛋白等成分很快吸附在牙齿表面，一般在 1～2 小时内即形成获得性膜，之后口腔中的细菌借助获得性膜在牙面定植、繁殖，形成牙菌斑生物膜，而牙菌斑中的致龋菌进一步利用口腔摄入的发酵性糖类，一方面产生多聚糖，有利于牙菌斑自身的成熟和代谢，另一方面产酸。牙菌斑中的致龋菌是耐酸的，在酸性环境下具有生长优势，并能连续产酸，造成牙菌斑局部的液态环境相对于牙齿中羟基磷灰石而言呈现一种过度的不饱和状态，从而导致磷灰石结构溶解，牙齿脱矿。由于牙菌斑微环境的不断变化，牙齿早期龋的过程不是一个连续脱矿的过程，而是一个动态的脱矿与再矿化交替进行的过程。如果牙菌斑微环境持续利于脱矿，脱矿与再矿化的动态平衡被打破，脱矿占据优势，牙齿逐渐形成洞。发病过程见图 4-1。

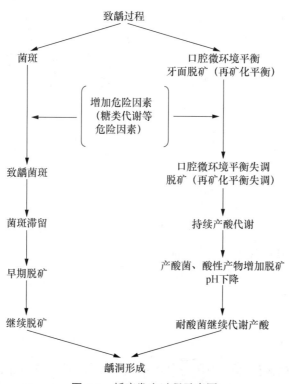

图 4-1　龋病发生过程示意图

第二节　龋病风险评估与早期龋的诊断
Caries Risk Assessment and Diagnosis of Incipient Caries

一、龋病风险评估概述

龋病风险评估（caries risk assessment）是指对患者在一定时期内龋病发生的可能性（如新发龋洞数或初期脱矿白斑），或已存在的病损的大小、活跃性以及程度变化的可能性进行评估，辨别出最有可能患龋的人群，给这些人群提供合适的预防和治疗方法，以阻止龋病的发生和发展。

龋病风险评估的意义在于，如果口腔专业人员能够在最早期阶段（即脱矿白斑时）发现龋病，便可有效地预防龋病在未来形成牙体缺损。具体有以下4点：①将仅针对龋病造成的结果治疗，转变为着眼于改善疾病进展状况的治疗；②在讨论个性化预防时，应针对某一个体或某个特定目的具体理解其发病因素；③个性化、有选择地决定某个患者预防性治疗及修复治疗的频率和方法；④预估龋病未来的进展状态。风险评估在龋病预防中举足轻重，为制订个性化预防措施和龋病的管理提供有效证据，帮助实施个性化的、有指向性的预防和管理方案。

龋病风险指标包括4类。①能够直接导致龋病的风险因素：如牙菌斑、糖类的暴露、唾液流率、唾液缓冲能力和唾液 pH。长期低唾液流率被认为是预测龋病高危人群的最有效的唾液指标。②已被证明对预测龋病有一定价值的其他因素，如社会经济地位等因素。③一些可能保护口腔健康，避免受到龋病侵扰的保护性因素，如氟化物暴露。④既往患龋经历和现在病损活跃性是最强的风险指征，可通过操作简便、快速的口腔检查获取。

在龋病风险评估中，很多是研究唾液和致龋菌在龋病风险评估中作用的，为此还研发了相应的测试盒，例如测定唾液缓冲力的 Dentobuff Strip，测定唾液和牙菌斑中变形链球菌数量的 Dentocult SM Strip，测定唾液中乳酸杆菌数量的 Dentocult LB，以及测定牙菌斑产酸力的 Cariostat。这些方法操作简单，无特殊实验室要求，结果判定容易［详细内容可参考本书第2版和人民卫生出版社出版的卫生部"十二五"规划教材《口腔预防医学》（第6版）］，在一些研究中取得了较好的结果。然而，这些测定方法在龋病风险评估中尚未普遍应用，通过测定单一危险因素评估龋病风险是片面的，因为龋病是多种危险因素共同作用导致的，单一因素难以反映个体面临的龋病危险因素的全貌。很多研究显示，单因素分析时有意义的危险因素在进行多因素分析时作用消失或者不是唯一有意义的因素。因此，龋病的风险评估要综合考虑多种因素。

理想的龋病风险评估方法应该有效，评估结果与临床情况一致性高；应用方便，评估所涉及的数据收集要经济、方便、不耗时；稳定性好，可重复；对多数人适用。迄今为止，很多学者在不同国家或地区的不同人群中进行了研究，得出了很多风险预测模型。一些国家的口腔专业协会也给出了龋病风险评估的方法。但是，目前还没有公认的方法，也难以有公认的方法。以低龄儿童龋为例，其患病率在世界各地千差万别，这也意味着导致低龄儿童龋的各种危险因素以及各因素间的相互作用千差万别，不可能用相同的评估模型。

因此，龋病风险评估需要根据不同人群、不同年龄、不同患龋水平等具体情况而定。下面介绍一些美国和瑞典的方法。

二、龋病风险评估方法

1. ADA 龋病风险评估系统　龋病风险评估表由美国牙科协会（American Dental Association，ADA）于2004年提出，2013年进行了更新。ADA 主要用以帮助口腔科医生评估患者发生龋病的风险性，包括两个评估表，分别适用于 0～6 岁和 6 岁以上的人群。

ADA 龋病风险评估表主要包括促进因素、一般健康情况、临床情况。

促进因素是指可以影响龋病发生和发展的外来因素，包括氟暴露情况、甜食、家人患龋情况等。氟的广泛使用能显著降低龋病发病率和龋损进展速率。因此，氟暴露情况是评价患龋风险的重要组成部分，也是对患龋的一个重要保护因素。在考虑氟暴露情况时，应考虑到氟的使用频率以及所用氟的形式，如含氟牙膏、含氟漱口液、饮水含氟、定期专业氟暴露等。当患者的患龋风险增加时，治疗设计中的氟暴露情况也需相应增加。

一般健康情况是指患者的身体状况，包括放疗、化疗及药物使用。有些全身性疾病（如干燥综合征）或放疗及化疗术后会累及唾液腺，使其功能降低，唾液分泌量减少，从而增加患龋风险。

临床情况与龋病直接相关，包括过去一段时间及现在患龋情况、牙菌斑情况、矫治器等。既往患龋经历和现在病损活跃性是最强的风险指征。

前两项可通过对患者的访谈得出，临床情况需通过口腔科医生对患者的检查获取。龋病风险评估表根据每位患者的具体情况，将其龋病风险分为高、中、低三级。

ADA 龋病风险评估表覆盖所有年龄段人群，且高、中、低龋病风险等级分级清晰。但在唾液检测方面，该系统仅包含唾液流率，缺乏相关致龋菌的检测。ADA 系统中的所有因素均可通过调查问卷和临床检查获得，适合临床中的个体评估。关于 ADA 龋病风险评估系统在各年龄层的预测能力，尚缺乏相关研究证实。

2. 龋病风险评估工具（caries risk assessment tool, CAT） 由美国儿童牙科学会（American Academy of Pediatric Dentistry）提出，并认为龋病风险评估是婴幼儿、儿童、青少年临床口腔保健的必需元素。CAT 包括临床情况、环境因素和一般健康情况。临床情况需通过临床检查和微生物检测得出，包括患龋情况、牙菌斑、矫治器、变异链球菌；环境因素可通过问卷调查得出，包括氟暴露情况、饮食、社会经济因素和家庭口腔维护；一般健康情况包括需要特殊医疗、有减低唾液流速的因素等。CAT 分为 3 种表格：①适用于 0～3 岁婴幼儿，非专业人士使用；②适用于 0～5 岁儿童，专业人士使用；③适用于 6 岁及以上儿童，专业人士使用。不同种类的表格可满足儿童在家庭和临床的多重需求。CAT 将儿童的龋病风险分为高、中、低三级，分别针对 0～2 岁、3～5 岁、6 岁及以上儿童提出了不同的风险管理方案，内容包括临床复查间隔、氟化物的使用、饮食指导等。

CAT 系统中高、中、低龋病风险等级分级明确，包括因素全面，其中有关白垩斑情况的一项因素则是多数评估系统中所没有的。但 CAT 针对的人群是婴幼儿、儿童、青少年，人群范围狭窄，且需要测定变异链球菌和唾液流率情况，在一定程度上增加了操作难度和成本。Yoon 等通过横断面研究认为，在西班牙低收入家族的婴幼儿人群中，CAT 有高敏感性，但特异性低；唾液变异链球菌培养情况在测试精确度（特异性和敏感性）和临床有效性（预测值）上比 CAT 多因素模型更有效。Zukanovic 报道，在针对 12 岁波斯尼亚人（高患龋率人群）时，CAT 未能成功地预测其新龋的发生。Gao 等也认为，在针对 3 岁人群时，CAT 有高敏感性和低特异性，不能有效地预测其新龋的发生，会过高估计儿童的龋病危度。以上结果说明，CAT 不适用于患龋率高的低龄人群。

3. 龋病风险评估和管理系统（caries management by risk assessment, CAMBRA） 由加利福尼亚牙科协会于 2002 年提出，并由 Domejean-Orliaguet 等通过回顾性研究确认了该表和因素的有效性。之后 Featherstone 等又根据上述研究结果，在保留原来有效内容的基础上修改了龋病风险评估表，使之成为了现在的 CAMBRA。CAMBRA 包括适用于 0～6 岁和 6 岁以上人群的两个评估表，评估表主要包括疾病指标、危险因素、保护因素 3 个部分。其中疾病指标是指临床观察到的既往患龋情况及龋活跃情况；危险因素是指能促使患者在未来有新龋发生或现有病损进展的生物因素；保护因素是指能降低现有危险因素的生物或治疗方法，包括各种形式氟的使用以及氯己定（洗必泰）、木糖醇、钙磷糊剂等的使用。通过以上3个部分之间的平衡关系（当风险因素增加时，为维持平衡，保护因素也相应增加），即可决定患者龋病的风险。

CAMBRA在实践中要求临床医生确定患者的龋病风险（低、中、高、极高），以及立即实施治疗和（或）预防的计划，提出医生或专业口腔保健人士应该激励患者遵守专业建议，进而保证龋病风险管理成功实施。氟化物等微创治疗方法都可用于帮助临床医生正确地管理早期龋损。

CAMBRA覆盖所有年龄人群，保护因素全面、详细。但使用CAMBRA时，需通过一定的检测手段测定微生物情况和唾液流率情况，在一定程度上增加了使用该系统的复杂度和成本；在针对6岁以上的人群时，在疾病指征的4项（可见龋洞或影像提示侵及牙本质、影像上邻面牙釉质龋损、光滑面上白垩斑、在过去3年进行过龋损修复）中，如任意一项存在，就表示为高危，而且这种情况在患龋率高的地区极易出现，会使大部分人群被评为龋高危。Gao等研究表明，在针对3岁人群时，CAMBRA有高敏感性和低特异性，不能有效预测其新龋的发生，而且这种低特异性还会过高地估计儿童的患龋风险，其主要原因是：当儿童已有龋或近期有龋、有生长问题或来自低收入家庭时，就会将其自动分级为高危人群，从而导致绝大部分（超过95%）儿童被认为是高危人群。Domejean等通过一个6年的回顾性研究认为，CAMBRA能准确辨别6岁以上的高危人群。以上研究结果说明，CAMBRA可能有效辨别6岁以上的高危人群，但用于低龄人群时则具有一定的局限性。

4.Cariogram系统　瑞典学者Douglas Bratthall等研发出的Cariogram系统是将受试者的各种危险因素作为变量输入计算机程序，并将最终结果以饼形图显示出来（图4-2）。考虑到龋病风险各因素之间的交互关系，该程序通过权重分析评估患者的龋病风险。除此之外，该程序还可根据结果给患者提供预防新龋发生的方法。Cariogram系统的特点是直观、量化。它以

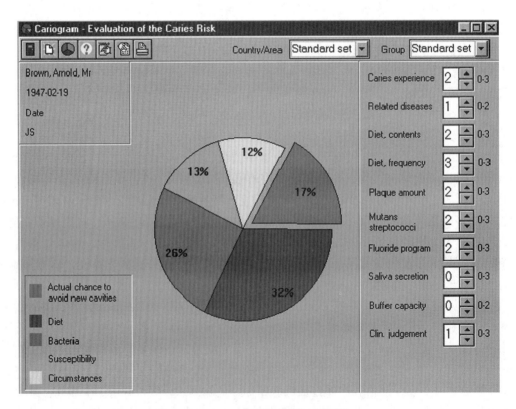

图4-2　Cariogram系统（见文后彩图）

饼图的形式显示了龋病相关因素间的相互作用，相关因素起作用的程度，以及将来患龋病的风险。Cariogram 系统包括 5 大类与龋病相关的因素，在饼图中以 5 种不同的颜色显示。绿色部分表示未来避免新龋的实际机遇（1% ～ 100%）的估算值；深蓝色部分表示饮食，包括饮食的种类和次数；红色部分表示细菌，包括牙菌斑量和变形链球菌计数；浅蓝色部分表示易感性，包括氟化物的应用、唾液流速和缓冲力；黄色部分表示相关情况，包括既往患龋经历和全身状况。完整版的 Cariogram 系统在使用时需要收集 10 个数据（图 4-2），实际上最少需要 7 个数据就可以得到结果，所以，在使用时可以根据具体情况用简化版。

Cariogram 系统在本节所介绍的龋病风险评估系统中所含因素最少，但包含了其他系统没有的唾液缓冲能力检测，最终表达方式为饼形图，并采用实际避免新龋的机遇来表示患龋的风险性。由于该系统在风险评估时采用软件形式，加之所含因素少，具有需调查项目少、操作更便携等优点。但 Cariogram 系统需检测变异链球菌、乳杆菌、唾液流率及唾液缓冲能力，增加了成本和操作难度。然而，Holgerson 等研究发现，用改良 Cariogram 系统（不包括唾液流率和唾液缓冲能力）进行评估时，不能有效辨别出低患龋率地区的龋高危的学龄前儿童。Petersson 等研究表明，与传统 Cariogram 系统相比，改良 Cariogram 系统（不包括唾液和微生物检测）用于预测 10 ～ 11 岁儿童未来新龋的能力会减弱。Petersson 等也验证了 Cariogram 系统用于预测 55 ～ 75 岁年长人群未来新龋的有效性，并认为 Cariogram 系统在这种情况下能预测成年人龋的发展。以上研究结果说明，Cariogram 系统在有些人群能有效辨别龋病的危险等级，唾液和微生物检测在龋病风险评估中有重要的作用。

三、早期龋的诊断

龋病病损的早期阶段，牙釉质表层极少有破坏，而是表现为牙釉质表层下的显著脱矿，这是龋损成洞前的阶段，称为早期龋，也称为未成洞龋。早期龋是可逆的，及时发现早期龋，采取有效的措施使脱矿的牙釉质再矿化，阻止损害进一步发展，是龋病预防中的重要组成部分。诊断早期龋的方法有临床检查、X 线检查和特殊仪器检查等。

（一）临床检查

早期龋在光滑牙面常表现为白垩斑（white spot），在咬合面为窝沟着色。按照国际龋病检查与评估系统（international caries detection and assessment system，ICDAS）的标准，评分为 1（牙釉质早期视觉改变）和 2（牙釉质明显视觉改变）的诊断为早期龋。研究证实，ICDAS 对早期牙釉质龋的分级诊断与病理学所观察的龋损严重程度相一致。用 ICDAS 进行临床检查时首先需要清洁牙齿，刷牙或用探针等去除牙齿表面的牙菌斑；其次，检查时要用气枪吹干牙齿。下面以窝沟早期龋为例进行介绍。

ICDAS 评分 1：在牙面湿润状态下未观察到牙釉质色泽变化，吹干牙面 5 秒后，可以观察到因龋所致的牙釉质不透明、呈白垩色或褐色病损；无论在湿润还是干燥状态下，均可以观察到牙釉质的色泽变化。需要注意的是，变化仅仅局限于窝沟范围内，无扩展。

ICDAS 评分 2：在牙面湿润状态下可以观察到因龋所致的牙釉质不透明、呈白垩色或褐色病损，吹干牙面后仍可见牙釉质色泽变化，变化超出窝沟范围。

ICDAS 评分 3：局限性牙釉质破坏，无牙本质暴露或牙釉质下阴影。在湿润状态下，可以观察到明显的白垩斑或褐色变色，超出窝沟范围，吹干牙面 5 秒后，就可观察到因龋所致的牙釉质结构破坏，这种破坏可能发生在窝沟入口处，也可能发生在窝沟内。虽然窝沟形态可能会较正常变宽，但牙本质未暴露。如果表示怀疑或者想进一步证实视觉判断，可以使用 CPI 探针轻轻划过牙面或窝沟，确定龋损仅局限于牙釉质层。

ICDAS 评分 4：牙釉质下牙本质黑影，可有或可无局限性牙釉质破坏。透过看似完整的牙釉质可以看到变色牙本质的阴影，这种阴影通常在牙齿湿润的时候更容易观察到，表现为灰色、蓝色或褐色，无牙本质暴露。

ICDAS 评分 5：暴露牙本质的明显龋洞。在牙齿湿润时，透过牙釉质可观察到牙本质明显变黑，吹干 5 秒后，可见在窝沟入口处或窝沟内有牙齿结构的破坏，形成开放性龋洞，牙本质暴露，同时可伴有白垩色、褐色或深褐色的脱矿表现。可使用 CPI 探针确定龋洞是否及牙本质层。

ICDAS 评分 6：暴露牙本质的大面积龋洞。至少一半的牙齿结构破坏，或者龋洞近髓。

（二）X 线检查

目前，X 线检查是临床上除视诊及探诊之外使用最广泛的辅助诊断龋齿的方法，特别是在诊断邻面龋方面。但 X 线片存在的某些缺陷需改进，如 X 线检查邻面龋时，邻面触点的重叠影响诊断结果；此外，由于 X 线片是将牙齿的三维图像表现为二维图像，因此，某些位于颊、舌侧较表浅的脱矿可能会被误认为是邻面的深龋；而对于𬌗面龋诊断的主要问题是颊侧牙体组织及舌侧的牙尖可能会掩盖正常与脱矿组织之间的放射线对比度，因此难以在 X 线片上发现咬合面龋。针对以上问题，应用放射线诊断龋病的方法有了许多改进，例如非直接数字成像系统、直接数字成像系统。

1. 非直接数字成像系统   是将传统的 X 线片转换为数字成像，可使传统 X 线片影像密度的对比度提高，Wenzel 等的研究显示，传统方法探查到的𬌗面患龋率为 50% 时，经数字成像后可探查到𬌗面患龋率为 70%，而且假阳性诊断较少。计算机辅助分析增加了该方法诊断的客观性。

2. 直接数字成像系统   可直接获得数字影像。应用于咬合面龋诊断的直接成像系统的优点：①X 线剂量小；②有利于观察者对被检查者的控制，拍片同时可获得影像资料；③简化工作过程，是一种无污染的环保型放射线诊断方法。

从现有的研究结果看，不论是体外试验还是临床研究，X 线检查在早期龋诊断方面作用有限。2015 年发表的一篇系统综述的结果显示，X 线检查适用于已波及牙本质的龋坏或成洞龋的诊断，诊断早期龋的准确度低。

（三）光纤维透照技术

1. 光纤维透照法（fiberoptic transillumination，FOTI）   如果牙齿发生脱矿，则其局部透光性能将发生改变，利用高强度白光对牙齿进行透照时，在正常透亮的牙体组织内就会显现一块暗影，借此判断病变的存在、部位和范围。操作时，探头从牙齿的颊侧照入，从𬌗面来观察邻面的情况，寻找暗影。现普遍认为，FOTI 不能代替 X 线检查。有些场所不能行 X 线检查时，一般用 FOTI 来代替。当牙间隙很紧，探针不能进入而怀疑邻面龋时，利用光纤维透照法可进行早期诊断。但光纤维透照法对窝沟龋和继发龋诊断作用尚不够准确，同时，牙釉质透光度与牙釉质矿化程度及均质性有关，由于部分个体牙齿矿化程度低，用此方法有局限性。光纤维透照仪操作方便，价格相对低廉，便于携带，在龋病普查和筛查中可能发挥一定的作用。

2. 数字化光纤维透照技术（digital imaging fiber-optic transillumination，DIFOTI）   是光纤维透照法的重要进步，在原有技术的基础上，加上数字型 CCD 照相机，可将获得的数字影像输入电脑中，运用专门程序进行分析，检查者便可根据分析结果进行龋损的定位及诊断。体外研究显示，此种方法用于诊断邻面、𬌗面及光滑面龋的灵敏度优于传统的放射线检查。运用特殊软件对数字图像进行分析，还可以获得定量结果，利于纵向评价病损变化。DIFOTI 可以发现未成洞的早期龋损，相对于放射线检查具有明显优势。无创性（放射损伤）也是其相对于放射检查的优点。

（四）电阻抗龋检测技术

龋病发生时，由于脱矿，釉柱间形成间隙并充满富含离子的唾液，牙釉质电阻大大降低，其下降程度与龋病损害的严重程度成正比。通过测量牙齿表面到髓腔的电阻值，可判断龋病发生的情况，该技术称为电阻抗法（electronic resistance methods，ECM）。使用 ECM 仪器检查时需要先彻底清洁待检牙面，去除牙菌斑、牙石等，将探针电极置于待检牙面，回路电极置于手腕或者唇、颊处，形成电流回路。研究发现，这种方法的重复性较好，灵敏度和特异度中等。

（五）激光诱导荧光系统

激光诱导荧光系统（laser induced fluorescence）的工作原理是一定波长的激光照射到矿化程度不同的牙面上，可激发出不同波长的荧光。据此原理开发的龋病诊断方法有激光荧光龋病诊断仪（Diagnodent）和定量光导荧光龋病检测仪（quantitative light-induced fluorescence，QLF）等。

1. 激光荧光龋病诊断仪　是一种体积较小的便携式早期龋诊断仪器，操作简单。主要由 3 部分组成：中央处理器、探测器及传输装置。中央处理器中的激光二极管可发出限定波长的脉冲光，当遇到钙化程度不同的牙齿时，可激发出不同波长的荧光。随着因龋损导致牙齿脱矿程度的加重，激发出的荧光波长也随之增加。探测器可收集这些荧光，经中央处理器内的电子系统处理后，以数字方式表示出来。根据其数值的大小，对照诊断标准便能确定牙齿目前的矿化状态，并能确定龋损深度。它有圆锥形和平面形两种探测器，可用于发现𬌗面及光滑面的早期脱矿。该仪器的诊断结果受某些因素的影响，如牙石、牙菌斑等；玻璃离子、复合树脂等充填材料也会干扰测量结果，不利于继发龋的诊断；此外，牙齿湿润及干燥状态下的检查结果存在差异。

2. 定量光导荧光龋病检测仪（QLF）　牙体硬组织的荧光通常由牙本质发出，经牙釉质传导。QLF 正是以牙齿自荧光现象为基础，脱矿的牙釉质的光传导性下降，牙齿所产生的荧光与牙釉质健康者相比较，荧光辐射减少，显示为黑色或者暗区。通过人工和天然龋的研究发现，脱矿丧失量与荧光强度减少量高度相关。

目前常用的 QLF 系统由两部分构成：一部分是由微型摄像机、光源、导线及口镜共同组成的手提部分；另一部分是相连的电脑处理系统，安装有图像捕获软件和图像分析软件。通过该系统，可以判断龋损大小和严重程度。

目前，临床视诊及探诊检查仍是诊断龋病最方便、常用的方法，其他方法都是辅助方法。还没有充分的证据证明上面介绍的几种方法在早期龋诊断方面的应用价值，不同的研究结果差异大，同样的方法在乳牙和恒牙上的结果以及体外试验和临床研究的结果也不一致；一种理想的早期龋诊断方法应该可以真正实现龋病的早期发现，而且要便于使用；现有这些方法的效果需要更多设计良好的高质量临床研究结果的证明。

第三节　龋病预防与早期龋的控制
Prevention of Dental Caries and Control of Incipient Caries

一、龋病的三级预防

（一）一级预防

一级预防又称为病因预防，是针对致病因素或可疑致病因素所采取的措施，是预防和控制疾病的根本措施。龋病的一级预防主要是要消除或控制导致龋病的 3 个要素，包括减少牙菌斑的量和致龋力、限制糖和含糖食物的摄入、增强牙齿的抗龋力。

　　龋病的一级预防还包括口腔健康教育和促进活动，目的是营造有利于口腔健康的环境，普及口腔健康知识，让大众了解龋病发生及发展的过程，提高自我口腔保健意识，养成良好的口腔卫生习惯和饮食习惯，积极采取应用氟化物、窝沟封闭等防龋措施。

（二）二级预防

　　二级预防又称为三早预防，即早发现、早诊断、早治疗。定期进行口腔检查，必要时进行 X 线检查，利用其他早期龋检查方法，发现早期病损，及时治疗。

（三）三级预防

　　三级预防是防止龋病进一步发展，恢复牙齿和牙列的功能。及时充填龋齿，防止浅中龋向深龋发展，防止深龋向牙髓炎发展等。对因龋病没有得到及时治疗引起的牙髓炎，应进行根管治疗，阻止炎症向牙槽骨、颌骨深部扩展。对于严重破坏的残冠及残根，应及时拔除，防止牙槽脓肿及颌面部化脓感染及全身感染。对不能保留的患牙，应及时拔除。

　　对牙体缺损及牙列缺失者，应及时修复，恢复口腔正常功能，保持口腔健康及全身健康。

二、龋病的预防措施

（一）牙菌斑控制

　　没有牙菌斑就没有龋病，牙菌斑控制是预防龋病发生的一条重要而有效的途径。对牙菌斑的控制包括两个方面的含义：控制牙菌斑量、降低牙菌斑的致龋力。

　　1. 机械方法清除牙菌斑　牙菌斑与牙面黏附紧密，必须用机械的方法才能清除掉，这些方法包括刷牙、使用牙线及牙间隙刷等牙间清洁器、洁治。有效刷牙，早、晚各一次，配合含氟牙膏，简便可行，是预防龋病的基本措施。但刷牙还远远不够，因为牙齿邻面对龋病更易感，使用牙线或牙间隙刷清除牙齿邻面的牙菌斑是必要的。电动牙刷的问世对清除牙菌斑起到了很好的作用。

　　2. 化学方法控制牙菌斑　理论上讲，使用化学制剂直接作用于牙菌斑中的致龋菌以预防龋病是合理的。但是与传统的由病原菌引起的感染性疾病不同，龋病是由定居在口腔中的固有微生物菌群引起的，这些菌群具有某些对宿主有益的功能。因此，预防龋病的目的并不是消除这些细菌，而是控制它们，使其副作用最小化。

　　化学药物可以通过一种或多种途径降低牙菌斑水平：抑制细菌定植、抑制细菌的生长和代谢、破坏成熟牙菌斑以及改变牙菌斑的生化和生态特性。他们可以通过不同的载体释放入口腔，如漱口液、喷雾剂、牙膏、凝胶、口香糖或缓释载体（如涂料）等。

　　抗菌剂的种类有阳离子药物（氯己定、血根提取物、金属离子）、阴离子制剂、非离子制剂、其他制剂（酶、木糖醇）。氯己定是研究最彻底和最有效的抗菌剂，其常作为衡量其他制剂药效的标准。

　　氯己定的抗菌谱很广，对革兰氏阳性菌比革兰氏阴性菌更有效。变形链球菌对氯己定尤其敏感。高浓度的氯己定可以杀菌，低浓度的氯己定有抑菌作用。用 0.2% 氯己定漱口 1 次，牙菌斑和唾液中的微生物菌丛可减少 80%～95%。一日漱口 2 次几乎能完全抑制牙菌斑的形成。

　　氯己定临床应用很广泛，对其副作用的报道很少，对全身的影响罕见。局部的副作用例如牙齿、舌、充填体和义齿变色，口腔黏膜脱落和疼痛，味觉紊乱和口苦常有报道。降低氯己定的浓度可以减少局部的副作用。

　　对于运用化学制剂预防龋病，专业人员有不同的看法。持赞成观点者认为，只要能安全实施，任何减少牙菌斑的方法都是有益的，而自我机械性控制牙菌斑常常做的是不充分的。因此，化学制剂便可以提供辅助作用；而那些反对者则认为，药物会扰乱口腔内的生态平衡，导致耐药菌株的出现。

使用化学方法控制牙菌斑不应该被常规使用，一般适用于龋高危人群，例如有身体或精神障碍的个体，或是由于系统疾病或药物治疗引起的口干症患者，他们可能从间断性应用中受益。在一些特殊的情况，如口内固定、正畸矫治、种植体植入或口内手术的术前或术后等，这时进行机械性清洁相当困难，对这些患者，使用不同时长的化学预防药物是合理的。在所有病例中，应权衡预期疗效和潜在副作用的利弊，而且制剂的选择、疗程、剂型和剂量都必须视个人情况而定。

3. 免疫方法　自从认识到龋病是一种细菌感染性疾病以来，就有学者开始探索用免疫学方法来预防龋病。从初期的利用全菌细胞作为免疫原到当前的基因疫苗的研究，免疫防龋经历了半个多世纪，取得了显著的成绩，但仍未实现临床应用，还有许多问题亟待解决。预防龋病的免疫学方法包括主动免疫和被动免疫。

主动免疫防龋主要是疫苗的研制，选择特异性抗原作为免疫原，刺激机体的免疫系统产生特异性抗体，经由唾液发挥其抑制致龋菌的作用。防龋疫苗主要有全疫苗、亚单位疫苗、多肽疫苗、基因重组疫苗、核酸疫苗等。但是到目前为止，在防龋疫苗的实际应用上还存在着一些主要障碍：①变形链球菌定殖在牙菌斑内，体内产生特异性抗体后再分泌到口腔中，实际上不容易在口腔环境中发挥有效的免疫作用；②诱导变形链球菌抗体与心内膜组织有交叉反应，可引起心内膜炎的不良反应；③变形链球菌疫苗与口腔内其他链球菌有交叉反应性抗原，影响抗体的效价。

被动免疫防龋即用特异性抗体直接在口腔内与致龋菌抗原进行免疫，达到防龋的目的。被动免疫的安全性大，但缺乏免疫记忆力。一些研究结果显示，被动免疫所用抗体在体内仅能保存几个小时，最多也只能存活3天。特异性抗体包括单克隆及多克隆抗体、多肽抗体、转基因抗体。

尽管各种免疫防龋方法在大量实验室和动物研究中以及少量的人体研究中取得了较好的效果，但还需要较长时间的安全性、稳定性、有效性的验证才能用于人体临床试验。

（二）饮食指导及糖代用品

1. 饮食指导　许多因素影响着个体的食物选择，生理的、心理的、行为上的以及社会经济的因素都影响个体对食物的选择，这也是为什么一旦养成的饮食习惯很难改变的原因。在口腔科实践中，也仅有极少数的关于饮食建议效果的研究。尽管如此，控制甜食、建立良好的饮食习惯仍是预防龋病的重要举措。过多摄取甜食不仅对牙齿有害，对全身健康也不利。

合理进食含糖食物。控制甜食的摄入量，致龋菌产酸的总量除了与细菌总量有关外，也与底物的多少有关。减少进食甜食的次数，牙菌斑产酸后自然清除一般需要30分钟以上，如果频繁进食甜食，则牙菌斑微环境利于脱矿，龋齿容易发生。所以，在减少糖摄入总量的同时，强调减少进食甜食的频率更为重要。选择甜食时，避免甜而黏的食物，因其在口内停留时间长，不容易清除，更易致龋。吃完甜食后漱口或咀嚼木糖醇口香糖，或者吃奶酪、坚果等食物也能降低甜食的致龋力。建议甜食和正餐一起吃，睡前不要进食。此外，应多食富含纤维的食物，例如蔬菜，富含纤维的食物除了本身不致龋外，还有利于清除牙面的牙菌斑和存留的糖。

2. 糖代用品　蔗糖的致龋性最强。在食物中添加蔗糖的代用品能够减少蔗糖的摄入。但从营养及经济的角度考虑，目前还没有一种糖代用品可以完全替代蔗糖。

糖代用品是指具有甜味、不会被致龋菌利用产酸或产酸少的一类物质，如木糖醇、山梨醇、甘露醇等，这些糖醇和蔗糖、果糖等都属于甜味剂。从几十年的研究结果看，在防龋方面，木糖醇是被研究最多的、也是最有前途的糖代用品。

木糖醇是一种天然存在的五碳糖醇，存在于白桦树和一些水果及蔬菜中。木糖醇不致龋，因为口腔中的致龋菌不能利用木糖醇产酸。除此之外，木糖醇还具有抑制变形链球菌生长、产酸、积聚和抑制牙菌斑形成的作用。木糖醇抗菌的作用机制可能是：变形链球菌不能利用木糖醇供其生长需要，细菌在摄取木糖醇后在细胞内转化为磷酸木糖醇，这种磷酸化中间产物对细菌本身是一种毒性物质，可以抑制细菌的糖代谢，从而影响细菌产酸；细胞内的磷酸木糖醇能脱磷酸为木糖醇并被排出胞外，然后再进入细胞内，这种"无效循环"会消耗大量能量，从而影响细菌的生长；致龋菌摄取的木糖醇可以竞争性地抑制其吸收其他的可酵解糖。

口香糖是木糖醇的良好载体，还可以将木糖醇加入到漱口液、牙膏和含片等产品中。

（三）增强牙齿的抗龋力

1. 应用氟化物   应用氟化物预防龋病是20世纪预防口腔医学对人类最伟大的贡献之一。氟化物的防龋作用主要是通过抑制牙齿脱矿以及促进再矿化实现的。氟化物的应用可分为全身应用和局部应用。全身应用包括饮水加氟、食盐加氟、牛奶加氟、氟片、氟滴剂等；局部应用包括含氟牙膏、含氟漱口液、含氟涂料、含氟凝胶和含氟泡沫等。关于氟化物防龋的详细内容见相关章节。

2. 窝沟封闭   具体内容见相关章节。

三、早期龋的控制

早期龋表现为牙釉质表层下脱矿，这个时候如果采取有效的措施，可以使脱矿的部分再矿化，逆转早期龋，使其不再发展成龋洞。需要从抑制脱矿和促进再矿化这两个方面来控制早期龋。各种局部用氟方法，包括专业人员使用的和在家使用的含氟产品都有抑制脱矿和促进再矿化的作用。同时要控制牙菌斑，减少甜食的摄入频率和量，以减少牙菌斑微生态环境中的产酸。窝沟早期龋可以进行窝沟封闭。渗透树脂是近年来发展起来的一种控制早期龋的新方法。图4-3和图4-4是美国牙科协会2018年发布的基于循证医学证据的针对早期龋干预的指南。

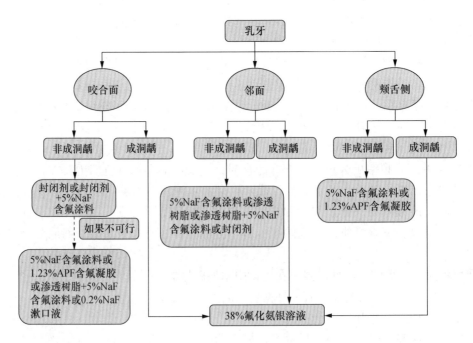

图4-3   ADA乳牙早期龋干预指南

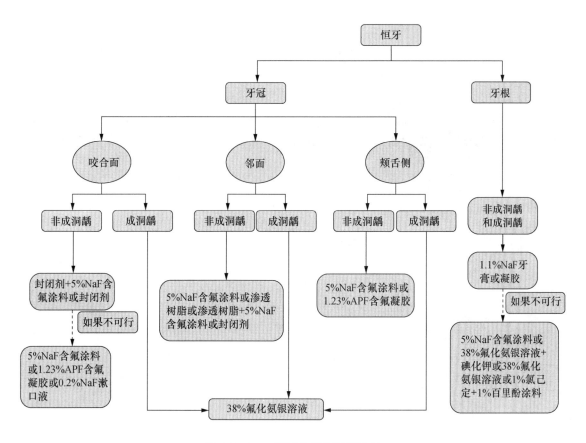

图 4-4　ADA 恒牙早期龋干预指南

第四节　龋病预防和控制的具体方法
Measures for Prevention and Control of Dental Caries

一、窝沟封闭

窝沟封闭又称点隙裂沟封闭（pit and fissure sealing），是指不去除牙体组织，在牙齿窝沟点隙上涂布一层黏性高分子材料，保护其不受细菌及代谢产物侵蚀，达到预防窝沟龋病的一种方法。当牙齿的窝沟被封闭之后，原来存在于窝沟中细菌的营养来源被断绝，起到了预防龋病发生的作用，也阻止了已存在早期龋的发展。

（一）窝沟龋流行病学

2015 年第四次全国口腔健康流行病学调查显示，12 岁儿童龋齿好发牙位前三位为下颌第一恒磨牙、上颌第一恒磨牙、下颌第二恒磨牙。而 1995 年第二次全国口腔健康流行病调查显示，12 岁儿童窝沟龋占总龋的 90.32%，光滑面龋为 9.68%。以上数据说明磨牙是儿童和青少年龋病的好发牙位，好发点是窝沟点隙。2015 年第四次全国口腔健康流行病学调查显示，全国仅有 6.9% 的 12 岁学生接受过窝沟封闭。

（二）窝沟的解剖形态和患龋特点

点隙裂沟主要存在于磨牙咬合面，部分在下颌磨牙的颊侧面。磨牙咬合面裂沟有单个或

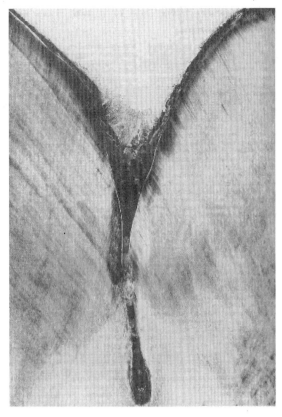

图 4-5　I 型深窝沟

多个点隙，前磨牙少，磨牙多。根据解剖学形态，将窝沟分为 V、U、P、I、IK 及 C 共 6 种类型。但实际上可将其分为 2 种类型：V 型，沟浅，口宽底尖；I 型，沟深窄，底部膨大。龋易感的是 I 型，沟深可达 1.5 mm，接近釉牙本质界，沟直径最窄可在 0.1 mm 左右（图 4-5），比牙刷毛还细，深沟底部呈膨大状，窝沟内壁牙釉质薄，钙、磷含量相对少，有机成分多。

由于窝沟的解剖形态，容易滞留牙菌斑、唾液成分及精细的食物残渣，无法清除，为牙菌斑内致龋菌的生长及繁殖建立了一个良好环境，成为龋好发的易感区域。窝沟内早期发生表层下脱矿的首先是沟壁部分，随着龋损发生扩展到沟底部，在底部沿釉柱方向破坏病变已形成，继续较快地达到牙本质。

（三）窝沟封闭的适应证

1. 咬合面、颊面及舌腭面有深的窝沟点隙，尤其是窝沟点隙可卡住探针的第一恒磨牙、第二恒磨牙、前磨牙、上恒切牙（舌侧窝）和乳磨牙。

2. 具有高患龋风险的人群，有其他牙齿（特别是对侧同名牙）患龋、有患龋倾向或早期窝沟龋（ICDAS 评分 1 ～ 2）的磨牙。

（四）窝沟封闭剂的组成和类型

1. 窝沟封闭剂的组成　窝沟封闭剂通常由合成有机高分子树脂作为主体成分，再加入定量的稀释剂、引发剂和一些辅助剂（如溶剂、填料、氟化物、涂料）等组成。

（1）树脂体系：通常由两部分组成，一是树脂基质，二是稀释剂。树脂基质为封闭剂的主体部分，目前广泛使用的是双酚 A- 甲基丙烯酸缩水甘油酯（Bis-GMA）。对封闭剂的基本要求是起始黏度要低，以便向窝沟内渗入。通常用作封闭剂主体成分的树脂黏度较大，需要加入一定比例的活性单体作为稀释剂，以降低黏度。用于封闭剂的单体一般有二甲基丙烯酸三甘醇酯、癸烷丙烯酸酯、双酚 A 丙烯酸酯等。单体的用量越多，树脂黏度越低。但对封闭剂的黏度不能单纯依靠增加单体比例使之降低。因单体用量过多将影响封闭剂的性能和降低固化速度。树脂与单体的重量比例一般为 5% ～ 22%。

（2）引发剂：是封闭剂固化不可缺少的物质。目前，封闭剂固化的方法有光固化和化学固化两种。前者的优点在于操作者可完全控制固化时间，因封闭剂只有用一定波长的光线照射后才会固化。后者的优点是不需要光照固化设备。

化学固化封闭剂的引发剂通常由过氧化苯甲酰（benzoyl peroxide，BPO）和芳香胺〔如 N,N- 二羟乙基对甲苯胺（DHPT）〕组成。二者分别含于封闭剂的 A、B 组分中。含量的多少影响封闭剂固化的速度，含量多，固化速度快。固化速度还受环境温度的影响，温度高，固化速度快。减少含量或降低温度，则可延缓固化时间。在临床操作中，一般要求固化时间为 1 ～ 2 分钟。

光固化封闭剂最早是用紫外线固化。使用的光敏活化剂是安息香醚类，如安息香甲醚、安息香乙醚等。在 365 nm 的紫外线照射下，产生游离基引发树脂聚合。在封闭剂中的含量一般为 0.5%，经紫外线照射 30～60 秒，封闭剂表面能完全固化。为了使渗入到窝沟深部的封闭剂固化完全，有人主张在光引发剂中加入一定量的过氧化苯甲酰（BPO）。实验证明，窝沟深部的封闭剂需 7 小时才能达到完全固化。

20 世纪 90 年代出现了一类可见光固化封闭剂，其主体成分是双官能团丙烯酸酯，如 Bio-GMA、二羧三乙二醇双甲基丙烯酸酯等单体。在波长 380～520 nm 可见光照射下，光敏活化剂极快分解而使树脂聚合。这类封闭剂不仅固化速度很快，且固化深度大。此频率范围的可见光由可见光固化器内的卤素灯辐射，光强度高，均匀无闪烁。由于选用的光波在可见光的频率范围，无损伤组织的红外线和紫外线辐射，已取代紫外线固化。

2. 窝沟封闭剂的类型

（1）窝沟封闭剂按固化类型可分为紫外光固化型、化学固化型和可见光固化型。Jan Kühnisch 等对 146 篇至少观察 2 年的窝沟封闭剂保留率研究的文献进行荟萃（meta）分析，得出结论：紫外光固化型封闭剂 5 年保留率为 19.3%；化学固化型封闭剂 5 年保留率为 64.7%；可见光固化型封闭剂 5 年保留率达到 83.8%。可见光固化型封闭剂操作方便，固化时间短，保留率高，在临床得到广泛使用。

（2）窝沟封闭剂按填料的比例可分为无填料型、低填料型、高填料型。填料比例越高，封闭剂越耐磨，但是黏性也相应增大，流动性减小。研究表明，无填料型封闭剂的保留率较低填料型和高填料型封闭剂高，边缘微渗漏的发生率较低填料型和高填料型封闭剂低。低填料型和高填料型封闭剂由于耐磨性好，所以在封闭后如咬合过高，需要调整咬合，会增加操作时间和成本。

（3）窝沟封闭剂按是否有颜色可分为无色封闭剂和有色封闭剂。无色封闭剂的特点是美观，而有色封闭剂有利于更快、更准确地检查封闭剂的保留情况。有学者做了关于有色和无色封闭剂实用性的研究，发现在评估封闭剂保留情况时，无色封闭剂错误率为 23%，而有色封闭剂错误率只有 1%。但是，也有人认为有色封闭剂用于治疗未形成窝洞的早期龋会妨碍医生对早期龋进展情况的观察。

（4）窝沟封闭剂按是否含氟可以分为含氟或释放氟的窝沟封闭剂和不含氟的传统封闭剂。封闭剂中的氟有两种作用方式：一种是在封闭剂中加入可溶性的氟盐，封闭后释放氟离子；另一种是将有机氟化物粘接在树脂中，氟离子通过与其他离子进行交换释放出来。但是对含氟封闭剂现在还存在很大争议，有研究表明，含氟封闭剂与普通不含氟封闭剂比较，保留率和龋病降低相对有效率都没有明显区别。体外研究表明，封闭剂中大部分氟都在封闭后 2 日内释放出来；同时，体内研究发现，封闭后 30 分钟内唾液中氟含量显著升高，大约 2 日后恢复到基线水平。但是含氟封闭剂的优点是被封闭的牙釉质能吸收氟离子，不仅能抑制脱矿，而且能促进再矿化，因此人们认为含氟封闭剂用于治疗白垩斑类的早期龋比较有效。

（5）窝沟封闭剂按材料可以分为树脂类封闭剂（resin-based fissure sealant）和玻璃离子封闭剂（glass ionomer cement）。由于玻璃离子具有高水平的氟缓释能力及对牙面的强粘接力，近年来被用作窝沟封闭材料。通常认为，能释放氟的封闭剂应该具有更强的防龋效果，但是研究表明，玻璃离子封闭剂不论保留率还是龋降低相对有效率都较树脂类封闭剂差。2011 年的一篇窝沟封闭荟萃分析的文献中，玻璃离子封闭剂的 2 年保留率为 12.3%，5 年保留率仅为 5.2%。树脂改性玻璃离子材料（resin-modified glass ionomer cement，RMGiC）的出现弥补了玻璃离子封闭剂的一些缺陷，它的强度和耐磨性更好。RMGiC 与树脂封闭剂相比，缺点为更容易磨损，保留率较低，预防龋病的能力也更低；优点是玻璃离子不需要酸蚀，操作更简单，隔湿要求比树脂类封闭剂低。RMGiC 适用于乳牙或过渡性的窝沟封闭，如牙齿萌出过程中的窝沟封闭，当牙齿完全萌出后，还是需要替换成树脂类封闭剂。

（五）窝沟封闭的操作方法与步骤

窝沟封闭的操作可分为清洁牙面、酸蚀、冲洗和干燥、涂布封闭剂、固化、检查6个步骤。封闭的成功完全依赖于每一个步骤的认真操作，这是封闭剂完整保留的关键。尽管操作并不复杂，但对每一步骤及细节的注意是绝对需要的。有条件的单位，建议在使用橡皮障的情况下进行窝沟封闭。

1. 清洁牙面　使用探针、小毛刷或橡皮杯清洁牙面，去除软垢、牙菌斑，用三用枪冲洗牙面。

首先对牙面，特别是对窝沟要做彻底清洁，以去除窝沟内的食物残屑及牙菌斑等。方法是在低速手机上装好锥形小毛刷或橡皮杯，对牙面和窝沟来回刷洗。可选用牙膏（不建议使用含氟牙膏）作为清洁剂辅助，要注意不使用含有油质的清洁剂或过细磨料。冲洗牙面后，用尖锐探针清除窝沟中残余的清洁剂，再彻底冲洗。

2. 酸蚀　使用棉卷、棉球、橡皮障等器械在操作中隔湿。干燥后，使用酸蚀剂酸蚀牙面，酸蚀范围应覆盖所有窝沟，时间为20～30秒或遵照产品说明书，酸蚀时间要用计时器严格把握。酸蚀剂应使用35%～37%磷酸，常用的是磷酸凝胶。

在酸蚀过程中注意不要擦拭酸蚀牙面，因为这会破坏被酸蚀的牙釉面，降低粘接力。放置酸蚀剂时，要注意酸的用量应适当，不要溢出到口腔软组织。一般认为，凝胶状酸蚀剂对保持酸蚀区固定在某一部位较好。

3. 冲洗和干燥　使用三用枪冲洗15秒，同时吸唾。隔湿后，用压缩空气吹干至牙釉质呈白垩色。若牙面未出现白垩色，则应重新酸蚀。如出现唾液污染等情况，应重新清洁牙面和进行酸蚀。

实践证明，使用棉卷可起到很好的隔湿效果，其他还可采用专门制造的三角形吸湿的纸板、橡皮障等。隔湿是取得窝沟封闭成功的非常重要的环节。在操作中，应注意快速干燥，及时涂布封闭剂是很必要的。干燥后的酸蚀牙釉面也应绝对禁止被唾液污染。因唾液中的成分易被酸蚀处理后的牙面吸收，使黏附性能下降。操作中要确保酸蚀牙面不被唾液污染。

4. 涂布封闭剂　用光固化封闭剂时，将封闭剂涂布于酸蚀处理后的窝沟及牙尖斜面，使封闭剂充分渗入窝沟点隙内，避免涂布超过酸蚀范围和出现气泡。

用化学固化封闭剂时，取封闭剂两组分，按产品说明书的规定调拌，在规定时间内将封闭剂涂布于酸蚀处理后的窝沟及牙尖斜面，使封闭剂充分渗入窝沟点隙内，避免涂布超过酸蚀范围和出现气泡。

5. 固化　光固化封闭剂涂布后，立即用可见光源照射引发固化。照射光源距离牙尖约1 mm，照射时间要根据采用的产品类型与可见光源性能决定，一般为30～60秒或遵照产品说明书。照射的部位要大于封闭剂涂布的部位。照射之后应立即检查封闭剂的情况，如果发现有遗漏的部位，可以不必酸蚀，直接涂布封闭剂后再固化。如果牙面已经污染，则必须重新酸蚀，然后添加封闭剂，再使其固化。

化学固化封闭剂涂布后经1～2分钟即可自行固化或遵照产品说明书。

6. 检查　封闭剂固化后，使用探针进行检查，确认窝沟封闭剂固化完全，无遗漏窝沟点隙，无气泡。使用咬合纸检查咬合，确保无咬合高点。

窝沟封闭完成后，应进行定期复查，复查间隔时间3～6个月，第一次复查是在封闭之后3个月。复查时，对窝沟封闭剂的保留情况和完整性进行评估，如果窝沟封闭剂完全脱落或部分脱落，应重新进行窝沟封闭。

窝沟封闭剂保留情况评估：

（1）封闭剂完好：牙面窝沟点隙封闭完好，封闭剂完全保留；

（2）封闭剂部分脱落：牙面窝沟点隙中部分没有封闭剂；

（3）封闭剂完全脱落：牙面窝沟点隙中完全没有封闭剂。

（六）窝沟封闭的临床效果评价

窝沟封闭的临床效果评价指标包括封闭剂的保留率、龋降低相对有效率和龋降低实际有效率。具体计算公式为：

封闭剂的保留率＝（封闭剂保留的牙数／已封闭的总牙数）×100%

龋降低相对有效率＝［（对照组龋齿数－试验组龋齿数）／对照组龋齿数］×100%

龋降低实际有效率＝［（对照组龋齿数－试验组龋齿数）／已封闭的总牙数］×100%

设计方法：可采用自身半口对照，选择受试者口内同名对称磨牙，随机选一个做封闭，对侧牙不做处理为阴性对照，进行观察与分析。近年来的研究多选择一种认可的封闭剂作为阳性对照，这样可以做到双盲，获得可信的观察结果。

系统性文献回顾结果表明：有中等程度的证据表明，封闭与没有封闭相比较，48个月内有防龋效果，之后证据等级和防龋效果均有下降；玻璃离子封闭剂的保留率和防龋效果不高于树脂封闭剂；没有有效证据证明患龋风险高低和窝沟封闭的防龋效果有相关性。美国CDC认为窝沟封闭可以在2年内预防80%的龋坏，并在4年内可以预防50%的龋坏；未进行第一磨牙窝沟封闭的6～11岁儿童患龋率为进行第一磨牙窝沟封闭儿童的3倍。

二、预防性树脂充填

预防性树脂充填（preventive resin restoration，PRR）是只除去少量牙质，修复早期龋损，保护未预备区免患继发龋。Simonsen于1978年最早完整地提出预防性树脂充填的概念和方法，他提倡使用最小的牙钻去除窝沟龋损，然后使用窝沟封闭剂或复合树脂封闭充填龋洞，即操作时仅去除窝沟处的病变牙釉质或牙本质，根据龋损的大小，采用酸蚀技术和树脂材料充填早期的窝沟龋，并在牙面上涂一层封闭剂，这是一种窝沟封闭与窝沟龋充填相结合的预防性措施。由于不采用传统的预防性扩展，只去除龋损部位少量的龋坏组织后即用复合树脂充填龋洞，而未患龋的窝沟使用封闭剂保护。这样保留了更多的健康牙体组织，是预防早期龋进一步发展的方法。然而，关于预防性树脂充填技术的文献报道很少，更是缺乏对其临床效果的评价。

（一）预防性树脂充填的适应证

传统的预防性树脂充填适应证：①在一个完整𬌗面，窝沟点隙能卡住探针尖；②窝沟深在，不易使涂布的封闭剂流入窝沟基部；③深的窝沟点隙底部有患龋倾向，可能发生了龋坏；④窝沟壁呈不透明、白垩色外观，意味着要发生龋。预防性树脂充填适合于窝沟浅龋，深度未累及釉牙本质界，且未波及牙髓，特别适用于早期龋损，刚萌出且有深的窝沟形态的牙齿。Swift于1987年提出深窝沟且有广泛副沟或伴有小范围龋损也是适应证，但不适于大范围、深的多面龋损。需要进行邻𬌗复面洞充填的患者禁用。

随着现代龋病微创治疗的不断发展，在早期窝沟龋（ICDAS评分1～2）时，循证医学证据更加推荐使用窝沟封闭进行非充填治疗，预防性树脂充填的适应证应更加严格。

（二）预防性树脂充填的分类

基于龋损范围、深度和使用充填材料的不同，可将预防性树脂充填分为3种类型。

1. 类型A　需用最小号圆钻去除脱矿牙釉质，用不含填料的封闭剂充填。

2. 类型B　用小号或中号圆钻去除龋损组织，洞深基本在牙釉质内，通常用稀释的树脂材料充填。

3. 类型 C　用中号或较大圆钻去除龋坏组织，洞深已达牙本质，故需垫底，涂布牙本质或牙釉质粘接剂后用复合树脂材料充填。

（三）操作方法

预防性树脂充填除了用手机去除窝沟点隙龋坏组织和使用粘接剂外，其操作步骤与窝沟封闭相同。操作中，术者应特别注意避免唾液污染酸蚀后的牙釉质，保持酸蚀牙面绝对干燥。

（1）圆钻大小依龋坏范围而定，不进行预防性扩展。

（2）清洁牙面，彻底冲洗、干燥、隔湿。

（3）类型 C 酸蚀前将暴露的牙本质用氢氧化钙垫底。

（4）酸蚀𬌗面及窝洞。

（5）类型 C 在窝洞内涂布一层牙釉质粘接剂后，用后牙复合树脂充填；类型 B 用稀释的树脂材料或加有填料的封闭剂充填，固化后在𬌗面上涂布一层封闭剂；类型 A 仅用封闭剂涂布𬌗面及窝洞。

（6）术后检查充填及固化，有无漏涂、咬合过高等情况。

三、渗透树脂

渗透树脂（resin infiltration）技术主要应用在龋洞尚未形成、牙釉质出现脱矿的时期。其作用原理在于使用低黏度树脂通过毛细作用力渗入羟基磷灰石晶体微孔之中，填充间隙，形成树脂-多孔羟基磷灰石复合体，抑制酸性物质和致龋因子渗入，阻断牙釉质内部进一步脱矿，增强病损结构，遏制龋病发展。

2008 年，渗透树脂首先由 Paris 和 Meyer-Lueckel 提出，由德国 DMG 公司研制，是一种高流动性树脂。渗透树脂以三缩四乙二醇二甲基丙烯酸酯（TEGDMA）为主要基质，辅以少量引发剂和添加剂。与传统树脂在成分上最大的不同在于不含双酚 A 甲基丙烯酸缩水甘油酯（Bis-GMA）。因 Bis-GMA 含有芳香族环状基团分子结构，较为坚固，具有良好的弹性模量、抗弯强度及硬度，能够降低收缩应力和聚合收缩。但其黏稠度较大，不利于渗透，不能提升渗透材料的显微硬度和抗脱矿能力。以 TEGDMA 为主要成分的材料具有最高的渗透系数，可渗进病损结构深处。Meyer-Lueckel 等研究了渗透树脂对邻面早期龋的治疗效果，结果显示，其可有效控制邻面早期龋的进展。Borges 等对渗透树脂治疗牙釉质白斑的研究进行了系统评价和荟萃分析，证实渗透树脂对牙釉质的白垩色病损具有全部或部分遮盖效果，而其远期效果仍需进一步观察。当牙釉质脱矿较深且表面硬化层过厚时，则会降低渗透树脂的治疗效果，且由于染色、老化和微渗漏等问题，其远期效果有待进一步观察和研究。

（一）渗透树脂的适应证

乳牙适用于𬌗面和邻面的非成洞龋（ICDAS 评分 1～2），恒牙适用于邻面的非成洞龋（ICDAS 评分 1～2）。

（二）操作方法

1. 清洁牙面和隔湿　使用小毛刷或橡皮杯清洁牙面，使用牙线清洁邻面，去除软垢、牙菌斑，用三用枪冲洗牙面后，使用橡皮障隔湿。

2. 酸蚀　用 15% 盐酸凝胶酸蚀牙面 2 分钟，立即以大量清水冲洗 30 秒，使用压缩空气吹干，此时观察到牙面的白垩色较酸蚀前更加明显。

3. 干燥　用 99% 乙醇脱水 30 秒，吹干。

4.树脂渗透 关闭综合治疗台顶灯，涂布渗透树脂，静置 3 分钟。用脱纤维棉卷去除牙面的多余树脂，使用牙线清理邻面多余树脂。

5.固化 使用光固化灯垂直照射牙面 40 秒，距离 2 mm。

6.再渗透 重复渗透 1 分钟，静置，清理多余树脂。

7.再固化 操作同前。

8.打磨与抛光 拆除橡皮障后使用抛光盘打磨，抛光碟精细抛光。

四、氟化氨银

氟化氨银（silver diamine fluoride，SDF）溶液是一种局部使用的含氟溶液，临床试验证明其可有效预防和静止龋病。SDF 的化学式为 $Ag(NH_3)_2F$，由银离子、氨离子和氟离子组成。SDF 涂布于牙面后，与羟基磷灰石 $[Ca_{10}(PO_4)_6(OH)_2]$ 发生反应，主要生成氟化钙（CaF_2）和磷酸银（Ag_3PO_4）。氟化钙并不稳定，继而形成比羟基磷灰石抗酸的氟磷灰石 $[Ca_{10}(PO_4)_6F_2]$。磷酸银通过对细菌硫醇基的氨基酸和核酸作用发挥抗菌功能，同时反应生成氢氧根，中和氢离子，改变酸性环境。SDF 溶液治疗后的静止龋损处形成约 150 μm 的非透明带，其表面比内部有更多的磷酸钙沉积；扫描电子显微镜显示静止龋损处胶原蛋白未暴露。牙本质基质或唾液中存在的主要基质金属蛋白酶（MMPs）MMP-2、MMP-8 和 MMP-9 的激活在龋病过程中对牙本质胶原蛋白起至关重要的作用。SDF 对 MMPs 的活性有较强的抑制作用，从而抑制胶原蛋白降解。此外，SDF 溶液含有的氟离子、银离子抗菌效果显著，其中银离子对细菌的细胞壁结构进行破坏，导致细菌细胞质内酶变性，对细菌 DNA 复制进行有效抑制；氟离子改变细菌环境，影响糖酵解过程，从而抑制微生物生长。SDF 的防龋机制是各种成分相互作用的结果，包括中和细菌代谢导致的氢离子，改变酸性环境，抑制无机物脱矿和有机物降解，促进再矿化并发挥抗菌效果等。

（一）SDF 的适应证

乳牙适用于𬌗面、邻面和颊舌侧的成洞龋（ICDAS 评分 5～6）；恒牙适用于𬌗面、邻面、颊舌侧以及根面的成洞龋（ICDAS 评分 5～6）；龋坏牙无牙髓症状。

SDF 可有效地预防和静止龋坏发展，操作简单、快捷，尤其适用于年龄较小、配合度不高的儿童和行动不变的老年人。在牙齿表面涂布 SDF 溶液是一种无创的龋病防治手段，待儿童年龄稍长、配合程度提高时，仍可进行永久性充填治疗。

（二）SDF 的产品

实验室研究和临床试验研究显示，38%SDF 溶液的防龋效果好于 30%SDF 溶液和 12%SDF 溶液，推荐使用 38%SDF 溶液，氟离子浓度为 44 800 mg/L。

（三）SDF 的应用

推荐每半年使用一次 38%SDF 溶液。涂布 SDF 溶液前进行橡皮障或棉卷隔湿，使用牙科专用小毛刷蘸取适量的 SDF 溶液，尽量减少 SDF 溶液接触到口腔黏膜的机会，可降低黏膜不良反应的发生。

38%SDF 溶液的相关临床研究未见严重不良反应的报道，少数出现牙龈激惹症状或黏膜不适，未见氟牙症的报道。如果意外摄入大量 SDF，通过诱发呕吐，可避免其在体内的吸收，并应用 10% 葡萄糖酸钙溶液，钙离子与氟离子反应，形成不溶于人体胃肠道的不溶性氟化钙。

SDF 溶液有苦金属味，涂布 SDF 溶液后，龋损静止部位的牙本质将变暗甚至变黑，并且应用频率越高，黑色染色效果越明显。近年来，有学者为改善美观，在涂布 SDF 溶液后再涂布碘化钾，促使形成白色的银来减少染色效果。

五、非创伤性修复治疗

非创伤性修复治疗（atraumatic restorative treatment，ART）指使用手用器械清除龋坏组织，然后用粘接、耐压和耐磨性能较好的新型玻璃离子材料将龋洞充填。Cochrane 系统综述评价了非创伤性修复治疗龋病的效果，与传统治疗相比，12～24 个月的随访研究显示，使用高黏性玻璃离子材料的 ART 可能会增加乳牙充填修复失败的风险（$OR = 1.60, 95\% \ CI \ 1.13 \sim 2.27$），同时 ART 可能降低治疗中的疼痛（$MD = -0.65, 95\% \ CI -1.38 \sim 0.07$）。尽管如此，ART 在资源和设施受限的地区仍有很大应用价值，如不需电动口腔科设备，患者（特别是儿童和老年人）易于接受，玻璃离子的化学性粘接可避免去除过多牙体组织、材料中氟离子的释放可使牙体组织再矿化以阻止龋病的发展、兼有治疗和预防等效果。1994 年该项技术得到 WHO 的推荐，已先后在许多国家开始使用。

（一）ART 的适应证

ART 适用于恒牙和乳牙的中、小龋洞，能允许最小的挖匙进入；无牙髓暴露，无可疑牙髓炎。

（二）操作方法

1. 基本材料和器械

（1）材料：玻璃离子粉、液，牙本质处理剂。

（2）器械：主要有口镜、镊子、探针、调拌纸板、挖匙、牙用手斧（或称锄形器）、雕刻刀等（图 4-6）。

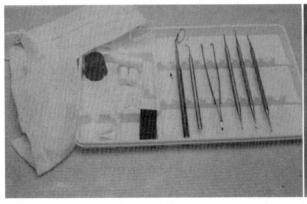
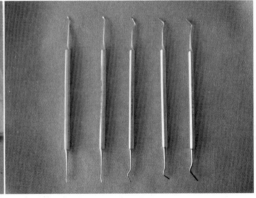

图 4-6　ART 器械

2. 隔湿
隔湿失败会影响玻璃离子的粘接和凝固，所以隔湿是成功充填的重要环节。通常情况下，可以用棉卷隔湿，建议使用橡皮障和吸唾器（没有电动设备时不适用）。棉卷一旦被唾液污染，应及时更换。在关键步骤之间，如洞型预备之后更换比较好。

3. 检查龋坏牙
隔湿后，为了更好地检查牙齿状况，可以用探针去除牙菌斑和软垢，然后用湿棉球清洁，再用干棉球擦干。找到变色的牙釉质，这些牙釉质常由于脱矿而变得脆弱。

4. 入口制备
在洞口小时，用手斧扩大入口。将斧刃置于开口处，稍加压的情况下旋转，使脆弱的脱矿牙釉质碎裂。这样可使洞口扩大到 1 mm，使最小的挖匙能够进入（图 4-7）。

5. 去除软化的脱矿牙本质
首先用小挖匙去除釉牙本质交界处的软化牙本质，这时常导致更多无支持的悬空牙釉质出现，用手斧沿釉柱去除悬空牙釉质，注意不需去除所有的悬空牙釉质，只需去除薄弱或影响挖去软龋的牙釉质。再用挖匙挖出龋坏牙本质，操作时，从釉牙本质

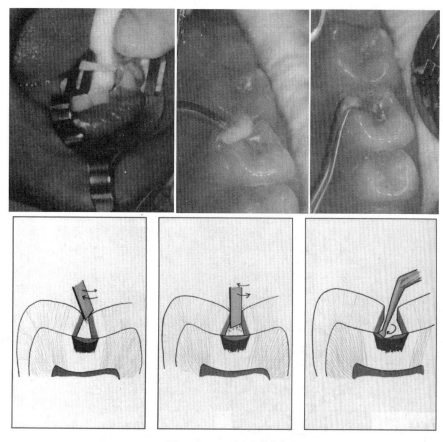

图 4-7 ART 洞形准备

界到近髓的窝洞底逐步进行，近髓窝洞底的少量软化牙本质可保留。检查是否所有釉牙本质交界处的软化牙本质已被去除。处理深龋时，要小心操作，以避免穿髓，尽量使用大号挖匙，不要用小号挖匙向洞底加压。用湿棉球清洁龋洞后，再用干棉球擦干（图 4-8）。

6. 洞及邻近沟裂的处理 为了提高牙体组织与玻璃离子的粘接，必须用处理剂去除牙本质玷污层。可使用专为此目的设计的处理剂或玻璃离子的液体成分。后者一般是 25%～40% 的聚丙烯酸、酒石酸（注：只有在玻璃离子材料

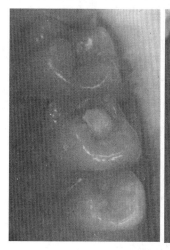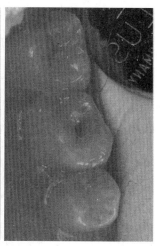

图 4-8 ART 龋洞清洁

的液体成分中含酸时才可作为处理液）。用棉球蘸处理剂涂在洞里和沟裂处，等待 10～15 秒，或按产品说明书的操作时间。如处理时间不够，会影响粘接强度。接着用棉球蘸清水清理窝洞，再用干棉球擦干。不要使用空气压力吹干，因为这会使牙面过于干燥，而降低玻璃离子与牙面的化学性粘接。在此过程中，隔湿很重要。如果处理后的牙被唾液或血液污染，会降低玻璃离子和牙面的化学性粘接。所以，一旦被污染后，必须重新冲洗、清洁和处理。

7. 玻璃离子的调拌 玻璃离子的调拌应依照产品说明书进行。玻璃离子的凝固时间与温度有关。在寒冷的情况下，凝固缓慢。胶囊装的玻璃离子更容易使用，但价格昂贵，并且需要附加设备，如调拌机。新开发的后牙玻璃离子材料有更高的粉液比，调拌比其他玻璃离子更困难。

8. 修复龋洞与封闭沟裂   材料调拌好后，应立即放置于洞内，任何延误都会影响材料与牙面的化学粘接。用雕刀将材料压入洞内（图4-9），如有可能，沿洞的边缘先加入调拌好的玻璃离子，尤其在悬空牙釉质下，这有助于避免气泡进入修复体。同时将多余材料置于邻近的窝沟点隙处，在戴手套的示指上涂凡士林，将玻璃离子材料压入洞及沟裂处。首先颊舌向用力，然后近远中向转动手指，保证材料到达整个𬌗面，即指压技术。几秒钟后，从一侧移去手指。指压技术使过多的材料被挤到咬合面以外，并尽快用大的挖匙或雕刀去除多余的材料。在玻璃离子材料半干状态下检查和调整咬合，嘱患者1小时内不进食。

如一份材料不足，可先将第一份材料压入洞内。在保证隔湿的状态下，调拌下一份材料，然后完全充填洞及沟裂处。注意在压入第一份材料时，不要用指压技术，以免凡士林成分阻止前、后两份材料的粘接。

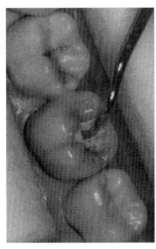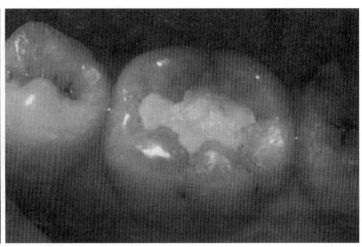

图 4-9   ART 龋洞充填

9. ART 用于多面洞的修复   由于 ART 可避免患者产生害怕和紧张，不愿接受传统方法治疗的患儿可以用 ART 做多面洞充填，在阻止龋病发展的同时，建立患儿对进一步治疗的信心。多面洞的预备与单面洞类似，但还应注意以下几点：虽然乳牙不一定总是要求完全修复邻面外形，但邻面洞充填时，仍应使用树脂条及木楔保持外形。操作时，应根据龋洞大小及牙齿在口腔中继续维持时间决定充填外形，在充填之前先让患者咬合，以观察需要充填的程度。需要材料的多少在修复前应做好估计。如果估计不足，先将现有的材料放入洞的邻面，再一次调拌材料，完成修复。玻璃离子充填的部位应避免在边缘嵴有过大的咬合力，这个部位应进行打磨，使其与对颌牙无接触。

 进展与趋势

龋病患病率在一些发达国家大幅度下降。与此相反的是，龋病在我国的多个年龄段人群中呈上升趋势。但是，龋病是可防、可控的。预防龋病的重点为一级预防和高危人群的预防。目前需要结合我国不同地区或人群的实际情况，借鉴国外的研究结果，找出合适的筛查龋高危人群的方法。另外，在选择防龋措施时，要循证，要有科学依据。龋病是多种因素导致的一种疾病，同样需要采取多种措施进行综合预防。

WHO 龋病诊断标准在我国广泛应用，但该标准没有纳入早期龋。当前，国际龋病检查与评估系统（international caries detection and assessment system，ICDAS）越来越受到关注。ICDAS 最早制定于 2002 年，随后在 2005、2008、2009 年分别召开了 3 次关于

ICDAS 的研讨会，会议邀请了欧美国家多位从事龋病研究的专家进行讨论，对系统进行修订，现在已日渐完善，被国际认可。ICDAS 对龋病进展过程中各阶段的病损进行了详细分类，根据严重程度，将龋病分为 7 个等级。

Summary

Dental caries is one of the most common diseases among humans. It is now understood as a multifactorial disease involving an interaction of bacteria, diet, host resistance and time. These etiologic factors vary among individuals. Demineralization and remineralization of tooth are continuous processes. Cavitation can occur only when demineralization outstrips the body's defensive capability for remineralizations over a period of time. Much research and effort by the dental care professional have been directed at ways to remineralize lesions. To simultaneously increase tooth resistance and the probability of remineralizing incipient lesions, individuals must still use an array of mechanical strategies for eliminating long-standing plaque formation, applying a fluoride dentifrice or rinse daily, and adopting effective between-meal dietary controls. The prevention of caries should be based on individuals' level of caries risk.

Definition and Terminology

牙菌斑生物膜（**dental plaque biofilm**）：A combination of bacteria, saliva, and complex polysaccharides on the surface of the teeth.

脱矿（**dental demineralization**）：The loss of tooth minerals caused by tooth decay.

再矿化（**remineralization**）：The addition of minerals to demineralized tooth structure.

危险因素（**risk factor**）：An evidence-based sign, test, or circumstance reliably associated with the onset or progression of a disease process.

风险评估（**risk assessment**）：A professional judgement on an individual's susceptibility or resistance to disease, based on evidence-based information.

早期龋损（**Incipient caries lesion**）：A pre-caries lesion that exists before cavitation, which can be observed on the enamel as a "white spot" and is able to be remineralized.

一级预防（**primary prevention**）：Employs strategies and agents to forestall the onset of disease, reverse the progress of disease, or arrest the disease process before secondary preventive treatment becomes necessary and can be termed dental hygiene.

二级预防（**secondary prevention**）：Employs routine treatment methods to terminate a disease process and/or restore tissues to as near normal as possible and can be termed restorative care.

三级预防（**tertiary prevention**）：Employs measures necessary to replace lost tissues and rehabilitation.

化学控制菌斑（**chemical plaque control**）：The use of antimicrobial mouthrinses to aid in plaque control.

牙窝沟封闭剂（**pit and fissure sealants**）：A liquid plastic that is placed on pits and/or fissures of tooth surfaces and then hardened to help prevent tooth demineralization.

参考文献

[1] American Dental Association. Caries Risk Assessment Forms. 20 Dec 2011. http：//www.ada.org/en/member-center/oral-health-topics/caries-risk-assessment-and-management.

[2] American Academy of Pediatric Dentistry Council on Clinical Affairs Policy on use of a caries-risk assessment tool（CAT）for infants，children and adolescents［J］. Pediatr Dent，2008，30（7 Suppl）：29-33.

[3] Doméjean-Orliaguet S, Stuart A G, Featherstone J D. Caries risk assessment in an educational environment［J］. J Dent Educ，2006，70（12）：1346-1354.

[4] Featherstone J D, Doméjean O S, Jenson L, et al. Caries risk assessment in practice for age 6 through adult［J］. J Calif Dent Assoc，2007，35（10）：703-713.

[5] Hänsel P G, Twetman S, Bratthall D. Evaluation of a computer program for caries risk assessment in schoolchildren［J］. Caries Res，2002，36（5）：327-340.

[6] Petersson G H. Assessing caries risk—using the Cariogram model［J］. Swed Dent J Suppl，2003，158：1-65.

[7] Jenson L，Budenz A W，Featherstone J D，et al. Clinical protocols for caries management by risk assessment. J Calif Dent Assoc，2007，35（10）：714-723.

[8] 徐韬. 预防口腔医学. 第2版. 北京：北京大学医学出版社，2013.

[9] 岳松龄. 现代龋病学. 第2版. 北京：科学技术文献出版社，2009.

[10] Norman H O, Franklin G G, Christine N N. Primary preventive dentistry. 8th ed. Upper Saddle River：Pearson Education，2014.

[11] John M J，June H N，James G S，et al. The prevention of oral disease. 4th ed. New York：Oxford University Press，2003.

[12] Pitts N B, Ekstrand K R. International Caries Detection and Assessment System（ICDAS）and its International Caries Classification and Management System（ICCMS）-methods for staging of the caries process and enabling dentists to manage caries. Community Dent Oral Epidemiol，2013，41：e41-e52.

[13] Twetman S，Axelsson S，Dahlén G，et al. Adjunct methods for caries detection：A systematic review of literature. Acta Odontol Scand，2013，71（3-4）：388-397.

[14] Juliana G，Tellez M，Pretty I A，et al. Non-cavitated carious lesions detection methods：a systematic review. Community Dent Oral Epidemiol，2013，41（1）：55-66.

（王文辉　袁　超）

第五章　氟化物与口腔健康

Fluoride and Oral Health

　　应用氟化物预防龋病是 20 世纪口腔医学对人类最伟大的贡献之一。半个多世纪以来，饮水氟化的实施和含氟牙膏的广泛应用是全球范围龋病患病上升趋势受到遏制以及发达国家龋病患病水平显著下降的主要原因。但是，过量摄入氟化物会对人体健康产生危害，必须以科学的态度全面了解和认识氟化物对预防龋病的作用和对人体健康的影响。

第一节　概　述
Overview

一、氟在自然界的分布与人体氟来源

（一）氟在自然界的分布

　　氟是自然界最活泼的非金属元素，广泛分布于自然界。氟在岩石、土壤、水、空气以及动物和植物体内常以化合物的形式存在。氟的分布随地域不同而有差异，活火山周围，盐渍地带，氟工业区，使用含氟化肥或农药地区的土壤、水源、动物及植物体内氟含量很高。通常具有生物学活性的是游离氟，但随着自然界地质、气候和化学条件的改变，如火山爆发、地震、降雨和地下水量的变化等，结合氟与游离氟可互相转化，使氟的分布发生变化。

　　世界各地的自然水源含氟量不等，差异极大。山脚下的河流和有海洋生物沉积地带的水中含氟量高。从叙利亚、约旦、埃及、利比亚、牙买加、阿尔及尔到摩纳哥这一地质带和从土耳其、伊拉克、伊朗、阿富汗到印度、泰国北部和中国这一地质带上很多地区的水源中氟含量都很高。我国地下水氟含量呈北部高于南部的态势，较高的区域主要分布于东北、华北、西北和华北平原中部，南部的高氟水区零星分布。高氟水区包括山东省、河北省、河南省、天津市、内蒙古自治区、新疆维吾尔自治区、山西省、陕西省、宁夏回族自治区、江苏省、安徽省、吉林省。此外，我国东南丘陵温泉分布区地下水中氟含量也较高，一般大于 5 mg/L，最高达 35 mg/L。高氟水分布面积约 160 万平方千米，占国土面积的 16.7%。我国大部分城市饮用自来水的氟含量较低，90% 以上含氟量低于 0.5 mg/L。不同水源类型含氟量不同，海水氟含量高于江、河、湖泊，井水和泉水氟含量高于沟水和塘水。

　　空气中一般氟含量极低，平均 0.05 $\mu g/m^3$。火山爆发、工业生产（如铝厂和磷肥厂废气中氟的排放）以及生活燃煤中氟的燃烧释放可使局部大气中的氟含量大大提高。燃煤型高氟区主要分布于云南、贵州、四川和陕西等西南地区，近年来，经过治理已有所改善。

各种动物及植物都含有一定量的氟化物，其氟含量与其生长地区的土壤、水源和大气中的氟含量有关。氟含量较高的动、植物食品包括海产品和茶叶。茶树具有富集周围环境中氟的作用，砖茶氟含量高于红茶，绿茶最低，这是因为茶树的茎、杆和老叶氟含量高于嫩叶氟含量。砖茶是一种使用茶树粗老叶片和枝条经发酵紧压而成的茶类，氟含量高达 590 ～ 708 mg/kg，砖茶产区分布在我国内蒙古、西藏、四川、青海、甘肃和新疆等西部及西北部地区。开水冲泡时，约 80% 的茶氟溶入水中。

（二）人体氟来源

1. 饮水　饮水是人体日常摄氟的最主要方式，约占人体氟来源的 65%。水中的氟很容易被吸收，机体通过饮水摄入的氟含量与水氟浓度和饮水量有关，饮水量又与年龄、生活习惯和当地气温等因素有关。

2. 食物　粮食、水果、蔬菜等植物食品中的氟含量受局部地区土壤和水源等生长环境的影响，具有差异。饮茶是增加摄氟量的途径之一，特别是有饮用砖茶习惯的人群，饮茶是摄氟量增加的主要来源。海鱼、海生植物和海盐中氟含量高。

3. 空气　虽然空气中的氟不是人体氟的主要来源，但工业废气和生活燃煤在某些地区可造成空气氟污染。空气中的氟可通过呼吸道进入人体。

4. 其他可能的氟来源　个人和专业使用的含氟牙科产品，如果不按推荐或规定的方法适量应用，可成为机体摄氟的来源之一。

（三）氟的总摄入量

氟的总摄入量（total fluoride intake）是指机体每日从饮水、食物、空气和含氟牙科产品等途径摄取氟量的总和。每日人体对氟的总摄入量存在个体差异，受地域、气温和生活习惯等因素的影响。机体从各种途径摄入的、用于维持机体正常生理功能而不会对健康产生不良影响的总摄氟量，称适宜氟摄入量（optimal fluoride intake）。一般认为，适宜氟摄入量为 0.05 ～ 0.07 mg/（kg·d）。

二、人体氟代谢

了解氟代谢对于全面认识其生物效应和氟中毒的防治是非常必要的。氟在胃部的吸收、分布和肾的排泄都是 pH 依赖性的。氟的代谢随饮食、环境、基因、生理和病理状况而改变。

（一）吸收

氟主要随饮水和食物通过消化道进入机体，空气中的氟可通过呼吸道在肺吸收进入血液。摄入氟的 80% ～ 90% 在消化道吸收，其中 20% ～ 25% 在胃吸收，其余部分在小肠吸收，没有被吸收的部分将随粪便排出。氟在胃部以 HF 的形式主动扩散通过细胞膜，吸收迅速。氟的吸收与胃液酸度、排空速率和其他食物的存在有关，胃液酸度越大，吸收越快；胃排空慢会使血浆氟浓度缓慢升高；食物中存在能与氟结合的二价或三价阳离子时，形成不溶性氟化物，吸收会大大降低。单氟磷酸钠与氟化钠的吸收度相似，但前者比后者要慢很多，因为单氟磷酸钠首先要被酶水解，使得血浆峰值低缓。

（二）分布

1. 血浆氟　摄氟后，血浆氟含量在 10 分钟内迅速升高，20 ～ 60 分钟达到峰值，3 ～ 11 小时后恢复至基线水平。血浆氟以离子氟和结合氟形式存在，大部分以结合氟的形式存在，但离子氟更具生物学意义。血浆离子氟含量不能自我平衡调节，随氟的吸收、分布和排出而变化。

2. 钙化组织　体内 99% 的氟存在于钙化组织中，包括骨、牙釉质和牙本质。吸收氟的

50% 进入钙化组织，氟与骨组织的结合是可逆的，当血浆中氟含量下降时，骨结合氟会释放。骨氟含量随年龄的增加而增加，而吸收利用率与骨的发育阶段有关，处于生长发育阶段的儿童骨的摄氟能力比成人活跃得多。

氟在牙齿中的沉积主要发生在萌出前发育矿化阶段，氟含量主要取决于发育矿化过程中的结合量。饮水氟含量高的地区发育和矿化的骨和牙齿中的氟含量高于饮水氟含量低的地区。同一个体牙齿氟含量比骨骼低，乳牙氟含量低于恒牙，牙釉质氟含量低于牙本质。氟在牙釉质中的分布趋势是牙釉质表层含量较高（500 ～ 4000 mg/kg），深部较低（50 ～ 100 mg/kg）。而牙本质内氟的分布趋势与牙釉质中相反，为 200 ～ 1500 mg/kg。表层牙釉质磨损和酸性环境的作用会使氟的分布发生一定的改变，如磨损后牙釉质表层氟含量降低，而龋蚀使氟含量增高。

3. 软组织　不到 1% 的吸收氟分布于软组织。动物实验结果发现，分布到肾的氟含量最高，脑部最低。

4. 唾液　全身用氟后，导管唾液氟浓度是血浆浓度的 2/3，且不受流速的影响。全唾液中氟的浓度受导管唾液氟浓度和饮食中氟含量，以及局部用含氟产品中氟含量的影响。使用含氟产品可迅速升高全唾液氟浓度 100 ～ 1000 倍，但大约在 1 小时内又迅速回落，3 ～ 6 小时恢复至基线水平。

5. 牙菌斑　牙菌斑中，氟以离子氟和结合氟的形式存在，含量受唾液、饮食和龈沟液中氟暴露频率和浓度的影响。氟含量为 5 ～ 10 mg/kg（湿重）。

（三）排泄

健康成人 60% 的吸收氟从肾排出，儿童为 45%。肾排泄受肾小球滤过率、尿液 pH 和流速的影响。只有一小部分氟随汗液和粪便排出（图 5-1）。

（四）影响氟代谢的因素

任何影响氟吸收和排泄的系统性、代谢性疾病和基因因素都会影响氟的去留，最终影响氟骨症和氟牙症的发病率。如饮食中钙的存在会影响氟的吸收和氟牙症的发生，国内外都有研究表明饮用牛奶会影响氟牙症的发生率。素食饮食有提升尿液 pH 的趋势，而多肉膳食有酸化尿液的作用，从而影响氟的排泄。肾损害与牙釉质发育缺陷有直接的关系，肾损害儿童氟牙症程度明显高于健康儿童。高海拔环境低压及缺氧造成酸碱失衡，使尿氟排泄降低，增加了氟的吸收量。另外，有动物实验和人类调查表明，某些基因会造成氟代谢的不同，从而增加个体对氟牙症的易感性。可见，氟的代谢特性受不同环境、生化、生理和病理多种因素的影响。

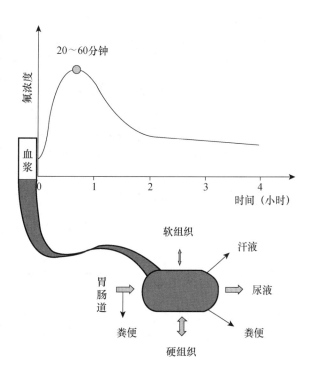

图 5-1　摄氟后血浆氟浓度随时间的变化以及氟在各机体组织的代谢

三、氟化物的防龋机制

氟化物主要通过局部作用发挥其防龋效应。

（一）抑制龋病形成的脱矿过程和促进再矿化过程

龋病形成是脱矿过程和再矿化过程相互作用，最终脱矿占据优势的结果。目前认为，氟防龋的主要机制是牙齿周围溶液中的氟离子的存在具有干预龋病形成过程的作用，即抑制脱矿过程，同时促进再矿化过程，减慢了龋的进展速率。

对于脱矿过程，很多研究表明，牙齿周围溶液中的微量氟离子的存在比牙釉质中大量存在结合氟更能有效减少牙釉质的脱矿。无论是系统用氟措施还是局部用氟措施，都可直接提高牙齿周围溶液中的氟离子浓度，如饮用氟化水，或食用氟化水和氟化食盐制作的食物、使用含氟牙膏刷牙或应用含氟漱口液漱口，都可使唾液氟和牙菌斑氟含量维持在一个提升状态。溶液中的氟离子增加了溶液相对于牙齿矿物的饱和度，氟磷灰石或氟化羟基磷灰石在晶体表面沉积，抑制了脱矿的进展。

另外，局部应用氟制剂，在牙齿表面或牙菌斑内形成氟化钙类物质（calcium fluoride-like material），成为氟的储库。当pH降低时，释放氟离子，发挥上述作用。氟化钙的形成与制剂的pH、氟浓度、作用时间和钙离子浓度有关。pH越低，氟浓度越高，作用时间越长，局部钙离子浓度越高，形成的氟化钙的量越多。

对于再矿化过程，当牙齿周围溶液中有氟离子存在时，由于氟化羟基磷灰石或氟磷灰石的溶解性很低，在pH较低的情况下即可优先于其他矿物盐沉积析出，修复脱矿的组织。

（二）氟对细菌的作用

体外细胞培养研究证明，高浓度氟对变形链球菌和乳杆菌的糖代谢过程有抑制作用，因为氟对烯醇化酶有抑制作用。但体内氟浓度过低尚没有氟通过这种抗菌作用而产生防龋效果的证据。关于用氟措施对细菌黏附和牙菌斑组成的影响方面的研究，存在实验结果不一致的问题。因此，目前认为氟通过影响牙菌斑而发挥的防龋作用是很微弱的。

（三）影响牙齿的形态与结构

有学者认为在牙齿发育期间摄入适量氟化物可以使牙尖圆钝、沟裂变浅。这种形态改变可以使牙齿易于自洁，抵抗力增强。但是，氟防龋主要的作用方式是牙齿萌出后游离氟的局部作用，而不是牙齿萌出前形成的结合氟的作用，前者亦是目前认为氟防龋的主要机制。

四、氟化物的其他生理作用

适量氟能维持机体正常钙、磷代谢，有助于硬组织的矿化过程。氟摄入不足时，能使钙、磷代谢的酶活性下降。流行病学调查显示，低氟地区居民的骨密度降低，骨质疏松比高氟地区多见。临床上应用氟化物治疗软骨和骨质疏松有一定效果。氟可加速实验性骨折的愈合。

氟与生殖功能有关，小鼠饮食中缺氟可引起生殖功能障碍。氟能抑制胆碱酯酶对乙酰胆碱的水解作用，提高神经肌肉接头处的兴奋传导性，使神经兴奋性增强。氟可促进动物对铁的吸收，对造血功能有促进作用。

第二节　全身应用氟化物
Systemic Fluoride Application

氟化物的全身应用是机体通过消化道摄入氟化物，经胃肠道吸收进入血液循环，然后传输至牙齿及唾液等，达到预防龋病的目的。具体使用何种氟化物全身应用的方法需要依循证医学的证据确定。

一、饮水氟化

饮水氟化（water fluoridation）是将饮用水的氟浓度调整到最适宜的水氟浓度，以达到既能防止龋病的发生，又不引起氟牙症的流行的目的。饮水氟化可分为自来水氟化、学校饮水氟化和家庭饮水氟化。

（一）饮水氟化的历史

饮水氟化的发展过程是典型的由临床观察到流行病学调查，进而实行以社区为基础的公共卫生干预措施的过程，据此可将饮水氟化的发展史分为 4 个阶段。

第一阶段是临床发现阶段，从 1901 年至 1933 年。临床观察结果表明，饮水中氟化物对减少儿童患龋率有作用。早在 1901 年，美国科罗拉多斯普林斯地区的 Frederick Mckay 医生发现他的许多患者，尤其是长期居住在该地区的患者，牙面上有一种永久性的着色，被当地人称为"科罗拉多褐染"。1916 年，Mckay 和 Black 经过流行病学和组织病理学调查后首次报道"氟牙症"。1928 年 Mckay 指出氟牙症患者患龋率并不高。

第二阶段是流行病学调查阶段，从 1933 年至 1945 年。这一阶段主要调查了饮水氟浓度与龋病的关系。Dean 调查饮水氟浓度、氟牙症及龋病之间的关系，于 1938 年首次提出饮水氟浓度与龋病的负相关关系。1942 年 Dean 对美国 4 个州 21 个城市 7257 名 12 ~ 14 岁儿童进行调查，结果显示随着水氟浓度的增加，人群患龋率下降，而且当水氟浓度为 1 mg/L 时，龋病下降最明显，并只出现散在的氟牙症。

第三阶段是证明阶段，从 1945 年至 1954 年。在饮水中加入少量的氟化物以预防龋病的措施最早在美国密歇根州的大急流域开展，再加上纽约州的纽伯格，伊利诺伊州的埃文斯顿和加拿大安大略省的布兰特福德，是公共供水系统加氟的 4 个先锋地区，对这些地区进行连续 13 ~ 15 年的调查显示儿童龋病降低了 50% ~ 70%。

第四阶段是技术转化阶段，从 20 世纪 50 年代至今。美国努力在所有适合实行且技术与设备允许的地区实行饮水氟化，涉及多种组织的共同努力。据美国疾病预防控制中心的统计，截至 2016 年，美国饮用氟化水的人口百分比为 62.4%（201 565 162/323 127 513）。

（二）饮水氟化的应用

饮水氟化已得到全球 150 多个科学和卫生组织的认可，如世界卫生组织（WHO）、国际牙科联盟（FDI）、国际牙科研究协会（IADR）等。Mullane 于 2016 年发表的文章汇总估算全球接受氟化水源供应的总人数为 369 226 000 人。截至 2011 年 4 月，在 25 个开展饮水氟化的国家或地区中，中国香港、新加坡饮用氟化水人口达 100%，文莱达 92%，澳大利亚达 79%，爱尔兰、马来西亚达 73%，以色列达 69%，智利达 64%，美国达 60%，新西兰达 53%，加拿大达 42%，巴西达 38%。

我国于 1965 年在广州市开始实施饮水氟化，加氟标准平均为 0.8 mg/L，1975 年改为 0.7 mg/L，1984 年 10 月被迫停止；1974 年在广东省东莞县莞城镇实行饮水氟化，平均加氟浓度为 0.6 mg/L，没有出现氟牙症，1987 年完全停止。两地均有调查显示，实施饮水氟化以来，龋病患病率显著下降，且 1990 年的调查显示广州停止饮水氟化后，患龋率有所上升。

在预防龋病和预防氟牙症之间确实存在着一个可供选择的既安全又有效的饮水氟浓度范围。因人体氟的来源是多方面的，环境条件和生活方式不同，则人体氟的来源也不同，故在进行人工饮水氟化时应综合考虑，不能单纯以饮水自然氟含量为依据，应参考当地龋病患病水平和氟牙症指数，才能对饮水氟化的效果、安全性、可行性做出初步评价。刘大维等提出：①饮水的适宜氟浓度一般应保持在 0.7 ~ 1 mg/L；②如果饮水氟含量在 0.5 mg/L 以下，在考虑加氟前，应首先调查该地区氟牙症的流行情况，如果氟牙症指数在 0.6 以上，则无加氟的必要；

③饮水氟含量在 0.5 mg/L 以下，氟牙症指数低于 0.6 时，可结合龋病的发病情况决定；应以 15 岁儿童的龋均为标准，如果龋均超过 1，可酌情增加饮水氟含量，如龋均很低，则可考虑其他预防措施；④饮水氟含量超过 1.5 mg/L，应采取措施消除过量的氟，但饮水氟含量在 1.5 mg/L 以下，而氟牙症指数超过 1 时，应找出原因，采取措施，减少氟的摄入量；⑤饮水氟含量应按季节、气温的变化进行调整；⑥自来水加氟需要严格的管理和检测系统，保证安全、有效。

D.M.O'Mullane 于 2016 年提出实施饮水氟化应满足以下条件：①社区患龋率水平较高或处于中等水平，或有明显上升的趋势；②一个国家（或地区）的经济和技术发展达到中等水平；③市政自来水供应可覆盖大部分家庭；④人们饮用水来自市政供水系统，而不是来自水井、蓄水池或其他水源；⑤自来水处理厂或泵站有所需的设备；⑥有可靠来源的氟化物制剂，且质量合格；⑦自来水处理厂的工人接受过培训，且能够维护系统并进行必要的记录；⑧有足够的资金作为启动和运行成本。

（三）饮水氟化的评价

50 多年来的实践证明，饮水氟化是一种安全、有效、经济、公平、简单易行、值得推荐的社区防龋措施。

第一，饮水氟化的安全性已得到充分肯定。半个多世纪以来，人们已经对饮水氟化的安全性进行了广泛和系统的研究，结论是适宜氟浓度的自来水对人类安全没有任何威胁，即不致癌、不致畸、不致冠状动脉粥样硬化性心脏病（冠心病）和不助长衰老等。

第二，饮水氟化的防龋效果非常显著。主要表现为龋病减少和龋病进展减慢。饮用氟化水时间越早，效果越好，饮用氟化水时间越长，效果越好；饮用氟化水对恒牙的防龋效果优于乳牙，这可能与胎盘的部分屏障作用及乳牙牙冠与组织液接触时间较短有关；氟对光滑面龋的预防效果优于窝沟点隙龋。

20 世纪 90 年代报道的饮水氟化防龋效果比过去稍低，这主要因含氟牙膏的广泛使用和龋病患病状况的变化所致。Iheozor-Ejiofor Z 最新发表的一篇 Cochrane 系统综述中，检索到 2015 年以前前瞻性对照临床研究 155 篇，分析结果表明，开展饮水加氟可以降低乳牙龋均 1.81（95% CI 1.31～2.31）及恒牙龋均 1.16（95% CI 0.72～1.61），即与对照组相比，降低乳牙龋均 35% 及降低恒牙龋均 26%，并且可以增加乳牙无龋率 15%（95% CI 11%～19%）及恒牙无龋率 14%（95% CI 5%～23%）。

第三，与其他方法相比，饮水氟化简单易行、费用低廉。当饮水氟化开始后，只需少数人管理，即可使众多的人受益。美国、瑞士、英国和德国用于饮水氟化的费用平均每人每年只有 0.04～0.3 美元。

第四，饮水氟化具有初级卫生保健要求的公平性。饮水氟化具有突出的公共卫生特征，即一旦实施，不管个人的经济状况、文化水平、自觉程度及口腔卫生服务的资源如何，人人都可平等地享用。

饮水氟化的不足之处：①可引起轻度氟牙症的患病率升高，尽管大多数学者认为这种轻度的氟牙症不影响美观，但仍有人对此有所顾虑；②人群应用的氟化水的量仅占氟化水总量的 2%～3%，这样可能会造成氟的浪费以及环境中氟的污染；③需要通过立法程序，增加了实施的难度。

二、食盐氟化

食盐氟化（salt fluoridation）是调整食盐的氟浓度并以食盐作为载体，将氟化物加入食品中，以达到适量供氟、预防龋病的目的。

（一）食盐氟化的应用

食盐氟化适用于没有开展饮水氟化或没有自来水的低氟区。不同国家或地区由于饮食习惯的不同，人群对盐的摄入量也不尽相同，因此在选用食盐氟化时，其含氟量也有所不同，一般为 90～350 mg/kg。最佳浓度必须在盐摄入量研究和氟暴露评估的基础上确定。瑞士是世界上最早研究和应用食盐氟化预防龋病的国家。到目前为止，全世界已有多个国家应用氟化食盐防龋，如瑞士、澳大利亚、法国、德国等，我国湖北武汉曾进行过临床试验研究。

在瑞士，1946 年正在研究食盐加碘的 Wespi 博士在获悉 Dean 在美国饮水氟化的研究后，开始进行食盐氟化的研究。1948 年 Rheinsalinen 盐业公司与之合作为规模生产氟化食盐进行了实验研究与探索。Zurich 于 1955 年开始在人群中使用 90 mg/kg 氟化食盐，在 1962 年调查时发现，家庭使用氟化食盐的儿童患龋率有轻度的降低。1962 年瑞士国家卫生专业委员会建议除实行饮水氟化的 Basel 市外，普遍实施食盐氟化，使 22 个州的氟化食盐市场占有率达到 60%～75%。1970 年开始将食盐含氟量提高到 250 mg/kg（按成年人摄入食盐 8～10 g 计算）的防龋研究，Glarus 于 1974 年开始应用 250 mg/kg 氟化食盐，1981 年瑞士医学会推荐袋装氟化食盐的氟浓度应统一为 250 mg/kg。

武汉大学口腔医学院在进行了食盐氟化可行性试验研究以后，于 1988 年开始在幼儿园实施 200～250 mg/kg 食盐氟化的临床观察，并分别于 1990 年、1994 年报道了食盐氟化的防龋效果。结果表明，应用氟化食盐 3 年后，乳牙新生龋均降低 50% 左右，第一恒磨牙龋均也有明显下降，这提示 200～250 mg/kg 氟化食盐在我国低氟区也有推广应用的前景。

D.M. O'Mullane 于 2016 年提出实施食盐氟化应满足以下条件：①社区患龋率水平较高或处于中等水平，或有明显上升趋势；②饮水氟浓度较低；③饮用水来源多，给饮水氟化带来严重的经济障碍；④缺乏开展饮水氟化的政治支持、社区居民的意愿及相关资源；⑤可集中生产或在合适的地方生产国产食盐，且相关人员有包装和监测的经验；⑥建议在卫生机构、食盐生产者、销售人员、分销商和社区之间进行协调，建立适当的监测机制，以便有效执行；⑦如果地区或国家没有能力生产氟化食盐，可以引进氟化食盐，或者在引进的食盐中加入氟化物，但也需要建立上述协调和监测机制。

（二）食盐氟化的评价

有学者提出，当供人类食用的大部分盐是氟化盐时，盐氟化的社区有效性与水氟化的社区有效性接近。瑞士 1983 年的调查发现，14 岁儿童龋均与对照组比较降低了 53% 左右。Vaud 于 1985 年的调查结果表明，在食用氟化食盐 15 年后的 20 岁入伍新兵中，龋面均为 11.6，龋均为 7.1，而未开展防龋措施地区的新兵的龋面均为 21.2，龋均为 11.3。哥伦比亚 1964 年至 1972 年进行了为期 8 年的氟化食盐临床试验，结果显示 8 岁儿童 DMFT 明显下降，其中 200 mg/kg 氟化钠食盐组儿童 DMFT 可降低 61%。Toth 于 1978 年报道了匈牙利应用 250 mg/kg 氟化食盐 10 年后，儿童乳牙及恒牙龋病的患病情况，对照组龋均在 10 年间变化不大，而试验组龋均得到明显控制，其中 4～6 岁组龋均由 5.35 下降到 2.80，7～11 岁组龋均由 3.62 下降到 1.45，12～14 岁组 DMFT 由 6.60 下降到 3.65；同时也发现应用氟化食盐越早，对第一恒磨牙的防龋效果越好。

实施食盐氟化除了具有与饮水氟化类似的效果外，还有一些饮水氟化所没有的优点，主要包括：①覆盖人群广泛，不受地区条件限制，可大规模生产和供应；②不需要设备完好的供水系统；③与饮水氟化相比，可减少氟的浪费；④生产和控制方法简单，费用较低；⑤每个家庭可自由选择，无心理上的压力。

氟化食盐的不足之处：①防龋效果与大众接受程度和范围有关，因此，氟化食盐的推广需要加强对大众的宣传和教育；②难以精确控制每一个体的耗盐量，特别是对幼儿，存在着摄盐量过少而达不到良好的防龋效果的问题；③食盐摄取量在不同地区与不同人群之间差异很大，WHO 推荐每人每日的摄入量为 6 g，我国平均每人每日的摄入量为 13.2 g，北方地区可高达 20 g 以上，这给氟化食盐中氟含量的确定带来一定困难；④氟化食盐的销售范围难以控制，如果氟化食盐进入高氟或适氟地区，会造成危害。

三、牛奶氟化

牛奶氟化（milk fluoridation）是将适量的氟化物添加到牛奶之中，使牛奶达到所需要的氟化物浓度。

（一）牛奶氟化的应用

牛奶是儿童生活中必不可少的食物，它一直为儿童和青少年提供营养。许多政府机构资助面向儿童的牛奶计划，许多国家都有学校牛奶计划，这些计划经常被纳入国家健康促进学校计划，并被证明可以减少儿童健康方面的不平等。

氟化牛奶可以不同形式生产，如液体奶和奶粉。用于牛奶氟化的氟化物有氟化钠、氟化钙、单氟磷酸钠和硅氟。牛奶是一种氟化物的良好载体，又属于非致龋食品。牛奶氟化是将适量的氟化物加入牛奶或奶粉中，氟化物不改变牛奶的味道、性质和消毒工艺，牛奶中氟的生物活性几乎不受影响。牛奶氟化经不同加工方法处理后氟离子浓度有所变化：5 mg/L 氟化牛奶经巴氏消毒（84℃，4 秒）后 4℃保存 3 天，氟离子浓度仍为 5 mg/L（100%）；经超高温消毒（140℃，4 秒）后，氟离子浓度为 4.40 mg/L（88%），而且可以维持 3 个月之久；制成奶粉储存 2 个月后，氟离子浓度为 4.65 mg/L（93%）。

20 世纪 50 年代瑞士儿科专家 Ziegler 就提出牛奶氟化防龋的设想。美国学者 Russoff 于 1960 年首次报道了牛奶氟化防龋的临床试验效果。1986 年 WHO 与英国 Borrow 基金会（BDMF）共同建立了国际牛奶氟化防龋社区试验项目，在 10 余个国家和地区进行，开展了一系列的研究。依据不同年龄儿童饮奶量的不同，牛奶氟化的剂量为 2 ~ 5 mg/L，儿童摄氟量为 0.4 ~ 1.0 mg/d。文献中尚未见到引起氟牙症的报道。

（二）牛奶氟化的评价

牛奶氟化预防龋齿是 WHO 推荐的一种可供选择的全身用氟措施，它与饮水氟化和食盐氟化一样，安全、有效和经济，只是氟的生物利用率为 80%，略低于饮水氟化。国际上有研究表明，每日用氟化牛奶可降低乳牙龋 40% ~ 53%，可降低恒牙龋 44% ~ 89%。在我国，北京已开展了社区牛奶氟化的试点工作，2 年结果显示，可降低乳牙新生龋 33%。牛奶氟化防龋效果还需进行更多的研究，应鼓励对开始年龄、剂量和每年最低摄入量进行进一步研究。

牛奶氟化不仅在减少儿童龋齿方面取得了令人鼓舞的结果，而且最近一项针对老年人的研究表明，牛奶氟化可促进根面牙本质的再矿化，这可能也是一个有前景的研究领域。牛奶氟化的费用很低，每个儿童每年 2 ~ 3 美元。其毒性作用和副作用的风险也非常低，因为剂量是恒定的，而且与年龄和接触氟化物的背景有关。

四、氟片

氟片（fluoride tablet）是由氟化钠或酸性氟磷酸盐加香料、赋形剂、甜味剂制成的片剂。

（一）氟片的应用

口服氟片适用于没有实施任何全身用氟防龋措施的低氟区儿童，特别是龋病高危或龋易感儿童。目前推荐的有 0.25 mg 和 0.5 mg 两种不同含氟量的氟片，由口腔科医生开处方后方可服用，每次处方氟化钠总剂量不得超过 120 mg。应用剂量与当地饮水氟浓度和儿童年龄有关。

2008 年美国儿童牙科学会（AAPD）推荐的不同年龄儿童的日需补充氟化物标准剂量列于表 5-1。

表 5-1　儿童补充氟化物剂量表

年龄（岁）	饮水氟浓度（mg/L）	
	< 0.3	0.3 ～ 0.6
0 ～ 0.5	0	0
0.5 ～ 3	0.25	0
3 ～ 6	0.50	0.25
6 ～ 16	1.00	0.50

注：在上述年龄范围内，如饮水氟浓度 > 0.6 mg/L，则不推荐使用氟片

欧洲的推荐剂量为：在饮水氟浓度低于 0.3 mg/L 的情况下，2 岁以下不建议使用氟片，2 ～ 6 岁建议每日摄入氟 0.25 mg，7 ～ 18 岁建议每日摄入氟 0.5 mg；在饮水氟浓度大于等于 0.3 mg/L 的情况下，不建议全身应用氟化物。

新西兰的推荐剂量为：3 岁以下不建议使用氟片，3 ～ 5 岁建议每日摄入氟 0.25 mg，6 ～ 8 岁建议每日摄入氟 0.5 mg，9 岁及以上建议每日摄入氟 1 mg。

氟片一般不宜吞服。口服氟片时，应先将片剂嚼碎或含化，并布满整个口腔，使它兼有局部作用，以增强效果。服用后半个小时内不漱口、不进食。在家庭服用氟片时，需要家长的高度重视和积极配合，医生要向家长和儿童讲清每日服用的剂量和用法，家长要认真监督儿童服用。在学校和幼儿园服用氟片时，要有专人负责实施和监督，才能长期坚持。需要注意：0.5 mg/d 的剂量应仅用于有患龋风险的个人，且仅限 3 岁及以上儿童；标签上应该建议，除非牙医开处方，否则在 3 岁之前不应使用氟化物补充剂。

在制订儿童补充氟片的用量时，需要充分考虑以下因素：饮用水中氟化物浓度、氟牙症患病率、婴儿开始服用含氟滴剂或片剂的年龄及氟化物含量、儿童的患龋风险、含氟牙膏的销售和使用情况等。各国需要仔细考虑是否建议使用氟化物补充剂（滴剂和片剂），因为依从性存在不确定性，如果 6 岁以下儿童服用超过建议的剂量就有氟中毒的风险。

（二）氟片的评价

系统回顾分析表明，口服氟片对乳牙龋的预防效果不明显；而对学龄儿童的恒牙龋预防效果较肯定（龋面均降低 20% ～ 70.5%）。

口服氟片可有效降低龋病的患病率，同时具有成本低廉、方法简单以及能精确控制氟的摄入量的优点。

但由于家长易忘记、怕麻烦等因素，致使该方式不易长期坚持，日常生活的依从性可能很差。因此，作为一项公共卫生措施，氟片的应用是有限的。

出于对用药安全性的考虑，到目前为止，我国卫生医药主管部门尚未审核及批准用于儿童龋病预防的氟片和氟滴剂，而且在 WHO 推荐的全身应用氟防龋措施中并没有包括使用氟片。

第三节　局部应用氟化物
Topical Fluoride Application

　　局部用氟是采用不同的方法将氟化物直接用于牙的表面，目的是抑制牙表面的溶解脱矿和促进再矿化，以提高牙齿的抗龋力。局部用氟的适用范围较广，既适用于未实施全身用氟的低氟或适氟地区，也可与全身用氟联合使用，以增强其防龋效果。局部用氟适用于大多数人群，尤其是儿童和青少年。局部用氟的途径包括含氟牙膏、含氟漱口液、含氟涂料、含氟凝胶及含氟泡沫等。

一、含氟牙膏

　　含氟牙膏（fluoride toothpastes）是指含有氟化物的牙膏。用于含氟牙膏的氟化物有氟化钠、单氟磷酸钠、氟化亚锡及氟化胺等。

（一）含氟牙膏的种类

　　1. 氟化钠牙膏　氟化钠（sodium fluoride）是首先在牙膏中使用的一种"离子"型氟化物。早期氟化钠牙膏中氟化钠的浓度是0.22%。由于氟化钠与牙膏中的碳酸钙、磷酸钙等摩擦剂不相容，使氟离子失去活性，氟化钠牙膏防龋效果不明显。但是合理选择磨料后，如选用丙烯酸塑料或焦磷酸钙、二氧化硅作为磨料，经试验证明，其防龋效果是肯定的。新的氟化钠牙膏中氟化钠的浓度为0.24%（含0.11%氟），遇水即刻释放出氟离子。氟化钠牙膏的pH接近中性，一般比较稳定，没有使牙染色的缺点。

　　2. 单氟磷酸钠牙膏　单氟磷酸钠（sodium monoflurophosphate，SMFP）牙膏是一种共价型含氟牙膏，含单氟磷酸钠（Na_2PO_3F）的浓度为0.76%，相当于含氟0.1%。主要特点：①单氟磷酸钠与多种摩擦剂，如不溶性偏磷酸钙、无水磷酸二钙、二水合磷酸二钙、三氧化铝、二氧化硅及磷酸钙等摩擦剂的相容性好。②单氟磷酸钠牙膏对牙不染色，pH接近中性且比较稳定，人使用后无不良反应。

　　3. 氟化亚锡牙膏　氟化亚锡（stannous fluoride）具有内在抗菌作用、抗龋作用及牙本质脱敏作用。具有代表性的产品是0.4%氟化亚锡牙膏，摩擦剂为与氟化亚锡有较好相容性的焦磷酸钙，临床防龋效果良好。1964年氟化亚锡牙膏得到美国牙医学会（ADA）认可，是第一个得到认可的含氟牙膏。氟化亚锡在溶液中水解和氧化，失去氟离子，有效期短，由于其化学反应性与不稳定性，以及牙染色和有金属味道等缺点，被其他含氟牙膏所取代。通过复合螯合技术，亚锡离子在牙膏的储运过程中可以保持稳定，而在刷牙过程中又可以快速释放出来。

　　4. 氟化胺牙膏　氟化胺作为一种有机氟化物，具有特殊的分子结构，是氟离子与一种有机脂肪酸胺的结合。氟化胺牙膏的摩擦剂为不溶性偏磷酸钙或硫酸钡。氟化胺是典型的表面活性剂，使用氟化胺牙膏能使氟快速分布于牙表面，增加氟的沉积与牙釉质对氟的摄取，增强牙釉质的抗酸能力并促进再矿化。

（二）含氟牙膏的应用

　　使用含氟牙膏是世界上应用最广泛的局部用氟防龋方法，也是容易学习和掌握的自我口腔保健方法和公共卫生措施，适用于低氟和适氟地区的各年龄组人群。目前发达国家市场上的牙膏90%以上是含氟牙膏。50多年以来，大量的临床试验结果表明，含氟牙膏的防龋效果是肯定的。许多专家的共识是含氟牙膏在世界范围内的广泛应用是使龋病患病水平持续下降的主要原因之一。

具有防龋作用的游离氟离子在牙膏中的含量及稳定状态依赖于所用摩擦剂的种类。含氟化钠牙膏不能使用碳酸钙或磷酸钙作为摩擦剂，但碳酸钙、磷酸钙与单氟磷酸钠相容；氟化亚锡应避免与磷酸氢钙配方，但氟化亚锡-偏磷酸盐、氟化钠-二氧化硅具有良好的相容性。

目前大多数牙膏含氟量为 1000～1100 mg/kg。2019 年发表的一篇 Cochrane 系统综述显示，牙膏中的含氟浓度与防龋效果间存在着剂量-效应关系。含氟牙膏的防龋效果与人群中患龋（龋面均）的基线水平呈正相关，即基线水平越高，防龋效果越显著。在专业人员的指导下使用可获得较好的防龋效果。

6 岁以上的儿童和成人每日用含氟浓度高于 1000 mg/kg 的牙膏刷牙 2 次，每次用量约 1 g，可达到有效的预防效果。3～6 岁的儿童，每次牙膏用量约为"豌豆"大小（约 0.5 g），同时，应在家长监督与指导下使用，以免儿童过多地吞咽牙膏。出生 6 个月到 3 岁的婴幼儿，第一颗乳牙萌出后，家长应使用含氟牙膏为他们每日刷牙 2 次。为确保安全性和有效性，建议 0～3 岁婴幼儿使用氟浓度为 500～1100 mg/kg（即总氟量为 0.05%～0.11%）的含氟牙膏，每次刷牙牙膏使用量为米粒大小（15～20 mg）。

（三）含氟牙膏的评价

含氟牙膏的使用方法简便、易于被接受，效果显著、无不良反应，是值得大力推广的一种理想的自我口腔保健措施。

2019 年发表的一篇 Cochrane 系统综述显示，对于儿童乳牙龋的预防，使用 1500 mg/kg 含氟牙膏与不使用含氟牙膏相比防龋效果增加（两组 dmfs 差值为 -1.86，95% CI -2.51～-1.21），1055 mg/kg 与 550 mg/kg 的含氟牙膏防龋效果相似（两组 dmfs 差值为 -0.05，95% CI -0.38～0.28），1450 mg/kg 与 440 mg/kg 含氟牙膏相比，防龋效果略增加（两组 dmft 差值为 -0.34，95% CI -0.59～-0.09）。对于儿童和青少年恒牙龋的预防，使用 1000～1250 mg/kg 或 1450～1500 mg/kg 含氟牙膏与不使用含氟牙膏相比，防龋效果增加，1450～1500 mg/kg 含氟牙膏与 1000～1250 mg/kg 含氟牙膏相比，防龋效果略增加，1700～2200 mg/kg 含氟牙膏和 2400～2800 mg/kg 含氟牙膏与 1450～1500 mg/kg 含氟牙膏相比，防龋效果相似。

在北京完成的含氟牙膏防龋临床试验中，1334 名 3～6 岁儿童被分为试验组和对照组，在 24 所幼儿园老师的监督下应用 0.243%（1100 mg/L）氟化钠牙膏和空白对照牙膏早、晚刷牙 2 次，每次用黄豆大小膏体（用量约为 0.48 g），2 年后试验组与对照组相比龋面均减少 20.7%。值得一提的是，在试验的同时进行了尿氟安全监测，结果显示，开始刷牙后试验组的尿氟排出量比对照组高 40%，1 个月后至 2 年结束时，两组儿童的刷牙后尿氟排出量没有显著性差异。说明幼儿园老师监督学龄前儿童刷牙和控制牙膏用量的方法可以解决学龄前儿童应用含氟牙膏刷牙预防龋齿可能引起摄入氟安全性的问题。

二、含氟漱口液

含氟漱口液（fluoride mouth rinse）是指用中性或酸性氟化钠、氟化亚锡、氟化铵等配成的漱口液。

（一）含氟漱口液的应用

常用的含氟漱口液是氟化钠漱口液，浓度包括 0.2%（900F⁻ mg/L）NaF 以及 0.05%（230F⁻ mg/L）NaF 溶液。0.2%（900F⁻ mg/L）NaF 溶液建议每周使用 1 次，适用于学校的防龋项目，需要在老师或专业人员的监督下使用。0.05%（230F⁻ mg/L）NaF 溶液建议每日使用

1 次，可由患者在家使用，患儿需在家长的监督下使用。

使用含氟漱口液时，应根据儿童的年龄，用量筒或注射器取 5 ml 或 10 ml 配好的溶液于漱口杯中，5 ～ 6 岁儿童每次用 5 ml，6 岁以上儿童每次用 10 ml，嘱儿童将溶液含入口中，鼓漱 1 分钟后吐出，半小时内不进食或漱口。使用含氟漱口液要防止误吞，学龄前儿童最好不用。各种含氟漱口液要用塑料容器包装，以保证有效氟浓度的稳定。

使用含氟漱口液是一种简便易行、经济有效的局部用氟措施，氟化钠漱口液因价格便宜和味道易于接受最为常用。含氟漱口液适用于居住在中等或高发龋地区的人群，对龋活跃性较高或易感人群、牙齿正畸佩戴固定矫治器者以及一些不能实行口腔自我健康护理的残疾患者。

（二）含氟漱口液的评价

有研究表明，某些特殊人群应用含氟漱口液能获得良好的防龋效果，如经放射治疗或手术治疗等造成唾液腺功能减退，唾液分泌减少的患者；佩戴正畸矫治器或可摘义齿造成牙菌斑堆积的患者；保持口腔卫生有障碍的残疾人；牙龈萎缩，根面龋易感的老年人；猖獗龋患者等。

Marinho VCC 于 2016 年发表的一篇 Cochrane 系统综述纳入了 37 项临床试验研究，涉及 15 813 名 16 岁及以下儿童及青少年，含氟漱口液的防龋效果用预防分数（prevented fraction，PF）来评价，即试验组与对照组新发龋的差异占对照组新发龋的比例。结果表明，使用含氟漱口液的防龋效果用龋（失）补牙面数 D（M）FS 评价时预防分数为 27%（95% *CI* 23% ～ 30%），用龋（失）补牙数 D（M）FT 评价时预防分数为 23%（95% *CI* 18% ～ 29%），且此篇系统综述没有发现使用含氟漱口液的防龋效果与受试者基线患龋情况、氟化物的暴露情况、含氟漱口液浓度和使用频率有关。

三、含氟涂料

含氟涂料（fluoride varnish）是一种加入了氟化物的有机溶液，将其涂布于牙齿表面，以预防龋病。

（一）含氟涂料的应用

含氟涂料的应用始于 20 世纪 60 年代，1964 年 Schmidt 首次提出使用一种高氟浓度的涂料作为局部用氟的防龋制剂，之后在欧洲得到广泛应用，并取得良好的防龋效果。含氟涂料在中国的儿童龋病预防公共卫生项目中也有一定的应用。含氟涂料需定期使用，一般情况下每年使用 2 次。对于高危人群，可每年使用 4 次。

目前常见的含氟涂料产品有 Duraphat（氟离子浓度为 2.26%）和 Fluor Protector（氟离子浓度为 0.1%），还有一些产品如 Duraflor（氟离子浓度为 2.26%）、Carex（氟离子浓度为 1.8%）、Bifluoridl2（氟离子浓度为 2.71%）等。Duraphat 以一种天然树脂（松香）为基质，含 5% 氟化钠，溶于乙醇，氟离子浓度为 2.26%，是一种黄褐色、凝胶状黏稠的涂料。Fluor Protector 是一种以聚多氨基甲酸乙酯为基质的透明树脂，主要成分还包括二氟硅烷（0.9% 湿重）、乙酸乙酯和丙酸异戊酯，其氟离子浓度为 0.1%，是一种无色、流动性较强的液体，凝固后呈透明状。

使用含氟涂料非常简单，但操作必须严格按步骤进行。①清洁牙面：用低速慢钻带动橡皮杯蘸清洁剂或抛光膏清洁牙齿表面，也可让患者自己用牙刷刷牙，彻底清洁牙齿表面。②隔湿和干燥：用棉卷进行隔湿，用气枪吹干牙面或用棉球擦干。③涂含氟涂料：涂 Duraphat 时，用小刷子或棉签将涂料直接涂抹于牙齿上，并可借助牙线将涂料带到邻面；涂 Fluor Protector 时，可用小刷子或带钝针头的注射器将涂料直接涂抹于牙齿上。④固化：涂料可以很快在口腔内的潮湿环境中凝固。⑤医嘱：要求患者最好在半个小时内不进食，以保证涂料与牙齿表面的最大接触，不脱落。当日最好进流食或松软食品，不要咀嚼过硬的食物，当晚不能刷牙、使用牙线以及其他口腔卫生保健措施。

（二）含氟涂料的评价

许多临床试验证实了含氟涂料的防龋功效，到目前为止，大多数研究都针对儿童。1979年，Holm 等在瑞典进行了一项 2 年的临床研究，期间对 3 岁的儿童每半年使用一次 Duraphat。相对于对照组，试验组的新增龋均下降了 44%。Petersson 等人对 1966 年至 2003 年 8 月之间发表的专业性使用含氟涂料措施预防龋病效果的文献进行了系统评价。在这些研究中，安慰剂对照组没有进行其他治疗或处理，2 年内没有使用其他氟化物措施处理。结果证明，使用含氟涂料对恒牙龋病有一定的预防效果，年轻恒牙使用含氟涂料的平均预防分数为 30%（0～69%）。2006 年 Weintraub 等将含氟涂料 Duraphat 用于 6～44 个月的婴幼儿，2 年的预防分数为 52%～92%，对照组儿童乳牙龋发病率是每年 2 次使用含氟涂料 Duraphat 试验组儿童的 3.77 倍。Marinho 于 2013 年发表的一篇 Cochrane 系统综述纳入 22 项研究，分析显示，与安慰剂或不使用含氟涂料相比，每年应用 2～4 次含氟涂料可使儿童和青少年的恒牙患龋风险降低 43% 和乳牙患龋风险降低 37%，且防龋效果不受初始患龋水平及是否暴露于其他来源氟化物的影响。

含氟涂料有以下优点：①含氟浓度高。由于所需剂量少，减少了被吞咽的危险。因此涂料中的氟浓度可较高。②快速凝固并黏附到牙齿表面，这样不但提高了牙釉质表面的氟化物浓度，而且延长了氟化物与牙釉质表面的接触时间。③操作简单，需时少。由于潮湿的表面能促进涂料的凝固，因此无需严格干燥牙面。每例患者仅需 3～5 分钟。④少有恶心、呕吐等不适反应，患者易于接受。

使用 Duraphat 的缺点在于涂布后可导致牙齿短暂的变色，但刷牙可使其恢复正常；少数患者可对其产生接触性过敏；牙龈出血者禁用。

四、含氟凝胶

含氟凝胶（fluoride gel）和含氟泡沫（fluoride foam）是两种供口腔专业人员使用的局部用氟措施。

（一）含氟凝胶的应用

含氟凝胶有不同的含氟浓度。个人自我保健使用 0.5%（5000 mg/L）的 acidulated phosphofluoride 凝胶、NaF 凝胶以及 0.1%（1000 mg/L）的 SnF_2 凝胶；供专业人员使用的 APF 凝胶的含氟浓度为 1.23%（12 300 mg/L）。含氟凝胶一般第 1 年每季度使用一次，以后每半年使用一次。

专业人员与个人使用的含氟凝胶现在都较少用作公共卫生措施，ADA 不建议学龄前儿童使用含氟凝胶。含氟凝胶适用于下列人群：①高度易感光滑面龋的危险人群；②高度易感根面龋的危险人群；③正畸患者、头颈部放疗患者或口干症患者；④恒磨牙需要封闭，但不能做封闭的儿童。

供个人使用的凝胶可以放置在托盘内使用或直接用于刷牙。由专业人员采用的含氟凝胶适用于医院和口腔诊所，如用于学校，应在口腔科医生监督及指导下，由经过培训的卫生人员来操作。专业人员应用含氟凝胶的应用程序如下。①选择合适的托盘：将托盘试置于儿童口中，选择的托盘大小应与牙列一致。②放置适量的含氟凝胶：将含氟凝胶置于托盘的边缘下 2 mm 左右，此时既能覆盖全部牙齿，又能避免凝胶溢出托盘。③放置含氟凝胶托盘：干燥牙面，但不需要对牙面进行预清洁，再轻柔防置含氟凝胶托盘进入儿童口内，嘱其轻咬，使凝胶布满整个牙面和牙间隙。④引流口腔唾液：在治疗过程中，要求儿童身体应坐直，最好使用吸唾装置吸出凝胶和唾液的混合物；如果没有吸唾装置，嘱儿童头应该向前、向下，使口内混合液流入到可回收的塑料治疗盘中，以减少儿童对含氟凝胶的吞咽。⑤含氟凝胶与牙列必须接触4分钟后再取出托盘，嘱儿童吐出残留的凝胶或取出托盘后拭去黏附在牙面上和牙间隙里的凝胶。⑥嘱儿童治疗后半小时不要漱口、饮水和进食。

（二）含氟凝胶的评价

含氟凝胶是一种局部用氟的防龋方法，Marinho VCC 于2015年发表的一篇Cochrane系统综述纳入了28项临床试验研究，涉及9140名16岁及以下儿童及青少年，含氟凝胶的防龋效果用预防分数（prevented fraction，PF）来评价，即试验组与对照组新发龋的差异占对照组新发龋的比例。结果表明，大部分研究（25项研究，8479名受试者）是探讨含氟凝胶对于恒牙列的防龋效果，预防分数为28%（95% CI 19% ~ 36%），少数研究（3项研究，1254名受试者）探讨含氟凝胶对于乳牙列的防龋效果，预防分数为20%（95% CI 1% ~ 38%）。

含氟凝胶的优点：①用托盘放置含氟凝胶一次可以处理全口牙；②操作简单；③花费时间少；④可被大多数儿童接受。

含氟凝胶的缺点：①对胃肠道有刺激，可引起恶心和呕吐反应；②使用之后血浆及尿氟浓度较高；③操作过程中需使用吸唾装置。

五、含氟泡沫

含氟泡沫是一种富含氟离子的泡沫，局部应用于牙表面，以预防龋病。

（一）含氟泡沫的应用

含氟泡沫的含氟浓度和pH与含氟凝胶相同。含氟泡沫使用方法与注意事项同含氟凝胶，虽然含氟泡沫的用量只有含氟凝胶的1/5 ~ 1/4，但它们对提高牙釉质中氟离子含量的效果却是相近的。但是，在WHO推荐的氟防龋措施中并没有包括使用含氟泡沫。

（二）含氟泡沫的评价

关于含氟泡沫对儿童乳、恒牙的防龋作用的临床研究较少。2005年武汉大学口腔医学院进行了2项整群随机、安慰剂对照、双盲的1.23%含氟泡沫预防乳牙及恒牙龋病的临床研究。其中1项研究是对392名3 ~ 4岁幼儿园儿童每年2次应用含氟泡沫，每次4分钟，2年后与对照组相比，试验组儿童乳牙新生龋齿减少24.2%。另一项研究是针对6 ~ 7岁的学龄儿童，观察含氟凝胶和含氟泡沫对第一恒磨牙防龋效果，结果显示，2年后试验组儿童第一恒磨牙光滑面的新生龋齿比对照组儿童减少41%，并且证实含氟泡沫、含氟凝胶均对光滑面龋有明显的预防作用。

第四节　氟化物防龋的安全性
Safety of Fluoride in Caries Control

一、氟化物的毒性作用

任何物质过量摄入都会造成不良反应，包括水、氧气和食盐等。适宜剂量的氟可维持人体生理作用的需要，过量摄入氟会导致急、慢性氟中毒，甚至死亡。

（一）急性氟中毒

1. 临床症状　短时间内摄入超过可能中毒剂量的氟，可导致急性不良反应。可能中毒剂量（probably toxic dose，PTD）是指可能引起严重的、危及生命的症状和体征，需要立即处理和住院治疗的最小剂量。氟中毒的可能中毒剂量是 5 mg/kg（以 NaF 计，为 11 mg/kg），但低于此剂量并不意味着无害。发生急性中毒时，摄入剂量通常不得而知，危及生命的中毒通常由临床症状和体征来判断。急性氟中毒的主要症状为恶心、呕吐、腹痛、腹泻、抽搐，甚至昏迷，患者通常在 4 小时内死亡。发病机制主要是因为氟在胃部快速吸收，产生细胞毒性作用，抑制细胞酶；氟与钙结合，使血钙浓度降低，影响神经活动。

2. 处理原则　减少氟从消化道的吸收、增加尿排泄和维持生命体征。因氟在消化道以氟化氢的形式很快被吸收，应立即催吐，使用钙、铝制剂，立即就地口服 1% 氯化钙或葡萄糖酸钙，或饮用大量牛奶来代替。同时通知医院做好救治准备，争取抢救时机。应测定血清氟、pH、血钙和血钾。静脉滴注葡萄糖酸钙溶液，以防发生低钙血症，给予葡萄糖，以免血钾过高。给予钙剂，给予乳酸钠、碳酸氢钠，碱化尿液，增加尿量，使更多的氟排出体外，必要时进行吸氧，人工呼吸，持续治疗至生命体征得到恢复，以及血液指标正常后至少 24～48 小时。

3. 急性中毒的氟来源及预防　以往，急性氟中毒多为误服意外事件。饮用氟化水不会造成急性中毒，但有因为人为或机械故障造成水源加氟过量而发生的急性中毒事件。目前，一次性过量摄入导致上述危及生命的急性中毒事件已经很少发生。但应注意幼儿由于牙科产品一次性过量摄入而出现急性中毒症状的病例。对于个人或家庭使用的含氟产品，按照规定的方法和量使用，不会有急性中毒发生，但应防止幼儿刷牙时吞咽过量高氟浓度的牙膏以及误服含氟漱口液而出现急性中毒症状，故应注意含氟产品的使用和存放。幼儿应使用较低氟浓度的牙膏，需在家长监督下刷牙，尽量避免吞咽牙膏泡沫；5 岁以下儿童不使用含氟漱口液。家庭中含氟产品的放置应远离儿童；使用儿童保护瓶盖；包装容器上应附贴警示标签，以防误服。另外，专业人员应用含氟凝胶和含氟泡沫时，应严格遵守操作规则：①使用最少量覆盖牙齿；②每个托盘用量不超过 2 ml；③坐直前倾防吞咽；④用吸唾器；⑤完成后将口中残留凝胶吐出。由于含氟凝胶或含氟泡沫的 pH 很低，50% 的氟以 HF 的形式存在，即使被少量吞入，也极易引起胃黏膜损伤，导致恶心和呕吐等急性中毒症状的发生。普通大众不能擅自使用，以免发生危险。目前氟最常见的摄入来源就是含氟牙科产品，相对于这些产品每日的使用频率，急性中毒是极其少见的。无论是意外或有意摄入，氟的摄入剂量与中毒症状和体征、救治及处理原则、可能的氟来源和避免的措施都是专业人员必须了解的。

（二）慢性氟中毒

机体长期摄入超过适宜量的氟可导致慢性氟中毒。根据氟来源的不同，慢性氟中毒可分为地方性氟中毒和工业性氟中毒。地方性氟中毒是在特定的地理环境中发生的一种生物地球化学性疾病，是人体在自然条件下，通过饮水、空气或食物等介质，摄入过量氟造成慢性蓄积而导致的以氟骨症和氟牙症为主要特征的慢性全身性疾病。地方性氟中毒又可分为饮水型氟中毒、生活燃煤污染型氟中毒和饮茶型氟中毒。氟牙症和氟骨症的发生率和程度与氟暴露的程度密切相关。轻病区饮水氟含量大于 1 mg/L，总摄氟量大于 3.5 mg；中度病区饮水氟含量大于 2 mg/L，总摄氟量大于 5.0 mg；重病区饮水氟含量大于 4 mg/L，总摄氟量大于 7.0 mg。生活燃煤污染型氟中毒是指某些地区居民以高氟煤为生活燃料，煤燃烧时释放出大量氟，污染室内空气和烘烤的粮食和蔬菜等。机体长期进食被污染的粮食和蔬菜，吸入被污染的空气，摄入过量的氟，引起氟中毒。

工业氟中毒是指冶金、化肥或火电厂等工业生产中，从萤石、磷灰石及煤炭等矿物原料加工过程中释放的氟，污染周围大气、水源和土壤。氟及氟化物主要以气体及粉尘形式经呼吸道和消化道进入体内，氢氟酸则可经完整的皮肤少量吸收。

慢性氟中毒的临床表现是氟牙症、氟骨症，以及神经系统、骨骼肌和肾等的非骨相损害。

预防慢性氟中毒的措施：寻找并更换适宜氟浓度的水源和对高氟水源进行除氟；改良燃煤炉灶，降低室内空气氟水平；制订砖茶含氟量标准，开展低氟茶树品种的栽培和改革砖茶生产工艺；做好工业生产的防护管理。

二、氟牙症

氟牙症又称斑釉牙，是慢性氟中毒在牙齿的表现。1916 年氟牙症首先在美国发现，并于 1931 年证明与水源中高氟浓度有关。随后，Dean 等人对美国 20 多个城市进行了调查，发现随饮水氟浓度的增加，氟牙症指数和严重程度加重。氟牙症发生的机制是牙齿在发育过程中（通常在 6 岁以前），通过全身途径摄入超过适宜范围的氟化物，导致牙齿的矿化障碍，造成牙釉质颜色改变，或伴有牙齿形态缺损。6 岁以后，牙齿发育完成，即使摄入超过适宜范围的氟化物也不会发生氟牙症。我国大部分地区都有轻重不同的氟牙症流行，主要与这些地区地下水中氟含量较高有关。其中较重的流行地区包括黑龙江省安达、肇东，北京市小汤山，陕西省定边、大荔，山东省博兴，山西省太原、临猗，贵州省毕节，四川省彭水、兴文等。

（一）临床特点

氟牙症多发生在恒牙，乳牙较少。这是因为乳牙的牙釉质发育主要发生在胚胎期和哺乳期，胚胎期只有极少量氟通过胎盘，母乳氟含量也很低。患氟牙症牙数的多少取决于牙齿发育矿化时期在高氟区生活时间的长短，出生后在高氟区居住多年，可使全口牙受侵害。如 2 岁前生活在高氟区，以后迁移至非高氟区，恒牙氟牙症可仅累及前牙和第一恒磨牙，如果 6～7 岁以后再迁入高氟区，则不会出现氟牙症。

氟牙症的典型表现为轻者白垩或黄褐色着色，重者造成牙釉质发育不全或牙釉质缺损。受损牙釉质可出现白色斑纹，甚至整个牙呈白垩样，有的牙出现黄褐色色染，严重者出现牙实质性缺损至牙失去整体外形，其严重程度取决于过量摄入氟的程度。

（二）鉴别诊断

氟牙症流行情况调查数据对于氟防龋措施的实施和安全应用都非常重要，其诊断应与以下牙釉质异常相鉴别。

1. 牙釉质发育不全　患者牙白垩色斑的周界比较明确，且其纹线与牙釉质的生长发育线相吻合；氟牙症患者牙的斑块是散在的云雾状，周界不明确，与生长发育线不吻合。牙釉质发育不全可发生在单颗牙或一组牙；而氟牙症发生在多颗牙，以上前牙多见。氟牙症患者有高氟区生活史。

2. 四环素牙　患者牙釉质表面有光泽，但由于牙本质中沉积了一种四环素正磷酸钙螯合物，使整个牙变暗，呈黄褐色，患者在牙齿的生长发育期有四环素类药物的服用史。

（三）防治

1. 氟牙症的预防　在过去的几十年中，氟化物的广泛应用大大降低了龋的患病率。然而，很多研究发现，在饮水氟化和非氟化区轻度氟牙症的发生在同时增加。20 世纪中期，普遍认为氟在牙齿发育过程中与牙釉质结合发挥作用，因此，以防龋为目的应用氟时，发生氟牙症是不可避免的。20 世纪 80 年代，氟在液态环境中干预龋病形成过程的脱矿和再矿化作用这一防龋机制被广泛接受，人们认识到氟防龋作用的发挥不依赖于氟的大量摄入，因而开始关注和控制对牙齿健康和美观产生影响的氟牙症的发生。氟牙症的预防应特别关注儿童牙齿发育时期，特别是前牙发育矿化时期的摄氟来源、摄氟量和持续的时间。

（1）牙齿发育矿化关键期：恒中切牙从出生 3～4 个月开始矿化，至 4～5 岁时完成。牙釉质发育包括 4 个阶段：分泌前期、分泌期、转变期和成熟期。每个阶段对氟的易感性不同。牙釉质发育成熟早期阶段对慢性过量氟的摄入是最敏感的。在成熟早期，氟在晶体中的结合影响了釉原蛋白的降解，釉原蛋白的存留影响了晶体的生长，造成牙釉质的矿化障碍；同时氟又可促进矿物的沉积，是氟牙症过矿化条带形成的原因。很多研究认为，3 岁以前监测氟的摄入是预防上颌恒前牙氟牙症的关键时期。在危险期，任何氟源的摄入都可能造成氟牙症的发生。

（2）氟牙症发生的危险因素及预防措施：氟牙症除在地方性氟中毒（地氟病）流行地区发生之外，其发生的危险因素还有其他来源，如饮水氟化、使用含氟牙膏、氟补充剂，以及用高氟水冲调婴儿食品等。

在地方性氟中毒流行地区，氟牙症的预防依赖于地下水和环境的降氟治理，以及饮茶等生活习惯的改变。牙齿发育期儿童应更换水源，避免饮用高氟水。

在饮水氟化区，应做好水氟浓度的调节和监测。近年的研究表明，在欧洲、北美饮水氟化地区，氟牙症发生率与饮水氟浓度存在剂量-效应关系。而且随着含氟牙科产品的广泛应用，摄氟来源增多，氟牙症的发生呈上升趋势。美国健康和人类服务处依据饮水氟化的防龋效果、摄氟来源的增加、氟牙症的发生趋势，以及由于空调的使用使得饮水量受气温影响减小等因素，提出更改水氟浓度标准的建议，由原来的 0.7～1.2 mg/L，改为 0.7 mg/L 的全国标准。其他国家和地区，如加拿大、新加坡、爱尔兰、中国香港和越南也将标准下调。另外，氟化区制作的饮食以及使用氟化区饮水冲调婴儿食品也是氟化区氟摄入的间接来源。因此，冲调婴儿或幼儿食品的水氟浓度应在 0.5 mg/L 以下，可以使用标示为低氟或无氟的瓶装水。

使用含氟牙膏刷牙开始的时间和使用的量是影响氟牙症发生的重要因素。研究发现，无论在饮水氟化区还是非氟化区，氟牙症的患病率和程度都与儿童早期使用含氟牙膏有关。学龄前儿童吞咽反射功能尚未完善，年龄越小，刷牙时吞咽摄入的含氟牙膏越多。因此，幼儿应用含氟牙膏时，应综合考虑患龋的危险与氟牙症的发生。生活在氟化区的 3 岁以下低龋风险的幼小儿童，推荐使用氟含量低于 500 mg/L 的牙膏刷牙。其他情况应使用 1000 mg/L 以上的牙膏刷牙，刷牙时牙膏用量应不超过豌豆大小，并在成人监督下尽可能将牙膏泡沫吐干净，减少吞咽。

总之，氟牙症的预防应在牙齿发育矿化期将总摄氟量控制在适宜摄氟量范围内。

2. 氟牙症的治疗 氟牙症的治疗是有限的。极轻度的氟牙症可采用漂白方法使釉面的颜色均匀一致；中度氟牙症可进行微磨，结合复合树脂或贴面修复；对于更严重的病例，可进行全冠修复。

三、应用氟化物防龋的注意事项

对氟的代谢过程、药物动力学、毒理学的了解以及氟化物防龋机制的深入理解是安全和有效应用氟化物防龋的基础。安全应用氟化物防龋的原则为既能预防龋病的发生，又能避免因人体过量摄入氟引起任何急、慢性不良反应。

（一）氟化物防龋的基本原则

不存在哪种用氟方法是最好的和唯一的。在决定采用一种最适合的公共卫生用氟措施时，应同时考虑社区的经济发展状况、教育水平、患龋率和龋病发病状况、牙科资源、特殊生活条件或饮食习惯，而且任何一种用氟方法实施前都应综合考虑氟的总体摄入情况，因为人体摄氟是多源性的。建议开展氟化物防龋时，应遵循以下原则：

1. 低浓度、高频率使用氟化物的原则　由于氟化物防龋的主要机制是病变部位存在游离氟离子，抑制矿物溶解的脱矿过程和促进矿物沉积的再矿化过程。因此，无论从个人、专业还是公共卫生的角度，都应采用能够通过局部反复接触，以维持口腔液体中有效氟离子浓度的用氟措施，如推广使用含氟牙膏刷牙，开展饮水氟化和食盐氟化的公共措施。

2. 控制总摄氟量在安全范围内　因为增加使用任何一种氟防龋措施都有可能增加过多摄氟的危险。在任何一种氟防龋措施实施之前，牙科公共卫生管理人员都应该明确目标人群的总摄氟量，根据现有氟暴露和龋患状况评估其成本效价比。进行防龋效果的评估和安全性的定期监测，包括人体总摄氟量的监测、环境氟监测、用氟剂量监测、氟牙症患病水平监测和尿氟监测等。

3. 在某一地区只能采用一种全身用氟的方法　饮水加氟法是一种迄今为止世界上最有效、最经济、最易行的公共卫生措施。因此，安全实施饮水加氟措施应做好水氟浓度的监测和加氟过程的监管工作。应保障适宜的加氟设备以及操作人员的培训，既不能因为加氟量不足造成防龋效果不佳，更不能加氟过量，导致发生急性中毒或慢性氟牙症的增加。我国广州市在20世纪60年代实施的饮水氟化，主要是因为管理不善，水氟浓度没有得到很好的控制，造成氟牙症流行，最终被迫停止。对于不能进行饮水氟化的地区，可以考虑食盐氟化，但要研究与控制加入量，以通过正常饮食摄入的方式取得效果。在WHO推荐的全身应用氟防龋措施中并没有包括使用氟片。

4. 使用含氟牙膏刷牙是最简便、易于接受的局部用氟方式　应注意，儿童使用含氟牙膏是氟牙症的一个危险因素，应受到家长的监督并控制使用量。儿童应用牙膏的氟浓度应考虑儿童的年龄、龋患情况和存在其他氟暴露的可能性。此外，在饮水氟含量过高及有地方性氟中毒流行的地区，不需要使用含氟牙膏，但从高氟区迁至低氟区后，应使用含氟牙膏刷牙。患龋率高时，可在学校应用含氟溶液漱口，对龋易感者，也可推荐每日常规使用。专业人员使用的含氟涂料、含氟凝胶，特别推荐用于龋高危患者，口腔专业人员应综合分析个体的龋易感状况，有针对性地选择不同剂型和浓度的氟化物。

另外，氟化物应用的反对者经常片面强调用氟过量的危害，误导大众，造成恐慌。对上述合理、安全用氟原则的了解有助于消除大众对用氟的疑虑，以最大限度发挥氟防龋的优势，同时将其不良作用降至最低。

（二）世界卫生组织关于氟防龋的建议

2016年世界卫生组织专家组对世界各国应用氟化物预防龋病提出了15点建议：

1. 社区饮水氟化是安全、有效的预防龋病的方法，并具有良好的成本效益比，建议在社会可接受和可行的地方开展。饮水中氟化物的最佳浓度通常在 0.5 ～ 1.0 mg/L。

2. 在社会不能接受或不可行的情况下，应考虑将氟离子最低浓度为 250 mg/kg 的氟化食盐作为切实可行的替代方法。

3. 牛奶氟化防龋的效果是肯定的。特别是与学校健康项目整合或是加入饮食和营养计划的情况下，牛奶氟化是非常具有成本效益的。

4. 需要对现有水源的含氟水平进行详细的了解，并对地方性氟中毒地区进行水质化学分析调查。相关的政府部门应就地下水的开发制定明确规定，以避免在高氟地区挖饮水井。

5. 有向大气中排放氟化物的工业或有富含氟化物矿物的矿山的国家应采取和执行环境保护措施。

6. 应了解增加婴幼儿从各种来源过度接触氟的危险的饮食习惯，并采取适当行动将氟暴露减少到最佳水平。

7. 开展氟防龋公共卫生项目时，需要在人群中定期监测尿氟，并定期监测儿童氟牙症的患病率和严重程度，使口腔公共卫生负责人在必要时调整氟化物的暴露水平。

8. 对于一些氟牙症流行的氟病区，建议研究并开发在经济上可承受的家庭和社区局部除氟技术。

9. 在实施现有和新方案时，应对预防龋病方案的有效性进行评估。

10. 氟片和滴剂作为一种公共卫生措施的应用有限。在中、低龋病患病率的地区，应采取保守的处方政策。在高龋病患病率的地区，应根据儿童的年龄和接触氟化物的情况，包括饮用水的氟化物含量，采用适宜的剂量方案。

11. 任何时间，在社区或个别人身上只应使用一种全身应用氟化物的方法，除非儿童有患上龋病的高风险。

12. 世界卫生组织建议使用含氟牙膏，其含氟量应在 1000 ～ 1500 mg/kg。由于含氟牙膏是控制龋病的一种非常有效的手段，因此必须尽一切努力确保发展中国家人民能够买得起含氟牙膏。含氟牙膏防龋作为一项公共卫生措施，国家应给予生产企业税收等方面的优惠。

13. 含氟牙膏应该含有这样的建议：对于 6 岁以下的儿童，刷牙时应在家长的监督下进行，以尽量减少吞咽，而且用量要非常少（少于 5 mm、"豌豆"大小、或一薄层 0.25 g）。低浓度含氟牙膏是专门为儿童制造的，但其防龋效果还没有得到很好的证实。

14. 在低氟地区，可建议在学校开展含氟牙膏刷牙项目或含氟漱口液项目，但需考虑推行的成本，并根据社区的患龋情况而定。儿童不宜使用含氟漱口液。

15. 建议进一步研究氟化物防龋在成年人中的作用。

进展与趋势

　　科学、合理应用氟化物防龋的原则是既能预防龋病的发生，又能避免因人体过量摄入氟引起任何急、慢性不良反应。因此，如何提高氟的防龋效应，在控制和减少氟的摄入，将其不良反应降至最低程度的前提下，最大限度发挥其防龋效果，仍是基础研究和应用研究的主要方向。由于对氟化物主要通过局部作用发挥防龋机制的深入认识，防龋措施更加提倡低浓度、局部反复应用的使用方式。氟防龋措施的开展与评价更加注重于龋危和防龋效果与氟牙症发生的综合考虑，探讨更客观反映人体摄氟总量的指标，如将每日尿氟排泄量作为即时氟暴露生物指标的研究。探寻和推荐更加简便易行的局部用氟方式，如推荐和呼吁更多的人使用负担得起的含氟牙膏刷牙。更强调应用氟与减少食糖和牙菌斑控制综合防龋的必要性。

Summary

As it's contributed to a dramatic decline in dental caries and prevent tooth decay, the application of fluoride has been cited as one of the greatest achievement to human in preventive dentistry. The mechanisms of fluoride to reduce and prevent tooth decay work mainly in three ways: ① being ingested and incorporated into the enamel to decrease the dissolution of enamel; ② inhibiting demineralization of enamel after tooth eruption; ③ promoting remineralization, combines with inhibiting glycolysis in microorganisms, thereby hindering the ability of bacteria to metabolize carbohydrates and produce acid.

The systematic use and topical application of fluoride are two main ways to provide greater protection against caries.

Systemic fluoride is ingested, or taken into the body during consumption of foods or beverages, in order to incorporate into the enamel structure during tooth development to reduce and prevent tooth decay. It contains water fluoridation, salt fluoridation, milk fluoridation and fluoride tablet. The choice of the application of systemic fluoride depends on evidence of evidence-based medicine.

The term topical fluoride therapy refers to the use of systems containing relatively large concentrations of fluoride that are applied locally, or topically to erupted tooth surfaces to prevent the formation of dental caries. This term encompasses the use of fluoride rinses and toothpastes which could be used by individuals at home; and fluoride gels, foams, and varnishes, which must be applied in various manners in clinic and communities by professionals.

The inappropriate use of fluoride might cause the side effects of acute and chronic fluorine toxicity, or dental fluorosis. The principle of the application of fluoride is to achieve the appropriate balance between maximum caries-preventive benefit and minimal risk of its side effects.

Definition and Terminology

氟的总摄入量（**total fluoride intake**）：The amount of fluoride intake from all sources, such as water, foods and other beverages, dentifrice, and other fluoride containing agents.

适宜摄氟量（**optimal fluoride intake**）：The amount of fluoride intake from all sources, such as water, foods and other beverages, dentifrice, and other fluoride containing agents, which may have no adverse effect for young children.

可能中毒剂量（**probably toxic dose, PTD**）：The threshold dose that could cause serious or life-threatening systemic signs and symptoms and that should trigger immediate emergency treatment and hospitalization.

氟化物的全身应用（**systemic use of fluorides**）：By systemic use, the fluorides are ingested, or taken into the body during consumption of foods or beverages, so as to incorporate into the enamel structure during tooth development to reduce and prevent from tooth decay.

饮水氟化（**water fluoridation**）：According to the official definition by the American Dental Association（ADA）, water fluoridation is the adjustment of the natural fluoride concentration of fluoride-deficient water supplies to the recommended level for optimal dental health.

食盐氟化（**salt fluoridation**）：A process to add fluoride to table salt to provide primary benefits of dental caries prevention to their populations.

牛奶氟化（**milk fluoridation**）：A process to add fluoride to milk to provide primary benefits of dental caries prevention to their populations.

局部用氟（**topical fluoride application**）：The term topical fluoride therapy refers to the use of systems containing relatively large concentrations of fluoride that are applied locally, or topically to erupted tooth surfaces to prevent the formation of dental caries. This term encompasses the use of fluoride rinses, dentifrices, pastes, gels, foams, and varnishes, which are applied in various manners.

参考文献

［1］Walsh T，Worthington H V，Glenny A M，et al. Fluoride toothpastes of different concentrations for preventing dental caries. Cochrane Database of Systematic Reviews，2019，3：CD007868.

［2］O'Mullane D M，Baez R J，Jones S，et al. Fluoride and oral health. Community Dental Health，2016，33（2）：69-99.

［3］Marinho VCC，Chong L Y，Worthington H V，et al. Fluoride mouthrinses for preventing dental caries in children and adolescents. Cochrane Database of Systematic Reviews，2016，7：CD002284.

［4］Iheozor-Ejiofor Z，Worthington H V，Walsh T，et al. Water fluoridation for the prevention of dental caries. Cochrane Database of Systematic Reviews，2015，6：CD010856.

［5］Marinho VCC，Worthington H V，Walsh T，et al. Fluoride gels for preventing dental caries in children and adolescents. Cochrane Database of Systematic Reviews，2015，6：CD002280.

（司　燕　王晓灵）

第六章　牙周病的预防

Prevention of Periodontal Diseases

牙周病是在人群中广泛流行的口腔常见疾病之一。牙周病发病的原因与影响因素及其相互作用的关系十分复杂。由于牙周病的发生是宿主和细菌生态失调的结果，因此，预防牙周病的策略应以保持口腔卫生为基础，彻底清除牙菌斑，采取戒烟和提高全身健康水平、积极治疗和控制糖尿病等全身性疾病的综合方法。

第一节　牙周病的始动因素和发病机制

Initial Factor and Pathogenic Mechanisms of Periodontal Diseases

一、始动因素

牙周病是发生在牙龈组织和牙周组织的由多种因素引起的疾病，其中牙菌斑生物膜（dental plaque biofilm）是引起牙周病的始动因素。牙菌斑生物膜为基质包裹的互相黏附或黏附于牙面、牙间或修复体表面的软而未矿化的细菌性群体，不能被漱口液和水冲洗去除。这种牙菌斑生物膜是整体生存的微生物生态群体，细菌凭借生物膜这种独特的结构紧密黏附在一起生长，因而很难被清除，是造成牙周组织破坏的重要因素。

由于膳食、年龄、唾液流动、口腔卫生、牙排列、全身疾病和宿主等因素的影响，牙周区域形成了不同的生态环境，其细菌组成也存在着很大的差异。一般将龈上、龈下两个不同生态区域的牙菌斑分别称为龈上菌斑和龈下菌斑。

位于龈缘以上的牙菌斑称为龈上菌斑（supragingival plaque），主要分布在近牙龈的1/3牙冠处和牙其他不易清洁的窝沟、点隙、邻接面、龋洞表面等部位，以革兰氏阳性、兼性球菌占优势，包括链球菌、丝状菌、放线菌、乳杆菌和酵母菌等，与龋病发生、龈上牙石形成有关。龈缘附近的龈上菌斑还会危害牙周组织。

位于龈缘以下的牙菌斑称为龈下菌斑（subgingival plaque），分布在龈沟或牙周袋内，与牙周组织破坏的关系最为密切，可分为附着性龈下菌斑和非附着性龈下菌斑两部分。附着性龈下菌斑直接附着于牙根面和龈下牙石表面，它与龈上菌斑相延续，其细菌成分与龈上菌斑相似，主要为革兰氏阳性球菌、丝状菌及少数革兰氏阴性短杆菌。非附着性龈下菌斑是位于附着性龈下菌斑表面、松散而无一定排列结构的细菌群，主要为革兰氏阴性厌氧菌、螺旋体和有鞭毛的细菌。龈下菌斑与根龋、牙周炎的发生及发展关系密切。

二、发病机制

牙周病相关的微生物主要为革兰氏阴性的专性厌氧菌和兼性厌氧菌，其在牙周病发病中的作用分为直接作用和间接作用。

（一）牙周微生物的直接作用

1. 牙周定植、存活和繁殖　牙周致病菌要发挥作用，首先必须选择性地黏附（adhesion）、定植（colonization）于宿主的适当部位，如牙体、牙周组织或已附着的牙菌斑团块表面，并在营养环境中生长繁殖，才能引起宿主破坏。早期定植于口腔环境的细菌很可能附着于获得性薄膜或唾液包裹的牙面。细菌也可识别已附着于组织的细菌或牙菌斑团块，即通过细菌的共聚作用（coaggregation）间接地附着至组织表面，这种共聚作用对细菌在牙周环境中定植很重要，导致牙菌斑内细菌种类和数量增加。

2. 入侵宿主组织　细菌附着后，其抗原成分和（或）毒性产物引发白细胞的趋化、吞噬以及炎症过程，造成表面组织的损伤，细菌及其产物通过上皮细胞或细胞间隙入侵表层下组织。

20世纪80年代，根据电镜观察等组织学研究，在牙龈炎、慢性牙周炎及侵袭性牙周炎的牙周组织中均发现有入侵的细菌，包括球菌、短杆菌、梭杆菌、螺旋体和真菌等。细菌可通过龈沟或袋壁的溃疡面，或通过白细胞移出所造成的裂隙，或经过增宽的上皮间隙侵入棘细胞层；在基底层的上皮侧常有细菌积聚，该区基底膜常可见穿孔或断裂，沿基底层集聚的细菌可穿入结缔组织，有的细菌甚至能达到牙槽骨或牙骨质。入侵组织的另一种方式可能涉及细菌直接进入宿主上皮或结缔组织细胞，研究表明，伴放线聚集杆菌、牙龈卟啉单胞菌、具核杆菌及齿垢密螺旋体均有直接入侵宿主组织细胞的能力。

3. 抑制或逃避宿主防御功能　细菌的生长和繁殖除了营养环境外，它们还必须能逃避宿主的防御功能，主要逃避宿主的非特异性免疫功能，特别是吞噬细胞以及唾液和龈沟液中的多种杀菌因子，如溶菌酶、过氧化氢酶、乳铁蛋白、补体和抗体等。白细胞对细菌的抑制作用包括趋化（chemotaxis）、黏附（adherence）、吞噬（phagocytosis）及细胞内杀死消化（microbicidal activity）4个阶段，有毒力的细菌可在其中的任一阶段抑制吞噬细胞的活性。疾病的临床结局取决于细菌的侵袭攻击能力与宿主的防御修复能力之间的相互作用，其结局是宿主征服细菌或者是细菌破坏组织，或者是介乎两者之间的多种多样的情况，故牙周炎有活动期和静止期的交替出现。

4. 损害宿主牙周组织　细菌即使本身尚未侵入牙周组织，它的抗原成分、各种酶、毒素及代谢产物可进入并直接破坏牙周组织；或引起牙周组织局部的免疫和炎症反应，造成组织损伤。

（1）菌体表面物质：近年来，许多学者关注细菌表面物质的分子结构与致病性的关系，包括内毒素、脂磷壁酸、外膜蛋白、纤毛蛋白及膜泡等。

内毒素（endotoxin）：为革兰氏阴性细菌壁外膜中的脂多糖成分，是革兰氏阴性菌独有的一类高度活性的致病物质，可在细菌死亡或菌体崩解时释放出来，也可由活性菌以胞壁发泡的形式释放，对牙周组织具有很高的毒性和抗原性，在牙周病的发生及发展过程中起重要作用。许多研究证明，内毒素广泛存在于口腔的牙菌斑、牙石、唾液、龈沟液、炎性牙龈及病变牙骨质中。研究表明，龈沟液中内毒素量与牙周临床炎症程度、组织学炎症程度显著相关；内毒素还能导致和促进骨吸收，提高其他骨吸收因子（如前列腺素 E_2、甲状旁腺激素等）的作用。

脂磷壁酸（lipoteichoic acid，LTA）：为革兰氏阳性菌的细胞壁、细胞膜和荚膜上的一种含磷酸甘油残基的聚合物。该物质可黏附于羟磷灰石、黏膜、红细胞、淋巴细胞、血小板和心瓣膜等多种表面，与细菌毒力密切相关；组织培养条件下，它与内毒素一样具有刺激牙槽骨吸收的作用，可直接刺激破骨细胞引起骨吸收。

外膜蛋白（outer membrane proteins，OMP）：外膜是细菌与外环境之间的一种物理和化学屏障，具有选择性通透、运输、细胞获能、生物合成和分泌外部组分的功能。它是多种蛋白质大分子的嵌合体，包括外膜主蛋白和次蛋白。这些蛋白质分子通过强烈的非共价作用将外膜锚定在其下面的肽聚糖上。OMP结构对细菌在宿主体内的生存能力、毒力传递和毒力变化都有明显影响。

纤毛蛋白：许多革兰氏阴性菌表面具有由蛋白亚单位组成的菌毛（pilus）或纤毛（fibrilla）。细菌对牙周组织的黏附是致病的第一步，菌毛或纤毛在黏附过程中起重要作用。它们能凝集人或有些动物的红细胞，或选择性地吸附于牙龈上皮细胞。现已明确，此黏附过程为一个特异性的识别过程，菌毛或纤毛等为特异配体，与宿主细胞膜上的特异受体相互作用，为诱发牙周病的先决条件。

膜泡（vesicles）：又称细胞外膜泡（extracellular vesicles，ECV），是由细菌外膜向外膨出呈芽状并可从细菌外膜游离进入周围微环境的一种泡状膜结构。膜泡的生物学活性主要包括：①体积小，容易透过上皮屏障；②包含细菌表面相同的主要抗原和功能成分，可与宿主的抗体及免疫细胞反应，消耗一部分防御成分，从而削弱宿主免疫防御反应对细菌的抑杀作用；③可作为细菌毒性产物（如内毒素、白细胞毒素和蛋白分解酶等）的载体，导致深层组织的破坏。

（2）有关的致病酶：牙周细菌产生的酶是造成宿主破坏的一类重要分子，主要的致病酶包括胶原酶、蛋白酶、胰蛋白酶样酶、神经氨酯酶、透明质酸酶及硫酸软骨素酶。

牙周细菌产生的酶几乎能降解牙周组织所有的细胞和间质分子，特别是一些能降解胶原、纤维粘连素、免疫蛋白的蛋白酶和胰蛋白酶样酶，可造成牙周组织破坏和附着丧失，促使细菌入侵组织，还可降解组织细胞的蛋白多肽，供养无蛋白分解能力的细菌生长。

（3）毒素：主要包括白细胞毒素和抗中性粒细胞因子。

白细胞毒素（leukotoxin，LTX）：是伴放线放线杆菌产生的外毒素，属膜损伤毒素，具有溶血性。LTX可损伤龈沟或牙周袋内白细胞的细胞膜，导致白细胞介素、肿瘤坏死因子和干扰素等细胞因子的产生，进而造成牙周组织破坏。

抗中性粒细胞因子（antineutrophil factor）：主要包括白细胞趋化抑制因子和膜动抑制因子，能使中性粒细胞的形态及趋化性发生缺陷。

（4）代谢产物：细菌的一些代谢产物，如各种有机酸、硫化氢、吲哚、氨和毒胺等，可抑制宿主组织细胞生长或改变宿主组织细胞代谢，直接对宿主的上皮细胞和成纤维细胞等产生不同程度的毒性，导致牙周组织损伤。

5. 牙菌斑矿化成牙石　牙菌斑矿化可形成牙石，龈上菌斑的矿化成分来自唾液，龈下菌斑的矿化成分来自龈沟液。牙石的致病作用主要在于它表面常沉积的未矿化牙菌斑，牙石的多孔结构也容易吸附大量的细菌色素，均可刺激牙龈造成炎症；牙石本身坚硬、粗糙，对牙龈有机械压迫作用；同时，牙石妨碍日常口腔卫生措施的实施。

（二）牙周微生物的间接作用

随着对牙周病发病机制的深入研究，虽然认识到牙菌斑微生物及其产物是牙周病的始动因子，但牙周病的许多组织破坏不是感染微生物直接引起的，而是宿主对感染微生物及其毒性产物的免疫应答过程中间接引起的，因此，有学者提出牙周病是全身免疫反应的局部表现。宿主的反应一方面取决于患者的免疫状态（包括遗传因素），另一方面取决于宿主对细菌及其毒性产物刺激的免疫炎症反应，如白细胞、补体、抗体、细胞因子、前列腺素及金属蛋白酶等，均可导致牙周组织破坏。总之，宿主免疫反应的复杂性与牙周微生物的复杂性是一致的，机体在组织微生物入侵或扩散时发生的免疫反应也会损害局部牙周组织，宿主免疫的保护-破坏机制也是牙周病进程的重要环节。

第二节　牙周病的危险因素
The Risk Factors of Periodontal Diseases

一、局部危险因素

在局部因素中，牙菌斑是始动因素，此外还有一些因素有利于牙菌斑的聚集而不利于牙菌斑的清除，称之为局部促进因素，包括牙石、创伤殆、食物嵌塞、不良口腔习惯、不良修复体、牙位异常及错殆畸形等，对牙周病的发生及发展起到促进作用。

牙石（dental calculus）：与牙周病的关系非常密切。牙石的存在不仅为牙菌斑的附着提供了良好的部位，还降低了日常口腔卫生措施的效率和效果，促使更多的牙菌斑形成，从而刺激牙龈；牙石本身还容易吸附细菌的毒素，增加了对牙龈的刺激，引起牙龈炎。龈下牙石可不断加深牙周袋，牙周袋又为牙菌斑的沉积提供了特定的环境，并为牙石的沉积提供矿物质，进而促进牙菌斑矿化。

食物嵌塞（food impaction）：在咀嚼过程中，食物碎块或纤维被咬合压力楔入相邻两牙的牙间隙内，称为食物嵌塞。根据食物嵌塞的方式，分为垂直型食物嵌塞和水平型食物嵌塞。食物嵌塞是导致局部牙周组织破坏最常见的原因。由于嵌塞的机械作用和细菌的定植，除引起牙周组织的炎症外，还可引起牙龈退缩、邻面龋、牙槽骨吸收和口臭等。

创伤殆（tramatic occlusion）：牙周组织的健康有赖于正常的咬合力的功能刺激。当咬合力超过牙周组织的承受能力时，可发生牙周组织的损伤及咬合创伤或牙周创伤。导致这种创伤的咬合状态称为创伤殆，如牙的过早接触、修复体过高、夜磨牙以及正畸过程中加力不当等均可造成牙周创伤。

不良口腔习惯：不良口腔习惯在牙周病的发生及发展中是一个重要促进因素。磨牙症和紧咬牙均能导致牙的过度磨损，加重牙周组织的负担，造成食物嵌塞；如果存在由牙菌斑引起的牙周炎的情况，可加重牙周组织的破坏。其他不良口腔习惯，如咬硬物、用口呼吸、吐舌习惯、单侧咀嚼、不良刷牙习惯等均可对唇、颊、牙体、牙周膜造成一定的影响，导致牙周组织的损伤。

不良修复体：邻面充填体的悬突、修复体边缘不密合、活动义齿卡环位置不当、正畸治疗中矫治器佩戴不当等不但直接压迫和刺激牙龈组织，而且修复体不易清洁，从而造成食物碎屑和牙菌斑大量堆积，引起牙周组织的炎症。

牙位异常和错殆畸形：牙的错位、扭转、过长或萌出不足等均有利于牙菌斑堆积，或形成创伤、食物嵌塞，促使牙周炎发生或加重。错殆畸形也与牙周病有一定关系，它们有的增加牙菌斑清除的难度，有的则直接对牙周组织产生损伤，导致牙周病的发生。

二、全身危险因素

全身因素作为牙周病的危险因素，可降低或改变牙周组织对外来致病因素的抵抗力，增进宿主对细菌及其产物致病的易感性，促进牙周病的发生及发展。

1. 糖尿病　与牙周病的密切关系已是口腔界的共识。目前公认糖尿病是牙周病的危险因素之一，而且牙周病和糖尿病之间具有双向影响的关系。大量研究表明，①牙菌斑和创伤是牙周病的致病因素；②糖尿病可大大促进牙周病的发生和发展。

糖尿病促使牙周病发生和发展的机制可能是白细胞趋化和吞噬功能缺陷、组织内血管基膜的改变、胶原合成减少、骨基质形成减少以及免疫调解能力下降。而牙周感染会增加血清糖基化（glycosylation）末端产物，使糖尿病的代谢控制复杂化。因此，控制糖尿病是保持牙周健康的有效措施，而有效控制糖尿病患者的牙周感染又是控制糖尿病的重要手段。

2. 全身影响因素　牙菌斑的致病性还与宿主对牙菌斑细菌的敏感性和宿主的防御功能有密切的关系。易感的宿主以及某些能增加宿主易感性、降低宿主抵抗力的因素也是影响牙周病发生及发展的重要因素，如遗传因素、某些内分泌异常、营养不良、血液疾患、药物、放射线、精神紧张、增龄性变化、宿主的免疫炎症反应等。

其中，遗传因素属于牙周病先天的、不可控制的危险因素。然而它并不直接引起牙周病，而是增加宿主对牙周病的易感性，使疾病较早发生或加重牙周病的病理过程。与遗传有关的宿主易感性可能是侵袭性牙周炎和（或）重度牙周炎发病的主要决定因素之一，并决定疾病的进展速度和严重程度。

此外，维生素 C 缺乏时常出现牙龈出血、白血病或贫血时伴有牙龈病、经常服用苯妥英钠会发生牙龈增生和牙龈瘤、放射性牙周炎、遗传性掌趾角化牙周病综合征、艾滋病性牙周炎等都说明全身因素对牙周健康的影响。

值得指出的是，近十几年来，口腔医学研究进展还进一步揭示了牙周炎对全身健康的影响。牙周感染性菌血症可使机体产生相关抗体及凝集素，使血小板凝集形成血栓。此外，感染细菌的毒素激活单核细胞 / 成纤维细胞产生前列腺素 E_2、肿瘤坏死因子、白介素 -1 等，可以损伤血管内皮细胞，使血管内膜胆固醇沉积，从而诱发心肌梗死和冠心病发作。有报道称，有牙周感染者发生冠心病的概率为牙周健康者的 1.4 倍，发生脑卒中的概率为牙周健康者的 2.1 倍。患重症牙周炎的妊娠期妇女发生早产或娩出低出生体重儿的危险性为牙周健康妊娠期妇女的 7.5 倍。

三、社会行为危险因素

1. 口腔卫生行为　直接影响着口腔卫生状况，口腔卫生状况与牙周组织健康状况又有着十分密切的关系，牙菌斑、牙石的量与牙周病有极明显的正相关关系。一项有关实验性牙龈炎的研究发现，12 名健康受试者停止刷牙和其他口腔卫生措施后，少数人 10 天后即出现牙龈炎，而多数人在 15 ~ 21 天出现牙龈炎；经详细指导并恢复刷牙、使用牙齿邻面清洁措施几天后牙龈组织较试验前更健康。该经典的研究表明，停止刷牙行为可导致牙龈炎。

口腔卫生状况与牙周病有着密切的关系。一项研究显示，26 ~ 30 岁的成年人，口腔卫生状况较好者牙槽骨吸收的发生率为 14%，而口腔卫生状况不佳者牙槽骨吸收的发生率为 25%。41 ~ 45 岁的成年人，口腔卫生状况较好者牙槽骨吸收的发生率为 22%，而口腔卫生状况不佳者牙槽骨吸收的发生率为 40%。

2. 吸烟　是糖尿病的重要危险因素之一。许多研究都证明吸烟与牙周病的发生、发展有密切的关系。一般认为，吸烟影响局部的血液循环，影响体液免疫、细胞免疫和炎症过程，尤其是削弱口腔中性粒细胞的趋化和吞噬功能。吸烟对牙周组织的影响是多方面的：①香烟的烟雾和香烟燃烧时产生的热量对牙龈组织是一种特殊的局部刺激因素，能使牙龈呈慢性炎症状态；②吸烟者牙面出现焦油沉积物，使牙石易于沉积、牙菌斑形成速度增快，吸烟者口腔卫生状况较差，影响牙周组织健康；③吸烟者牙槽骨丧失较不吸烟者多；④吸烟导致的免疫学改变能降低牙周组织对感染的抵抗力；⑤吸烟能抑制成纤维细胞的生长，并使其不易附着于根面，影响牙周创口愈合。

吸烟和牙周病的关系已被广泛研究，所用的研究都提示吸烟方式和数量对牙龈组织状况、牙周组织的丧失和牙周炎的严重程度有影响。有研究表明，20 ~ 33 岁年龄组吸烟的年轻成年人，其发生严重的牙周附着丧失和深牙周袋的相对危险度明显高于非吸烟者（*OR* = 14）。在老年人群中也有类似关系。

吸烟与牙周病的炎症程度呈剂量-效应关系。每日吸烟较多的人，其牙周病的严重程度明显高于吸烟较少的人；吸烟的年限也明显与牙齿丧失和牙周病相关，与其他社会行为危险因素无关。有学者评价了 889 名牙周病患者的附着丧失情况，发现每日吸烟 1 支、2～10 支、11～20 支的人，其附着丧失率分别为 0.5%、5% 和 10%。吸烟与牙周病的时间关系也被研究，一项 10 年的随访研究发现，吸烟与探诊深度、附着丧失的逐渐加深有关，停止吸烟可促进牙周健康。研究发现，曾经吸烟者的牙周状况介于目前吸烟者和非吸烟者之间。

第三节　牙周病的预防和控制
Prevention and Control of Periodontal Diseases

一、牙周病的三级预防

牙周病的预防和控制应遵循三级预防的原则。一级预防是指在牙周病损发生之前，应进行口腔卫生指导，并采取有效刷牙的方法自我清除牙菌斑。另外，还要定期接受预防性洁治术，通过专业手段帮助彻底清除牙菌斑。二级预防是指当发生牙龈炎或早期牙周病时，在一级预防的基础上，还应该进行洁治，彻底清除牙结石。三级预防是指当牙周病变发展到牙周病晚期时，在二级预防的基础上，还应进行刮治或其他牙周手术，通过牙周治疗手段控制牙周病的发展。

二、自我口腔保健措施

预防牙周病的基本原则是一生中不断地彻底清除牙菌斑，通过有效刷牙和使用牙线、牙间隙刷等其他辅助工具来清除牙菌斑是自我口腔保健和控制牙周病最主要的方法。

1. 有效刷牙　是指采用适当的方法最大限度地清除牙菌斑，但又不损伤牙齿和牙龈。刷牙的目的是去除牙面的食物残渣、牙菌斑、软垢，按摩牙龈组织。刷牙效果取决于 3 个因素：刷牙方法、持续时间和刷牙频率。牙刷的设计也可以影响刷牙效果。其中，前两个因素最重要，因为采用合适的刷牙方法并增加刷牙的时间可以更有效地去除牙菌斑。

（1）刷牙方法：学者们提出了许多的刷牙方法，这些方法每种都涉及水平法、垂直法（Leonard 法）、旋转法（改良 Charters 法）和颤动法（Stillman 法）等不同方式的组合（表 6-1）。

表 6-1　刷牙方法

方法	刷毛的位置	动作	效果
水平法	与牙面呈 90°	水平方向的拉动	龈上清洁，牙龈按摩
圆弧法（Fones 法）	与牙面呈 90°	在牙面和牙龈上画大圈	龈上清洁
垂直法（Leonard 法）	与牙面呈 90°	垂直拉动	龈上清洁，牙龈按摩
Smith-Bell 法	在𬌗平面	齿龈方向横扫	龈上清洁
滚动刷法	刷毛尖端接触牙龈	𬌗面方向扫动	龈上清洁
颤动法（Stillman 法）	向根尖方向呈 45°，部分在龈缘，部分在牙间隙	颤动	牙龈按摩
旋转法（改良 Charters 法）	向根尖方向呈 90°	𬌗面方向扫动，环形颤动	牙龈按摩，邻面清洁
水平颤动拂刷法（改良 Bass 法）	与根尖呈 45°，在龈沟	𬌗面方向扫动	龈上清洁

　　表 6-1 中所描述的刷牙方法可以用来清除唇（颊）面、舌（腭）面和咬合面的牙菌斑，但对于邻面效果较差。只有水平颤动拂刷法可以有效地清洁龈沟，而旋转法对于清洁固定矫治器很有用。

　　不正确的刷牙方法可能导致牙龈组织的创伤。采用水平法刷牙的患者，过度的压力和牙膏中的摩擦剂会导致牙龈退缩和牙体组织的损伤。使用圆弧法和垂直法，如果压力过大，也可以引起牙龈的创伤，而且牙刷的滚动可以损伤膜龈联合部和牙槽黏膜。如果已经出现了损伤，医生应该帮助患者调整其刷牙方法，以避免进一步的损伤。

　　所有的刷牙方法都是有效的，关键在于正确掌握且规律应用。

　　（2）牙刷的设计：不同设计的手动牙刷因为刷牙时间、刷牙方式和压力以及存留牙齿的数目和形状的不同，其临床优点、缺点很难评价。总体来说，推荐使用软毛牙刷，过硬的牙刷会导致牙体组织及牙龈组织的损伤；刷头的设计也出现多种变化，可以改变刷毛的长度、质地、排列、位置等，以期获得很好的清洁效果；手柄的设计要符合人体工程学原理，不仅能灵活、有效、安全地工作，还不会对手部肌肉造成过大的压力，例如斜柄的设计有利于刷到口腔内难以清洁的位置。

　　电动牙刷在去除牙菌斑、减轻牙龈炎、减轻对牙龈的损伤、减少细菌的黏附和生存、减少着色方面优于手动牙刷。目前电动牙刷的设计出现了许多变化，可分为机械式、声波式、离子式。机械式牙刷主要是利用刷毛的机械运动来清理碎屑和牙菌斑；声波式牙刷的声波震动有利于松动牙菌斑，以便去除；离子式牙刷被认为可以暂时将牙齿的负电荷逆转为正电荷，牙刷的一部分也带正电荷，这样能吸引牙菌斑和食物碎屑离开牙齿，让刷毛把松动的颗粒刷走。电动牙刷的主要运动方式是摆动、往复和旋转运动。

　　（3）刷牙步骤：常规的刷牙模式应该是避免漏掉任何一个区域，理想的刷牙时间是 3 分钟。尽管刷牙可能导致牙龈创伤，但是不刷牙所带来的问题要比不适宜的刷牙技术造成的创伤更为严重。需强调：彻底刷牙和合适的刷牙频率较刷牙方法更重要。

　　2. 应用菌斑显示剂评价牙菌斑控制的效果　由于牙菌斑是薄而无色的，紧密地附着在牙齿表面，正常情况下肉眼不易看清，只有通过特殊的染色才能显示出来而被肉眼所辨认。常用的菌斑显示剂是用中性品红和四碘荧光素钠制成溶液或片剂。使用时，将菌斑显示液滴布或用棉球轻轻涂布在牙的颊舌面；如果是菌斑显示片，则将其嚼碎，然后用舌尖舔至牙的各个面，让菌斑显示剂均匀地涂布在牙表面。通常染色后的牙菌斑呈现红色。

　　用菌斑显示剂显示牙菌斑可以用来评价牙菌斑控制的效果，可用以下公式计算菌斑百分率。

$$菌斑百分率 = \frac{有菌斑牙面总数}{受检牙面总数} \times 100\%$$

$$受检牙面总数 = 受检牙总数 \times 4$$

　　评价：菌斑百分率 10% 或少于 10% 可认为牙菌斑控制良好，20% 以下认为牙菌斑基本被控制。

　　3. 掌握判断牙龈是否健康的标准　牙龈出血是牙龈炎的早期表现，也是自我判断牙龈炎的标准。如果发生牙龈出血，应使用软毛保健牙刷进行有效刷牙。一般来说，经过 1 周认真刷牙，一旦牙菌斑得以有效清除，牙龈出血就会得到控制。

　　北京大学口腔医学院的孟焕新等曾做过"牙周探诊出血的组织学和细菌学背景"的研究。研究对象为牙周健康者 8 例，边缘性龈炎 12 例，青少年牙周炎 5 例，成人牙周炎 15 例，共40 例。采用探诊出血指数（BI），改良 Mazza 法分 6 级：0 = 牙龈健康，外观正常；1 = 牙龈炎有颜色改变，无探诊出血；2 = 探诊点状出血；3 = 出血流满龈沟，但不溢出龈沟；4 = 出血溢出龈沟；5＝牙龈自发出血。结果：①BI 与牙龈结缔组织的炎症程度密切相关，BI 值高，说明炎症程度重；②探诊出血是牙龈炎早期指征；③出血病损的龈下螺旋体和能动菌比例显著高于不出血病损，BI 值与此菌呈正相关。

4. 定期检查 定期检查，接受教育，发现疾病，及时治疗。要养成每半年或 1 年到医院做一次口腔检查的习惯，做到无病早防、有病早治。

5. 均衡营养，增强体质，积极治疗和控制全身疾病 牙菌斑无时无刻不附着在牙面，清洁过的牙齿 1～2 个小时后就会有新的牙菌斑形成。虽然牙菌斑是牙周病的始动因素，但并不是只要有牙菌斑存在就会发生牙周病。现代研究认为，易感的宿主以及某些能增加宿主易感性的因素对于牙周病的发生和发展也是十分重要的。一方面，牙菌斑中细菌具有致病作用，存在某些增加这种致病性的全身疾病；另一方面，宿主自身的免疫功能始终都在对抗着这种致病作用。这两个方面的作用处于平衡状态，增强宿主的健康状态，牙龈健康就能得以维护。

6. 戒烟 认识吸烟对牙周健康的影响，远离烟草。

三、专业口腔保健措施

预防牙周病的发生和发展，维护牙周健康还必须寻求口腔专业人员的帮助，做到自我保健与专业保健相结合。发达国家取得的牙周病防治的成绩就是建立在群众自我口腔保健的基础上，政府为大众提供了许多专业保健措施。防治牙周病的专业保健措施包括以下几个方面。

1. 通过预防性洁治（dental prophylaxis）机械性清除牙菌斑 个人清除牙菌斑的能力和效果是有限的，牙齿的有些部位（如邻面、最后一颗磨牙的远中面等）是很难清洁干净的。预防性洁治就是口腔专业人员用专业的口腔器械帮助受检者彻底地清除牙菌斑。通常是用特制的牙齿邻面清洁器或牙线清除牙齿邻面牙菌斑，然后用橡皮杯蘸上打磨膏清洁牙齿的光滑面。经过这样的专业处理，就能彻底地清除牙菌斑。

2. 通过洁治／刮治清除牙石（calculus removal by scaling） 牙石是一种沉积于牙面或修复体表面的钙化或正在钙化的牙菌斑及软垢，由唾液或龈沟液中的钙盐逐渐沉积而成，形成后不易去除。去除龈上牙石、牙菌斑及色素的方法称为龈上洁治术（supragingival scaling），去除龈下牙石和牙菌斑的方法称为龈下刮治术（subgingival scaling）。洁治属于牙周病群体防治的公共卫生措施范畴，而刮治则属于临床牙周病治疗的一种方法。洁治有手用器械洁治和超声波洁治两种方法。近年来又有喷沙洁牙等新的方法问世。洁治应定期进行。需要强调的是，洁治或刮治后一定要坚持有效的刷牙来进行维护，有效刷牙结合定期洁治才能维护牙龈健康。

3. 去除促进牙周病发生的局部因素 如食物嵌塞、咬合创伤、不良修复体、错𬌗畸形等。

四、药物方法

在机械性控制牙菌斑的基础上，配合化学制剂可有效地控制牙菌斑，达到预防和治疗牙周病的目的。化学制剂必须依靠一些载体，如含漱剂、牙膏、口香糖、牙周袋冲洗液、缓释装置等才能被传递到牙周局部，起到控制牙菌斑的作用。常用控制牙菌斑的化学制剂有下述几种。

（一）氯己定

氯己定又称洗必泰（hibitane），化学名称为双氯苯双胍己烷，系二价阳离子表面活性剂，常以葡萄糖酸洗必泰（chlorhexidine gluconate）的形式使用。氯己定能较好地抑制龈上菌斑形成和控制牙龈炎，平均达到 60%。使用 0.12% 或 0.2% 氯己定液含漱，每日 2 次，每次 10 ml，每次 1 分钟，可减少牙菌斑 45%～61%，可减少牙龈炎 27%～67%。氯己定主要用于局部含漱、涂擦和冲洗，也可用含氯己定的凝胶或牙膏刷牙以及用氯己定涂料封闭窝沟。

氯己定抗牙菌斑的作用机制是：①减少唾液中能吸附到牙面上的细菌数量。氯己定吸附到细菌表面，与细菌细胞壁的阴离子作用，增加了细胞壁的通透性，从而使氯己定容易进入细胞内，使胞浆沉淀而杀灭细菌，从而使吸附到牙面上的细菌数量减少。②氯己定与唾液酸性糖蛋白的酸性基团结合，从而封闭唾液糖蛋白的酸性基团，使唾液糖蛋白对牙面的吸附能力减弱，抑制获得性膜和牙菌斑的形成。③氯己定与牙釉质结合，覆盖了牙面，因而阻碍了唾液细菌对牙面的吸附。④氯己定与 Ca^{2+} 竞争，取代 Ca^{2+}，与唾液中凝集细菌的酸性凝集因子作用，并使之沉淀，从而改变了牙菌斑细菌的内聚力，抑制了细菌的聚积和对牙面的吸附。

氯己定的不良反应表现为：①氯己定使牙、修复体或舌背上染色，特别是树脂类修复体的周围和牙面龈 1/3 处，易染成棕黄色；染色沉积在牙表面，不透入牙内，可通过打磨、刷牙或其他机械方法去除；②氯己定味苦，必须在其中加入调味剂；③氯己定对口腔黏膜有轻度的刺激作用。

（二）酚类化合物

酚类化合物又称精油（essential oils），主要为麝香草酚、薄荷醇和甲基水杨酸盐混合而成的抗菌制剂，主要用作漱口剂。其代表商品是李施德林（Listerine），为 26.9% 乙醇溶液，pH 5.0，能清除牙菌斑中的内毒素，明显降低牙菌斑的毒性。

（三）三氯生

三氯生是一种脂溶性广谱抗菌剂，具有抑制牙菌斑形成和抗炎的双重功效，广泛应用于肥皂、除臭剂、化妆品等日化用品中。三氯生可用在牙膏和漱口液中，有减少牙菌斑形成、抗牙龈炎的作用。

（四）其他

可应用甲硝唑（灭滴灵）含漱。此外，还有季铵化合物、氟化亚锡、三氯羟苯醚等药物。也可局部或全身应用抗生素，如四环素、红霉素、螺旋霉素等。

第四节　口臭的预防和控制
Prevention and Control of Halitosis

一、口臭形成的原因

口臭（halitosis）是临床常见症状之一，是呼吸时从口腔散发出的一种令人不愉快的气味。由于使用严格、流行病学方法评估口臭的研究较少，且方法不统一，因此目前口臭的检出率尚不明确。据美国牙科学会（American Dental Association，ADA）的调查，约 90% 的口腔科医生遇到过因口臭而求治的患者，近 50% 的口腔科医生每周接诊 6 例以上的口臭患者。Liu 对 2000 名 15～64 岁的中国人使用感官分析法进行评价，得出口臭的患病率为 27.5%。

目前认为口腔内的细菌是导致口臭的根源。口腔内微生物代谢食物残渣、脱落的上皮细胞、血液、龈沟液及牙菌斑等有机底物，产生含硫的多肽类和氨基酸。这些产物在革兰氏阴性厌氧菌为主的微生物作用下分解产生的可挥发性硫化物是引起口源性口臭的主要成分，主要有硫化氢（hydrogen sulphide，H_2S）、甲硫醇（methyl mercaptan，CH_3SH）和二甲基硫 [dimethyl sulphide，$(CH_3)_2S$]。目前已发现与口臭相关的细菌有齿垢密螺旋体、牙龈卟啉单胞菌、中间普雷沃氏菌、洛氏拟杆菌、肠杆菌、福赛斯坦菌、啮蚀艾肯菌及具核梭杆菌等。另外，口腔内产生的其他物质也可以产生难闻的味道，如二肽类（腐胺和尸胺）、短链脂肪酸（丁酸和丙酸）、含苯基的化合物（吲哚、甲基吲哚和氮苯等）。

（一）口腔内影响口臭形成的因素

舌苔和牙周病是两个公认的主要原因。

舌背的乳头状结构利于微生物（如厌氧菌和微需氧菌）的定植，同时可堆积大量脱落细胞，有助于口臭的产生。舌背相关菌群较复杂，有研究发现了一些与口臭相关的优势菌群，如小韦荣球菌和黑色普氏菌等，主要菌种都是产可挥发性硫化物（volatile sulfur compound，VSC）菌，且 VSC 与舌苔量呈正比关系。

口臭患者的龈下菌斑中通常可检测到牙周病的致病菌，如牙龈卟啉单胞菌、福赛类杆菌和齿垢密螺旋体，这些细菌合成的一种酶可水解苯甲酰基-精氨酸-奈酰胺（benzoyl-DL-arginine-a-naphthylamide，BANA），体外试验表现出活跃的产硫能力。有研究表明，口臭与牙周致病菌表现出相关关系，口臭的严重程度与牙周袋深度、牙龈指数、菌斑指数等呈正相关。

其他可能影响口臭的原因还包括唾液流量降低、深龋、口腔感染、种植体周围炎、冠周炎、溃疡、食物嵌塞以及不良修复体等。唾液在口臭形成中的作用比较复杂，pH 和唾液流率可能会影响细菌腐败作用，进而影响口臭的形成。

（二）全身影响因素

1. 消化系统疾病 有研究表明，口臭与胃幽门螺杆菌感染有较大的相关性。可能原因是：胃幽门螺杆菌有尿素酶活性，分解尿素产氨释放入呼吸道；幽门螺杆菌感染引起消化道溃疡时，食物潴留后经细菌腐败分解产生有臭味的气体。有研究检测出胃幽门螺杆菌感染的受试者较对照组在口臭气体密度和 VSC 浓度上的差异有统计学意义。但也有研究表明，幽门螺杆菌感染与口臭无相关性，根治幽门螺杆菌后口臭仍存在。因此，胃幽门螺杆菌与口臭的产生有一定的相关性，但其机制尚需进一步研究。

2. 呼吸系统疾病 呼吸道在解剖结构上距口腔较近，因此患有呼吸系统疾病患者呼出的带有臭味的气体可经过口腔呼出，产生口臭。如肺脓肿、支气管扩张症、坏死性肺炎及肺脓肿患者常以口臭作为一项重要症状。深的扁桃体陷窝可能积存食物、唾液和坏死组织，扁桃体感染时其腐败发酵可能导致呼吸时产生口臭。

3. 内分泌和激素水平 有研究发现，与排卵期相比，妇女月经前和月经期的 VSC 水平增高，有经前紧张征的妇女的 VSC 值更高。

4. 代谢类疾病 糖尿病患者体内代谢产生酮体，酮体通常会使呼出的气体带有烂苹果味，产生口臭；同时糖尿病患者患牙周病的风险性增加，牙龈处于炎症状态，脓肿出血，也易产生口臭。

肝、肾功能异常也会导致口臭。肝硬化和肝功能衰竭患者血液中尿素氮和氨的含量增多，可以部分从口腔中排出，导致呼出气体中有霉臭味、老鼠味或臭蛋味。尿毒症伴肾衰竭者常呼出氨水味臭气，透析也会产生鱼腥味。

5. 血液循环系统疾病 白血病患者牙龈中有幼稚血细胞浸润聚集，牙龈易出血，龈缘处组织坏死、溃疡和假膜形成，导致口臭。

6. 吸烟 有研究发现，吸烟可提高口腔中 VSC 含量，导致口臭。可能原因如下：①烟气中本身含有挥发性含硫化合物；②烟气中的强黏性物质（如焦油）黏附在口腔表面，加剧了口腔中的厌氧环境，利于厌氧菌的生长；③吸烟降低机体的多形核白细胞趋化性和吞噬力，导致机体免疫能力低下，利于细菌的生长繁殖；④烟草中尼古丁进入血液，导致牙龈血管收缩，血流减少，利于细菌及其毒素的侵袭和感染。故吸烟可导致口臭，但二者的确切关系还需进一步研究。

7. 寄生虫病　国外学者报道寄生虫感染可能是导致儿童口臭发生的重要原因之一。对于寄生虫感染可能作为潜在致病原的儿童，使用甲基咪唑可对治疗口臭提供帮助。

8. 心理压力和精神因素　有些患者主观感觉呼出的气体有异味，但各种客观检查均未发现口腔异味，则有可能被诊断为口臭恐惧症。精神压力也是口臭的易感因素，有研究指出，除假性口臭患者外，真性口臭患者也对口臭有不同程度的恐惧，提示口臭的发生可能是生理因素和心理因素共同作用所导致的。

二、口臭的控制和治疗

目前常将口臭分为真性口臭、假性口臭和口臭恐惧症。真性口臭又可分为生理性口臭和病理性口臭。根据口臭分类，可明确不同的治疗原则（表6-2，表6-3）。

表 6-2　口臭需要治疗的 TN 分类

分类	描述
TN-1	对患者解释口臭的原因并进行口腔卫生指导（重点加强自我口腔保健，以改善个体的口腔卫生状况）
TN-2	口腔预防措施，对口腔疾病（特别是牙周病）进行专业洁治和治疗
TN-3	向内科医生及相关专科医生转诊
TN-4	对检查结果进行解释，进一步对患者进行相关专业知识的宣传教育，使其确信自己不存在口臭
TN-5	向临床心理学专家、精神科专家转诊

表 6-3　不同类型口臭的 TN 治疗方案

口臭类型	治疗需求（TN）
真性口臭	
生理性口臭	TN-1
病理性口臭	
口源性口臭	TN-1 ＋ TN-2
非口源性口臭	TN-1 ＋ TN-3
假性口臭	TN-1 ＋ TN-4
口臭恐惧症	TN-1 ＋ TN-5

根据口臭产生的机制和分类，目前针对口源性口臭的治疗策略主要有减少细菌数量、减少可被细菌利用的营养物来源、将 VSC 转化、遮盖口臭气体等多种方法，联合使用。针对非口源性口臭采用针对病因治疗的方法。

（一）减少细菌和营养物来源

1. 机械方法

（1）自我口腔保健：清洁舌面可清除腐败、坏死的有机物和细菌赖以发挥作用的环境，从而降低 VSC 水平，有效减少口臭。使用机械方法清洁牙齿，如刷牙、使用牙线或牙签能减少口腔中的细菌及其代谢产物的数量，可间接减少口臭的发生。而佩戴义齿的患者，义齿上的牙菌斑易导致义齿异味，更换新义齿和有效实施自我口腔卫生管理后 VSC 的水平可显著降低。

（2）牙周治疗：对于因牙周病导致口臭的患者，需要进行牙周专业治疗。有研究表明，单纯的牙周治疗对减少口臭的效果有限，配合抗菌治疗才能提高治疗效果，如使用含氯己定或氯己定加西吡氯铵的漱口液。

2. 化学方法

（1）氯己定含漱：氯己定是二价双胍类阳离子表面活性剂，常用者为葡萄糖酸氯己定。抗菌谱广，可破坏微生物细胞膜上的胞外多糖，对革兰氏阳性菌、革兰氏阴性菌及真菌等均有效。虽然氯己定被看成是治疗口臭的经典化学制剂，但长期使用存在口干、着色、灼痛、黏膜剥脱及味觉改变等症状，使用时需谨慎。临床上推荐使用浓度是 0.12%，使用频率为每日 2 次，每次含漱时间不超过 1 分钟。

（2）使用含精油的漱口液：精油是一种酚类化合物，使用时间已超过 100 年，主要成分是麝香草酚、薄荷脑、桉叶醇及水扬酸甲酯的水醇溶液，其香味有遮盖、杀菌作用，常用于预防牙周病的漱口液中。含精油的漱口液可降低晨起口腔中的致臭气体含量。

（3）三氯生：化学名称为 2,4,4- 三氯 -2- 羟基二苯醚，是脂溶性广谱抗菌药，对革兰氏阳性菌效果尤佳。三氯生只溶于有机溶剂中，具有抑制牙菌斑形成和抗炎的双重功效。有研究显示，含三氯生的牙膏可显著降低口臭感官值，其抗口臭的作用主要是减少口腔内产 VSC 气体菌落的数量。

（4）西吡氯铵：为季铵类表面活性剂，具有抑制细菌生长的作用。现有研究多认为，单独使用西吡氯铵时其抗菌作用并不显著。0.05% 氯己定与 0.05% 西吡氯铵联合使用能显著降低 VSC 的水平及细菌数量。

3. 改善进食方式　由于长时间禁食或睡眠中唾液流速生理性减低，机械性口腔自洁减少，导致口腔内微生物代谢活动增加，常引起晨起后或饥饿时的生理性口臭。因此，有学者在无任何口腔清洁措施的前提下让受试者进食固体食物，发现可显著降低晨起口腔内 H_2S 和 CH_3SH 的含量，分析认为这是由于机械刺激作用下口腔唾液分泌增加和机械摩擦的清洁作用导致的。

（二）转化作用

1. 氧化剂

（1）过氧化氢：能与组织中的过氧化氢酶反应，迅速分解产氧，起到消毒、杀菌的作用。过氧化氢也可通过直接氧化 VSC，使之成为无味产物而抑制口臭。

（2）二氧化氯：能够强力氧化蛋氨酸和半胱氨酸这两种硫化物前体物质。

2. 金属离子　许多金属离子（如锌、钠、锡、镁）可与硫结合，其主要作用机制为金属离子氧化挥发性硫化物前体物质中的硫醇基而减少致臭气体的产生。

3. 碳酸氢钠　俗称小苏打，在日本或北美作为一种牙齿清洁剂，已有很长的使用历史。其减少口臭的作用机制可能是通过减少 VSC 的含量实现的。

4. 脱氢抗坏血酸（DHA）　是一种抗坏血酸的氧化形式，其治疗口臭的作用可能是依赖抗坏血酸的活性。

（三）遮盖作用

很多患者试图通过咀嚼含薄荷等芳香气味的口香糖等方式遮盖口臭，单纯使用遮盖类物质并不是真正意义上的治疗口臭，并且其遮盖作用的持续时间通常较短。

（四）联合作用

由于口臭的致病机制复杂，去除口臭的各种方法的侧重点不同，联合应用机械或化学方法可起到协同或增强作用，如氯己定和锌离子、西吡氯铵和锌离子、氯己定/西吡氯铵和锌离子。

（五）针对全身疾病的治疗

非口源性口臭主要集中在消化系统疾病、呼吸系统疾病及代谢类疾病。因此，在其他口腔治疗措施均已实施、致病因素已排除，而口臭依然存在的情况下，主要建议患者通过病因治疗和控制全身疾病减轻口臭症状。对于患有假性口臭的患者，可以通过健康教育和指导缓解症状。对仍不能缓解的口臭恐惧症患者，建议咨询心理医生。

进展与趋势

牙周病是口腔的两大疾病之一，我国成人的患病率高达 80%～90%。其中牙周炎是成人失牙的主要原因。近年来，医学研究发现牙周炎不仅累及牙周组织，而且严重危害人们的全身健康，是糖尿病和心脑血管疾病、呼吸系统疾病、消化系统疾病发病的危险因素，并与妊娠早产及低体重儿有密切关系；而系统性疾病（如糖尿病、骨质疏松症等）也会增加患牙周炎的风险，并影响牙周治疗的效果。可见口腔疾病（尤其是牙周病）与全身疾病有着密切关系，相关的研究进展不仅有助于牙周病的防治，而且也有助于全身疾病（相关的慢性疾病）的防治。

牙周病是口源性口臭的主要原因之一，口臭严重妨碍人们的社交活动，已经越来越受到人们的关注。针对口臭的原因，各种牙膏、漱口液、含片、益生菌、局部和全身联合用药等相关研究为消除口臭提供了更多方法。

Summary

Periodontal diseases comprise a wide range of inflammatory conditions that affect the supporting structures of the teeth (the gingiva, bone and periodontal ligament), which could lead to tooth loss and contribute to systemic inflammation. Chronic gingivitis and chronic periodontitis are initiated and sustained by the microorganisms of the dental plaque (microbial biofilm). Periodontal disease initiation and propagation is through a dysbiosis of the commensal oral microbiota (dental plaque), which then interacts with the immune defenses of the host, leading to inflammation and disease. The severity of the periodontal disease depends on environmental and host risk factors, both modifiable (for example, smoking) and non-modifiable (for example, genetic susceptibility). Other risk factors could also accelerate the development of periodontal diseases, including local and systemic factors and behavioral factors in society. The prevention of periodontal diseases includes three stages of prevention. They are primary prevention, secondary prevention and tertiary prevention respectively. According to the theory of the etiology and risk factors of periodontal diseases, the strategy of periodontal disease prevention should put in oral hygiene maintenance as its foundation by thorough plaque removal. Prevention is achieved with daily self-performed oral hygiene and professional removal of the microbial biofilm on a quarterly or biannual basis. As the existence of a bi-directional link between periodontal health and diabetes, or other disorders, such as cardiovascular disease, it is very plausible that preventing periodontitis has an impact on the onset or progression of diabetes and cardiovascular disease.

Halitosis has a large social and economic impact. For the majority of patients suffering from bad breath, it causes embarrassment and affects their social communication and life.

In general, intraoral conditions, like insufficient dental hygiene, periodontitis or tongue coating are considered to be the most important cause for halitosis. Since the oral causes are related to microorganisms, the therapy can consist of: ① mechanical reduction of the intra-oral nutrients and micro-organisms; ② chemical reduction of microorganisms; ③ inverting volatile fragrant gasses into non-volatile components; ④ masking of the malodour.

Definition and Terminology

牙周病（**periodontal diseases**）：Periodontal diseases are diseases induced by biofilm（dental plaque）. The mildest form of periodontal disease is characterized by slight inflammatory changes of the gingiva surrounding the teeth. The severest form is a massive loss of tooth-supporting structures, including alveolar bone, and subsequent tooth loss.

牙龈炎（**gingivitis**）：Early periodontal disease that is limited to the gingiva is referred to as gingivitis. It can usually be reversed by the use of primary preventive measures.

牙周炎（**periodontitis**）：The periodontal disease that affects the tooth-supporting structures and alveolar bone is referred to as periodontitis. Damage caused by periodontitis is always irreversible, but primary preventive measures are helpful for the control of periodontitis.

牙周病的三级预防（**three-stage prevention of periodontal diseases**）：Three-stage prevention of periodontal diseases include primary prevention, secondary prevention and tertiary prevention.

一级预防（**primary prevention**）：This strategy targets a subset of the total population deemed to be at risk for periodontal diseases for a variety of reasons.

二级预防（**secondary prevention**）：This strategy targets individuals showing early danger signs of periodontal diseases, such as bleeding gingiva.

三级预防（**tertiary prevention**）：This strategy provides supportive and rehabilitative services to maximize the quality of life.

自我口腔保健（**oral health self-care**）：Self-care includes all activities and decisions made by an individual in relation to the prevention, diagnosis, and treatment of personal ill health, and the maintenance or control of chronic conditions. This concept, as applied to care of the oral cavity, is referred to as oral health self-care. The term is used in place of earlier terms such as personal plaque control and oral physiotherapy to emphasize the client's responsibility for their preventive oral health decisions and practices. It is the most important approach to prevent and control periodontal diseases, and it is also the way of removal plaque including brushing teeth effectively, using dental floss and toothpick.

专业口腔保健（**professional oral health care**）：It may include assessments, diagnoses, preventive oral prophylaxis, therapeutic scaling and root planning, periodontal debridement, education and counseling, preventive and therapeutic modalities, and supportive periodontal therapy.

口臭（**halitosis**）：It is an unpleasant odour emitted from the mouth. It may be caused by oral conditions, including poor oral hygiene and periodontal disease or by respiratory tract conditions, such as chronic sinusitis, tonsillitis, and bronchiectasis.

参考文献

［1］Denis F K，Panagiota G S，Panos N P. Periodontal diseases. Nat Rev Dis Primers，2017，3：17038.

［2］孟焕新. 临床牙周病学. 第2版. 北京：北京大学医学出版社，2014.

［3］Dewhirst FE，Chen T，Izard J，et al. The human oral microbiome. J Bacteriol，2010，192（19）：5002-5017.

［4］Zijnge V，Ammann T，Thurnheer T，et al. Subgingival biofilm structure. Front Oral Biol，2012，15：1-16.

［5］Ebersole J L，Graves C L，Gonzalez O A，et al. Aging，inflammation，immunity and periodontal disease. Periodontol，2016，72（1）：54-75.

［6］Hienz S A，Paliwal S，Ivanovski S. Mechanisms of bone resorption in periodontitis. J Immunol Res，2015，2015：615486.

［7］刘雪楠，郑树国. 口臭的原因及治疗（一）口臭产生的机制和相关影响因素. 中华口腔医学杂志，2013，48（9）：566-569.

［8］刘雪楠，徐韬. 口臭的原因及治疗（二）口臭的检测和治疗. 中华口腔医学杂志，2013，48（10）：627-631.

（郑树国　徐　韬　权俊康　张趁英）

第七章　自我口腔保健

Oral Health Self-care

　　自我口腔保健强调每个人是自己口腔健康的第一责任人，是指每个人在预防、诊断、治疗口腔疾病或问题方面所做出的决定和实践。自我口腔保健的主要目的是通过有效控制牙菌斑的堆积而预防龋病和牙周病的发生，阻止其进展。自我口腔保健不佳被认为是口腔疾病最主要的危险因素。

第一节　刷　牙
Toothbrushing

　　彻底清除牙菌斑是预防和控制龋病和牙周病的基础。刷牙（toothbrushing）是去除牙菌斑、软垢和食物残渣，保持口腔清洁的重要的自我口腔保健方法。刷牙的目的在于清除牙面和牙间隙的牙菌斑、软垢、食物残屑和色素，减少口腔细菌和其他有害物质，减少牙菌斑堆积，抑制牙菌斑再形成，防止牙石形成。

一、牙刷

　　牙刷（toothbrush）是刷牙的工具，随着人类进步和时代发展，牙刷也在不断变化、改进。

（一）手动牙刷

　　牙刷通常指的是手动牙刷，由刷头、刷颈和刷柄构成（图 7-1），刷头处植入刷毛，刷毛呈束状排列，称为刷毛束。针对不同年龄和口腔具体情况的人群，牙刷在尺寸、外形、质地等方面有各种各样的设计，如儿童和成年人使用的牙刷大小不同；牙周组织的健康状况不同，牙刷刷毛的软硬程度也有一定的区别。根据刷头形状、刷毛排列的不同，牙刷又可分为通用型与特殊型两大类。通用型牙刷一般设计为刷头大小适中，刷柄以直柄为主，刷毛软硬适度，排列平齐，刷毛束排列一般为 10 ～ 12 束长、3 ～ 4 束宽，各束之间有一定间距。特殊型牙刷是为了适应口腔的特殊情况和特殊目的而设计的，刷头形状、刷毛束的排列形式各有不同，刷柄的设计也不尽相同。

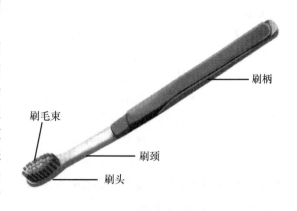

图 7-1　牙刷的基本构成

刷柄

刷毛束

刷颈

刷头

1.刷头的设计

（1）刷头的形状和大小：刷头的外形应光滑，无锐边、毛刺。传统牙刷刷头一般为长圆形，新型牙刷的刷头有多种样式，如尖圆形、椭圆形、圆形等（图7-2）。刷头的形状和大小应便于刷头进入口腔内的难刷部位。

（2）刷毛的材料：多为尼龙丝，优点是可塑性好、不吸水、回弹力好、易洗涤、干燥、无味。加工时，可将刷毛末端磨圆或拉细。刷毛一般分为硬毛、中软毛、软毛和超软毛。硬毛可能损伤牙面和牙龈；超软毛容易进入龈缘下和牙间隙，但清除牙菌斑效果不佳；中软毛柔韧易弯，并能进入龈缘以下和牙间隙清除牙菌斑，比较受欢迎。

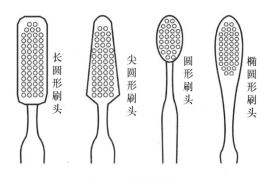

图7-2　刷头的形状

（3）刷毛的设计：刷毛的排列形式各有不同（平面形、波浪形、半球形、中凹形、交叉形等）（图7-3），通用型牙刷的刷毛采用平面形设计，特殊型牙刷的刷毛排列有不同的设计。中凹形的刷毛中间短两侧长，更适合清洁唇（颊）面；半球形的刷毛中间长两侧短，更适合清洁前牙舌面。实验室与临床研究显示，与平面形刷毛相比，波浪形刷毛能更加有效地清洁邻面。

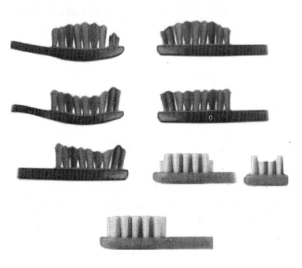

图7-3　牙刷刷毛的排列形式

2.刷柄的设计　刷柄材料目前多为塑料制品。刷柄应有足够的硬度、强度，能负担刷牙时所用的力量，不易弯曲与折断，防潮，不吸收水分，易干燥。刷柄的长度与宽度要符合人体工程学特点，并兼顾不同人群的手部灵活性，便于握持，不易滑脱。同时刷颈的设计也要考虑口腔结构特点，使之能够深入口腔，全面清洁。

（二）电动牙刷

电动牙刷（powered toothbrush）是以电力驱动刷头运动来清洁牙齿和口腔的牙刷。常用的电动牙刷主要有机械电动牙刷和声波电动牙刷。刷头和刷毛的基本运动形式有旋转运动（rotation）、往复运动（reciprocation）（上下运动或前后运动）、震动（oscillation）（前后运动）。现代电动牙刷设计常将几种运动形式相结合，如钟摆式旋转加上脉冲式震动，形成三维运动形式。随着技术发展，电动牙刷越来越智能化，如通过内部的芯片、无线传输技术实现多种刷牙模式的转换，具有提醒刷牙时间和刷牙压力、指导刷牙方法等辅助功能。

多数电动牙刷并不要求使用特定的刷牙方法，一般推荐将刷头轻轻放置在牙面上，使用轻柔且持续的压力，不同牙面刷牙角度略有不同；不同牙齿及其牙龈区域要分别刷；施加过大压力会损伤口腔软组织和硬组织。电动牙刷的主要优点是能够提高刷牙效率和依从性，除低龄儿童外，大多数人都可以选择，尤其是对于手部动作受限或不够灵活者，推荐使用电动牙刷。一些临床试验表明，使用电动牙刷在减少牙菌斑数量和减轻牙龈炎症方面优于使用手动牙刷。

（三）牙刷的选择

影响个人选择牙刷的因素包括一个人用牙刷去除牙菌斑而又不损伤口腔软组织与硬组织

结构的能力、手的灵巧性、遵照刷牙方法进行的意愿和能力、牙龈与牙周的健康状况与解剖特点、牙错位与拥挤程度、个人爱好、医生的推荐和指导。选择牙刷的基本原则：①刷头大小合适；②刷毛为中软毛；③刷柄易把握；④对于儿童，牙刷的选择要适合其生长发育的不同阶段。已经掌握正确刷牙方法并养成良好刷牙习惯的人可根据自己的喜好有较大的选择余地。

还有很多特异型的牙刷是针对口腔内的特殊解剖情况或修复体而设计的，如正畸牙刷、牙间隙刷和义齿刷，可以根据具体情况选用几种牙刷组合使用，以最大限度控制牙菌斑，维护口腔健康或延长修复体的使用寿命。

婴幼儿及儿童牙刷的选择参见第十章。

（四）牙刷的保管与维护

刷牙后，刷毛间往往粘有口腔中的食物残渣，同时也有许多细菌附着在上面。因此，要用清水多次冲洗，并将刷毛上的水分甩干，刷头向上，直立放置于通风及干燥处。牙刷应每人一把，以防止交叉感染。尼龙牙刷不可浸泡在沸水中，更不能用煮沸法消毒，因为刷毛受高热易弯曲变形。牙刷的磨损（如张开、弯曲、纤维破损）受刷牙方法影响，手动牙刷的平均寿命为2～3个月。牙刷用旧后刷毛会卷曲，不仅失去清洁作用，而且会擦伤牙龈，应及时更换。

二、牙膏

牙膏（toothpaste）的主要作用是辅助刷牙，可增强刷牙的摩擦力，帮助去除食物残屑、软垢和牙菌斑，抛光牙面，有助于消除或减轻口腔异味，使口气清新。如果在牙膏膏体中加入其他有效成分，如氟化物、抗菌药物、抑制牙石和抗牙本质敏感等的化学物质，则分别具有防龋、减少牙菌斑、抑制牙石形成和抗牙本质敏感等作用，这类牙膏称为功效牙膏。目前我国市场上出现的牙膏大致可以分为普通牙膏和功效牙膏两大类。

（一）普通牙膏的基本成分和作用

普通牙膏的基本成分包括摩擦剂、洁净剂、保湿剂、胶黏剂、芳香剂、甜味剂、防腐剂、色素和水（表7-1）。另外，可根据不同的目的加入一些有保健作用的制剂。

表 7-1 普通牙膏的基本成分和作用

成分	代表性原料	主要功能
摩擦剂	碳酸钙、碳酸钠、二水磷酸二钙、焦磷酸钙、二氧化硅等	与牙刷配合，通过摩擦作用使牙面光洁，有助于清除牙菌斑及外源性色素沉着
洁净剂（表面活化剂）	十二醇硫酸钠、脂肪硫酯钠、月桂醇硫酸酯钠盐、月桂酰肌氨酸钠、蔗糖脂肪酸酯	降低表面张力，增进洁净效果，浸松牙面附着物，使残屑乳化和悬浮，发泡利于除去食物残屑，抑菌
保湿剂	甘油、甘露醇、山梨醇、丙二醇	维持一定湿度使呈膏状，防止在空气中脱水，延迟变干，分散或溶解其他制剂，有助于制得防腐、稳定的膏体
胶黏剂	羧甲基纤维素钠或镁铝硅酸盐复合体	稳定膏体，避免水分与固相成分分层
芳香剂	薄荷、薄荷油、香芹酮、丁香酚、冬青油等	改善口感和味道，减轻口臭，在口腔留下愉快、清新、凉爽的感觉
防腐剂	醇类、苯甲酸钠、二氯化酚类等	防止膏体变质和硬化，抑菌，增加牙膏稳定性
水	蒸馏水、去离子水	作为溶媒、介质，溶解

1. 摩擦剂（abrasives） 通过刷牙时的机械摩擦作用，摩擦剂可帮助清洁与磨光牙面，使

牙面清洁、光滑、发亮，去除色素沉着、牙菌斑。理想的摩擦剂清洁能力强，对牙面无损伤，提供高度磨光，能防止色素再沉着。摩擦剂占牙膏含量的 20%～60%。常用的摩擦剂有碳酸钙、碳酸钠、焦磷酸钙、二水磷酸二钙、氢氧化铝、二氧化硅及硅酸盐等。牙膏造成的磨损取决于摩擦剂的硬度、摩擦剂颗粒的尺寸和形状等。

2. 洁净剂（detergents） 又称发泡剂（foaming agents）或表面活化剂（surfactants），占 1%～2%。它可以降低表面张力，穿通与松解表面沉积物与色素，乳化软垢，刷牙时易被清除，有助于产生许多人喜欢的发泡作用。现在多用合成洁净剂，如月桂醇硫酸钠（sodium lauryl sulfate，SLS）、n- 十二烷基氨酸钠（sodium n-lauryl sarcosinate）、椰子单酸甘油酯磺酸钠（sodium cocomonoglyceride sulfonate）、椰油酰胺丙基甜菜碱（cocamidopropyl betaine）。

3. 保湿剂（humectants） 占 20%～40%。作用是保持膏体湿润，防止接触空气而硬化并使剂型保持稳定，常用的有甘油（丙三醇）、甘露醇、丙二醇和山梨醇，这些制剂需防腐，以防止微生物生长。保湿剂比例高于 40% 时也可用作防腐剂。

4. 胶黏剂（binding agents，thickeners） 占 1%～2%。作用是防止膏体在贮存期间固体与液体成分分离，保持均质性，常用有机亲水胶体，如羧甲基纤维素钠（sodium carboxy methyl cellulose）及合成纤维素衍生物（synthetic derivatives of cellulose），有机胶体需防腐，以阻止微生物生长。凝胶状牙膏中胶黏剂的比例更高。

5. 芳香剂（flavoring agents） 牙膏中加入适量芳香剂以调节牙膏的味道和口感。常用的芳香剂有薄荷、薄荷油、冬青油、香芹酮、丁香酚等。麝香草酚、薄荷脑等作为芳香剂使用时还有一定的抗菌作用。牙膏中还使用甜味剂（sweetening agents）和色素，常用非致龋性的合成甜味剂，例如糖精、环磺酸盐、山梨醇、甘露醇和木糖醇等。芳香剂和甜味剂成分共占 2%～3%。

6. 防腐剂（preservatives） 占 0.1%～0.5%，作用是防止细菌生长，延长贮存期限，并使其他成分相容，常用乙醇、苯甲酸盐（benzoates）及二氯化酚（dichlorinated phenols）等。

7. 水（water） 作为溶媒，占 20%～40%。

（二）功效牙膏

功效牙膏（therapeutic toothpaste）是指在牙膏中添加某些功效成分，除具有牙膏的基本功能之外，兼有辅助预防或减轻某些口腔问题、促进口腔健康的牙膏。主要功效包括防龋、抗菌或抑制牙菌斑、减轻牙龈炎、抗牙本质敏感、除渍增白、抑制牙石、减轻口臭等。我国原卫生部为评价功效牙膏口腔护理效果发布了行业推荐标准（WS/T 326—2010）。功效牙膏中除加入有防龋效果的氟化物外，其他加入的药物或化学制剂有氯己定、三氯羟苯醚、可溶性焦磷酸盐、枸橼酸钠、氯化锶、硝酸钾、氟化亚锡及一些中草药提取物等，研究表明，这些成分具有不同的功效。

1. 防龋 防龋功效主要是通过抑制牙齿脱矿或促进再矿化来预防龋病的发生和发展，还可通过抑制牙菌斑形成及细菌产酸防龋。具有防龋功效的牙膏最常见的是含氟牙膏（详见第五章氟化物与口腔健康）；牙膏中含有磷酸钙有助于促进再矿化；一些牙膏中使用酪蛋白磷酸肽 - 无定型磷酸钙（CPP-ACP）作为钙、磷的来源，能够促进牙釉质再矿化。

2. 抑制牙菌斑与减轻牙龈炎 在牙膏中添加某些化学或生物制剂，可以起到抑制牙菌斑或减轻牙龈的红、肿、出血等炎症表现的作用。研究表明，在牙膏中添加一些化学成分，例如三氯生（triclosan）、西吡氯铵（cetylpyridinium chloride，CPC）和氯己定，有抗牙菌斑和减轻牙龈炎的功效。需要指出的是，不可将有抑菌成分的牙膏当成治疗疾病的药物。

3. 抑制牙石形成 在牙膏中添加某些化学或生物制剂，可以起到抑制牙石形成的作用。研究表明，在牙膏中添加焦磷酸盐、柠檬酸盐、氯化锌等成分，可以降低唾液中钙离子的浓度，阻断牙菌斑矿化形成牙石的过程，从而减少牙石。

4. 抗牙本质敏感 在牙膏中添加某些化学或生物制剂，可以起到缓解牙本质敏感症状（冷、热、酸、甜、探诊等理化刺激引起牙齿异常的短而尖锐疼痛）的作用。抗牙本质敏感牙膏主要通过两种机制缓解牙本质敏感。一类抗牙本质敏感牙膏作用于神经细胞外部，通过去极化抑制神经疼痛信号传导而减轻外部刺激带来的痛觉。这一类以可溶性钾盐为主，如硝酸钾和氯化钾。另一类抗牙本质敏感牙膏通过堵塞暴露的牙本质小管口，阻隔外界刺激而减轻牙本质敏感症状。刷牙时，抗牙本质敏感牙膏能在暴露的牙本质表面形成沉淀物，封闭开放的牙本质小管，阻隔外界冷、热、酸、甜的刺激，从而减轻或预防敏感。同时，形成的保护层有很好的耐酸性，可以避免日常酸性饮料导致的牙本质敏感复发。这一类化学或生物制剂常见的有氟化亚锡或其他亚锡盐类、乙酸锶、生物活性玻璃材料、磷硅酸钙钠、枸橼酸钠及精氨酸等。

5. 美白 牙着色通常分为外源性着色和内源性着色。外源性着色主要来源于日常饮食，如茶、咖啡、有色饮料等或吸烟带来的颜色。内源性着色是有色物质沉积在牙釉质下的牙本质中，使牙齿外观发黄，主要来源于四环素和饮水中的过量氟。去渍美白牙膏主要通过改进摩擦剂和使用化学制剂（表面活性剂或漂白/氧化剂）发挥作用，以去除外源性色素为主。一些美白牙膏中增加了摩擦剂的含量或摩擦系数。许多化学制剂被用来作为去除外源性着色的有效成分，如表面活性剂、化学螯合剂和酶类。目前大量使用的是磷酸钙表面活性构建物（CPSAB），包括焦磷酸盐和多聚磷酸盐（polyphosphate），又称六偏磷酸钠（hexametaphosphate）。针对内源性色素，目前主要使用的是过氧化物成分，如过氧化氢或过氧化脲等，这些产品需要在临床医生的指导下使用。

中草药牙膏是一个值得研究的重要领域。有些中草药牙膏经实验室抑菌试验证实其有一定的抑菌作用，但是尚缺乏足够临床试验研究的证据来证实其功效，其作用机制也不十分清楚。因此需要进一步深入研究才能对其功效与安全性做出客观评价。

目前，含有各类活性成分的功效牙膏已在世界范围内广泛应用，几乎完全取代了普通牙膏，各国生产和销售的含氟牙膏已占市场份额的 80%～90% 或以上。

三、刷牙方法

刷牙方法很多，没有一种刷牙方法能适合所有的人。不适当的刷牙方法可引起软、硬组织损伤，例如牙龈萎缩、牙面磨损及楔状缺损等。好的刷牙方法应该是去除牙菌斑效果好，不损伤牙体和牙周组织，同时简单易学。人们适合用哪种刷牙方法，能否正确地掌握、应用，首先取决于他们的态度和认知水平，其次在很大程度上取决于手的技能。这里介绍两种主要的刷牙方法。

（一）水平颤动拂刷法

水平颤动拂刷法（改良 Bass 刷牙法）是一种有效清除龈沟内和牙面菌斑的刷牙方法。水平颤动拂刷法适合成年人使用，能够掌握此方法的青少年也可使用。水平颤动主要是去除牙颈部及龈沟内的牙菌斑，拂刷主要是清除唇（颊）舌（腭）面的牙菌斑。具体操作要领如下。

（1）将刷头放置于牙颈部，刷毛指向牙根方向（上颌牙向上，下颌牙向下），与牙长轴大约呈 45°，轻微加压，使刷毛部分进入牙龈沟内，部分置于牙龈上。

（2）从后牙颊侧以 2～3 颗牙为一组开始刷牙，用短距离水平颤动的动作在同一个部位数次往返，然后将牙刷向牙冠方向转动，拂刷颊面。刷完第一个部位之后，将牙刷移至下一组 2～3 颗牙的位置重新放置，注意与前一部位保持有重叠的区域，继续刷下一部位，按顺序刷完上、下牙齿的唇（颊）面。

（3）用同样的方法刷后牙舌（腭）面。

（4）刷上前牙舌面时，将刷头竖放在牙面上，使前部刷毛接触龈缘，自上而下拂刷。刷下前牙舌面时，自下而上拂刷。

（5）刷咬合面时，刷毛指向咬合面，稍用力前后短距离来回刷（图7-4）。

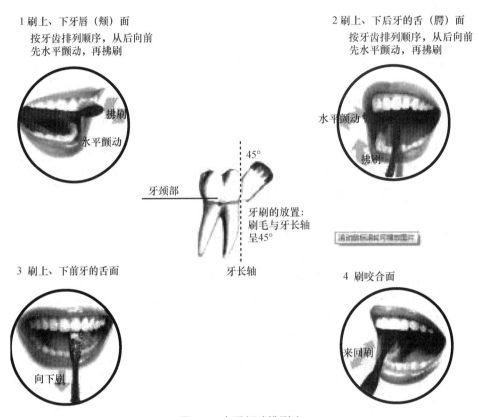

1 刷上、下牙唇（颊）面
按牙齿排列顺序，从后向前
先水平颤动，再拂刷

2 刷上、下后牙的舌（腭）面
按牙齿排列顺序，从后向前
先水平颤动，再拂刷

拂刷　水平颤动

水平颤动　拂刷

45°

牙颈部

牙刷的放置：
刷毛与牙长轴
呈45°

牙长轴

3 刷上、下前牙的舌面

向下刷

4 刷咬合面

来回刷

图7-4　水平颤动拂刷法

（二）圆弧法

圆弧法（图7-5）又称Fones法，这种方法适合儿童使用。操作要领如下：

刷后牙颊侧时，上、下牙齿呈闭合状态，牙刷进入颊间隙，刷毛轻轻接触上颌最后磨牙的牙龈区，用较快、较宽的圆弧动作从上颌牙龈拖拉至下颌牙龈，再从下颌牙龈到上颌牙龈，依次前行至前牙区；刷前牙唇侧时，上、下前牙切端相对，刷头同样做连续圆弧形刷牙动作；刷后牙舌（腭）侧时，将刷头水平放置于最后磨牙舌（腭）面，用轻微压力往返颤动，依次前行至尖牙；刷前牙舌（腭）侧时，将刷头竖起，放置于舌（腭）面，轻微压力自龈缘向切缘往返颤动；刷咬合面时，将刷毛指向咬合面，稍用力前后短距离来回刷。

（三）刷牙的注意事项

刷牙强调面面俱到，不遗漏任何一个牙面，保证

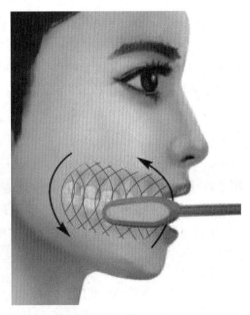

图7-5　圆弧法

足够的时间和次数，做到有效刷牙。

1. 刷牙的顺序　为保证刷牙时不遗漏某些部位，建议建立固定的刷牙习惯，按照一定的顺序刷牙，每个牙面都刷到。每次牙刷放置的位置一般占 2～3 颗牙面的距离，每个部位刷 5～10 次，然后移至下一个邻牙刷牙位置，两个刷牙位置之间均应有重叠，以免遗漏牙面。

2. 刷牙的时间　每个人彻底刷干净牙需要的时间不同，这取决于各人牙菌斑及软垢堆积的程度、个体的运动协调能力、唾液清除食物和细菌及软垢的能力。临床研究显示，人们感觉自己刷牙的时间通常比他们实际的刷牙时间长。多个调查结果显示，普通人群平均每次刷牙的时间是 30～60 秒。研究发现，人们在刷牙的初始 2 分钟内，牙菌斑去除量超过 80%，2 分钟后刷牙效率明显降低。所以，建议每次刷牙时间至少为 2 分钟。为了达到刷牙时间，可以使用计时器。

3. 刷牙的次数　刷牙清除牙菌斑数小时后，牙菌斑可以在清洁的牙面上重新附着，不断形成，特别是夜间入睡后，唾液分泌减少，口腔自洁作用差，细菌更易生长。研究表明，无论采用何种牙膏刷牙，在采用已经习惯的刷牙方法刷牙后 8 小时，牙面残留的牙菌斑均已重新恢复到刷牙前的水平。说明刷牙 8 小时之后需要再次刷牙。所以，应当每日早、晚各刷一次牙，晚上睡前刷牙更重要。

4. 易忽略的部位　刷牙时，有些部位常被忽视，如上、下颌最后一颗牙的远中面和邻近无牙区的牙面、上颌牙的腭面和下颌牙的舌面、排列不齐的牙、异位萌出的牙等。这些部位容易被忽视或牙刷难以达到，在刷牙时都应特别注意。另外，右利手的人常会多刷左侧牙齿，左利手相反。

第二节　牙齿邻面清洁
Interproximal Plaque Removal

牙间隙容易滞留牙菌斑和软垢，牙菌斑首先在牙齿邻面形成。刷牙时刷毛难以进入邻间隙或不能完全伸入邻间隙，需要采取其他措施清除邻面牙菌斑。牙齿邻面清洁应每日至少进行一次。

牙间隙清洁常用的工具包括牙线、牙间隙刷、牙签、冲牙器等。需要根据清洁的部位、间隙的大小、牙齿邻面接触的松紧、手部灵活性、牙龈乳头的形态、牙槽骨吸收的情况等来选择合适的工具。扭转牙、错位牙、部分萌出牙周围的间隙也要注意清洁。除了邻间隙以外，这些清洁工具也可用于清洁根分叉、正畸矫治器托槽与弓丝之间的缝隙、固定桥的组织面及种植体表面等。

一、牙线

牙线（dental floss）有助于邻面间隙或牙龈乳头处的清洁，特别对平的或凸的牙面最合适。研究表明，使用牙线可以更好地清除牙间隙内的食物残渣和邻面牙菌斑，因此提倡使用牙线清洁牙间隙。

牙线可用棉、麻、丝、尼龙或涤纶制成，不宜过粗或过细。有含蜡和不含蜡牙线，也有含香料或含氟牙线。使用聚四氟乙烯（polytetrafluoroethylene，PTFE）制成的不含蜡牙线和含蜡牙线韧性更好。含蜡牙线一般用来去除牙间隙的食物残渣和软垢，但不易去净牙菌斑。不含蜡牙线更薄，容易进入邻间隙，适合邻面接触紧的位置，牙线的细小纤维与牙面接触，有利于去除牙菌斑。也有研究表明，含蜡牙线和不含蜡牙线在去除牙菌斑方面没有显著性差异。

牙周病患者使用牙线之前应首先进行龈上洁治和根面平整，如磨光邻面的充填体悬突，使之与牙齿的解剖外形一致，以免勾住牙线，使牙线磨损而易拉断。

牙线（图7-6）分为卷轴式牙线、牙线棒两种，还有配合卷轴式牙线使用的穿线器。

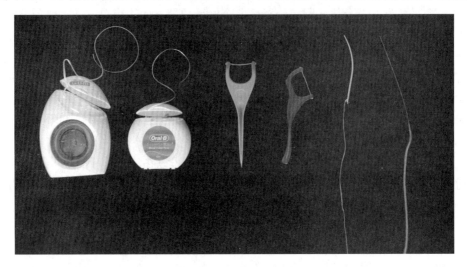

图7-6 不同种类的牙线

1. 卷轴式牙线　使用方法如图7-7。

（1）取一段长25～30 cm的牙线，将线的两端合拢打结，形成一个线圈；或取一段长35～40 cm的牙线，将其两端各绕在左、右手的中指上。

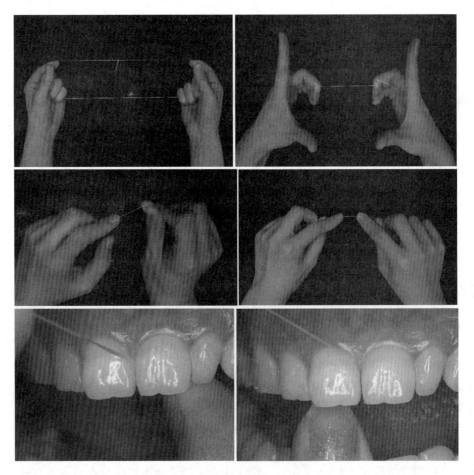

图7-7 牙线的使用方法步骤图

（2）清洁右上后牙时，用右手拇指及左手示指掌面绷紧牙线，然后将牙线通过接触点，拇指在牙的颊侧协助将面颊牵开。

（3）清洁左上后牙时，转为左手拇指及右手示指执线，方法同上。

（4）清洁所有下牙时，可由两手示指执线，将牙线轻轻通过接触点。

（5）进行（2）～（4）操作步骤时，两指间牙线长度为 1 ～ 1.5 cm。

（6）牙线通过接触点，手指轻轻加力，使牙线到达接触点以下的牙面并进入龈沟底，以清洁龈沟区。应注意不要用力过大，以免损伤牙周组织。如果接触点较紧，不易通过，可牵动牙线在接触点以上做水平向拉锯式动作，逐渐通过接触点。

（7）将牙线贴紧牙颈部牙面并包绕牙面呈"C"字形，使牙线与牙面接触较多，然后上下牵动，刮除邻面牙菌斑及软垢。每个牙面要上下剔刮 4 ～ 6 次，直至牙面清洁为止。

（8）再以上述同样的方法进行另一牙面的清洁。

（9）将牙线从𬌗面方向去除，再次依上法进入相邻牙间隙，逐个将全口牙邻面牙菌斑彻底刮除。

注意勿遗漏最后一颗牙的远中面，且每处理完一个区段的牙后，以清水漱口，漱去被刮下的牙菌斑。

2. 牙线棒 是将一段牙线固定在持线柄上的预成牙线，方便无法正确掌握卷轴式牙线使用方法者使用，也更适合协助他人使用牙线者、张口受限者、咽反射严重者使用。

牙线棒的使用方法与卷轴式牙线基本相同，使用时手握持线柄，将牙线放置在牙间隙处，以与卷轴式牙线相同的方法通过接触点进入龈沟底，手部轻轻用力，将牙线贴紧一侧牙面并包绕呈"C"字形，然后上下牵动，刮除邻面牙菌斑及软垢。

二、牙间隙刷

牙间隙刷（interdental brush）状似小型的试管刷，为单束毛刷，有多种形态和型号（图7-8），较小型的牙间隙刷一般会插上手柄，以便握持使用。牙间隙刷适用于牙龈退缩处邻间区、暴露的根分叉区以及排列不整齐的牙邻面，特别对去除牙颈部和根面上附着的牙菌斑比牙线和牙签更有效，使用起来比牙线更方便。例如清除邻面牙菌斑与食物残渣、缺隙处相邻牙的

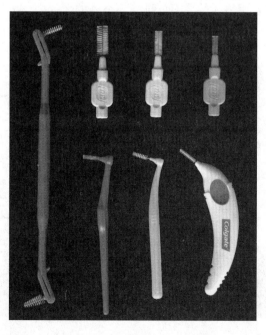

图 7-8 不同种类的牙间隙刷

牙面、矫正器、固定修复体、种植牙、牙周夹板、缺隙保持器以及其他常规牙刷难以达到的部位，如前磨牙邻面凹陷处。可选用形态适当的牙间隙刷清除分叉、凹陷的根面和最后一颗磨牙远中面等部位的牙菌斑。牙间隙刷也可用来清洁口腔内复杂的修复体，或正畸固定矫治器的弓丝与托槽间，其效果优于牙线。

　　牙间隙刷分刷毛和持柄两部分。刷毛插在持柄上，可更换。也有刷毛和持柄一体式的，刷毛不可更换。持柄长短不一，有直柄或弯柄，短柄通常可弯曲。刷毛为瓶刷式，大小不等，应根据间隙的大小选择不同直径的刷毛，以刷毛直径略大于间隙为宜。使用时，将刷毛润湿，以略向牙殆面倾斜的角度放入邻间隙，侧面紧贴邻面牙颈部，颊舌向运动清除邻面和根分叉的牙菌斑和软垢。需注意避免内含金属丝的刷毛顶端损伤牙面和牙龈。

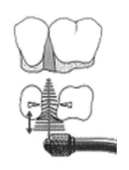
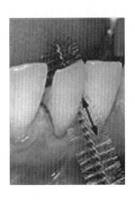

图 7-9　牙间隙刷的使用方法

三、其他牙齿邻面清洁工具

（一）单头牙刷

　　单头牙刷（end-tuft toothbrush）由刷柄和刷毛组成（图 7-10）。刷柄为直柄或弯柄。刷毛为一小撮刷毛束，锥形或水平型。单头牙刷适合用于牙龈退缩处邻间区、暴露的根分叉区、最后一颗磨牙远中面、缺隙处相邻牙的牙面、排列不整齐的牙邻面、种植基台以及部分修复体组织面，也可用于清洁下颌前牙的舌面、拥挤牙、错位牙或正畸矫治器周围的牙面。

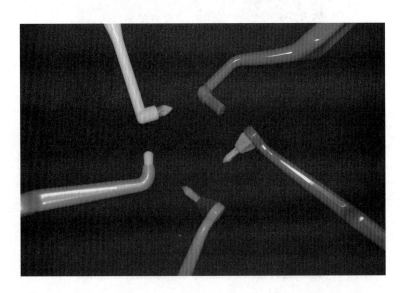

图 7-10　单头牙刷

（二）牙签

作为历史最悠久的"剔牙"工具之一，牙签（toothpick）是用来剔除嵌塞在牙间隙内的食物碎屑和软垢的工具，适用于牙龈退缩、根面暴露、邻面间隙较大的部位和根分叉区，更适合从唇颊侧进入间隙。相较于以往的木质牙签和塑料牙签，目前更推荐使用硅胶牙签（图7-11）。木质牙签和塑料牙签尖端相对尖锐，有可能刺伤牙龈。硅胶牙签前端柔软、有弹性，表面呈螺纹状，而且能够弯折，更方便进入后牙区的牙间隙，而且还能起到按摩牙龈的作用。

使用方法：将牙签以接近水平方向进入牙间隙，牙签尖端指向咬合面，侧面紧贴邻面牙颈部，做颊舌向里外拉动，清除邻面牙菌斑和嵌塞的食物，然后漱口（图7-12）。

注意事项：①无牙龈乳头退缩者不宜使用牙签；②使用牙签时动作要轻，勿将牙签强行压入健康的牙龈乳头区，以免损伤牙龈。

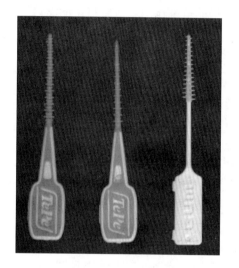

图 7-11　硅胶牙签

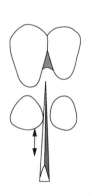 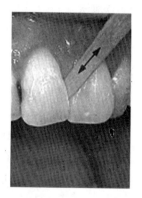

图 7-12　牙签使用方法

第三节　其他自我口腔保健的方法
Self-care Adjuncts

一、漱口和漱口液

（一）漱口

漱口（mouth rinsing）是利用液体含漱从而清洁口腔的常用方法，利用唇、颊、舌部肌肉的力量在口腔内形成水流，从而清除食物残渣和软垢。一般漱口用清水含漱即可，餐后漱口可去除口腔内的食物残渣和部分软垢，保持口腔清洁。应注意，漱口不能代替刷牙，使用含某些药物的漱口液虽能抑制牙菌斑的生长，但不能替代刷牙对牙菌斑的机械性清除作用，只能作为刷牙之外的日常口腔护理的辅助手段。

1. 漱口方法　漱口时，将少量漱口液含入口内，紧闭口唇，上、下牙稍微张开，使液体通过牙间隙区轻轻加压，然后鼓动两颊及唇部，使溶液能在口腔内充分地接触牙面、牙龈及黏膜表面，同时运动舌，使漱口液能自由地接触牙面与牙间隙区。利用水力向前、后、左、右，反复几次，冲洗滞留在口腔各处的碎屑和食物残渣，然后将漱口液吐出。

2.漱口注意事项　漱口的时间通常为餐后。通过漱口，可清除食物碎屑，清新口气，每次含漱 2～4 口即可。漱口的效果与漱口液用量、含漱力量、鼓漱的次数有关，应根据各人口腔大小含入适量的漱口液，用力鼓漱，才能有效地清除口腔内的食物残渣或异物，达到含漱的目的。通常漱口液一次用量为 5～10 ml。

（二）漱口液

为了辅助预防和控制某些口腔疾病，在漱口液（mouthrinses）中常加入一些添加剂，如药物或化学物质，起到减少口腔内细菌、抑制牙菌斑堆积、改善口臭、缓解口干、降低牙龈炎及龋病的患病风险的作用。常用的添加剂有血根碱（sanguinarine）、氯己定（chlorhexidine）、精油（essential oils）、氟化物、三氯生（triclosan）、西吡氯铵等。在漱口液中添加芳香剂能清新口气，改善口腔异味，有效时间通常为 3～5 小时，并有少许的抗菌作用。缓解口干的漱口液中通常含有氟化物、羧甲基纤维素或黄多糖胶。

1.氯己定　别名为双氯苯双胍己烷，是二价阳离子表面活性剂。氯己定能够与牙釉质中的羟基磷灰石、牙菌斑生物膜以及黏膜中的胞外多糖结合，结合后缓慢释放 8～12 小时，可以抑制细菌定植，阻止牙菌斑生物膜形成。常用 0.12% 或 0.2% 的含漱液。使用方法是每日早、晚 2 次，每次 10 ml，含漱 1 分钟，可减少 45%～61% 的牙菌斑，减少 27%～67% 的牙龈炎。

长期使用氯己定溶液可能会出现牙面染色、味苦、轻度黏膜刺激等，应遵医嘱。氯己定与牙膏中的表面活性剂接触后会失活，因此刷牙前、后 30 分钟内不要使用。

2.精油（essential oils）　又称酚类化合物。常用的精油成分有麝香草酚（thymol）、丁香油酚（eugenol）、薄荷醇（menthol）、桉油精（eucalyptol）、水杨酸甲酯（methyl salicylate）等。每日 2 次使用含精油的含漱液与不使用者相比，6 个月后可减少 28% 的牙菌斑、16% 的牙龈炎。含精油的含漱液中多含乙醇或醇类溶剂，使用时会有烧灼感，部分人无法耐受；还会造成轻微的着色，不适合有宗教信仰、佩戴正畸矫治器、有药物依赖、糖尿病或口干的人使用。因含精油的含漱液有一定的抑菌作用，可在会产生气溶胶的口腔操作前使用。

3.西吡氯铵（cetylpyridinium chloride，CPC）　与细胞膜发生作用，利用渗透压削弱、破坏细胞膜，从而杀死细菌。可在长达 12 小时的时间内抑制牙菌斑形成，减轻牙龈炎。

二、冲洗和冲牙器

（一）冲洗

冲洗（irrigation）是利用液体水流清洁口腔中某一部位的方法。与漱口相比，冲洗能更好地清洁邻间隙。一般使用清水进行冲洗即可。若配合含有药物成分的漱口液使用，效果更佳。冲洗不能替代刷牙，只能作为刷牙之外的日常口腔护理的辅助手段。对于无法有效使用牙线者，可以作为牙线的替代手段。对于头颈部手术后张口受限的患者，冲洗可以作为一个有效的清洁手段。

冲洗可以冲松龈上和龈下附着和非附着的牙菌斑，冲掉嵌塞的食物残渣。龈上冲洗可以改善和预防牙龈炎，抑制牙菌斑和牙石形成。同时，冲洗时水流可以进入龈下的牙周袋内，减轻牙龈炎，从而减少牙周袋深度，但不能改善结合上皮的附着水平。

常用的冲洗液除了清水以外，还有具有抗菌作用的漱口液，如氯己定、聚维酮碘、氟化亚锡、过氧化氢、次氯酸钠或含草本成分的漱口液。

（二）冲牙器

作为家用口腔冲洗工具使用的目前主要是电动冲牙器。冲牙器（oral irrigator）可辅助去除牙间隙的食物残渣和软垢，如大的邻间隙、正畸患者的弓丝与托槽间、固定修复体的组织面等。冲牙器通过泵体对水加压，产生直线形或螺旋形的高压水柱，冲刷到口腔许多部位，包括牙刷、牙线、牙签不易达到的牙缝和牙龈深处。冲牙器的高压脉冲水流产生的柔性刺激可能还有按摩牙龈的作用。冲牙器通常配有多种冲洗头，以适合正畸矫治器、各类修复体、牙周袋等的冲洗，可根据部位和作用选择不同的冲洗头，有的还配有舌苔清洁器。

三、咀嚼无糖口香糖

咀嚼无糖口香糖（sugar-free chewing gum）对口腔健康有益，有助于防龋。其作用是通过机械作用辅助清除牙菌斑和食物残渣。在最初的几分钟内，通过咀嚼刺激和无糖口香糖的香味刺激，唾液分泌增加，并能持续 5 ～ 20 分钟，直至香味消失。

咀嚼无糖口香糖能刺激唾液分泌，提高口腔缓冲能力、减少牙菌斑形成和细菌产酸，同时提高牙菌斑 pH、增加牙菌斑生物膜中 Ca^{2+}、PO_4^{3-}、F^-、OH^- 等浓度，促进早期龋的再矿化，同时能够辅助去除咬合面和邻面的软垢，并且对口干患者有益。无糖口香糖中含有的多元糖醇甜味剂，如木糖醇、山梨醇、麦芽糖醇等能降低牙菌斑的聚集，同时，这类糖醇不被细菌代谢或很少代谢，在一定条件下阻止糖酵解产酸。

四、舌苔清洁

菌状乳头在舌背上形成凸起与凹陷，细菌、软垢、食物残渣易堆积在此，有沟纹舌的患者更甚。舌苔里包含有营养素、脱落的上皮细胞、血细胞和细菌。刷牙时，细菌会感染牙周袋。舌背上的细菌增殖和牙菌斑堆积是造成口腔异味的主要原因。因此，舌苔清洁也是自我口腔保健的重要内容之一。

舌苔清洁着重在舌背的后部，舌背前 2/3 部分与硬腭接触、摩擦，而后 1/3 部分与光滑的软腭接触，缺乏自洁。减少舌苔有助于减少和控制牙菌斑堆集，改善口腔异味，预防和控制龋病和牙周病，甚至可通过降低口腔内的细菌载荷预防吸入性肺炎。清洁时，从界沟开始向前清除舌苔。常用的工具有牙刷、舌苔清洁器、刮舌带等。配合使用牙膏，能更好地清洁。

1. 牙刷　可以使用手动牙刷清洁舌苔。尽量伸出舌，将牙刷头放在舌背中央界沟处，轻轻加压，刷头向前旋转运动，重复 6 ～ 8 次，将整个舌背刷净。应选择软毛牙刷，使用硬毛或中软毛牙刷会损伤舌背软组织。而且，咽反射严重的人使用牙刷会引起恶心。有的手动牙刷在刷头背部设计有颗粒或纹理，亦可用于清洁舌苔。

2. 舌苔清洁器　形状多样（图 7-13），由刷头和刷柄组成。刷头有圆弧形和平板形，分有刷毛和无刷毛两种。舌苔清洁器较牙刷更适合咽反射严重的人，尤其是平板形。使用舌苔清洁器时，刷柄与舌背中线平行，刷头放在界

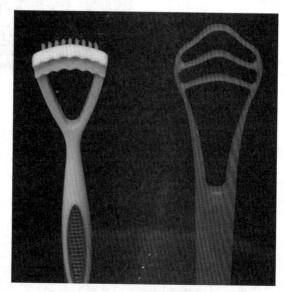

图 7-13　舌苔清洁器

沟处，向前轻扫舌背，重复 3 ～ 4 次，将整个舌背刷净。

3. 刮舌带 为两端带圆环或手柄、中间为工作端的塑料或不锈钢金属制条带。使用时，双手握持两端，中间边缘垂直于舌背中线放置在界沟处，向前轻扫舌背，重复 3 ～ 4 次，将整个舌背刷净。应选用塑料制刮舌带，以免损伤软组织。刮舌带亦适用于咽反射严重的人。

第四节　修复及正畸患者的自我维护
Implant and Denture Self-care

一、修复患者的自我维护

第四次全国口腔健康流行病学调查结果显示，全国 65 ～ 74 岁老年人无牙颌率为 4.5%；47.7% 的 65 ～ 74 岁老年人有未修复的缺失牙，26.3% 的 65 ～ 74 岁老年人有固定义齿，20.4% 的 65 ～ 74 岁老年人有可摘局部义齿，5.3% 的 65 ～ 74 岁老年人有全口义齿，0.3% 的 65 ～ 74 岁老年人有种植义齿。牙齿缺损、牙列缺损或缺失都需要通过各种修复体来恢复完整的牙列功能，这给患者的自我口腔卫生维护带来了困难，并且导致一部分患者因为费时、耗力而忽略了修复体的清洁。口腔科医生应当根据不同患者自我维护的习惯、需求和能力的特点，指导患者选择不同的清洁工具和方法。

（一）种植义齿

适当的自我维护能够防止种植体钛合金腐蚀，预防种植体周围炎，延长种植体寿命。刷牙时，应使用软毛或超软毛末端磨圆的牙刷，也有专为种植义齿设计的超窄双排刷毛牙刷（图7-14），可以有效清洁龈缘附近区域。选择摩擦剂含量低的牙膏。含碳酸氢钠或盐的牙膏会损坏种植体表面。

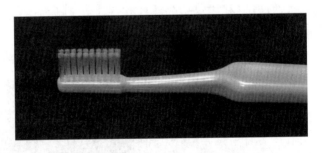

图 7-14　种植义齿专用超窄双排刷毛牙刷

单头牙刷适合用于清洁基台的唇（颊）、舌（腭）面。牙线也可用于清洁基台，将牙线在基台上缠绕成十字交叉形状，做擦鞋样动作，不可过分用力做上下刮擦动作。软毛、尼龙制的牙间隙刷不仅可以去除牙菌斑，还能起到按摩牙龈、刺激血运的作用。根据基台的高度选择不同型号的牙间隙刷。

漱口时，应选择不含酸和不含氟化物的漱口液，以防种植体表面被腐蚀和酸蚀。也可以使用 0.12% 葡萄糖酸氯己定溶液冲洗。使用电动冲牙器时，应调至最低档，而且水流不宜直接冲向龈下，否则会损伤软组织。

（二）固定义齿

固定桥桥体的组织面需要使用牙线或牙间隙刷清洁。

　　若桥体与牙龈之间间隙较小，可配合穿线器使用牙线。穿线器是一个允许牙线像穿针引线一样穿过的圆环。将穿线器从唇（颊）侧穿过桥体底部到达舌（腭）侧，直到牙线完全穿过，清洁桥体的组织面及两侧基牙的邻面。

　　若基牙牙根暴露，桥体下方牙龈退缩、间隙较大时，可以使用牙间隙刷。

（三）活动义齿

　　活动义齿的基托部分表面常不光滑，而且组织面不磨光，表面粗糙，有时组织面还会有附着体，这些都容易导致牙菌斑堆积。如清洁不到位，会导致白念珠菌感染和义齿性口炎。

　　1. 进食后，应摘下义齿并用流水冲洗，充分漱口。

　　2. 每日 2 次使用软毛牙刷按摩或用拇指和示指按摩牙龈和硬腭。

　　3. 使用软毛牙刷或专用的义齿刷清洁义齿，包括组织面。不可与刷牙共用同一只牙刷。可以使用牙间隙刷清洁可摘局部义齿上的卡环或组织面内不易清洁的部位。

　　4. 可以配合义齿清洁剂清洁，但应避免使用牙膏。清洁后，应彻底冲洗干净，并检查是否有残留的牙菌斑或软垢。

　　5. 使用义齿清洁剂浸泡义齿时，应严格按照说明书，不可过长时间浸泡。浸泡前、后都需要使用流水彻底冲洗干净。尤其是浸泡后，应冲洗干净后再佩戴。义齿清洁剂仅可在口外使用。

　　6. 不可将义齿浸泡在次氯酸钠漂白剂或含有次氯酸钠的产品里超过 10 分钟，否则会损坏义齿。

　　7. 不可佩戴义齿过夜。

　　8. 义齿摘下后，应浸泡在清水中保存，可以使用温水，不可使用热水，切勿使用沸水。

　　9. 如果使用了义齿稳固剂，应当每日清洁干净后，第二日再涂抹新的义齿稳固剂。

　　10. 日常注意自我检查口腔黏膜是否出现红、肿、溃疡等不适症状，并定期复诊检查义齿的情况。

二、正畸患者的自我维护

　　随着人们对美的追求越来越高，正畸治疗不再是少数人的选择，越来越多的人选择通过正畸治疗达到排齐牙列、改善容貌的目的。佩戴固定正畸矫治器的患者，因有矫治器的阻挡，单纯使用牙刷刷牙无法清洁整个牙面，而且牙线不易进入牙间隙，牙齿极易发生脱矿或龋坏。

　　刷牙时，可以选择正畸专用牙刷，这类牙刷的刷毛中间凹两侧凸，能够同时清洁牙面和托槽、弓丝；也可以使用超窄的双排刷毛牙刷。若使用普通手动牙刷，可以通过改变刷牙方法来清洁托槽龈方的牙面。将刷头放置于牙颈部，刷毛指向𬌗面方向（上颌牙向下，下颌牙向上），与牙长轴大约呈 45°，向𬌗面旋转。

　　牙线可以用来清洁舌侧保持器下方的舌侧牙面，也可以配合穿线器使用，进入弓丝与托槽之间的间隙。研究发现，牙间隙刷能够有效清洁相邻两个托槽之间、弓丝下方的牙面，与牙线相比更容易使用（图 7-15）。单头牙刷也可用来清洁此处的牙面。

　　有学者推荐在正畸治疗期间间歇性使用氯己定含漱液，每日含漱 2 次。美国牙周病学会推荐正畸患者将口腔冲洗作为日常护理的一步。刷牙并配合使用电动冲牙器的正畸头比单独刷牙或刷牙配合使用牙线都能更有效地清除牙菌斑。但不可使用含有精油成分的漱口液含漱或冲洗。

　　佩戴隐形矫治器时，应注意隐形矫治器和附件、微螺钉种植体支抗等部位的清洁。隐形矫治器使用清水和牙刷清洁即可。附件是一块牙面上用来定位的树脂，附件龈方的牙面可以选择单头牙刷或正畸专用牙刷进行清洁。微螺钉种植体支抗的清洁可以参考种植义齿基台的清洁方法。

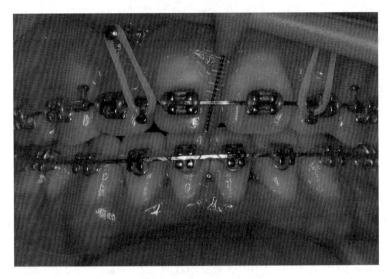

图 7-15　使用牙间隙刷清洁托槽周围牙面

 进展与趋势

　　自我口腔保健对维护个人口腔健康至关重要。自我口腔保健的内容是每个人都需要掌握的口腔保健知识和技能，是健康教育和大众科普宣传中常用的知识。随着科技的进步和学科的发展，自我口腔保健的手段和技能越来越丰富，然而最基本的自我口腔保健内容始终是牙菌斑控制。机械性控制牙菌斑的工具包括刷牙、使用牙线和牙间隙刷。对这方面的研究，更倾向于推荐使用细化的、有针对性的清洁工具，其设计更加人性化，使用更方便，清除牙菌斑效果更好，同时能够控制成本。牙膏除辅助牙刷清除牙菌斑外，更主要是将氟化物带入口腔，发挥氟化物的防龋功效。此外，还有不同功效的牙膏也为消费者提供了多种选择。发展趋势是研发多功能合一、低成本、能够有效控制各种口腔问题的牙膏产品。

　　随着糖消耗量的增加，无糖食品和无糖口香糖为人们提供了更多的选择。无糖口香糖刺激唾液分泌，减少细菌产酸，其低致龋性或不致龋性使其在满足人们需求的同时有益于口腔健康。

Summary

Dental plaque continually forms on the tooth surfaces and is the primary agent in the development of dental caries and periodontal diseases. If plaque biofilm is completely removed with self-care procedures, dental caries and periodontal diseases can be prevented. Unfortunately, the majority of the population is unable, uninstructed, or unwilling to spend the time to adequately remove plaque from all tooth surfaces. Plaque deposits can be removed either mechanically or chemically. The focus of this chapter is the mechanical removal of plaque by using toothbrushes and toothbrushing techniques, dentifrice and mouthrinse, dental floss and/or interdental brushes, tongue cleaning, and self-care adjuncts. The self-care procedures and products for peri-implant cleaning and denture self-care are introduced.

Toothbrushes are the primary instruments used for oral hygiene care. There are many different types of toothbrushes, manual and electric toothbrushes. Each has various designs of the handle, the head, and the bristle. These variations all have unique benefits.

The several different toothbrushing methods can remove plaque efficiently, depending on the patient and the anatomy of the oral cavity. Any method that is taught should be effective and used routinely, and should not damage hard or soft tissues, or cause the excessive tooth wear. Before initiating effective toothbrushing, it is necessary to select the appropriate toothbrush for the patient, create individual goals for toothbrushing and explain the need for good oral hygiene, teach a technique or combination of brushing methods that are necessary to achieve established goals.

The self-use of dentifrices and mouth-rinses is providing to be an important preventive dental health measure. Dentifrices, mouth-rinses, and chewing gums can be categorized as either cosmetic or therapeutic. Cosmetic products have been traditionally used to remove debris, provide a pleasant mouth feel, and temporarily reduce halitosis. Recently, some ingredients have been added to temporarily inhibit oral bacteria reproduction, or to prevent or moderate some disease process in the mouth.

The widespread use of therapeutic fluoride dentifrices and mouth-rinses is credited with helping to reduce the worldwide prevalence of dental decay. Other agents are now being used to solve other oral-health problems.

It should be noted that some individuals require assistance with self-care because of replacing teeth by implants or dentures. Specific self-care procedures and products for peri-implant cleaning and denture self-care are introduced.

Definition and Terminology

机械性控制牙菌斑（mechanical plaque control）：The use of toothbrushes, dental floss, and irrigators to aid in plaque removal.

巴氏刷牙法（Bass technique of toothbrushing）：A specific toothbrushing method focusing on supragingival plaque removal. This method is acceptable for all patients, specifically for those with periodontal involvement. It is effective at removing plaque at the gingival margin and directly below it. The toothbrush bristles are angled apically at a 45degree angle to the long axis of the tooth. The filaments are then gently placed subgingivally into the sulcus. With quite light pressure, the brush is vibrated with short horizontal strokes while keeping the bristles in the sulcus. After several vibrations, the bristles are removed from the sulcus, and the brush is repositioned on the next two or three teeth.

圆弧刷牙法（Fones technique of toothbrushing）：A circular toothbrushing method in which the teeth are in centric occlusion, developed by the founder of dental hygiene, Dr. Alfred C. Fones. This method is not to be used by adults but can be an easy technique for young children to learn. The teeth are clenched, and the brush is placed inside the cheeks. The brush is moved in a circular motion over both maxillary and mandibular teeth. In the anterior region, the teeth are placed in an edge-to-edge position and the circular motion is continued. On the lingual aspect, an in-and-out stroke is used against all surfaces. This technique can be damaging if done too vigorously.

牙间隙刷（**interdental brushes**）：Toothbrushes specifically designed for removal of plaque in the interdental area.

牙膏（**dentifrice**）：A more scientific, but less used, term for toothpaste. Dentifrices (toothpastes) are substances used to clean the teeth.

漱口水（**mouthrinses**）：Mouthrinses are used to flush food debris from the oral cavity, freshen breath, or if fluoridated, to deposit fluoride on the teeth.

菌斑染色剂（**disclosing agents**）：Agents that color dental plaque biofilm so that an individual can clearly see areas of plaque in the mouth, used during patient education.

参考文献

Norman O H, Franklin G G, Christine N N. Primary Preventive Dentistry. 8th Edition. Upper Saddle River: Pearson Education, 2014.

（荣文笙　王思斯）

第八章 口腔癌及其他口腔疾病的预防

Prevention of Oral Cancer and Other Oral Diseases

第一节 口腔癌的特征和相关致病因素
Epidemiology and Factors Related to Oral Cancer

口腔癌（oral cancer）是指涉及口腔，主要是口腔黏膜的恶性肿瘤。口腔癌在狭义上指口腔鳞癌，是发生于舌、口底、腭、牙龈、颊黏膜和牙槽突的一种癌症。唇癌、唾液腺恶性肿瘤、口咽癌也可以包括在口腔癌之中。

一、口腔癌的行为特征

（一）口腔癌的流行病学

1. 发病率 口腔癌的患病情况多用发病率（incidence）来衡量。发病率是指在特定时间内（通常是 1 年）某一特定人群新发生口腔癌的人数，常用十万分率来表示。年龄标化（age-standardized）是指按同一标准年龄构成对人口统计资料进行统计处理的方法，旨在消除人口年龄构成不同的影响，保证统计指标的可比性。在流行病学调查中，通常会使用年龄标化发病率和年龄标化死亡率对人群的疾病情况进行描述。本章内容如无特殊说明，将以此为准。

口腔癌在全世界都有发现，但不同地区、不同肿瘤的发病率有很大差异。2018 年全球癌症统计数据及世界卫生组织 2018 年全球癌症报告（WHO Global Cancer Observation 2018）的数据显示，全球每年有 1810 万癌症新发病例，其中广义口腔癌（头颈部恶性肿瘤）的新发病例数为 50 万，位居全身恶性肿瘤的第 14 位；口唇癌新发病例数为 35 万，位于第 18 位。全球口腔及口咽癌发病率男性为 8.1/10 万，女性为 3.2/10 万，多数国家为 1/10 万～10/10 万，个别国家达到 15/10 万～30/10 万。总体来看，发展中国家的发病率高于发达国家，地域上发病率从高到低排序为亚洲、大洋洲、欧洲、北美洲、南美洲、非洲。口唇癌是印度、孟加拉国、巴基斯坦和斯里兰卡最常见的癌症，占其全部癌症的 1/3。口唇癌发病率最高的为巴布亚新几内亚，高达 20.4/10 万，其他发病率较高的国家有阿富汗、匈牙利、法国、拉脱维亚、斯洛文尼亚等，发病率大于 6/10 万。口腔癌与口咽癌的好发国家除以上国家外，还包括波兰、印度尼西亚、澳大利亚、丹麦等（http://gco.iarc.fr/）。吸烟、过度饮酒、不良饮食习惯、感染等是口腔癌的危险因素，其中 90% 以上归因为过度烟酒，而咀嚼槟榔是少数国家和地区高发口腔癌的主因。

在我国，口腔癌普查标化发病率由 1973 年的 1.92/10 万上升到 2005 年的 3.27/10 万，呈缓慢上升趋势，而后又有所下降。北京大学口腔医院数据显示，2005 年至 2013 年我国口腔癌及口咽癌的新发病例数为 285 857，发病率为 1.69/10 万～ 1.89/10 万。其中城市地区明显高于农村地区，但在 2008 年之后，农村地区有赶超城市地区之势。这可能与空气质量、压力、生活节奏变化、饮食习惯改变相关。在地区分布上，以哈尔滨、北京、上海、广州和株洲为例：男性中，北京、上海、哈尔滨发病率与全国数据相当，广州和株洲发明率明显较高，为 5/10 万～ 9/10 万；女性中，北京和上海发病率与全国数据相当，株洲在几年内有所波动，而广州代表了较高的发病率（3/10 万～ 4/10 万），哈尔滨代表了较低的发病率。株洲高口腔癌发病率与人们广泛食用、咀嚼槟榔密切相关。而广州的高发病率可能与 EB 病毒感染以及饮食结构相关。该研究预测，在 2015 年至 2035 年的 20 年间，我国口腔癌及口咽癌的发病将呈现缓慢上升趋势，粗发病率达到 2.26/10 万～ 3.21/10 万。在患病率方面，新疆维吾尔自治区口腔颌面部肿瘤的患病率为 8.10/10 万；广州市的调查结果显示，口腔癌的患病率为 1.06/10 万～ 1.09/10 万。2005 年和 2015 年，我国分别进行了第三次和第四次全国口腔健康流行病学调查，其中口腔黏膜检查包括了恶性肿瘤状况，检出率在各年龄段不尽相同，2005 年为 17/10 万～ 30/10 万，2015 年为 0 ～ 43/10 万。总的来说，我国的口腔颌面部癌瘤无论发病率或患病率均不高，但由于我国人口众多，患者的绝对数量并不少。

2. 年龄分布　全世界范围内口腔癌的发生都随着年龄的增长而增加。国内早期统计资料显示，40 ～ 60 岁为发病的最高峰，而西方国家则多发生于 60 岁以上，其发病的最高峰值比我国约大 10 岁。但在 20 世纪 70 年代后期，特别是 20 世纪 80 年代以来，无论在西方国家还是我国，在患病年龄上均有逐渐增长的趋势（个别癌瘤除外），其主要原因可能与人群整体平均寿命的延长有关。然而，在世界上口腔癌的高发地区，许多口腔癌患者是 35 岁以下的，这源于大量滥用各种形式的烟草。此外，在过去的 20 ～ 30 年里，西方国家口腔癌的发病率（特别是在年轻男性中）有明显上升趋势，并且这种趋势还在持续。

3. 性别分布　研究显示，男性比女性更容易罹患口腔癌，国内统计男性与女性构成比约为 2 ∶ 1，主要原因是男性更多地吸烟和大量饮酒，而吸烟和大量饮酒又是口腔癌的最重要的危险因素。发达国家中男性口腔癌患者是女性的 2 ～ 3 倍。

近年来，口腔癌的发病在女性中有明显增加的趋势。原上海第二医科大学的统计资料表明，口腔鳞癌女性患者的增长速度远大于男性患者：1960 年至 1965 年，男性与女性患者数量之比为 2.82 ∶ 1，而 1993 年至 2002 年，男性与女性患者之比缩小至 1.70 ∶ 1。此后北京大学口腔医学院研究表明，2005 年至 2013 年，我国男性与女性患者之比又有所扩大，达到 2.12 ∶ 1。口咽部癌症患者中，男性发病率约为女性的 2 倍。女性发病增加的原因可能与女性吸烟和饮酒人数的上升有关；也可能与女性更多地参加原本为男性所从事的工作有关。口腔癌多见于 65 岁以上的人群，而 65 岁以上患病人群中，女性比男性多 20%。

4. 部位差异　在我国，以舌癌、颊黏膜癌、牙龈癌、腭癌、上颌窦癌等为常见。2005 年至 2013 年确诊的口腔及口咽部癌中，发生在以上几个部位的恶性肿瘤占男性恶性肿瘤的 57.1%、女性恶性肿瘤的 77.8%，而唇癌较少见。在北美，舌癌是最常见的口腔癌，依好发部位不同，由高到低依次为舌癌、口底癌、牙龈癌、颊黏膜癌，而唇癌（特别是颜面皮肤癌）较少见。美国 1985 年至 1996 年确诊的口腔癌中，有 30% 是舌癌，其次是唇癌和口底癌，与其他发达国家类似。但在发展中国家，因为生活习惯的差异有所不同，例如，在印度，颊黏膜癌是最常见的口腔癌。口腔癌的好发部位与地区、气候、种族、生活习惯等均有一定关系。

5. 种族差异　口腔癌在不同种族的发病率不同。如在新加坡，印度裔口腔癌的发病率高于华裔和马来西亚裔。非洲裔美国人与白种人男性的癌症发病率显著不同，除与某些习惯有关外，也涉及种族易感性、社会、经济、文化等因素。

民族和种族因素对于口腔癌发病率的影响很难量化。在不同种族之间确实出现了发病率和病死率的显著不同，但是导致这种差异的原因仍不明确。可能因素包括不同种族间的基因差异和生活习惯的区别。随着基因组计划的完成以及肿瘤分子生物学的进展，人们对于基因编码的认识正在逐渐加深，各种癌症出现的基因型改变将最终被发现。但在此之前，人们仍会将上述口腔癌发病率和病死率的差异归结于生活习惯和环境因素的不同。试图发现不同民族和种族间因生活习惯差异而造成的影响是极为困难的。有学者将非洲裔美国人群中较高的口腔癌发病率主要归因于吸烟和饮酒，但同时表示，如果仅仅考虑来自吸烟和饮酒的影响，发病率并不应该达到如此高的程度。他们猜想，不同民族和种族间在乙醇摄入量、环境暴露程度和疾病易感性上存在实质性差异。其他研究人员同样将白种人和黑种人之间发病率的差异主要归因于吸烟和饮酒，但是他们考虑到白种人摄入更多的果蔬及维生素 C，并且认为这同样是导致不同发病率的原因。此外，少数民族往往生活在环境污染地区，可能因此暴露于更多的致癌危险因素之中。对于拉丁裔和西班牙裔人群的研究相对较少。在居住于美国不同地区的拉丁裔人群中，口腔癌发病率差异确实存在，这提示行为、文化、基因和家庭易感性等因素可能对疾病的发生造成影响。拉丁裔人群的口腔癌患病率低于其他民族和种族。然而一项研究显示，居住在纽约的西班牙裔男性（主要是波多黎各人后代），他们的发病率和病死率要远高于生活于美国其他地区的西班牙裔男性和非西班牙裔男性白种人。若要对这种现象进行解释，需要进一步对基因、环境和其他相关的民族和种族因素进行研究。

6. 病死率　是指在特定人群中，每年每 10 万人口中因该病死亡的病例数。2018 年全球癌症统计数据显示，2018 年全世界因为各种癌症死亡的人数为 950 万，其中广义口腔癌死亡人数为 250 565，口唇癌死亡人数为 177 384（67% 为男性）。在我国，2005 年至 2013 年广义口腔癌死亡人数为 132 698，病死率为 0.77/10 万 ~ 0.84/10 万，其中男性为 1.13/10 万 ~ 1.27/10万，女性为 0.42/10 万 ~ 0.5/10 万，男性与女性比例为 2.34∶1。同时病死率随年龄增加而上升，40 ~ 59 岁和 60 ~ 84 岁年龄组的死亡人数占总死亡人数的 91.1%。在美国，每年因癌症死亡的超过 55 万人，其中因口咽癌导致死亡的有将近 1 万人。口咽癌病死率在男性中为 4.1/10 万，女性为 1.6/10 万。黑种人口腔癌的生存率低于白种人，可能因为黑种人的社会经济地位较低，以及黑种人中吸烟及饮酒的广泛流行。亚洲裔和西班牙裔口腔癌的发病率和病死率都低于白种人和黑种人。不同的病死率说明了口腔癌发病的不同，差异是由种族、文化和环境因素共同造成的。

据美国癌症协会预测，2008 年新增口咽部癌症患者人数 35 130，死亡人数 7590。2007 年的口咽部癌症患者中，男性死亡人数 5180、女性死亡人数 2370，病死率同样约为 2∶1。口腔癌病死率在种族间和少数民族群体中的分布并不协调。SEER（surveillance, epidemiology, and end results program）项目 2003 年至 2007 年的研究结果显示，口咽部癌症在白种人男性和女性中的病死率分别为 3.7/10 万和 1.4/10 万。这一数据在美国非洲裔男性和女性中分别为 6.3/10 万和 1.5/10 万。白种人女性和非洲裔女性的比例较为相似，而非洲裔男性的病死率要明显高于白种人男性。口腔癌的病死率在亚太岛民中，男性与女性分别为 3.1/10 万和 1.2/10 万，美洲印第安人或阿拉斯加原住民为 3.5/10 万和 1.6/10 万，拉丁裔美国人为 2.5/10 万和 0.8/10 万。

导致这种癌症负担不协调分布的原因很复杂，而且这些因素往往混杂在一起，使得更难以对其进行分析。简单地说，"混杂在一起的因素"就是指两个或以上的因素同时对一种情况产生影响，然而无法确定每个单独因素的个别影响。患者无法获得常规医疗和口腔保健，可能导致疾病诊疗延误，发现时已处于晚期。少数民族群体难以获得口腔癌筛查。此外，高危人群往往更倾向于向内科医生，而不是向口腔科医生寻求帮助。缺乏对于口腔癌体征和症状的认识以及不能得到定期的口腔癌筛查是导致口腔癌诊疗延误的重要原因。

（二）口腔癌的症状和体征

症状是指机体的结构、功能或感觉由正常状态发生的改变；体征是指医生在检查过程中发现的异常。症状是患者对于疾病过程的主观感受；体征则是医生对患者状况的客观观察指标。口腔癌最常见的体征和症状列于表8-1。

表8-1　口腔癌的可能的症状和体征

2周内未愈合的黏膜溃疡
2周内未愈合的红色或白色斑块病损
口腔持续的疼痛
口腔软组织出现持续的肿块或增厚
咽部持续的疼痛或异样感
咀嚼或吞咽困难或疼痛
下颌或舌运动困难
舌或口腔其他部位出现麻木
下颌肿胀导致义齿不适
颌骨或涉及的牙齿周围出现疼痛，牙齿松动
声音嘶哑或改变
单侧耳部疼痛但无听力丧失
开口受限
抗生素治疗后颈部肿块没有消退

口腔癌本质上分为癌瘤和肉瘤两种：癌瘤源自上皮；肉瘤源自肌肉、神经、血管或结缔组织。早期的口腔癌瘤有特殊的生长特征：①明显的表面区别——上皮角化不全；②肿瘤沿着小唾液腺导管生长；③横向癌化；④多中心口内起源；⑤多样的口外恶性肿瘤。晚期，鳞状细胞癌的癌瘤中心变硬或形成溃疡，而疼痛是晚期的症状。唾液腺肿瘤生长缓慢，常为无症状的肿胀，很少有溃疡。肉瘤生长速度快，最常侵犯下颌骨，破坏骨组织或造成骨硬化。肉瘤患者一般较年轻，当瘤体直径超过 2 cm 时，淋巴结常受累。肿胀、疼痛、一个或多个牙齿松动是口腔癌的常见表现。此外，口腔恶性肿瘤患者，特别是口底癌的老年患者一般都伴有口腔败血症、营养不良、体重下降、贫血、蛋白质缺乏、维生素缺乏、支气管肺炎、肺气肿、慢性气管炎及动脉硬化等疾病。只有不到1%的口腔癌是从其他部位的肿瘤转移到口腔的。

二、口腔癌的癌前病变

按照 WHO 的建议（1972 年），癌前病变（precancerous lesion）的定义是一种已有形态学上改变的组织，较其外观相应正常的组织具有更大的癌变可能。虽然口腔癌在开始的时候常有外观上的变化，但在临床上也有许多可以确定的癌前病变。提高对口腔癌癌前病变的认识有助于降低口腔癌的发病率和病死率。最常见的口腔癌癌前病变有白斑（leukoplakia）、红斑（erythroplakia）、红白斑（erythroleukoplakia）。扁平苔藓和口腔黏膜下纤维性变也可以发生癌变，称为癌前状态（precancerous condition）。这些病变的患病率在不同的地区和国家各有不同。虽然不是所有的口腔癌患者在患病前都有明显的黏膜变化，但是白斑等癌前病变还是为预防口腔癌提供了机会。

白斑是位于黏膜上的白色斑点，不能被刮擦掉，也不能被诊断为其他疾病。这一名称仅表述了该种疾病的临床诊断特点，而非组织学检查结果。其恶化风险由多种因素共同决定，如白斑类型、位置、是否伴有异常增生、生活方式、性别、年龄、病损出现时间、病损大小和基因型等。一项研究显示，在257名白斑患者中，15.7%出现恶变；伴有异常增生的白斑患者，36.4%发展为癌。伴有异常增生的上皮损害应予以手术切除，尽管如此，复发仍很常见。Lumerman和其他研究人员发现，在65名行切除术的患者中，仅有4人（6.2%）发生恶变，53人（81.5%）未复发，8人（12.3%）复发；而对于91名未行切除者，恶变比例高达15.4%（14人），仅有16人（17.6%）未经治疗出现好转。另外，还应鼓励患者彻底戒烟，包括戒除无烟烟草在内的各种烟草制品。重度吸烟者罹患口腔白斑的风险是非吸烟者的7倍。戒烟可以阻止许多病损的进展，甚至使病损消失。研究发现，红斑和红白斑的恶变风险要高于白斑。超过90%的红斑病损表现为不典型增生、原位癌或浸润癌。一项纳入了173名具有口腔上皮异常增生的患者的回顾性研究显示，其中89个（56.8%）为白色病损，27个（17%）为红色病损，20个（12.6%）为红白色病损。有30.8%的红白色病损具有口腔上皮的重度异常增生。在世界范围内的研究中，病损的恶化风险在不同人群中以及口内的不同部位具有很大的差异。其中位于口底、舌、磨牙后垫及软腭的病损发展为鳞状细胞癌的风险是位于颊黏膜、牙龈及腭部病损的2倍。研究人员提示，维生素A和博来霉素（bleomycin）可能能够降低红斑的恶变风险或抑制其复发。然而实验结果尚未完善，仍需进一步验证。

下列情况要引起高度的重视：①白色病变中有红斑的成分；②镜下有异常增生；③临床表现为增生的疣状白斑；④镜下可见伴有白念珠菌感染的白斑；⑤不吸烟的白斑患者；⑥疼痛或有不适的感觉（白斑患者通常没有症状）；⑦红色病变（增生性红斑、红斑）。这些情况可能意味着上皮已经出现了异常增生或癌变。

口腔扁平苔藓的病因不清，目前认为是一种免疫性疾病。该疾病主要发生在成年人，发病的平均年龄约为50岁，在30岁以下的人群很少见，女性多发（大约是男性的2倍）。口腔扁平苔藓可以存在于口腔内的任何部位，但颊黏膜是其最常发生的部位。不同的研究显示其恶变率为0.4%～5.6%。扁平苔藓是损害口腔黏膜的常见皮肤疾病。长久以来，人们对口腔扁平苔藓是否会恶变争论不休。大多数的争论来源于对于口腔扁平苔藓与其他非扁平苔藓类损害（如接触性苔藓样变）的鉴别诊断。对于口腔科医生来说，在疾病的诊断上，仔细、认真的后续检查比组织学检查结果更为重要。许多研究人员指出，扁平苔藓患者罹患口腔癌的风险要高于普通人群。扁平苔藓恶变的可能性较低，但是应该被视为癌前病变。医生需要安排患者进行定期复诊和检查，必要时可进行活检。

口腔黏膜下纤维性变的患病率很低，但是其恶变率较高。印度的大量研究显示，15年内口腔黏膜下纤维性变的恶变率可以高达7%。

三、口腔癌的相关致病因素

在肿瘤学领域，对疾病处理的理念已经由"治疗导向"转化为"预防导向"。在心血管领域也是如此，学者们充分研究那些可能的致病因素，以确定它们是否导致疾病的发生；专家们则深入浅出地向大众讲解心血管疾病预防办法。这种试图发现致病因素以预防癌症的重要转变非常值得口腔专业人员借鉴。

口腔暴露于大量食入和吸入的物质之中，这就可能增加患癌风险。大量的可能促进口腔癌发生、发展的因素增大了确定致病因素的难度。患者易感性、环境因素以及暴露于保护因素之中都对口腔癌的发展构成影响。其中，致癌的主要因素包括吸烟、过度饮酒。在美国，吸烟是导致口腔癌的重要原因，其他的危险因素包括人乳头瘤病毒感染、年龄增长、摄入果蔬过少、接受过量阳光照射（唇癌）以及生活方式问题。口腔癌多发于 40 ～ 45 岁以上人群。然而近期研究发现，在未暴露于明显致病因素中的年轻人中口腔癌发病率在逐渐上升。人乳头瘤病毒感染可能是导致这种现象的原因之一。随着年龄的增长，来自环境中的污染、吸烟及饮酒等不良生活方式、病毒感染、营养不良、食物及饮料中的化学物质的累积将会引起机体细胞水平的改变，从而导致癌症的发生。导致口腔癌的确切病因尚不清楚，根据以往的研究，口腔癌的发生可能与下述的多种因素有关。

（一）烟草

烟草的烟雾中含有 4000 多种化合物，一支香烟燃烧产生大约 500 mg 的气体和微粒，其中 1 ～ 35 mg 是焦油（芳烃）。焦油、尼古丁、一氧化碳是主要的致癌物质。吸烟（smoking）是全世界流行的能导致多种严重疾病的重大健康问题。大量的研究已经证实了吸烟与口咽癌之间直接的因果关系，因此被列入 2017 年世界卫生组织癌症研究机构公布的一类致癌物清单中。2010 年我国有 3 亿人有吸烟习惯，占男性人口的 52.9%，女性人口的 2.4%。有研究表明，中国人群中吸烟与非吸烟在口腔癌发病之间的相对危险度为 3.87。另外，罹患口腔癌的危险度与吸烟时间以及每日吸烟量呈正相关。所以吸烟是我国口腔癌防控面临的重大问题。

在美国，由吸烟导致的癌症占癌症总数的 30%、口腔癌的 80%。1995 年至 1999 年，吸烟已经导致 75% 的口腔癌患者死亡。美国癌症协会稍早一些的全国调查结果显示，吸烟者和戒烟者罹患口腔癌的比例分别为 27.5% 和 8.8%；对于女性，这一数据分别为 5.6% 和 2.9%。目前，美国癌症协会指出，有 90% 的口腔癌患者有吸食烟草的习惯，吸烟者罹患头颈部肿瘤的危险度是非吸烟者的 5 ～ 26 倍。美国加州大学旧金山分校对 403 名口腔癌和咽癌患者平均追踪观察了 5.1 年，发现 72% 的患者吸烟，其中 58% 每日吸烟超过 20 支，说明吸烟者是口腔癌的高危人群。在东南亚的口腔癌患者中，超过 90% 的患者有吸烟或咀嚼烟草的习惯。

另外，吸烟还可以增加罹患再发性原位癌（second primary cancer）的危险性。一项研究观察了 203 名因口腔和口咽癌行癌症根治术 3 年以上的患者，其中继续吸烟的 120 人中有 37% 发生了再发性原发癌；而 81 名不吸烟或已经戒烟的患者中，只有 6% 发生了再发性原位癌。许多实验室研究显示，从烟草产品中分离出的一些碳氢化合物可以导致动物的颊黏膜癌。这些致癌物质中的苯并芘与核蛋白结合，是致突变和致癌的主要原因。

（二）烟斗、雪茄、鼻烟和无烟烟草

口腔癌与使用烟草之间的关系不仅仅有纸烟，还包括雪茄、烟斗、无烟烟草等。学者们已经从烟斗、雪茄和无烟烟草中分离出了致癌物质，虽然对这些形式的烟草与口腔癌关系的研究不如对纸烟的广泛，但已有的研究仍显示烟斗、雪茄和无烟烟草与口腔癌有密切关系。烟斗会诱发唇癌。美国近年来烟斗产品的生产和消费总量都有所下降，但抽雪茄和小雪茄的人数比过去的 5 年增加了 50%，每年可消费约 500 万支雪茄。研究显示，吸食雪茄是导致口咽部癌症的直接因素，除此之外，也可增加患心脏病、肺病、喉癌、食管癌、肺癌的风险。部分原因是雪茄中焦油、尼古丁、一氧化碳的含量较纸烟更高。如果雪茄是用烟叶包装，这些物质的含量和危险性更高。1 支雪茄中焦油和尼古丁的含量相当于 10 ～ 20 支纸烟的含量。要特别关注吸鼻烟和咀嚼烟草的致癌危险性。

据估计，有超过 1200 万的美国人使用无烟烟草，其中 21 岁以下的青少年有 300 万。无烟烟草的致癌作用与长期使用有关。使用无烟烟草最常引起的口腔问题是牙龈萎缩、过度角化和着色，另外，无烟烟草使唇（颊）黏膜、牙龈的患癌风险增加了 50 倍。美国东南部的妇女常有吸鼻烟或咀嚼烟草的习惯，她们口腔癌的发病率和病死率均较高。研究发现，鼻烟和烟草中的不燃物——亚硝胺是主要的致癌物质，其他致癌物质的含量较少。在撒丁岛、委内瑞拉和哥

伦比亚等国家和地区，一些人将小雪茄或卷烟叶的燃烧端放入口腔吸吮，称为倒吸烟。在倒吸烟流行的地区，腭癌的发生率较高。目前市场上又出现了可溶解的球、棒、条状的烟草产品，它们对口腔癌的作用尚不明确。

（三）咀嚼槟榔

全球约有 10% 的人口有食用槟榔的习惯，主要集中在印度、斯里兰卡、巴基斯坦、孟加拉国、缅甸、泰国、柬埔寨、马来西亚、新加坡、印度尼西亚、菲律宾、巴布亚新几内亚、中国大陆和中国台湾等国家和地区。这些国家和地区的口腔癌发病率较高。在印度，口腔癌占全部癌症的 15% ～ 65%，是印度南部地区最常见的癌症。不同地区槟榔的制作工艺不同，在我国海南省及台湾地区，人们一般直接咀嚼新鲜槟榔子；在湖南和东南亚的一些地区，人们将槟榔子与石灰混合后再嚼；在印度，人们用槟榔叶包裹槟榔子、烟草、熟石灰和香料后咀嚼。除了槟榔碱的化学刺激以及反复咀嚼对黏膜的机械刺激外，有毒、有害添加剂（如熟石灰）也会增加罹患口腔癌的风险。

（四）饮酒

大量饮酒是影响口腔癌发生的重要因素。不吸烟但过度饮酒（不考虑具体乙醇类型）的人群患口腔癌的相对危险度为 2.2，且呈现剂量相关性。目前尚未发现乙醇类型对于口腔癌发病率的影响。美国癌症协会认为 70% 的口腔癌患者有饮酒习惯。日均饮酒量超过 100 g（4 杯）时，风险达到最高，为日均饮酒量小于 15 g 者的 30 倍。既吸烟又饮酒会使情况严重恶化。过度吸烟且饮酒者的口腔癌患病可能性是那些有节制者的 100 倍。

一项调查显示，543 名男性口腔癌患者中，有 1/3 的人每日饮用超过 198 g（7 盎司）的威士忌酒，对照组的这一比例仅为 12%。另一项调查发现，108 名舌癌患者中的 44% 和 68 名口底癌、腭癌、扁桃体癌患者中 59% 的患者有明确的酒精性肝硬化。饮酒导致口腔癌的途径有以下几种，包括局部和全身作用：①乙醇的脱水作用使口腔黏膜对含乙醇饮料中的致癌物质（亚硝胺、碳氢化合物）更敏感；②乙醇的即刻代谢产物是乙醛，乙醛可以损害细胞，饮中等量的白酒后唾液中即有相当量的乙醛形成；③乙醇依赖患者常患有酒精性肝病，肝病降低了肝对致癌物质的解毒作用；④乙醇的能量高，大量饮酒后常影响人的食欲，从而影响人体对营养物质的摄取，加之乙醇使肝的代谢能力降低，影响了营养物质的吸收；⑤乙醇会对视黄酸产生抑制作用，而后者能够阻碍癌症的发展。乙醇的局部毒性作用还会导致细胞的过度增殖。因此，长期、大量饮酒导致营养缺乏，而营养缺乏显著降低了机体对癌症的抵抗力。大多数大量饮酒的人同时吸烟，吸烟和饮酒的协同作用更增加了患口腔癌的危险性，这已被许多研究证实。值得欣慰的是，烟草和乙醇对口腔癌的促进作用在戒烟及戒酒后 10 年逐渐消失，几乎可以达到与不吸烟、不饮酒者相近的水平。

（五）营养

饮食和血清中维生素 A 含量较低与口腔癌和口腔癌前病变有关，这是基于维生素 A 缺乏与过度角化的关系，以及在口腔癌高发的国家维生素 A 的摄入量低的发现。维生素 A（类胡萝卜素）是有效的抗氧化剂，能控制细胞的自由基，而极不稳定的细胞自由基可以导致变异和癌瘤的发生。维生素 C 有助于阻断亚硝酸盐向亚硝胺的转化，但是尚无证据表明口腔癌患者缺乏维生素 C 或者补充维生素 C 有助于预防口腔癌。维生素 E 也是一种抗氧化的维生素，但是缺乏维生素 E 或补充维生素 E 既不会增加也不会降低患口腔癌的危险性。缺铁性贫血是普卢默 - 文森（Plummer-Vinson）综合征的表现之一，其他表现还包括吞咽困难、舌炎、黏膜萎缩。普卢默 - 文森综合征与发生舌癌的危险性有关，但是口腔癌患者并无缺铁的表现。营养在口腔癌患者的治疗和恢复中起着重要作用。营养不良和非正常的体重下降与并发感染、恶病质和预后差有关，而营养丰富的饮食利于肿瘤的控制和预后。

（六）病毒

能感染口腔组织又具有潜在致瘤作用的病毒有疱疹病毒（herpesvirus）和人乳头瘤病毒（human papilloma virus，HPV）两种。感染人体组织的单纯疱疹病毒有8种，其中的HHV-2、HHV-3、HHV-5、HHV-7与口腔癌没有关系，而单纯疱疹病毒1、EB病毒、人疱疹病毒6和人疱疹病毒8可能在口腔癌的发生中起到一些作用。目前已确定的人乳头瘤病毒（HPV）有100多种，可以感染人体的黏膜和皮肤。其中的HPV-16和HPV-18可能在口腔癌前病变的恶变过程中起作用，被认为是口腔癌的危险因素。

在美国，人乳头瘤病毒是最常见的通过性传播的病毒。超过70%的性生活活跃男性与女性感染了生殖器人乳头状瘤病毒。HPV-16和HPV-18与口腔癌和95%的宫颈癌相关。HPV-16、HPV-18和HPV-31均可通过性传播。这几类亚型不会像其他亚型一样产生疣样病损，但可以导致黏膜和皮肤上皮癌变。SEER 1975年至2006年的数据清晰地显示了以下这样的趋势：在美国人中，虽然发生在口腔其他部位的口腔癌发病率出现下降，然而发生在舌部和扁桃体区域的癌症发病率有所上升。在北欧国家，年轻男性的舌部鳞状上皮癌发病率增加了5倍，年轻女性增加了6倍，老年人增加了2倍。头颈部鳞状细胞癌，尤其在那些累及扁桃体的病例中，往往伴有HPV-16和HPV-18感染。许多口腔癌组织中可检出HPV-16（检出率15%～25%）。由于未感染HPV-16的口腔癌病损数目较多，HPV与其发病的具体关系尚不明确。HPV感染相关的口腔癌具有与典型口腔癌不同的特点，平均发病年龄年轻5岁（40～60岁），往往是低分化、高级别、多发的肿瘤，易向颈部淋巴结转移，导致晚期癌症。

（七）局部因素

长期以来，临床医生注意到不良的口腔卫生状况、牙列状况差（例如锐利的牙尖或边缘嵴、不良的修复体等）与口腔癌有关系。在化学物质致癌的实验动物中，黏膜有创伤及反复刺激的部位容易发生癌变。许多口腔癌患者癌瘤发生的部位有折断牙齿、义齿卡环或不合适的义齿边缘等慢性创伤刺激。有研究显示，这些局部刺激本身并不是口腔癌的危险因素，但在有其他危险因素存在的时候，局部刺激造成的慢性溃疡可能促进癌瘤的发生。

（八）阳光照射

阳光照射是已知的唇癌危险因素。长期、过量的紫外线照射会导致光化性唇炎。光化性唇炎属于癌前病变，多发于下唇，往往会发展为鳞状细胞癌。光化性唇炎多发生于体毛丰富的人群，尤其是男性，这可能由于男性从事较多的户外工作导致；同时，女性的化妆品也为其自身提供了一定保护的作用。光化性唇炎少见于深肤色人群。唇癌发病率正在逐渐下降，可能与人们认识到阳光照射的危害并更多地应用遮光剂有关。

（九）其他

1. 免疫缺陷　人类免疫缺陷病毒（human immunodeficiency virus，HIV）阳性患者中最常见的口腔恶性肿瘤是卡波西肉瘤。毛样状白斑在上述患者中同样常见，但它既非癌前病变，也不存在上皮异常增生。

2. 免疫抑制　为避免排斥反应，器官移植后的患者常服用抑制免疫系统的药物，他们罹患口腔癌的风险明显升高。此外，治疗某些免疫系统疾病的药物也可能增加患口腔癌的风险。

3. 大麻　在口腔癌中的作用尚不清楚。然而，许多研究显示，长期食用大麻与头颈部癌症相关。多种因素可能共同参与这一过程，实际致病情况仍然不明确，需要后续进行实验证明大麻（或者与其他因素一起）是否具有致病作用。

第二节　口腔癌的早期检查、诊断和预防
Detection and Diagnosis of Oral Cancer and Its Prevention

一、定期检查与早期诊断

（一）病史

了解和评价患者现在和过去的生活习惯是就诊（初诊和复诊）内容的重要组成部分。关于烟草的评估应包括烟的类型、吸烟量、频率、烟龄；有关戒烟方面应包括已使用的戒烟方法、现在所处的戒烟阶段；同样，对酒精使用情况的评估也类似于对烟草的评估，包括饮酒类型、数量、频率、饮酒年限和戒酒的情况。因此，在病史采集中，吸烟和饮酒是很重要的一个方面。有几种乙醇筛查工具可供选用，包括酒精使用障碍筛查量表（alcohol use disorders identification test，AUDIT）、单一问题工具等。根据病史，作为口腔专业人员应当充分问询患者饮酒和吸烟状况，并根据筛查工具获得的信息建议患者减量或戒除烟和酒。

（二）口腔癌的筛检

口腔癌的筛检步骤列于表 8-2。

表8-2　口腔癌的筛检步骤

1. 通过视诊，评估患者的头、面、颈、耳、眼，是否对称、增生、肿胀、干燥或粗糙质硬，有无病损及颜色改变。
2. 触诊淋巴结，检查其是否有大小、硬度、活动度的改变。
3. 观察唇的张闭，注意其颜色、质地，以及存在于上唇及下唇红缘处（皮肤和唇红交界处）的病损。触诊其是否有连续性变化或增生。
4. 将下唇牵拉离开牙齿，评估唇黏膜和唇系带状况。[a] 检查是否有颜色、质地或肿胀变化。
5. 触诊颊黏膜。
6. 触诊牙龈。
7. 观察舌背部（上面），检查其是否有肿胀、溃疡、假膜，观察舌乳头（小突起）排列或者颜色、形状、质地的变化。用纱布将舌尖部夹住，将舌体轻轻牵出口腔，牵拉至左侧，全面检查右侧舌缘，然后至右侧，检查左侧舌缘。触诊舌体，检查是否有增生。
8. 上抬舌体，检查口底是否有颜色、质地变化或者肿胀、溃疡。双手合诊触诊舌下腺区，一手示指位于口内，另一手指尖抵于口外颏下。
9. 患者头后仰，观察软、硬腭。用口镜反光，嘱患者舌体向前或向下伸，以观察口咽部，包括咽前、后柱。[b] 观察有无颜色、质地改变，有无肿胀、溃疡。触诊硬腭，注意不要刺激患者咽反射，以免引起恶心

注：[a]. 唇系带是使唇部附着牙龈的黏膜皱襞；
　　　[b]. 咽前、后柱是包绕腭扁桃体前部及后部的薄层组织

大众及媒体很少涉及口腔癌的话题，以致大众对于口腔癌的危险因素、症状和筛检了解很少。口腔癌筛查的基本技能包括临床检查，即"进行头颈部和口内检查"；病史获得，即"获得内科、口腔科、社会及心理、生活习惯等方面的病史"这两个方面。为了能对口腔癌进行早期发现和诊断，口腔科医生应当对每位成年患者每年进行口腔癌的筛查。需要特别强调的是，筛查不是仅粗略地检查软组织，还包括扪诊头颈部淋巴结，尤其是不要忘记扪诊胸锁乳突肌区域的颈浅淋巴结和颈深淋巴结。经此过程检查出的病损往往处于口腔癌的较早期阶段。检查的步骤列于表 8-2。口腔癌的筛查尚没有一个专业学会推荐具体的检查频率和筛检人群，但通常

的建议是对大于 20 岁人群，进行包括口腔癌筛查在内的定期体检和健康咨询，以便早期发现和诊断。就诊时，应根据不同年龄和性别进行传统的癌症筛检。健康咨询包括戒烟、饮食、运动以及了解癌症筛查的意义等方面的内容。

美国癌症协会强调一般的定期检查为筛检和咨询，从而为早期发现疾病提供契机。口腔癌的筛检还应该包含在常规的定期全身体检中，不仅仅依赖于口腔科医生，而应由所有体检医生共同完成。特别对于口腔癌高危人群，如重度吸烟、酗酒者。如果医生把口腔癌的筛检作为全身临床检查的一部分，更多的癌症患者就会被早期发现。

舌腹侧缘和口底是口腔癌最多发的区域。口腔癌的临床表现多种多样，恶性肿瘤通常不易与良性病损区分。因此，深入了解口腔癌的临床表现还应借助口腔病理学检查。

（三）辅助检查

活检是诊断口腔癌的唯一确诊方法。然而，近年来其他的一些辅助检查可以鉴别出可能的具有异常增生或者癌变的病损，有助于帮助临床医生决定哪些病损需要进行活检。这些设备可以辅助肉眼检测病变，主要基于组织反射率和组织自体荧光的原理。脱落细胞学检查、刷拭活检、免疫印迹、甲苯胺蓝染色均是常用的辅助检查方法。活检的类型包括细针吸取活检、穿刺活检、手术切取活检。目前，很多新的诊断方法正在研究中，包括对唾液生物标记物、DNA倍性分析、杂合子丢失等的检测。

1. 甲苯胺蓝染色　用于辅助识别早期口腔癌。其通过结合 DNA，使处于快速分裂期的细胞异染。通过将细胞或组织染成不同的颜色，提供了更简易的组织样本检测方式。一些研究已证实了甲苯胺蓝的可靠性。Epstein 等通过大量研究发现，在癌或原位癌的检查中甲苯胺蓝比单一的临床检查灵敏度更高，同时假阳性率较低。

甲苯胺蓝不但可以被异常细胞吸收，也能被炎症细胞吸收，所以它的使用仍存在一些问题。由于炎症细胞通常存在于病损表面，因而有可能产生假阳性的结果。关于各种染色程度可判定为阳性结果也一直存在争议。有一些研究者认为任何颜色的改变都可以判定为阳性结果，另一些学者则坚持只有深蓝色者可以判定为阳性。所以这种检测方法只是用于辅助有经验的临床医生确定病损范围，并不建议用于低患病风险人群的筛查。

2. 脱落细胞学检查和刷拭活检　脱落细胞学检查通过将组织细胞分散在载玻片上，经过固定、染色后，在显微镜下对其进行观察。由于超过 90% 的口腔癌来源于上皮组织，脱落细胞学检查为病损是否需要进行活检提供了有效的筛检。脱落细胞学检查也用于良性病变和其他不可活检的病损，通常在患者不同意活检的情况下进行。

刷拭活检（oralCDx brush test）是一项简易的口腔癌筛检的微创新技术。该技术在确定病损是否需要切取活检或病理学检查中有很广阔的应用前景。刷拭活检适用于一般的、未表现出恶性的、小范围白色和红色病变。其不可替代手术活检，但可用于识别潜在的癌前病变。这种检查类似于宫颈巴氏涂片。由专业医生实施，并送至专业的试验室进行分析。如操作得当，可获得复层扁平上皮的全部三层样本，这些样本包含了来源于这三层的细胞。病理医生将给出 4个水平的结论：不完整（上皮层细胞量不足）、阴性（没有病理学证据）、不典型（出现异常细胞）、阳性（包含异常增生或癌细胞）。该技术可用于不同意活检或具有多处病损需要进行活检的患者。

3. 化学发光法　机体组织在特定波长的光源下发出波长更长的光，即荧光。由于正常健康组织和癌前病损或癌损组织的荧光不同，该方法有助于癌症的检出。不同的细胞成分使它们发射不同的光。检查者用简单的手持仪器即可评估口腔组织正常与否。化学发光系统为直接在白炽灯下检查提供了帮助。

有报道显示，化学发光法在突显白色和白 / 红色病损上优于仅有红色病损的区域。目前各种化学发光仪器应用于口腔领域，包括 Zila 公司出品的 ViziLite Plus。ViziLite Plus 系统包括了化学发光仪、1% 醋酸溶液和含有一种甲苯胺蓝溶液的棉签。另外，还有 MicoLux/DL 和 Orascoptic DK。病损组织往往表现为明显的亮白色，而不是正常组织的蓝色，这是因为病损部位由于密度增加的核内容物和异常细胞内的线粒体基质对光线的反射。与之相反的是，正常上皮组织受到照射时会将光线吸收而变暗。

多中心研究表明，ViziLite Plus 的应用提高了临床医生识别传统光源下不可见病损的能力，但并未证实该仪器可以提高临床医生区分异常增生、癌变和良性病损的能力。所以这种仪器更适合作为一种筛检工具，帮助临床医生更易注意到可疑的病损。

4. 自体荧光法 VELscope 是一种临床医生用于观察口腔组织变化的手持仪器。异常组织显现出的不规则暗区凸显于周围健康组织的绿色荧光区域。该系统无需患者另外含漱溶液。Lane 等的一项调查显示，该系统在区分正常组织与重度异常增生组织、原位癌、浸润癌上具有 98% 的灵敏度和 100% 的特异度。该仪器已被推荐作为辅助口腔癌筛检、指导活检、确定癌损范围的工具。此外，影像学检查在大型的公共卫生疾病筛检中也是很重要的一个手段，尤其是在可视条件下筛检病损，可以增强对癌损早期确诊的能力。

5. 自体荧光与组织反射率相结合法 Trimira 公司出品的 Identafi 3000 将两种原理相结合，但目前尚没有充分证据显示它可以有效区分恶性和良性病损。

最后需要强调的是，如果患者出现了表 8-1 所列出的症状和体征，就要引起高度重视，尽快完善进一步的检查。无论用何种检查方法，只要在检查中发现有可疑病损，就需要做活组织病理检查。口腔癌是否确诊依赖于活组织切片检查的结果。

二、口腔癌的预防

目前对于口腔癌的治疗多是"癌后治疗"，即在癌症形成之后。如果能在癌症形成之前，通过发现细胞形态的某些前驱性变化或通过某些生化标志物的发现，在癌前阶段进行干预，将会收到良好的效果，真正达到预防的目的。口腔癌的预防非常重要，包括三级预防的内容。

（一）一级预防

一级预防（primary prevention）以病因预防为主，针对致病因素采取预防措施，防患于未然。去除病因是最好的预防方法。口腔癌的一级预防就是减少或避免暴露于口腔癌的危险因素中，同时避免精神过度紧张和抑郁，保持乐观的态度。口腔癌的主要危险因素详见本章第一节。Rodriguez 分析了 137 名 46 岁以下口腔癌患者的患病危险因素，其中 77% 为吸烟，52% 为饮酒，重度吸烟和饮酒的联合影响可解释 83% 的口腔癌。总之，使用烟草、大量饮酒和不良饮食习惯等危险因素的作用可以解释大多数的口腔癌病例。即使已经罹患口腔癌前病变，当减少对烟、酒的依赖一段时间后，这些病损发生恶变的机会也会减少。2015 年开展的第四次全国口腔健康流行病学调查结果显示，我国成人中有吸烟习惯的人口比例为 24%～28%，其中男性吸烟的比例高达 50%，存在农村明显高于城市的特点。有每日饮酒习惯者占调查人群的 5%～11%，也以男性为重，其中在 55～64 岁男性人群中该比例高达 20%。因此，对公众进行健康教育和健康促进、提倡戒烟及戒酒以减少口腔癌的发生就变得十分必要和迫切。

戒除烟草是口腔癌一级预防非常重要的内容。停止使用烟草不但为预防口腔癌奠定了基础，同时也促进了全身健康。终止烟草最简单的方法就是不吸烟，但是因为烟草中的尼古丁有成瘾性，使得戒烟存在很大的难度。目前药物疗法对戒烟有一定的帮助，常见的药物疗法有以下几种。①尼古丁替代疗法：是用其他途径来源的尼古丁代替烟草中的尼古丁。最普遍使用的是皮肤贴，能够稳定地释放定量的尼古丁。其他的还有鼻用喷雾剂、雾化吸入器、口香糖等。②非尼古丁戒烟药物：一些抗抑郁药对此有一定的效果。应用最广泛的是具有多巴胺能和去甲肾上腺素特性的安非他酮（bupropion，Zyban）。药物治疗有许多不良反应，包括口干、过敏、失眠和行为改变。伐尼克兰（Varenicline，Chantix®）是美国食品药品监督管理局（FDA）批准的一种戒烟处方药物。它是一种可与烟碱乙酰胆碱受体结合的部分激动剂，能够阻止尼古丁刺激多巴胺水平的上升，从而阻断多巴胺奖赏通路而抑制尼古丁依赖。在采用药物疗法的同时，对吸烟者进行健康教育效果更好。

（二）二级预防

二级预防（secondary prevention）又称为三早预防，即早期发现、早期诊断、早期治疗。当疾病处于早期阶段时，及时采取适当的治疗措施，阻止病理过程的进展，尽可能达到完全康复，以提高治愈率。

口腔癌二级预防的关键是早期筛查出口腔癌和潜在恶性病变的存在。对于表8-1提到的口腔癌的症状和体征，应引起患者和专业人员的警惕；另外，对于暴露于危险因素的人群，也应重点关注。二级预防一方面是对口腔癌进行筛查；另一方面还应注意及时处理癌前病变。

及时处理癌前病变是预防和阻断发生口腔癌的重要环节。口腔最常见的癌前病变是白斑和红斑。口腔黏膜白斑被认为是最常见的癌前病变之一，其癌变率文献报道不一。有不少研究指出，红斑的癌变风险比白斑更高，因此应引起口腔科医生的重视。口腔常见的癌前状态有口腔扁平苔藓、口腔黏膜下纤维性变、盘状红斑狼疮、上皮过角化、先天性角化不良、梅毒以及着色性干皮病等。对于糜烂型及萎缩型的扁平苔藓，尤其是久治不愈者，应引起注意。

对疾病的筛查必须非常精确，遵循已经建立的原则。对口腔癌进行筛查的基本原理：口腔癌在早期没有症状，范围局限，经常有白斑、红斑等潜在恶性病变的存在，而这些癌前病变能够通过简单的口腔黏膜检查发现。可疑口腔癌只需符合部分症状和体征而非全部标准。

（三）加强对大众的教育

公众的保健意识很重要，但遗憾的是，关于口腔癌的相关知识并没有被充分普及。下面的研究可以很明显地说明这一点。Cruz等在一项口腔癌筛检项目中调查了803名成人，311名（39%）参与者表示听说过口腔癌的检查，但仅有99名（12%）表示曾有过一次相关检查。608名（75%）的参与者知道吸烟是口腔癌的危险因素，但仅有204名（25%）的参与者知道大量饮酒是口腔癌的危险因素，同样也仅有204名（25%）参与者知道过多的日晒是唇癌的危险因素。由此可见，对公众教育、劝告筛查等要想取得成功，卫生保健工作者面临着相当大的困难。鉴于公众可以从媒体和出版物上获得的口腔癌相关知识较为匮乏，公众对口腔癌的预防意识不强也就不足为怪了。

因此，保健人员可以借助各种专业学术团体和组织的支持，通过多种大众媒体，对不同的人群采取多种形式进行口腔癌的健康教育，提高公众对口腔癌的警惕性和自我保健意识。口腔保健人员应尽量在初诊和复查时向所有患者常规提供全面的口腔癌筛检，在口腔癌的健康教育和健康促进中，口腔专业人员要在其中起主导作用。

在健康促进活动中关注文化差异是至关重要的。不同的文化背景对疾病和健康有着独特的见解。因此，在设计健康教育和健康促进项目时，应评估影响易感人群的因素，如宗教、种族、母语、教育背景、文化程度等，这些因素均影响人们对保健知识的获得、对疾病的反应、就医行为和对医疗保健工作者的信任等。社会习俗和规范，例如与不同年龄和性别的人群接触、亲密的空间距离、可接受的行为以及眼神交流等，均可能成为潜在的交流障碍。在开始进行健康教育和促进项目之前，应充分考虑这些因素。

（四）口咽癌的公共卫生筛检

在各级医疗和保健机构，尤其是基层医疗机构中，在可能的情况下，应将口腔癌筛检纳入公共卫生服务，免费向公众提供，尤其对高危人群尤为重要。筛查仅需一次性口镜、手提照明灯、手电筒等设备，方便在任何场所开展。同时，在健康教育方面，需要向大众提供更多的信息。

为获得最大的收益，口腔癌的筛查不能盲目进行，应在高危人群或易感人群中开展。发现疑似患者后，需进一步完善检查，以确定是否患有口腔癌。对阳性患者，应早期给予治疗。口腔癌的筛检不仅能做到早期发现、及时治疗，还可为探索口腔癌的发病情况和发生原因积累资料，为口腔癌的预防采取更有效的措施。在日常的工作中，口腔专业人员应对口腔癌始终保持高度的警惕性。

第三节 其他口腔疾病的预防
The Prevention of Other Oral Diseases

一、错𬌗畸形的预防

错𬌗畸形（malocclusion）是指在儿童生长发育过程中，由于遗传因素或环境因素导致的牙、颌骨、颅面的畸形。由于调查标准的不同，错𬌗畸形的患病率在国内外的报道中差异较大。

（一）危险因素

1. 遗传因素 错𬌗畸形具有多基因的遗传特性，表现为家族的遗传倾向。以往的研究发现，在颅面生长发育过程中，遗传对部分颌骨的发育起重要的作用，而对牙弓和𬌗关系的影响相对较小。前牙的覆盖主要受环境因素的影响。错𬌗畸形的遗传因素来源于种族的演化和个体的发育。

2. 环境因素 在儿童生长发育过程中，造成错𬌗畸形的环境因素可分为先天因素和后天因素。先天因素是指在胎儿出生前，由于母体、发育、营养、疾病、外伤等原因导致的错𬌗畸形；而后天因素是指出生以后，由于各种全身和局部因素造成的错𬌗畸形。

（1）龋齿：在我国，乳牙龋的患病状况非常严重，且治疗率很低，因此龋往往造成牙齿的邻面间隙丧失，导致牙弓长度变短；导致乳牙早失，以致间隙严重丧失；导致继承恒牙的发育和萌出出现异常。因此龋病是引起错𬌗畸形的重要因素之一。同时，乳磨牙因龋早失，会引起咀嚼功能低下，颌骨长期得不到足够咀嚼力的生理性刺激，颌骨以及面部的咀嚼肌群发育不足，导致颜面发育畸形。而恒牙早失也会引起颜面以及牙列发育的畸形。所以，从预防错𬌗畸形的角度出发，也应大力提倡龋齿的预防。

（2）不良口腔习惯：研究显示，因不良口腔习惯造成的错𬌗畸形约占各类错𬌗畸形的1/4。错𬌗畸形的发生及其程度与不良口腔习惯的作用频率、持续时间和强度等因素有关。了解不良口腔习惯形成的原因，有助于及时改正不良口腔习惯，防止畸形发生，阻断错𬌗畸形进一步发展。不良口腔习惯包括以下几种。

1）吮吸习惯：有两种，一种是营养性吮吸习惯，指婴儿从母乳、奶瓶喂养中得到必需的营养物质；另一种是非营养性吮吸习惯，即对手指、安慰奶嘴、玩具等的吮吸，呼吸时不停止，不引起吞咽动作。这里主要指的是作为不良口腔习惯之一的非营养性吮吸习惯。

在吮指、吮吸安慰奶嘴或玩具等习惯造成牙颌畸形的严重程度中，吮吸习惯持续的时间较施加在牙齿上的力量大小更为重要。如果儿童每次吮吸的力量都非常大，但每次持续的时间都非常短，所造成的畸形程度不会很严重；相反，如果儿童每次吮吸的持续时间都超过6个小时，或者在睡觉时整个晚上都在吮吸，将造成更为严重的畸形。

吮吸习惯的不良影响主要表现为：①颌面部发育异常，导致前牙浅覆𬌗、深覆盖，前牙开𬌗，尖牙和磨牙的Angle Ⅱ类关系；上颌牙弓狭窄、下颌牙弓增宽而引起的后牙反𬌗。吮吸习惯对咬合关系的影响与类型、频率及持续时间有关。②有吮指习惯的儿童可能发生手指的感染、肿胀、变形。③吮吸等不良口腔习惯可以引起颞下颌关节的症状。

2）咬物习惯：是指重复地用牙齿咬指甲、衣角、被角、铅笔等物品。咬物习惯是儿童常见的不良口腔习惯，其中最常见的为咬指甲。大多数时候，咬物习惯在小于3岁的儿童中并不常见，在4～6岁的儿童中开始增多，在7～10岁的儿童中发生率较为稳定，16岁以后开始下降。咬物习惯被认为是吮吸习惯的延续，3岁以后的儿童会逐渐放弃吮吸习惯而转为咬物习惯。

咬物习惯的影响主要表现在对𬌗面的影响：咬物时的力量会造成前牙局部开𬌗、牙齿磨损、前牙隐裂、上牙唇倾、下牙舌倾，并会加速牙根吸收，造成牙龈炎和牙龈退缩。

3）唇习惯：是指将上唇或下唇唇红黏膜及皮肤置于上、下牙列之间或咬住的习惯。唇习惯在儿童不良口腔习惯中的发生率较高。胡役兰等对426名学龄前儿童（2～6岁）的调查发现，唇习惯发生率为3.52%，而Andrija等对1025名替牙期儿童（6～11岁）的调查研究发现，咬唇及咬颊的发生率为18.42%。与乳牙列相比，混合牙列时期唇习惯的发生率更高。

唇习惯的影响主要表现为：①咬下唇往往造成上前牙唇倾，出现牙间隙，下前牙排列不齐，前牙覆盖增大。咬上唇则会造成上前牙舌倾，排列拥挤，下前牙间隙及下颌骨前突，严重者形成反𬌗，面中部凹陷。②唇部常有齿痕，易发生唇炎或咬伤。③面部疼痛及大张口受限。

4）舌习惯：是指在息止状态或发音、吞咽时，舌经常向前伸出，置于上、下牙列之间或顶着上、下前牙。广义的舌习惯包括伸舌、吐舌、异常吞咽、幼稚型吞咽、婴儿型吞咽。由于诊断标准和检查方法不同，文献报道的舌习惯的患病率不尽相同。研究表明，吐舌习惯的发生率随着年龄的增长而变化，而以混合牙列期最为多见。Hanson的纵向研究表明，伸、吐舌习惯发生率从6～7岁的51.7%下降至11～12岁的38.9%，而到了17～18岁时又有上升的趋势，为41.4%。吐舌习惯的发生存在性别差异。往往女性的发生率要高于男性。

舌习惯在错𬌗畸形形成的病因机制中起重要作用。由于舌位于固有口腔中，舌动作和姿势所产生的异常作用力主要作用于牙列的舌侧面或咬合面，形成牙齿的唇颊向错位、牙间隙增大、开𬌗或加重原有的错𬌗畸形。

5）偏侧咀嚼习惯：儿童常因一侧后牙有严重龋坏不能咬合，或有乳磨牙滞留不能咬合，或乳磨牙以及恒磨牙早失，或有严重的牙错位而没有咬合关系等，无法用该侧进行正常咀嚼，只能用健侧咀嚼食物，久之就形成偏侧咀嚼习惯。长此以往，导致面部偏斜，多表现为下颌向失用侧偏斜。

（3）口腔功能异常：口周咀嚼肌在行使其正常功能的同时带来功能性刺激，对牙𬌗及颌面的正常发育起重要的促进作用。异常的口颌系统功能将影响颌面部的正常生长发育，引起错𬌗畸形。

1）吮吸功能：人工喂养（尤其是奶瓶喂养）常因喂养姿势不正确，或奶嘴不适等因素，使婴儿下颌前伸不足或前伸过度，造成错𬌗畸形。目前乳牙列常见的前牙反𬌗，多数有不良喂养姿势的人工喂养史。

2）呼吸功能异常：影响气道（尤其是上呼吸道）通畅的疾病，如慢性鼻炎、鼻窦炎、鼻甲肥大、鼻中隔充血、腺样体肥大及鼻肿瘤等，往往会影响正常的鼻呼吸，迫使患者以口呼吸代替鼻呼吸，常可引起上颌前突、腭盖高拱等错𬌗畸形。

3）其他：异常吞咽等也会影响颌面的正常发育。

（4）外伤：颌骨外伤，尤其在儿童时期的髁突骨折，往往会对髁突产生影响，引起髁突生长发育异常，进而引起颜面畸形。

（5）肌肉功能异常：常指肌肉的过度收缩等异常，如在斜颈患者，一侧颈部肌肉（尤其是胸锁乳突肌）的强直性收缩，结果使头部歪斜，生长受限，导致面部不对称。

（6）全身系统性疾病：因全身是一个统一的整体，有些全身系统性疾病（如佝偻病等）会影响颌面部的发育，出现错𬌗畸形。

（二）预防

1. 围生期的预防 围生期是指开始妊娠到胎儿出生后 42 天这一段时期，母体的全身状况对胎儿全身和颌面部的生长发育都有重要影响。因此，要注意均衡膳食，避免疾病的发生，避免导致全身状况紊乱的危险因素。同时也要注意围生期的口腔保健，维持一个健康的口腔状态，避免因不良的口腔状况对胎儿发育、出生状况以及新生儿口腔状况的影响。出生状况与颌面部的发育密切相关，因此，要尽量避免出生时各种对颌面部发育不良的危险因素。

2. 婴儿期的预防 婴儿期的预防关键是要养成良好、正确和规律的喂养习惯，同时也要养成良好的口腔卫生清洁习惯。一方面，预防龋齿的发生，避免因龋导致的对颌面部发育的影响；另一方面，避免因不良的喂养习惯导致的颌面部的异常发育。特别强调：①提倡母乳喂养；②人工喂养时，应注意哺乳姿势和选择正确的奶瓶和奶嘴，防止不良喂养姿势导致的错𬌗畸形；③不应忽视开始萌出第一颗牙齿时的首次口腔检查和咨询，不能忽视良好口腔卫生习惯的养成，这对预防龋齿，避免因龋导致的错𬌗畸形具有重要的意义。

3. 幼儿期的预防 幼儿期是儿童行为能力逐渐加强的时期，也是饮食种类逐渐丰富的时期，这一时期关键是要养成良好的饮食习惯和口腔卫生习惯。一方面，避免因不良饮食习惯导致的龋齿，避免因龋导致的错𬌗畸形，因此科学吃糖和甜食就变得十分重要；另一方面，要注意良好口腔卫生习惯的形成，避免龋齿的发生，特别要强调家长在幼儿期口腔卫生习惯养成和维持中的重要作用。此外，随着饮食种类的增多，要注意咀嚼功能的培养和训练，避免过软的饮食，使颌骨受到良好的刺激，为口腔颌面部的正常发育奠定基础。最后，还应注意避免对潜在的不良口腔习惯的引导，以免 3 岁以后变成不良的口腔习惯，影响口腔颌面部的发育。

4. 学龄前期的预防 在学龄前期，应积极开展口腔健康教育，使儿童、家长和老师知道哪些行为对牙和面部的发育有利，哪些不利，了解基本的预防知识，提高儿童、家长、老师对早期预防错𬌗畸形的认识，纠正不良口腔习惯，如吮吸习惯、咬物习惯、唇习惯、舌习惯、偏侧咀嚼习惯等。此外，还要注意对咀嚼功能的训练，儿童的食物应有一定的硬度，以充分发挥咀嚼功能，促进口颌系统正常发育。还要注意良好的口腔卫生习惯和饮食习惯的养成，早期预防龋病，注意定期检查，及时充填治疗，恢复乳牙外形，以免破坏邻接关系，同时避免因严重龋或外伤导致的乳牙早失，保持乳牙列的健康、完整，以利咀嚼系统发挥正常的功能。

5. 替牙期的早期干预

（1）乳牙早失的早期干预：注意牙间隙的保持，避免间隙丧失，避免牙弓长度的减少。另外，不要忽视咬合功能的恢复。对于牙间隙丧失明显者，有时还需要根据临床具体情况考虑牙间隙的开展，之后再进行牙间隙的保持。

（2）恒牙早失的早期干预：要根据牙齿及牙列的发育情况，综合考虑保持牙间隙为以后的修复做准备，还是利用替牙期的牙齿发育或者正畸措施来关闭牙间隙。无论采取哪种治疗方案，目的都是避免错𬌗畸形的发生。

（3）乳牙滞留：一般情况下，应拔除滞留乳牙，避免继承恒牙萌出异常，导致错𬌗畸形的发生。但有时，在滞留的乳牙下方，继承恒牙出现阻生，这时应根据牙齿的发育情况综合考虑是观察、导萌还是拔除。若滞留乳牙的下方的继承恒牙先天缺失，这时应根据牙列发育情况、滞留乳牙的牙根情况综合考虑，有时保留滞留的乳牙，使其继续行使功能也是一种极佳的治疗方案。

（4）恒牙早萌：目前不主张阻萌的治疗。只是因牙齿早萌，处于年轻恒牙时期，矿化程度较低，要避免龋齿的发生。此外，早萌的牙齿有时会出现位置和萌出方向异常，要根据牙列和牙齿的发育情况，综合考虑是否进行早期矫正治疗。

（5）恒牙萌出顺序异常：恒牙萌出的顺序比萌出的时间更为重要，对正常殆有很大的影响，正常的恒牙萌出顺序有利于利用替牙间隙使上、下颌磨牙调整到中性关系，建立良好的咬合关系。乳牙龋导致的根尖周围炎、乳牙外伤、乳牙根吸收异常、乳牙滞留、乳牙根与牙槽骨粘连以及某些发育异常等均可引起乳牙与恒牙替换时间紊乱，临床上应注意消除这些因素，必要时采取间隙保持、早期矫正等方式，防止和矫正恒牙萌出顺序异常导致的错殆畸形。

（6）额外牙：又称多生牙，好发于上前牙区，常导致上前牙的萌出异常。因此，正确处理多生牙是预防错殆畸形的一个重要方面。临床上的处理原则主要是通过检查，观察多生牙是否影响该区域正常牙齿的发育和萌出。如果影响，考虑尽快拔除，使额外牙的影响降至最小；如果不影响，则可以定期观察。

（7）恒牙的阻生：因为乳牙外伤、因龋导致的根尖周炎、额外牙以及一些原发性的因素，往往导致混合牙列时期恒牙的阻生，导致错殆畸形的发生。这时应综合考虑牙齿的发育情况、间隙情况、咬合情况等，进行完善的检查，以决定是否进行早期导萌，是否拔除，是否观察，避免或减少错殆畸形的发生。

（8）上唇系带附着异常：异常的上唇系带为粗大的、无弹力的纤维带，位于上中切牙之间，与腭乳头相连，深嵌入腭中缝。此时，由于唇的功能活动妨碍了上中切牙靠拢，从而形成上中切牙间隙，可结合外科手术，用矫治器关闭中切牙间隙。

（9）其他：恒牙的粘连、牙瘤等异常也可以影响正常牙列和咬合关系的形成。可根据全面的检查和设计，用正畸结合外科的方法来处理，避免对咬合产生严重影响。

二、牙外伤的预防

牙外伤（traumatic dental injury）是指牙齿受到急剧创伤（特别是打击或撞击）所引起的牙体硬组织、牙髓或牙周组织发生急性损伤的一种疾病。这些损伤可单独发生在上述的一种组织，也可同时涉及上述的多种组织。在口腔，牙外伤主要表现为前牙外伤。

据报道，英国 18 岁以下的人群 1/4 有过牙外伤的经历。我国 6～13 岁的儿童牙外伤发生率为 19.6%。从年龄看，牙外伤好发年龄多为 8～10 岁。从部位看，牙外伤好发部位以上前牙最多见，约占整个前牙外伤的 97.1%。乳牙外伤多好发于 1.5～2.5 岁的儿童。乳牙外伤的患病率因不同的文献报道不同，为 4%～35%。乳牙外伤好发于上中切牙，尤其是上颌前突的儿童，是正常儿童的 2～3 倍。在恒牙期，男性较女性更易发生牙外伤，而乳牙期儿童牙外伤发生的性别差异不明显。

牙外伤的损伤类型和受累牙的牙位、数目以及严重程度因为年龄和产生损伤的原因不同而有所差异。恒牙牙外伤最常见的类型是牙釉质折断或牙本质折断却未造成牙髓暴露的简单冠折，乳牙牙外伤最常见的类型是半脱位。任何类型的牙外伤，最好发的牙位是上颌中切牙，其次是上颌侧切牙或下颌中切牙。大部分人只有单颗牙受累，两侧牙齿牙外伤的发生率没有明显的差别。

（一）危险因素

导致牙外伤的原因有很多，任何程度的机械外力直接或间接作用于牙齿，都可以造成牙体硬组织或牙周组织的损伤。随着户外活动的剧增,牙外伤越来越普遍。导致牙外伤的危险因素首先是安全意识缺乏,其次是具体的因素,如意外的摔倒和碰撞、交通事故、运动损伤等。

1.安全意识缺乏 目前,全社会对牙外伤的认识尚不足,包括家长、老师和儿童自身,也包括学校、幼儿园、运动场馆及公共环境的工作人员。只有发生了牙外伤后,人们才意识到缺乏安全意识的严重后果。可见提高安全意识、防患于未然的重要性。

2.具体危险因素

(1)摔倒(fall)和碰撞(collision):摔倒、碰撞以及物体撞击到牙齿是发生牙外伤最常见的原因。对于学龄前及学龄期儿童,无意识牙外伤最常发生于家中及附近的地区。危险的周围环境和过度拥挤的环境更易使人摔倒,发生碰撞,从而产生牙外伤。

(2)交通事故(traffic accident):包括行走时被交通工具撞伤,或骑自行车、驾驶汽车时发生意外,造成牙及颌面部的复合伤。15岁以下儿童由于骑自行车引起的面部外伤中有31%伴有牙外伤。戴头盔骑车虽可降低面部及颅脑损伤风险,但仍然有较高的牙外伤风险,因为头盔不能很好地保护面下部和下颌。

3)运动损伤(sport injury):体育运动是发生牙外伤的主要原因之一。它受运动的类型、运动的场地、运动员的年龄和性别、运动的规模、体育竞赛的水平、防护用具的使用、是否有教练和口腔科医生提供指导等因素影响。

4)其他:如暴力行为及某些特殊的行为因素,还有人经常把牙当成是工具,从而造成牙的损伤等。

(二)预防

近年来,创伤已严重威胁人类健康和生存质量。而牙外伤的发病率明显高于颌面部的其他组织和器官。由于受伤者绝大多数为青少年,外伤会严重影响形象和咀嚼、语言、心理等多种功能,如不及时、有效地救治,将会遗留严重的后果。因此,提高公众对牙外伤的意识显得十分重要。

1.增强安全意识 预防牙外伤,首先要提高公众,特别是学校和幼儿园的老师、学龄前儿童和学龄儿童以及儿童家长对牙外伤的认知水平,增强防护意识。应加强学校的安全教育,加强牙外伤的宣传,尤其是预防和应急处理的宣传,提高学生的自我保护意识。运动中应掌握动作要领,遵守一定的运动规则和规律,有条件的地方应积极采取防护措施,同时从事危险的运动应佩戴防护器具。教育学生避免暴力行为,遵守交通规则,以减少牙外伤的发生。教师、家长和校医院医生甚至儿童自己都应了解牙外伤应急处理的基本常识,以利于牙外伤后的应急处置。

2.营造安全环境 玩耍和好动是儿童的天性。为了减少儿童牙外伤的发生,学龄前儿童的家中应尽量布置一个安全的活动区域,清除可能造成创伤的坚硬物品,放置缓冲性强的物品。在易发生牙外伤的地点,如学校、道路、运动和游戏场所,尽可能进行草坪建设,或使用其他软化地面的方法;同时尽量减少不规则的小台阶或意外的障碍物。应提高体育设施和游乐设施的安全性能。加强对专用校车的管理,避免拥挤;公交汽车上应设置专用扶手;同时考虑公共场所无障碍设施的建设。政府有关部门在改善交通道路和机动车质量的基础上,加强道路管理,对下雨和下雪后的道路应及时清理,还应提高全民法律意识,严格遵守交通法规,以减少创伤的发生。

3.佩戴防护牙托 青少年在激烈、对抗性较强的体育运动和游戏中口腔颌面部受伤的概率很高,易形成运动性牙外伤。身体接触类运动项目受伤的风险高于非接触类项目,因此应提倡青少年参加体育运动时佩戴防护牙托,以减少牙外伤的发生。

防护牙托是一种类似夹板状的弹性减震装置，多用乙烯‐醋酸乙烯酯共聚物（ethylene-vinylacetate，EVA）制作而成。防护牙托的作用是：①保护牙齿和口内其他组织，如牙龈、颊和唇；②防止颌骨骨折，特别是保护颞下颌关节；③预防外力对颅脑的冲击伤害，降低脑震荡发生的可能；④增强运动员的安全感。

防护牙托主要分为 3 类：①预成类，是固位及防护效果欠佳的成品防护牙托；②口内成型类，是具有一定固位及防护功能的半成品防护牙托；③个别制作类，是由口腔科医生根据患者的牙齿模型进行加工制作的防护牙托，其固位及防护效果最佳，是目前应用较多的一种类型（图 8-1）。

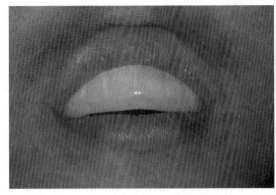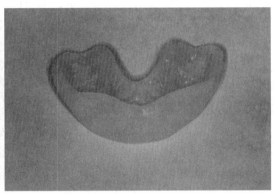

图 8-1　防护牙托

4. 矫正错𬌗畸形　上颌前突和前牙深覆盖与牙外伤密切相关，程度越严重，发生牙外伤的可能性越大。因此，对伴有上颌前突和前牙深覆盖的错𬌗畸形，应尽快矫正，避免因此而导致牙外伤意外发生。有时，在混合牙列的早期就建议开始干预这些错𬌗畸形。

5. 全脱位牙和其他外伤的应急处理　无论在家里、公共场所还是学校和幼儿园，如果发生牙全脱位，如具备了即刻再植的条件，就尽量即刻再植，这样就提高了脱位牙存活的成功率。如果不具备即刻再植的条件，可以立即将全脱位的牙放入（按优先顺序）生理盐水、冷藏的鲜牛奶、常温的鲜牛奶、患儿父母的口腔中，尽快到医院就诊，进行再植。如果是冠折，在可能的情况下，尽量找到折断的冠片，最好是在非干燥（可以参照全脱位牙齿的保存条件，但没有全脱位那么严格）的条件下储存，尽快到医院就诊，医生会根据外伤的具体情况，判断能否进行断冠粘接。此外，无论发生何种类型的外伤，都应到医院尽快就诊，因为就诊的时间越及时，外伤的预后越好。

三、牙本质敏感的预防

牙本质敏感（dental hypersensitivity）是指暴露的牙本质对外界刺激产生短而尖锐的疼痛，并且不能归因于其特定原因引起的牙体缺损或病变，典型的刺激包括温度刺激、吹气刺激、机械性刺激或化学刺激。目前最为广泛接受的牙本质敏感机制是流体动力学理论。

（一）病因

牙本质暴露往往是磨损、磨耗、酸蚀以及应力作用下牙釉质内碎的综合效果。牙龈退缩是牙本质敏感最重要的危险因素之一。牙龈退缩后，暴露的牙骨质薄且易磨损，会导致牙本质更快、更广泛的暴露。

1. 牙体硬组织缺损

（1）酸蚀：是指化学因素（如酸）造成的牙体组织脱矿、损耗。常见的酸有外源性酸和内源性酸，外源性酸主要是酸性食物和饮料；内源性酸来源于胃、食管反流，这些酸都会导致牙本质表面覆盖物溶解，牙本质小管口暴露于口腔中。

（2）磨损：是指因机械作用造成的牙体组织丧失，也指包括有摩擦剂在内的机械性损耗。如不正确的刷牙方式可使牙表面磨损，磨损的程度取决于牙膏中磨料颗粒的大小和硬度、刷牙的频率和所用压力大小等。

（3）磨耗：是指牙与对颌牙接触造成的牙体组织损耗。异常咬合状况导致的磨牙症是牙体组织缺损的一个重要危险因素。

2. 牙龈退缩　可导致牙根面暴露，若釉牙骨质界无牙骨质覆盖或者牙骨质丧失，则牙本质暴露在口腔中，易引起敏感。刷牙不当、牙周炎等是牙龈退缩的常见原因。牙周病和牙周治疗导致牙龈退缩而引发的牙本质敏感又会在口腔卫生保健方面起消极作用，从而形成恶性循环。牙龈退缩的其他原因有解剖因素、正畸力、过大的𬌗力以及医源性因素等。

（二）预防

预防牙本质敏感首先必须改变或去除危险因素。建议：①养成餐后漱口的习惯；②减少酸性食物和饮料的摄入；③进食酸性食物和饮料后，不要即刻刷牙，1 小时后再刷牙；④选择合适的牙刷，采用正确的刷牙方法，避免刷牙时用力过大；⑤有牙周病、夜磨牙症、牙齿过度磨耗等相关疾病的患者应及时诊治；⑥有内源性酸来源的患者，建议治疗全身疾病。

牙本质敏感的治疗主要是封闭或部分封闭牙本质小管，以减少牙本质小管内的液体流动和阻断牙本质小管内神经传导。临床上主要采用药物脱敏、材料充填、激光、冠修复等方法，遵循由无创到有创的原则。

四、牙磨蚀症的预防

牙磨蚀症（tooth wear）是指在没有龋病和牙外伤时，由其他因素导致的一种牙齿硬组织损伤。根据病因可分为磨耗、磨损和酸蚀症。磨耗是指由牙齿之间的接触所引起的牙釉质、牙本质或修复体的缺损，是一种增龄性反应。磨损是指除牙接触外，由其他因素引起的牙体缺损，主要是由于咬合关系异常，如排列不齐、咬合过紧以及夜磨牙症、单侧咀嚼等不良口腔习惯引起的病理性磨损。酸蚀症是指在无细菌参与的情况下，牙面受到酸及其螯合物的化学侵蚀作用而引起的一种病理性、慢性牙体组织丧失。根据酸的来源，可分为内源性酸和外源性酸，前者主要是指体内的酸进入口腔，常见如胃食管反流等；后者主要是指饮食中的酸性物质、酸性药物、接触酸性环境等。

牙磨蚀症可引起牙釉质丧失、牙本质过敏、牙髓暴露，甚至牙齿折断、咬合关系紊乱、颞下颌关节损伤等，严重影响人们的口腔健康。与国外相比，我国牙磨蚀症流行病学资料较少，大多数研究只局限于牙酸蚀症，还没有扩展到牙磨蚀症这个更为广泛的概念。郑树国等对 1812 名 12～74 岁北京市民进行流行病学调查发现，切牙的磨蚀情况最严重，患病率达 95%，其次是磨牙，15 岁开始患病率就达 94%；𬌗面和切端是最好发的部位，其次是颊侧颈部。

（一）病因

1. 化学酸蚀作用

（1）饮食：摄入过量的酸性食物，如含酸饮料、碳酸盐饮料、橘子和芒果等新鲜水果等均可引起牙齿硬组织酸蚀。

（2）唾液：正常口腔环境中，唾液流动、冲刷及缓冲能力对牙齿起到保护作用。唾液在牙面上可以形成一层保护薄膜，可以抵抗酸对牙釉质的腐蚀作用；另外，唾液还可以使脱落的牙釉质形成一定程度的再矿化。因此，若出现唾液流动减少、分泌功能障碍（如舍格伦综合征）等，将会增加酸蚀的可能性。

（3）胃肠道疾病：是内源性酸的主要来源，某些疾病（如持续性反酸、食管裂孔疝、神经性呕吐等）导致胃内容物反流入口腔，反流的内容物含有胃酸，长期作用于牙齿硬组织，导致酸蚀症。

（4）药物：长期服用一些酸性药物，如维生素C、食欲抑制药（减肥药）等，由于其酸性特质，可导致牙齿发生酸蚀。

（5）环境：长期处于弥漫着酸雾的环境中，主要是每日暴露于酸性工作环境中的人，如磷酸厂工人、专业游泳运动员、品酒师等，其牙齿长期受酸的作用易发生酸蚀。

2.牙齿组织结构及咬合的影响

（1）牙齿组织结构的影响：牙釉质是牙齿对抗磨损的首道防线，若出现牙釉质发育或结构异常，如牙釉质发育不全、四环素牙、氟斑牙等，其对抗外界摩擦、磨损和酸蚀的能力下降，更容易发生牙磨蚀症。牙本质发育不全的牙齿牙釉质容易剥脱，牙本质暴露，加速了牙齿磨损。

（2）错𬌗畸形：与牙磨蚀症的发生密切相关，错𬌗畸形会导致某一颗或一组牙齿产生应力集中区，长期过大的压力会加速牙齿磨损。

（3）组织成分：牙齿中含有一定量的氟，不但可以增强牙齿的抗龋能力，还能在一定程度上抵抗酸的腐蚀。

3.不良习惯

（1）不良刷牙习惯：刷牙方法不当（如横刷牙、刷牙力量过大）、刷毛过硬或牙膏中磨料颗粒过粗等因素均可引起病理性磨损。一般发生在牙颈部，即发生楔状缺损。

（2）不良饮食习惯：喜欢吃坚果等硬物、用牙齿开啤酒瓶盖的人牙齿磨损较明显。

（3）其他不良习惯：夜磨牙症、习惯性紧咬牙、咬指甲、偏侧咀嚼等也会导致牙齿磨损。

4.其他

（1）修复体：某些修复材料会加重牙齿磨损，如活动义齿的卡环在摘戴过程中易引起邻牙病理性磨损；非贵金属较贵金属更易加重牙齿磨损。目前常用的陶瓷材料（如氧化锆陶瓷）也会增加牙齿的磨损。

（2）心理因素：磨损常与磨牙症有关。除了夜磨牙症，还有的患者表现为白天不自觉的紧咬牙，这两种磨牙症都与心理及精神因素有关。

（二）预防

1.宣传教育　加强牙磨蚀症知识普及，树立自我口腔保健意识。

2.改变不良饮食习惯及口腔卫生习惯　减少酸性食物和饮料的摄入量及摄入频率，可用吸管饮用，减少饮料与牙齿的接触时间；对一些酸性药物，尽量避免嚼服，如不能避免，应及时漱口；酸性饮食的摄入尽量安排在就餐时间，此时唾液流量大，缓冲能力强，不要安排在刷牙后及睡觉前；摄入酸性饮食后不要马上刷牙，可使用含氟漱口液、咀嚼口香糖等促进唾液分泌，发挥缓冲作用；刷牙时，可选择含氟且摩擦强度低的牙膏，选用刷毛软硬适中的牙刷，采用正确的刷牙方法，避免用力过大。

3.增强牙齿对酸的抵抗力　平时可使用含氟牙膏和含氟漱口液，增强牙齿对酸的抵抗力；咀嚼无糖口香糖，促进唾液分泌，发挥缓冲作用。

4.避免酸性环境及与酸接触　改善工作环境，加强职业防护，尽量避免牙齿暴露在酸性环境中。

5.治疗相关全身性疾病　积极治疗相关的胃肠道疾病；系统性疾病需要长期服药而导致口

腔干燥症的患者，应及时与相关临床医生联系，考虑调整用药或者采取其他保护措施。

6.早发现、早诊断、早治疗　牙磨蚀症早期可用脱敏牙膏或氟化物脱敏处理。对于缺损严重者，可根据情况采用充填法或者修复法予以治疗。

7.及时处理各种并发症　及时治疗因牙磨蚀症导致的牙髓炎、根尖周炎等，防止出现牙槽脓肿、骨髓炎、间隙感染等严重的并发症。

进展与趋势

（一）口腔癌的预防

近年来，口腔癌的治疗技术有了极大的进步。不仅如此，对该疾病预防的研究也取得了长足的发展，尤其是在肿瘤的早期预测方面。随着分子生物学和蛋白研究技术的进展，口腔癌相关生物标记物成为当前的研究热点。相比较于传统的采用外周血进行检测的手段，针对唾液中的口腔癌相关生物标记物的检测对于进行大范围人群的疾病筛查更具有实用价值和意义。根据目前的研究进展，在不久的将来，也许可以仅通过唾液中生物标记物的检测即可达到对口腔癌进行早期预测的目的。

（二）错𬌗畸形的预防

从小养成良好的习惯，行使口腔的正常功能，对维持正常牙列和咬合关系的形成、避免错𬌗畸形具有重要的意义。目前有关早期预防错𬌗畸形的口腔用品已开始应用于临床，如一些预成的肌功能训练器，对形成正确的口腔软组织功能，进而形成正常的牙列和咬合关系，为最终达到预防畸形的发生起到关键的作用。此外，混合牙列是一个特殊时期，针对这一时期的阻断性矫正也是目前倾向的预防畸形的重要手段之一。

（三）牙外伤的预防

随着牙齿（牙髓、牙周膜、牙囊）干细胞及细胞生物学、分子生物学方面的研究进展，口腔科医护人员对牙外伤预后及其并发症的发生机制有了更深入的认识。通过临床处理技术的改进，对预防和减少牙外伤及其并发症的发生有了更多进展。各种新型材料防护用品的应用也使得牙外伤的预防具有更为广阔的发展前景。此外，面对大众的科普宣传教育也尤为重要，可以提高大众防护意识，使其掌握一定的应急处理技能，对于降低牙外伤发生风险和改善外伤牙预后有重要意义。

（四）牙本质敏感的预防

牙本质敏感是口腔常见的一种牙齿疼痛症状，罹患率高，其预防主要是去除或减少危险因素。治疗原则主要是阻塞牙本质小管，遵循从无创到有创的原则。激光治疗可在一定程度上弥补传统方法的不足，提高脱敏效果，特别是激光联合药物脱敏已成为近年来牙本质敏感治疗研究的热点。

（五）牙磨蚀症的预防

随着人们生活水平的提高及人口老龄化的进一步加剧，牙磨蚀症已经成为一个新的严重影响人们口腔健康的问题。临床的研究范围要从局限的牙酸蚀扩展到牙磨蚀这个更广泛的概念，医务人员应加强对高危人群的识别，做好预防措施的专业指导。

Summary

Cancer refers to a variety of malignant neoplasms that occur throughout the body. Oral cancers can be defined in various ways. In this chapter, they are defined according to the primary anatomic structures. Oral cancer affects the oral cavity（mouth）and the oropharynx, which is the part of the pharynx（throat）located at the back of the mouth.

Under the subtitle of epidemiology of oral cancer, we describe its incidence, age distribution, gender distribution, site difference, ethnic difference and mortality. The most common signs and symptoms of oral cancer are also listed in this chapter. The potentially malignant oral epithelial lesions should cause our vigilance. The oncology field has started to shift from a treatment-oriented philosophy toward a prevention- oriented philosophy. For this reason, the study on the risk factors of oral cancer is very important. According to researches, risk factors for the disease include tobacco (cigarette smoking, cigar smoking, pipe smoking, and smokeless tobacco), betel chewing, alcohol drinking, nutrition, viruses, topical factors, actinic radiation (ultraviolet light) exposure and so on. Early detection and diagnosis are critical to prevent morbidity and mortality of the disease, which should be considered under three aspects including health history (including tobacco and alcohol assessment), oral cancer screening and examination, as well as screening and diagnostic aids (including toluidine blue, exfoliative cytology and brush biopsy, chemiluminescence, autofluorescence, autofluorescence and tissue reflectance, and so on). For preventing oral cancer, we should focus on its primary prevention, secondary prevention, educating the public, and public health screening for oral cancer.

In the part of prevention for malocclusion and dental trauma, we are based on thorough understanding of risk factors of these diseases, emphasis on preventive measures that should be taken.

Dentin hypersensitivity is a common oral condition with a high prevalence rate. The most widely accepted mechanism is the hydrodynamic theory. To prevent dentin hypersensitivity, predisposing factors and causes should be removed or modified. The principle of treatment relies on reducing fluid flow in the tubules, blocking the nerve response in the pulp or possibly both.

Etiologically, tooth wear may be caused by attrition, abrasion, or erosion occurring together or separately. Knowledge of the etiology of such lesions is important for the prevention of further lesions and the termination of the progression of already-present lesions. An improved understanding of the factors associated with tooth wear may lead to more effective interventions.

Definition and Terminology

口腔癌（**oral cancer**）：Oral cancers can be defined in various ways. In this chapter, they are defined according to the primary affected anatomic structures including the oral cavity（mouth）and the oropharynx.

发病率（**incidence rate**）：Incidence rate refers to the number of new cases of a disease in a specified population during 1 year per 100 000 individuals.

死亡率（**mortality rate**）：Mortality rate refers to the number of deaths in a specified population during 1 year per 100 000 individuals.

症状（**symptom**）：A symptom is a change from the normal in a body structure，function，or sensation. A symptom is experienced by the patient，therefore，it is a subjective indication of disease.

体征（**sign**）：A sign is any abnormality that is discoverable on examination of the patient. Because a sign is observable，it is an objective indication of disease.

癌前病变（**precancerous/premalignant lesion**）：Defined as clinically，morphologically，and histologically identifiable during tumorigenesis，and as treatable precursor lesions of invasive or noninvasive carcinoma. *Leukoplakia*（white），*erythroplakia*（red），and *erythroleukoplakia*（red and white，or "speckled"）lesions are considered premalignant.

白斑（**leukoplakia**）：*Leukoplakia* refers to a white patch on oral mucosa that cannot be wiped or scraped off or classified as any other diagnosis. This term describes a clinical diagnosis only，not a histologic one.

防护牙托（**mouth guard**）：Mouth guard is a removable oral appliance that protects the hard and soft tissues of the oral cavity and brain during contact sports；the appliance is sometimes referred to as a mouth protector. Mouthguards protect tissues by absorbing energy during an impact，thus decreasing the likelihood of trauma to the oral cavity and brain.

牙本质敏感（**dentin hypersensitivity**）：Dentin hypersensitivity is defined as a short，sharp pain resulting from exposed dentin in response to stimuli，which are typically thermal evaporative，tactile，osmotic or chemical and which cannot be ascribed to any other form of dental defect or disease.

牙磨蚀症（**tooth wear**）：Tooth wear is defined as loss of dental hard tissue by a chemical or mechanical process not involving bacteria.

参考文献

［1］胡德渝 . 口腔预防医学 . 6 版 . 北京：人民卫生出版社，2012.

［2］张志愿 . 口腔颌面外科学 . 7 版 . 北京：人民卫生出版社，2012.

［3］葛立宏 . 儿童口腔医学 . 4 版 . 北京：人民卫生出版社，2012.

［4］卞金有 . 预防口腔医学 . 北京：北京大学医学出版社，2006.

［5］马军，郑树国 . 儿童口腔疾病防治学校健康教育指导手册 . 北京：人民卫生出版社，2012.

［6］齐小秋 . 第三次全国口腔健康流行病学调查报告 . 北京：人民卫生出版社，2008.

［7］王兴 . 第四次全国口腔健康流行病学调查报告 . 北京：人民卫生出版社，2018.

［8］Harris N O，Garcia-Godoy F，Nathe C N. Primary Preventive Dentistry. 8th ed. Upper Saddle River：Pearson Education，2014.

［9］WHO Global Cancer Observation. http://gco.iarc.fr/.

［10］Bray F，Ferlay J，Soerjomataram I，et al. Global cancer statistics 2018：GLOBOCAN estimates of incidence and mortality worldwide for 36 cancers in 185 countries. CA Cancer J Clin，2018，68（6）：394-424.

［11］Zhang L W，Li J，Cong X，et al. Incidence and mortality trends in oral and oropharyngeal cancers in China 2005–2013. Cancer Epidemiology，2018，57：120-126.

［12］中华口腔医学会口腔预防医学专业委员会牙本质敏感专家组 . 牙本质敏感的诊断和防治指南 . 中华口腔医学杂志，2019，54（4）：223-227.

［13］荣文笙，胡德渝 . 牙本质敏感 . 中国实用口腔科杂志，2009，2（9）：516-519.

（郑树国　王笑喆　权俊康）

第九章 口腔健康促进

Oral Health Promotion

由于现代科学的发展和医学模式的转变，口腔健康促进（oral health promotion）在预防口腔医学领域的重要性越来越受到重视。口腔健康促进就是通过政府部门的重视和动员全社会的力量，营造有益于口腔健康的环境，传播口腔健康的信息，提高人们口腔健康的意识和自我口腔保健的能力，改变不健康的行为和生活方式，从而达到提高全民口腔健康水平、预防和控制口腔疾病、增进全身健康的目的。

第一节 口腔健康促进的概念
The Conception of Oral Health Promotion

一、健康与口腔健康

随着人类社会的不断进步和医学事业的不断发展，人们对健康的认识也逐步深入。在古代英语中，健康有健壮（hale）、结实（sound）和完整（whole）的意思，或健康就是无病、无残、无伤。这种对健康的认识早在 20 世纪 30 年代就被健康意味着"结实的体格和完善的功能，并充分发挥着作用"所取代。1978 年世界卫生组织在《阿拉木图宣言》中指出，"健康不仅仅是没有疾病或不虚弱，而是身心健康和社会幸福的完美状态（health is a state of complete physical, mental, and social well-being and not merely the absence of disease or infirmity）"。这个健康的概念反映了人类生命活动的生物、心理、社会三个相互联系的基本方面，扩大了医学的着眼点，从而使人们更进一步认识到除生物因素影响健康外，尚有多种因素，如环境因素（自然环境与社会环境）、社会所能提供的保健设施、个体与群体的生活方式等也共同影响健康。

口腔健康是人体健康的组成部分。1965 年，WHO 指出："牙齿健康是牙齿、牙周组织、口腔邻近部位及颌面部均无组织结构与功能性异常。"1981 年 WHO 制定的口腔健康标准是"牙齿清洁、无龋洞、无疼痛感，牙龈颜色正常、无出血现象（teeth clean no caries cavities,no pains, gingiva with normal color and no sign of bleeding）"。口腔健康的概念可以不同，但具有良好的口腔卫生、健全的口腔功能以及没有口腔疾病是最基本的。

二、健康促进与口腔健康促进

（一）健康促进

WHO 于 1984 年指出，健康促进（health promotion）是指"为改善环境使之适合于保护健康或使行为有利于健康采取的各种行政干预、经济支持和组织保证等措施。"健康促进由健康教育、健康保护和疾病预防3个部分组成。健康促进的发展过程和工作内容表明，健康促进是包括健康教育及一切有益于人类健康的政策、法规、环境及组织的集成，是国家卫生服务的重要组成部分。

1. 制定健康的政策法规　健康促进不仅仅是卫生部门的职责，更需要各级政府和社会各界共同参与，目的是有利于人们更容易地做出健康的选择。

2. 创建支持性环境　通过政策法规的制定，创造健康、安全、舒适的生活和工作环境。全面、系统地改善环境对健康的影响，以保证社会环境和自然环境，有利于健康的发展。

3. 强化社区行动　社区成员有权利决定自己的需求和实现自己的目标，因此提高自身健康水平的主导力量是自己。应充分发挥社区的作用，调动一切积极因素，有效地参与健康教育计划的制订、执行和评价，帮助社区成员认识自身的健康问题并提出解决的办法。

4. 调整卫生服务方向　卫生服务的责任应该由个人、所在单位、社会团体、卫生专业人员、医疗保健机构、工商机构和政府共同承担，建立有利于健康促进的医疗保健服务体系。

5. 发展个人技能　通过健康教育和提供健康信息，帮助人们提高选择健康的技能、自觉地保护自身健康和生活环境、有准备和有能力应对人生不同时期可能出现的健康问题、很好地预防和控制慢性疾病和意外伤害。

（二）口腔健康促进

口腔健康促进（oral health promotion）是指为改善环境使之适合于保护口腔健康或使行为有利于口腔健康所采取的各种行政干预、经济支持和组织保证等措施。口腔健康促进是健康促进的组成部分，包括保证和维护口腔健康必需的政策、制度与法律等，还包括专业人员建议与协助有关职能部门将有限的资源合理分配，支持把口腔预防保健纳入发展计划、财政预算和组织培训等工作。

口腔健康促进有很多具体的预防和干预措施，例如，调整自来水含氟浓度和推荐含氟牙膏的应用以及推广使用窝沟封闭、控制含糖食品、采用糖代用品等。在社区开展有指导的口腔卫生措施并提供符合标准的口腔保健用品也属于口腔健康促进范围。

口腔健康促进是从组织上、经济上创造必要条件，保证社区群体和个体得到适宜的预防和干预措施。一般来说，在口腔健康促进中，政府和职能部门起到决定性作用，医务人员在实施社区适宜技术和有效预防措施以及指导人们口腔健康行为方面起主导作用，两者相辅相成、相互促进、缺一不可。

第二节　口腔健康促进的内容、途径与任务
The Contents, Routes and Tasks of Oral Health Promotion

一、口腔健康促进的内容

口腔健康促进由口腔健康教育、口腔健康保护和口腔疾病预防3个部分组成。每个组成部分在个体、群体和社区口腔健康促进中都具有重要作用，三者相互联系和相互促进。

1. 口腔健康教育　是口腔健康促进的核心组成部分，是一个过程，与一级预防、二级预防和三级预防均有关。

2. 口腔健康保护 是人们口腔健康的基本保证。口腔健康保护包括行政职能和财政支持以及相关的政策和法规等。

3. 口腔疾病预防 口腔健康促进以口腔疾病的一级预防为基础，阻止疾病的发生和发展，是口腔健康促进的主要任务。

二、口腔健康促进的途径

口腔健康促进有3个途径：

1. 全民途径 在社区中开展口腔健康促进活动时，选择的预防措施可以使得该社区所有人都能从中获益。例如自来水氟化防龋，通过调整自来水中氟的浓度达到适宜水平，改变社区人们生活的环境，使社区中每个人都能从自来水氟化项目中获得预防龋病的益处。

2. 共同危险因素途径 许多不利于健康的因素，如不健康的饮食习惯和不良的卫生习惯不仅是口腔健康的危险因素，也是其他慢性病的危险因素，比如过量摄入甜食、吸烟等，需要口腔医务人员与其他专业医务人员一起采取控制和改变这些共同危险因素的方法，促进人们的口腔健康和全身健康。

3. 高危人群途径 人群中每个个体发生龋病的危险性是不同的，龋病的高危人群对整个人群的口腔健康影响较大，因此在开展口腔健康促进活动时，应选择针对龋病高危人群的预防措施和方法，预防和控制高危人群的龋病，从而提高整个人群的口腔健康水平。例如对有深窝沟的适龄儿童开展窝沟封闭，预防龋齿。

三、口腔健康促进的任务

口腔健康促进的任务主要有以下几个。

（1）制定政策：制定有效的公共卫生政策，预防有上升趋势的高危险因素。例如2016年中共中央 国务院印发了《"健康中国2030"规划纲要》，明确提出了"加强口腔卫生，12岁儿童患龋率控制在25%以内"。2019年国家卫生健康委员会又进一步制定了《健康口腔行动方案（2019—2025年）》，以期提高全民口腔健康水平。制定的政策还包括对相关科学研究给予支持、加强口腔信息监测系统建设、完善各地网络互联互通渠道。

（2）加强合作：加强国际、国内和各级部门间的合作，增强控制口腔危险因素的能力，提高公众对口腔健康的认知程度和口腔疾病预防意识。

（3）协调行动：在口腔健康促进行动中，协调政府部门、社会团体和社区个人的行动，以提高全民口腔健康水平。

（4）实施项目：组织实施各种社区口腔健康促进项目，项目要重点关注社会特殊群体（妇女、儿童、残疾人和老年人等）。

第三节　口腔健康促进的计划、实施和评价
Planning, Implementation and Evaluation of Oral Health Promotion

任何口腔健康促进项目都包括计划、实施和评价3个组成部分。

一、口腔健康促进的计划

（一）确立口腔健康促进目标

目标（objective）是在预定的计划时间内可以实现的和可以衡量的尺度，正确的目标是建立在大量的调查研究基础上的。口腔健康目标（oral health objective）一般包括改进健康状况的目标、减少危险因素的目标、改进服务与防护的目标和提高公众及专业人员认识的目标。如降低患龋率、提高含氟牙膏使用率和口腔健康知识知晓率等。

目标是计划的核心。目标制定之后，就应重视对各级卫生行政领导、卫生保健人员、口腔医务人员进行目标教育。因为口腔健康目标是计划、管理和决策的基础，是各类卫生医务人员共同努力的方向，是各方人员协同一致达到预期效果的动力，同时也是我们对有限的资源进行合理分配的依据与最终评价成效的标准。因此，一些国家和地区根据自己的情况并参考全球口腔健康目标，制定了本国和本地区的口腔健康目标。口腔健康目标一般包含口腔健康教育目标，在制定目标时，应包括特定人群、具体指向、可衡量的尺度和实现目标的预期时间4项基本内容。

（二）计划的基本模式

口腔健康促进的计划可遵循 Precede-Proceed 模式（图 9-1）进行。该模式的理论原则：一是绝大多数持久性的健康行为改变在性质上都是自愿的；二是强调环境因素在影响健康和健康行为方面的重要作用。健康促进项目工作者可以通过该模式一系列的诊断步骤，考虑到影响目标人群健康和健康行为的个体和环境，应用流行病学、社会心理学、教育学以及管理研究的知识达到一种较为理想的干预。

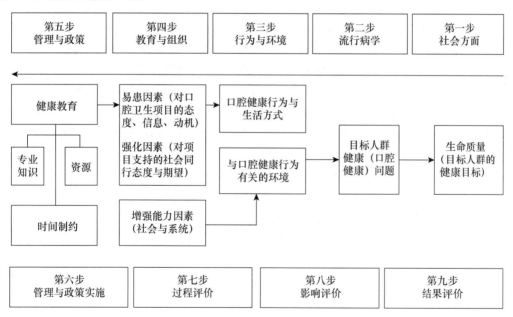

图 9-1 Precede-Proceed 模式

二、口腔健康促进的实施

（一）国际方面

2005 年 9 月在英国召开的第八届世界预防牙医学大会（WCPD）通过了"利物浦宣言"——促进 21 世纪口腔健康的倡议行动，希望各国到 2020 年都应加强 9 个领域的口腔健康工作，包括适宜环境与清洁饮用水设施、健康饮食与良好营养、适量用氟预防龋齿、减少危险因素与促进健康生活方式、强调初级口腔卫生保健、注重儿童和老年人口腔健康、制定口腔健康政策、支持公共卫生研究以及建立健康信息系统。

国际牙科联盟（FDI）2007 年的特别目标是促进口腔健康。FDI 联合世界卫生组织和世界健康专业者联盟，通过预防和教育，在全球范围开展口腔健康促进，如以"吸烟还是口腔健康"为题推动各国的戒烟行动；提倡氟化物是预防龋齿的最好和最经济的方法；避免由于口腔疾病导致全身性疾病。

《21 世纪继续提高人类口腔健康水平（世界卫生组织全球口腔卫生策略）》报告指出：四大慢性非传染性疾病——心血管疾病、糖尿病、肿瘤和慢性阻塞性肺炎与口腔疾病有共同危险因素，可以通过降低共同危险因素进行综合控制。2007 年，第 60 届世界卫生大会继续强调各成员国要将口腔健康纳入慢病预防和全民健康的体系规划，制定提倡健康生活方式、控制危险因素的策略，开展口腔健康促进项目。

（二）国内方面

2019 年 12 月 28 日全国人大常委会通过了《中华人民共和国基本医疗卫生与健康促进法》。该法的第六章为健康促进，从第 67 条到第 79 条阐述了健康促进的完整法律框架。

在 2007 年至 2015 年全民健康生活方式行动基础上，2017 年由国家卫生和计划生育委员会、国家体育总局、中华全国总工会、共青团中央和全国妇联联合发布了《全民健康生活方式行动（2017—2025 年）方案》。围绕"三减三健，全民行动"（三减：减盐、减油、减糖，三健：健康口腔、健康体重、健康骨骼）的宣传主题，动员全社会共同关注"三减三健"专项行动，倡导"每个人是自己健康第一责任人"的理念，广泛宣传健康生活方式相关知识，提高公众健康素养，以实际行动推动健康中国建设。

自 1989 年 9 月 2 日设立第一个全国爱牙日以来，每年 9 月 20 日都要围绕一个中心主题，开展全国范围内的口腔健康促进活动，对推动公众养成良好口腔卫生习惯起到重要作用。2010年卫生部发布《中国居民口腔健康指南（55 条）》，提出了普通人群、孕产妇和婴幼儿、学龄前和学龄儿童、老年人和残疾人等人群的基本口腔卫生保健知识和健康行为规范。

从 2008 年开始，为改善儿童口腔健康状况，提高儿童口腔健康水平，国家卫生部、财政部设立了中西部地区儿童口腔疾病综合干预项目，后扩大为全国儿童口腔疾病综合干预项目，支持在项目地区建立儿童口腔卫生工作机制，对适龄儿童开展口腔健康教育活动，并进行口腔健康检查、局部用氟和窝沟封闭等干预措施，对基层口腔卫生专业人员进行培训，建立一支基层口腔保健的队伍。各级卫生行政部门为项目领导机构，中华口腔医学会为项目管理机构，专家组为技术指导和监督机构。截至 2017 年，项目已为 1 亿多名儿童提供免费口腔检查，为 500 余万名儿童进行免费窝沟封闭，逾 200 万名儿童接受了免费局部用氟。第四次全国口腔健康流行病学调查结果显示，项目地区 12 岁儿童的患龋率、DMFT、DT 等指标都低于非项目地区儿童，口腔卫生习惯、糖摄入习惯、口腔卫生服务利用、口腔卫生知识等方面也好于非项目地区儿童。

三、口腔健康促进的评价

评价是科学管理的重要措施，应贯穿于项目的全过程。

（一）评价的主要内容

口腔健康促进的评价就是对其 3 个组成部分的评价：①口腔健康教育的效果评价（见本章"口腔健康教育"）；②口腔健康保护的评价，即对健康投入、卫生工作方针、政策的变化的评价；③口腔疾病预防的效果评价，即观察口腔健康状况的变化。

（二）评价的基本程序

2002 年，WHO 推荐了口腔健康项目的综合评价模式（图 9-2），用于口腔健康促进项目的评价。

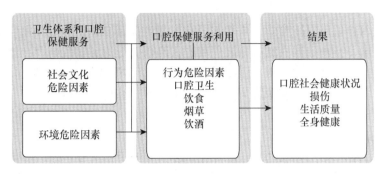

图 9-2　口腔健康促进的综合评价模式（WHO，2002）

（三）评价的基本要素

口腔健康促进的评价有 2 个基本要素：确定标准和获取信息。用于判断健康促进干预的价值有不同的标准。①效果（effectiveness）：达到目标或目的的程度。②适合性（appropriateness）：干预与需要的相关性。③可接受性（acceptability）：是否用一种容易接受的方法进行。④效率（efficiency）：时间、经费、资源花费是否恰当，是否获得了效益。⑤公平（equity）：同等的需要和同等的提供。

（四）评价的分类

评价通常分为过程评价、影响评价与结果评价。

1. 过程评价　是评价项目实施的过程，它提出参与者对健康促进干预的理解与反应，确定支持或阻止这些活动的因素。因此，过程评价是评估可接受性的一种方法，也可以评估口腔健康促进项目的适合性与公平性。过程评价应用一套定性的或者"软性"方法。例如，个别深入访谈、日记、观察与文件内容分析。

2. 影响评价　在项目中是最后的步骤。例如，一个学校口腔健康促进项目可以包括最后对项目的评论。可以邀请学生参与来确定项目开始后他们是怎样改变的，以及项目将怎样影响他们未来的行为。因为容易进行，影响评价是最普遍的选择。

3. 结果评价　是对项目所涉及的长期作用的评价。比较项目前、后与健康有关的行为变化，还可以比较项目组与对照组人群的知信行变化、口腔健康状况及影响因素的变化。结果评价较为复杂，实行比较困难，花费也较多。

第四节　健康教育与口腔健康教育
Health Education and Oral Health Education

一、健康教育

世界卫生组织（WHO）于 1981 年提出健康教育的定义是："健康教育的目的是帮助并鼓励人们有达到健康状态的愿望；知道怎样做才能达到这样的目的，促进每个人或集体努力做好本身应做的一切；并知道在必要时如何寻求适当的帮助。"健康教育是通过有计划、有组织、有系统的教育活动，促使公众自觉地采取有利于健康的行为和生活方式，预防和控制疾病，促进健康。健康教育的目标是帮助人们寻求能够达到最佳健康状态的行为方式和生活方式，指导人们如何避免亚健康状态、疾病和意外事故的发生。健康教育的本质是教育人们能够对自己的健康负责并对周围的人有一定的影响。

因此，健康教育就是以教育的方式增加公众的卫生保健知识，通过反复强化教育而加深保健知识的知信深度，特别强调自觉、自愿，着眼提高保健行为和实践能力。健康教育是一门自然科学和社会科学相互渗透的交叉学科，它吸收了医学、教育学、行为学、心理学、社会学、传播学、美学等多种学科的内容而成为尚在发展中的一门综合性学科。

二、口腔健康教育

口腔健康教育（oral health education）的目的是通过口腔保健知识和技术的传播，鼓励人们建立正确的口腔健康意识，提高自我保健能力，主动采取有利于口腔健康的行为，终生维护口腔健康。

口腔健康教育是健康教育的一个分支，是通过有效的口腔健康教育计划或教育活动，调动人们的积极性，通过行为矫正、口腔健康咨询、信息传播等，以建立口腔健康的行为。口腔健康教育本身不能成为一个预防项目，而是口腔预防项目的重要组成部分。它是让人们理解和接受各种口腔预防措施所采取的教育步骤。

口腔健康教育是为了增长人们的健康知识，理解、接受并能付诸实践。口腔健康教育是口腔公共卫生工作的基础，是推行口腔预防措施、实现自我口腔保健、促进口腔健康所必需的。

口腔健康是全身健康的组成部分，与全身健康关系密切，口腔健康影响着全身健康，因此口腔健康教育应纳入健康教育之中，以增加公众的口腔健康知识，提高他们的口腔保健意识，强化人们的口腔健康行为，从而促进全身健康。

口腔健康促进项目应包括口腔健康教育。例如在学校开展有效刷牙去除牙菌斑项目，应该配合有关刷牙的健康教育，如刷牙的目的、含氟牙膏与保健牙刷的使用、有效清除牙菌斑的方法等。另外，通过刷牙前及刷牙后牙菌斑染色的自我检查，可以加深学生的理解和认识，提高教育效果。没有相应的口腔健康教育，口腔健康促进项目难以持久与深化。其他如窝沟封闭、局部涂氟预防龋齿项目等，都应有相应的口腔健康教育的内容。

口腔健康教育也是临床医疗服务的组成部分。由于患者渴望得到与自身有关的保健知识，加上对医务人员的高度信任，诊室椅旁的健康教育一般都能收到满意的效果。所以，医生在进行检查、诊断、治疗与康复过程中，应尽可能针对病情进行必要的健康教育。

第五节　口腔健康教育的策略和方法
Strategies and Methods of Oral Health Education

一、口腔健康教育的策略

口腔健康教育既有自然科学的属性，也有社会科学的特点。应把握其思想性、群众性、艺术性及实用性的原则，具体有以下3个方面。

（一）口腔健康是全身健康的组成部分

口腔健康教育应纳入健康教育体系中，在国家和地方的健康目标中，都应包括口腔健康目标。国家和地方的卫生保健规划中，特别是社区卫生保健项目中应明确规定包括口腔保健项目。对制定卫生保健政策和策略的人员、参与卫生保健项目的人员都应进行口腔健康教育，使他们能积极地参与和介入口腔健康促进项目中。

（二）口腔健康教育信息的科学应用

口腔健康教育信息应强调准确和规范，应体现最新科学研究成果，对目标人群与口腔疾病预防有较强的针对性。大众传媒在传播口腔健康信息时应准确和规范，防止传递不准确的信息。例如，某篇关于六龄齿保护的科普文章，虽然指出第一恒磨牙（六龄齿）的解剖特点是咬合面的窝沟容易积存牙菌斑，但又写道"六龄齿萌出后常因刷牙不认真而发生龋坏"。这就给读者一个错误信息，即彻底地、认真地刷牙就可以预防第一恒磨牙的龋坏。而事实上，单靠刷牙达不到预防龋坏的目的。因为牙刷毛不能进入窝沟清除牙菌斑。最好的预防方法是在第一恒磨牙萌出后尽早做窝沟封闭；同时提倡刷牙时使用含氟牙膏，这样才能很好地预防第一恒磨牙龋坏。

（三）口腔健康教育的针对性

口腔健康教育应适合当地文化、教育、经济发展状况与人群患病情况，使口腔健康教育做到切实可行和有针对性。健康教育不仅仅传播信息，还要考虑影响健康行为的心理及社会和文化因素、传统的观念与习惯、个人或群体对口腔健康的要求和兴趣等，以确定相应的口腔保健内容与教育方法。

二、口腔健康教育的方法

针对不同的情况，口腔健康教育一般采取 4 种方法。

（一）个别交谈

口腔专业人员就口腔健康问题与预防保健问题与就诊患者、开展单位负责人、儿童家长、社区保健人员等进行交谈和讨论。由于此方式是双向的信息交流，交谈的针对性强，讨论比较深入，效果也好。例如，患者就医时的椅旁教育，不只是医生单向传授知识，而是有问有答的交流。在交谈中，医生或保健人员应该是他们的良师益友，而不是以教育者自居。口腔健康教育就是要帮助人们在口腔健康方面学会自助，在掌握有关知识后自觉地去实践。

（二）组织小型讨论会

小型讨论会有社区座谈会、专家研讨会、专题讨论会、听取群众意见会等。参加者除口腔专业人员、决策者之外，应广泛吸收不同阶层的群众。如果要推广某项口腔卫生保健的新技术或新方法，应组织讨论其可行性、推广价值、成本效益和公众接受的可能性以及科学性等，这种会议要请有不同观点的专业人员与媒体参加。如果在学校开展某项口腔保健项目，应该请校长、教师、家长与学生代表共同参加讨论。各种小型讨论会既是健康教育的方式，也是调查研究的方式。

（三）借助大众传播媒介

通过报纸、期刊、电视、电影、广播、网络、街头展板与宣传橱窗等传播口腔健康信息，反复强化公众已有的口腔卫生知识，干预不健康的行为，如吃零食、不刷牙等。大众传播媒介的优点是覆盖面大，能较快地吸引公众注意力，使之集中到有待解决的口腔健康问题上来。在30 多年来的全国爱牙日活动中，通过发挥大众传播媒介的作用，不同宣传主题的口腔健康教育活动都取得了良好效果。

（四）组织社区活动

开展城市街道、农村乡镇和社会团体与单位（企业、学校、机关）的有组织的活动，使人们提高对口腔健康的认识，产生关注和改善口腔健康的愿望，强化口腔健康服务资源的利用。

以上这些方法都有其优势和不足，不能互相取代。应根据不同的环境和情况选择不同的方法，才能取得较好的教育效果。

第六节 口腔健康教育的计划、实施和评价
Planning, Implementation and Evaluation of Oral Health Education

一、口腔健康教育的计划

（一）口腔健康教育计划的基本模式

Precede-Proceed 模式是于 20 世纪 70 年代提出并改进的、发展比较完善的计划模式，也是能综合应用各种行为改变理论来取得最大干预效果的组织框架，已广泛用于健康教育计划的制订，可以帮助健康教育工作者针对目标人群健康和健康行为的不同环境进行最有效的干预。

（二）口腔健康教育计划的基本步骤

口腔健康教育对口腔保健计划的实施起到推动与加强作用。因此设计时要考虑以下步骤。

1. 确定与口腔健康有关的问题 可以从 5 个方面发现问题：①调查有关的社会问题（如个人收入水平、文化教育率与教育水平等）；②分析流行病学调查资料和病案材料（如发病率、患病率、有关口腔健康问题的分布和范围）；③确定有关的文化背景和社会行为问题（如目标人群的一般状况资料，关于自我保健措施与疾病症状的知识、态度与实践等）；④确定口腔健康教育的问题；⑤确定有关口腔健康的管理问题。

2. 制定口腔健康教育的目标 在问题确定之后，就是制定口腔健康教育可以达到的不同阶段的目标。在计划周期内，具体目标要切合实际，以便检查、评估。

3. 选择实现目标的策略 在目标确定之后，选择适当的策略确定需要学习的内容和教育方法以及规范、科学的教材，方便组织者与学习对象一起学习。

二、口腔健康教育的实施

（一）"口腔健康 全身健康"活动

为推进"健康中国 2030"目标的实现，贯彻落实《健康中国行动（2019—2030 年）》和《健康口腔行动方案（2019—2025 年）》有关要求，提升大众对口腔健康的关注，创建有利于口腔健康的环境，国家卫生健康委与中华口腔医学会、中国牙病防治基金会结合"9·20 全国爱牙日"，开展了"口腔健康 全身健康"项目。该项目自 2016 年起，将宣传、教育的重点放在口腔健康知识的普及，同时强调口腔健康与全身健康的关系，并于 2018 年和 2019 年分别增加了"护健康口腔，助健康体魄，享健康生活"和"刷牙漱口用牙线，洁牙护龈促健康"的副标题，将健康教育内容的重点进一步细化。

1. 活动策划 各地口腔医学会根据活动主题并结合当地实际，充分调动各口腔医疗机构的

积极性，发挥其技术和专业优势，扩大"9·20全国爱牙日"活动的覆盖面，以提高大众口腔健康科学素养和自我口腔保健的能力。

2.宣传形式 充分利用大众媒体覆盖面广、易于被大众接受的优势，尽可能利用新媒体、电视、广播、报刊等方式宣传，发挥互联网、微信、微博、车载电视、公共交通视频、户外电子屏等多种媒体的作用。

3.活动内容 ①发布8条《"健康口腔"行动宣言》，提出口腔健康核心知识及知识要点：每日有效刷牙2次，提倡使用含氟牙膏，健康饮食保护牙齿，定期进行口腔检查，不要带着口腔疾病妊娠，儿童口腔健康是家长的责任，为适龄儿童进行窝沟封闭，牙齿缺失应及时修复；②举行义诊、咨询、讲座等主题活动；③制作并推出系列主题科普短视频；④邀请业界专家进行"护口腔健康，保生命质量"爱牙日系列直播节目；⑤根据各地实际情况进行口腔健康促进活动。

（二）"口腔健康教育规范化研究"及"健康口腔微笑少年"项目

为响应"科普强国"号召，系统化实施口腔健康教育，规范科普活动开展，提高全民口腔健康保健意识，中华口腔医学会设立"口腔健康教育规范化研究"项目，自2015年起，先后设计、制作了针对6个年龄组的口腔健康教育幻灯及讲稿，并在此基础上出版了《口腔健康一生关注》全生命周期口腔保健指导用书。同时，为推广该丛书的使用，中华口腔医学会主办了"健康口腔微笑少年"规范化口腔健康教育推广项目。

1.项目策划 该项目由中华口腔医学会牵头，组织全国10余家口腔专业医院多个领域的知名专家和教授共同参与、编撰，根据不同年龄段人群口腔保健内容的侧重点不同，将人群划分为6个年龄组（孕产妇婴幼儿、学龄前儿童、小学生、中学生、中年人和老年人），制作涵盖全生命周期口腔保健知识的健康教育材料。

2.项目内容 ①指导用书包括3个分册，即孕产妇婴幼儿分册、学生分册和中老年分册，各分册均按照教案、教学内容、课后练习的形式编排，并辅以严谨、科学、有趣的授课幻灯，集知识性、趣味性、可读性为一体，对增加大众的口腔保健知识、改善大众的口腔健康行为、提升大众的口腔健康水平发挥重要作用。②利用指导用书，在全国各地进行学龄儿童的口腔健康教育活动，并在当地组织志愿者培训，让志愿者们了解到如何进行口腔健康教育及龋病的流行病学调查，鼓励志愿者走入学校进行口腔健康教育。

三、口腔健康教育的评价

口腔健康教育的评价就是了解教育信息是否得到有效传递，是否被受教育者接受和理解并采取了某些行动，是对教育结果的一个价值判断。对口腔健康教育的评价有3个方面，即是否完成了项目所提出的目标、项目的设计与执行是否合理及有效、项目的投入与产出（社会效益与经济效益）。

（一）评价的步骤和方法

1.在口腔健康教育之前，了解个人与社区的口腔健康需求，收集、整理和分析相关流行病学的基线资料。

2.在口腔健康教育期间，了解项目进展情况，获取反馈信息，适当调整项目的实施。

3.在口腔健康教育之后，评价教育的效果，改进和完善教育项目。

4.评价方法可以是问卷调查、自我评价、个别深入访谈等，在对收集的资料进行统计学分析后，做出总结报告，并给出结论。

（二）评价的基本内容

1. 口腔健康意识的变化 口腔健康意识是人们对有关口腔健康问题的一种思维、感觉和心理上的综合反应，一般体现在对口腔健康问题察觉后的反应，如对口腔卫生保健的需求。

2. 口腔健康知识的变化 口腔健康知识是促进行为改变不可缺少的因素，是对口腔健康信息学习的过程，而知识是行为的基础与动力。

3. 口腔健康态度的变化 态度是行为改变的准备状态，是对人、对事、对物的心理与感情倾向。态度的固有性质是对人、对事、对物的评价，因此常用语义区分量表法，选一对反义词来判断，多用"喜欢、不喜欢""热爱、不热爱""相信、不相信"。这种方法可以对口腔健康教育项目、预防措施、口腔健康教育者的工作等做出评价，观察群体态度的变化。

4. 口腔健康行为的变化 行为是对知道并相信的东西付诸行动。行为的动力来自信念，信念是相信某种现象或物体是真实的，坚信口腔健康科学知识的人会促进健康行为的形成。但知而不行的现象也普遍存在，说明从知到行之间有着十分复杂的心理变化，受多种因素的影响，实际体现了人们价值观的自相矛盾。帮助受教育者认识这种情况，促进愿望与行为一致是一项重要的健康教育任务，也是健康教育的难点所在。

观察口腔健康意识、态度、行为的变化，可以采用不同形式的调查问卷来评价。一般多采用选择式、填空式、答题式的问卷。设计问卷时应注意准确性，以免统计分析时造成困难，例如，在问刷牙时，不要设计"天天刷、经常刷、偶尔刷、不刷"，因为天天刷与经常刷的界限不清，偶尔刷与不刷也不好区别。所以可设计为"每日早、晚各1次，每日早上1次，每日晚上1次，每周2～3次，不刷"，这样对刷牙行为的调查较为准确。问卷调查的抽样方法均应遵照流行病学调查原则，如果目标人群文化水平低，可采取个别访问式调查，然后由调查员代笔。

Summary

Oral health education is the core part of oral health promotion. The overall aim of oral health promotion is to create supportive environment for oral health and oral health education is to change knowledge, attitudes and behavior in order to achieve optimum oral health. Oral health promotion includes the three levels prevention, oral health education and oral health protection. In practice, the planning, approaches and evaluation of oral health education and promotion should be developed in combination.

Definition and Terminology

健康促进（**health promotion**）：The process of enabling people to increase control over and to improve their health.（WHO，1984）

健康促进的原则（**principles for health promotion**）：Health promotion involves the population as a whole in the context of their everyday lives rather than focusing on people who are sick or at risk for specific diseases. It is directed towards action on the determinants of health and requires close cooperation between many different sectors of society. It combines many different approaches and requires organizational change，community development and local activities to identify and remove health hazards. Health promotion aims at effective and concrete public participation and requires that problem-defining and decision-making life-skills be developed further in individuals and communities.

While it is an activity in the health and social fields，it is not a medical service；health professionals have a special contribution to make in the areas of education and advocacy.（WHO，1984）

参考文献

［1］胡俊峰，侯培森 . 当代健康教育与健康促进 . 北京：人民卫生出版社，2005.

［2］王重鸣 . 心理学研究方法 . 北京：人民教育出版社，1990.

［3］黄敬亨 . 健康教育学 .2 版 . 上海：上海医科大学在出版社，1997.

［4］James Hogarth，王敬诚，梅广海 . 公共卫生术语汇编 . 北京：人民卫生出版社，1986.

［5］Green L. W.，Lewis F. M.. Measurement and evaluation in health education and health promotion. California：Mayfield Publishing Company，1986.

［6］Green L. W.，Kreuter M. W.. Health promotion planning. 3rd ed. California：Mayfield Publishing Company，1999.

（王伟健 王思斯）

第十章 特定人群的口腔保健

Oral Health Care for the Target Population

从人群的流行病学状况考虑，不同人群的口腔疾病患病情况各不相同，对口腔保健的需求也有差异，例如妊娠期妇女和青少年易患牙龈炎，学龄前儿童龋病患病率高，老年人中牙齿缺失常见。因此，针对每一特定人群常见的口腔健康特点，开展侧重点不同的口腔保健工作，将取得更好的结果。

第一节 妇幼口腔保健
Oral Health Care for Pregnant Women and Young Children

一、妊娠期妇女的口腔保健

妊娠期是妇女经历的特殊时期，妊娠是一个复杂的生理过程，妊娠期妇女全身会发生一系列的变化。在妊娠期忽视口腔保健，可以引起新的口腔疾病或者使原有的口腔疾病加重，使正常的生理过程发生病理变化。妊娠期妇女的口腔疾病不仅影响妊娠期妇女自身的健康，甚至可能影响胎儿的健康发育。因此，妊娠期妇女的口腔保健一方面是维护妊娠期妇女的口腔健康；另一方面是为胎儿的健康发育和出生，以及婴儿未来的口腔保健提供准备。

（一）妊娠期妇女的口腔健康问题

妊娠期龈炎是妊娠期妇女最常见的一种牙周病，原因与妊娠期女性激素水平变化、牙菌斑的刺激以及免疫反应的改变有关。需要强调的是，如果没有始动因素牙菌斑的存在，妊娠并不会引起牙龈的炎症。牙龈是雌性激素的靶器官，妊娠时血液中女性激素的增高引起牙龈组织血液循环和新陈代谢过程的改变，牙龈血管通透性增高，炎症细胞和渗出增多，上皮角化和细胞再生能力下降，上皮屏障功能降低，对局部刺激的反应性增高，可使原有的牙龈炎症状加重。

国内外报道的妊娠期龈炎的发病率36% ～ 100%，差异较大。牙龈炎的严重程度随着妊娠时间的延长而加重，在孕中3个月或孕后3个月达到高峰。2013年发表的一篇系统综述的研究结果显示，与未妊娠的妇女或分娩后的妇女相比，处于孕中、后期的妇女的牙龈指数或探诊出血指数显著升高，而牙菌斑水平没有差异。

除了妊娠期龈炎，牙周炎是妊娠期妇女需要引起重视的另一种牙周病。妊娠期妇女罹患牙周炎可能会影响胎儿的生长发育。早产（满28孕周至37孕周）低出生体重儿（小于2500 g）是围生期新生儿发病和死亡的重要原因，占新生儿死亡率的2/3。低出生体重不仅影响婴儿存活，也是影响其成年后健康状况的危险因素。Offenbacher 等人于 1996 年首次报道，在校正了吸烟、饮酒、服用药物、泌尿生殖系统感染等危险因素后，牙周炎是妊娠期妇女发生早产低出生体重（preterm low birth weight，PLBW）的危险因素，患重度牙周炎（60% 以上的牙位有大于 3 mm 的附着丧失）的妊娠期妇女发生 PLBW 的危险性增加了 7.5 倍。迄今为止，大量研究已经证明了牙周炎与 PLBW 的相关性。此外，牙周炎还能够增加妊娠高血压、子痫和新生儿死亡的危险。

妊娠期妇女罹患龋病的危险性也会明显增加，这是因为饮食习惯和饮食结构发生了改变，如食欲的增强、餐间甜食、零食的次数增加；另外，常见的妊娠反应呕吐导致胃酸反流，也会引起牙齿舌面的酸蚀和脱矿；有些妊娠期妇女因为恶心或呕吐严重而减少刷牙次数或一段时间内不能刷牙。

（二）妊娠期妇女的口腔保健

妊娠期妇女口腔保健的主要目的是：①减少妊娠期龋病、牙周病的发生，或者阻止已有的口腔疾病进一步发展，增进妊娠期妇女自身的口腔健康；②增加妊娠期妇女的口腔保健知识，提高她们的自我口腔保健能力，以及分娩后为婴儿提供更好的口腔护理的能力；③减少妊娠期妇女口腔内致龋微生物的数量，以降低母婴传播的危险性。

1. 口腔健康咨询 应尽早地成为妊娠期妇女保健的一部分，因为妊娠的前 3 个月是关键时期。牙胚在妊娠的第 5 周开始形成，第 9 ～ 12 周牙齿和骨骼的早期矿化开始。这个时期的不良刺激会导致胎儿牙颌畸形。例如，唇腭裂是由于在妊娠第 4 ～ 6 周时颌骨不能融合而形成的。很多因素都可能导致胎儿畸形，如基因变异、创伤、严重的病毒感染、酗酒以及吸烟等。在胎儿的整个生长发育时期，任何过度刺激都会导致胎儿细胞生长发育短暂而不可逆地受到抑制。

妊娠期妇女在整个妊娠期至少要看两次口腔科医生，第一次在孕早期，进行口腔健康检查和咨询，咨询内容主要围绕妊娠期妇女的口腔健康及如何做好自我口腔保健；第二次在孕晚期，咨询婴幼儿的口腔保健。

通常情况下，妇女一旦确诊妊娠，便迫切关注自身的和胎儿的健康，这是进行健康教育的最佳时机。但是，口腔健康常被妊娠期妇女忽略，甚至被产科医生忽略。口腔保健要纳入妊娠期妇女的全身保健之中，产科医生在妊娠期妇女的口腔保健中起着重要作用。所有产科医生都有责任督促妊娠期妇女尽早接受口腔健康检查和咨询；有责任督促妊娠期妇女完成口腔预防保健和治疗计划。口腔科医生的责任是口腔健康教育；制订妊娠期妇女的口腔保健和治疗计划，并把该计划反馈给产科医生；完成妊娠期妇女必要的口腔治疗。

2. 口腔检查和治疗 口腔检查应列为妊娠前和妊娠期的常规检查项目，一旦确诊妊娠，要尽早进行口腔检查。计划妊娠的妇女要在妊娠前治疗口腔疾病，做到不带着口腔疾病妊娠。如妊娠后才发现有口腔疾病，可以选择在孕中期进行治疗。妊娠期间尽量避免 X 线照射，如果必须进行 X 线检查，最好避开妊娠期的前 3 个月，并且需要对腹部进行必要的保护。所有的口腔治疗要在妊娠中期的 3 个月之内完成，因为妊娠期后 3 个月随着胎儿的增大，会影响母亲的体位，不便进行口腔治疗，而且容易导致胎儿早产。需要对患牙周炎的妊娠期妇女进行洁治、刮治和根面平整等牙周系统治疗，以期减少早产低体重新生儿的风险。

除了提供所需的口腔检查和治疗之外，口腔科医生还要为妊娠期妇女制订口腔预防保健和治疗计划，并把该计划反馈给产科医生，加强对妊娠期妇女的口腔卫生宣传教育，通过适当的措施帮助妊娠期妇女维护良好的口腔卫生和健康的口腔环境。如果有可能，妊娠期妇女最好选择与自身的口腔健康状况相匹配的口腔保健项目，包括预防措施的应用、定期口腔检查、必要的口腔治疗等。很多妇女在妊娠期间未进行口腔检查，忽视口腔保健，最终导致发生严重的口腔问题，给妊娠期带来不必要的麻烦。

3.建立良好的生活习惯 妊娠期妇女要建立良好的生活习惯，主要包括良好的饮食习惯和口腔卫生习惯，定期进行产科检查和口腔检查，适当运动，戒除吸烟及饮酒等。妊娠期合理的营养是必需的。尽管妊娠期妇女严重营养不良才会影响胎儿的生长发育，日常膳食还是要提供足够的蛋白质、脂质、糖类、维生素以及矿物质，避免饮食习惯的不良改变，减少餐间零食和甜食的次数可以降低龋病发生的危险性，如果妊娠期间嗜好甜食，可以考虑选用无糖食品。

整个妊娠期要严格控制牙菌斑。由于妊娠反应、身体不适或行动不便等原因，一些妇女常放弃刷牙或减少刷牙的次数和时间，这可能会导致原有的口腔疾病加重。良好的口腔卫生习惯主要包括餐后及吃零食后漱口或咀嚼木糖醇口香糖、早晨和晚上使用含氟牙膏刷牙、使用牙线或牙间隙刷清洁牙齿邻面。许多研究证明，咀嚼木糖醇口香糖有减少口腔中变形链球菌数量的作用，因此对于口腔中变形链球菌水平高的妊娠期妇女，建议咀嚼木糖醇口香糖。

二、婴幼儿的口腔保健

"生命早期1000天，健康从这里开始"越来越成为人类共识。生命早期的健康是健康一生的基础，口腔健康亦是如此。

婴幼儿是婴儿与幼儿的统称。出生后至未满1周岁为婴儿，婴儿期是生长发育最快的时期，婴儿各系统、器官的生长发育快速进行。1周岁至未满3周岁为幼儿，幼儿阶段体格生长发育速度稍减慢，行为发育迅速，学习走、说、解决问题和与人交往的能力；最大的特点是学习独立，好奇，喜欢说"不"，要自己做；消化系统功能仍不完善，对营养的需求量仍相对较高，饮食向成人食物转换。

婴幼儿期是乳牙陆续萌出、建立乳牙列的阶段，也是恒牙牙胚硬组织逐渐形成和钙化的时期。婴幼儿口腔保健的目标是帮助婴幼儿免除罹患龋病的危险因素，使儿童熟悉并乐于接受口腔检查，并且从婴儿期尽可能早地实施口腔预防保健措施，以取得更好的口腔疾病预防效果。

（一）婴幼儿的口腔健康问题

低龄儿童龋（early childhood caries）是婴幼儿最主要的口腔问题。乳牙在萌出后不久即可患龋，临床上可见出生后6个月的婴儿刚萌出的上颌乳中切牙已经龋坏，随着年龄的增加，患龋率明显上升，上颌乳切牙和第一乳磨牙容易受累。2010年北京市的一项调查发现，1岁、2岁、3岁儿童的患龋率分别为4.5%、20%和41.5%。2015年进行的第四次全国口腔健康流行病学调查结果显示，全国3岁儿童的患龋率是50.8%，龋均2.28，农村重于城市。乳牙萌出后，在有牙菌斑堆积的情况下，婴幼儿长期、持续地摄入含糖食物是导致婴儿发生龋病的危险因素，特别是使用奶瓶喂养的婴幼儿。奶瓶中的食物常是配方奶粉、果汁或其他含糖的流食，如果午睡或夜晚睡觉的时候含着奶瓶入睡，更容易患龋病。睡觉时，口腔内唾液分泌减少，口腔内存留的部分食物会形成酸性的口腔环境，这种酸性口腔环境主要累及上前牙。婴幼儿在哺乳或吸吮奶瓶时，舌头覆盖在下前牙上面，流质食物直接与上前牙接触，因此在上前牙经受酸性环境反复侵袭的情况下，下前牙依然完好无损或仅轻度累及。有些母亲按需哺乳儿童（24小时之内哺乳次数超过10次）或者夜间多次哺乳，这样母乳喂养的婴幼儿也很有可能发生低龄儿童龋。

不良的饮食习惯以及不良的口腔卫生习惯也是低龄儿童龋的主要危险因素。第四次全国口腔健康流行病学调查结果显示，我国3岁儿童每日吃甜点心和糖果、喝甜饮料及加糖的奶制品2次或2次以上的比例分别为13.4%、44.2%和29.2%；只有15.6%的儿童每日刷牙2次；在有刷牙习惯的3岁儿童中，51.9%的家长从未帮孩子刷过牙。

（二）婴幼儿的口腔保健

家长是儿童健康（包括口腔健康）的第一责任人。婴幼儿口腔保健应该始于母亲妊娠期。在婴幼儿的口腔保健中，口腔专业人员和家长要各尽其责。在婴儿出生之后，儿科医生会定期为婴儿进行全身检查、生长发育评估、预防并及早发现疾病，但是儿科医生难以提供全面的口腔健康评价和口腔预防保健咨询、措施，这些则是口腔科医生的职责。家长的责任是积极行动起来，从儿童出生后即开始使儿童逐渐养成良好的口腔卫生习惯和饮食习惯，并定期带儿童进行口腔检查。

1. 减少变形链球菌在母婴间的传播　龋病是一种感染性疾病，变形链球菌是主要的致龋菌。现有的研究证据表明，儿童口腔内的变形链球菌主要来源于家庭成员（主要是看护人），尤其是母亲，母亲口腔内很低水平的变形链球菌就足以传播到儿童口腔内。变形链球菌开始定植于婴幼儿口腔内可以发生在儿童 6～30 个月龄，最常见的是儿童出生后第 1 年被传播变形链球菌。因此，预防婴幼儿龋病的关键是采取各种措施减少母婴之间致龋菌传播的机会。

从妊娠期开始一直到乳牙萌出后婴儿口腔内建立起成熟、稳定、非致龋性的菌群的过程中，母亲有必要始终保持良好的口腔卫生。从妊娠开始，母亲的口腔保健包括定期进行口腔检查、治疗龋病、适当的口腔预防性洁治、口腔内致龋菌检测以及口腔健康监测。母亲可采用机械性和化学性牙菌斑控制方法。除了刷牙之外，使用针对变形链球菌的漱口液（如氯己定漱口液）等措施来降低口腔中的变形链球菌水平。另外，日常生活中要注意避免儿童使用的奶瓶、餐具、食物等接触家长的口腔。

对婴幼儿来说，最重要的就是从婴儿出生后就严格控制致龋食物的摄入，保持良好的口腔卫生。如果婴儿食用含糖量高的饮食，并且口腔内感染了变形链球菌，就增加了龋病发生的危险性。婴儿出生后就要实施良好的口腔清洁措施，采用低糖饮食和良好的喂养方式。

2. 半岁左右第一次口腔科就诊　在婴儿第一颗乳牙萌出时，就应该进行第一次口腔健康检查，最迟不能晚于 1 岁时。美国儿童牙科学会指出："婴儿的口腔保健首先要为婴儿提供口腔健康咨询，包括至少要在婴儿出生后 12 个月之内到口腔诊所进行一次口腔健康咨询。如果有的儿童牙齿萌出较晚，相应的首次就诊时间也可以延后，但是应当在第一颗乳牙萌出之后 6 个月之内进行。"

首次口腔健康检查的主要内容包括口腔健康访谈、咨询和口腔检查。口腔健康访谈和咨询应当简明扼要并有针对性。婴儿精力集中的时间是非常有限的，一旦婴儿产生了烦躁情绪，无论家长还是婴儿，对访谈内容的关注度都会大大降低。经验表明，口腔健康访谈和咨询最好是在口腔健康检查之前进行。

（1）口腔健康访谈：访谈中，口腔科医生需要了解以下内容，以便为儿童推荐适当的、有针对性的口腔预防措施。

生长发育：发现婴儿生长发育的异常或怀疑有异常存在，并建议进行深入的检查。同时，第一颗乳牙萌出的时间可以为牙齿的生长发育状况提供参考，解答家长对于儿童生长发育情况的一些问题。

疾病史：了解儿童全面的疾病史也是很重要的。在选择适当的预防措施时，应考虑任何可能对口腔健康造成不良影响的全身状况。如儿童长期、多次服用含糖的药物，就要建议家长特别注重儿童的口腔清洁，以减少因多次摄入糖而增加的龋齿危险性。

喂养方式：婴儿时期的喂养方式是很关键的信息，医生可以通过发现不良的喂养方式来判断儿童发生龋齿的危险性，并帮助家长改正不良的喂养方式，建议家长选择低致龋性的食物。

口腔卫生习惯：评价儿童口腔清洁方法和状况有助于帮助家长明确其在儿童口腔护理方面的责任。如果婴幼儿已经开始刷牙了，医生就要了解是谁、在什么时间、如何进行刷牙的，并询问家长是否在帮助儿童刷牙的过程中遇到了困难。

预防评估：口腔科医生以儿童牙齿生长发育状况、家长的口腔保健态度以及儿童的口腔卫生习惯等信息为口腔健康访谈的基础，与家长一起讨论，并为儿童选择适当的口腔预防措施。家庭中其他成员牙齿龋坏情况、父亲及母亲的态度以及对访谈的反应等方面都要加以考虑。

（2）口腔健康咨询：口腔科医生通过与家长进行访谈获得信息，在此基础上建议家长在龋病的预防方面发挥积极作用。家长需要在儿童的口腔卫生习惯和饮食控制等方面承担责任，以维护儿童的口腔健康。在儿童口腔清洁方面，家长必须意识到父亲、母亲或家庭中其他成员必须对婴幼儿口腔的清洁承担全部的责任。婴幼儿时期的饮食是由家长控制的，家长有责任在儿童出生后正确喂养，并逐渐使其养成良好的饮食习惯。

（3）口腔检查：口腔健康访谈和咨询之后，医生开始对婴幼儿进行口腔健康检查。年龄小的儿童通常不需要牙科椅和照明灯。口腔检查的主要目的是让婴幼儿在安全、舒适的环境下接受口腔科医生的检查，3岁以下的幼儿最好是面对面（膝对膝体位）地进行检查（图10-1）。这样的体位能够提供一个相对稳定且舒适的氛围，有利于家长的参与，对于缺乏认知能力的幼儿来说，父母在场能够起到安抚的作用。如果婴幼儿需要支撑，医生可以采用坐姿，用大腿的前部轻轻地稳住儿童的头部，同时家长抓住儿童的双手，并用肘部稳定住儿童的双腿。采用这种体位，大多数儿童都能够配合进行口腔检查。即便如此，如果婴幼儿哭闹，家长也要意识到这是正常的，而不要认为婴幼儿不配合。

在进行口腔检查时，首先用手轻轻触摸儿童的头部和颈部，让婴幼儿熟悉医生的检查活动。在使用口腔检查器械之前，医生先用手指轻轻触摸儿童的口腔。护士或助手可以用手电筒提供照明。可以将一个手指放在上颌最后一颗磨牙远中的牙龈垫上来稳定口腔。在完成口腔软组织检查之后，用一支湿润的软毛儿童牙刷清洁牙齿（去除牙菌斑）。医生在实施口腔清洁的同时向家长做讲解并示范，更重要的是要让家长有机会在医生的监督和指导下自己演示一遍儿童的口腔清洁过程。尤其是在儿童哭闹拒绝的时候，这样能够帮助家长克服自己不愿意为儿童清洁口腔的心态。有时，儿童的牙齿排列紧密，牙齿邻面堆积了大量的牙菌斑。这时要让家长学会如何用牙线和牙线支架去除这些部位的牙菌斑。要求家长每日至少要为儿童清洁一次牙齿。这个年龄的儿童无需使用牙膏，如果使用牙膏，一定要控制牙膏的用量。

首次就诊结束时，需要跟家长总结以下内容：报告临床口腔检查所见；根据临床检查所见，提供适当的建议；询问并回答家长存在的问题；再次强调家长在儿童口腔护理中的作用和责任；提供一项适宜的应用氟化物的方法；根据家长的需要，分发口腔健康教育材料；提供有预见性的口腔卫生保健指导；确定适当的定期就诊时间。

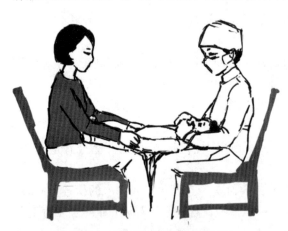

图10-1　膝对膝体位的口腔检查

3. 养成良好的喂养和饮食习惯　世界卫生组织建议母乳喂养至少要持续6个月。婴儿出生后到2个月大时最好是按需哺乳，2个月之后要逐渐过渡到有一定规律的哺乳。每日多次的母乳喂养、喂养的时间过长都是龋病的危险因素。对于混合喂养或使用奶瓶喂养的婴儿，奶瓶中只能装入牛奶、配方奶或饮用水；1岁时就应停止用奶瓶喂养，最晚不迟于1岁半；睡觉时不应用奶瓶来做安慰，如果婴儿需要用奶瓶作为安慰来入睡，奶瓶中应当只装饮用水；减少或避免夜间喂养。婴儿6个月后开始加辅食，尽量选择低致龋性的食物，餐间零食最好选择不致龋或低致龋性的食物。就龋病的危险性来说，致龋性食物总的摄入量远没有每日摄入的次数以及食物在口腔内存留的时间带来的危险性大。因此，减少吃零食、甜食的次数更重要。

4. 婴儿出生后即建立清洁口腔的习惯 建立母亲每日为婴儿清洁口腔的习惯，使新生儿适应每日的口腔护理。每次进食之后，母亲应当用海绵或柔软的纱布蘸清洁的水擦拭婴儿牙床和腭部。这样可以清除黏附的食物残渣。在婴幼儿期，儿童的口腔卫生需要家长的帮助和监督。婴幼儿要在一个舒适的环境中、舒适的体位上接受口腔清洁（图10-2）。牙膏不是必需的，很多情况下，牙膏可能会因其味道和起泡而使得婴儿拒绝接受口腔清洁措施。婴幼儿每日至少要清洁一次口腔。婴幼儿晚间的口腔清洁可以在儿童进食最后一餐之后进行，而不要等到入睡之前，因为在疲惫的情况下婴幼儿容易哭闹而不愿接受口腔清洁。

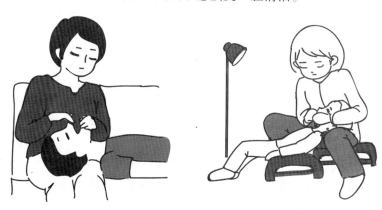

图 10-2 家长帮助儿童刷牙

要让儿童家长相信，即便有些儿童一开始会拒绝接受家长为其进行口腔清洁，但是随着婴幼儿慢慢适应了家长每日口腔清洁程序之后，婴幼儿的口腔清洁就很容易进行了。在此情况下，即便婴幼儿哭闹，拒绝接受，家长也不应该放弃。不要过多关注是否彻底地清除了牙菌斑，主要是让婴幼儿养成一个每日清洁口腔的好习惯。在儿童很配合的情况下，可以尽量彻底地清除牙菌斑。如果婴儿在出生后12个月内建立了每日清洁口腔的良好习惯，就可以避免儿童在2岁左右产生强烈的逆反心理和不合作行为。

5. 氟化物的应用 目前，我国尚无全身用氟的方法。局部用氟的防龋措施中适合婴幼儿的是含氟涂料和含氟牙膏。含氟涂料要由专业人员使用，使用频率因儿童患龋的风险不同而不同，一般每年使用 2～4 次。婴幼儿可以使用含氟牙膏，但是一定要控制牙膏的使用量，根据美国牙科协会的建议，6 个月至 3 岁的儿童每次使用标准含氟牙膏的量不要超过大米粒大小，美国标准含氟牙膏的氟化物浓度是 $1000～1100$ mg/kg。建议家长根据儿童萌出牙齿的数量使用适量的牙膏。

6. 定期检查 婴儿于第一次口腔科就诊之后，应每半年进行一次口腔检查，龋病高危的儿童需要每 3 个月复诊一次。定期进行口腔检查是口腔保健的重要内容，要贯穿一生。

三、学龄前儿童的口腔保健

3 周岁至未满 6 周岁为学龄前儿童。在我国，大部分儿童 6 岁上小学。在此之前，绝大多数的城市儿童和大部分的农村儿童都会在幼儿园或学前班度过这段时光。这个时期，儿童体格生长发育处于稳步增长状态，智力发育进一步加速，心理发育迅速，与同龄儿童和社会事务有了广泛的接触，求知欲强，知识面扩大，生活自理和社交能力得到锻炼，好模仿，可塑性很强，是培养儿童养成各种良好习惯的重要时期。

龋病亦是学龄前儿童主要的口腔问题，而且呈快速增长趋势。2005 年全国 5 岁儿童的患龋率是 66%，龋均 3.5；2015 年全国 5 岁儿童患龋率上升到 71.9%，龋均 4.24。全国 5 岁儿童每天吃甜点心和糖果、喝甜饮料及加糖的奶制品2次或2次以上的比例分别为14.3%、40.4%和30.1%；有26.1%的儿童偶尔刷牙或者不刷牙，只有24.1%的儿童每日刷牙2次；在有刷牙习惯的3岁儿童中，51%的家长从未帮儿童刷过牙，只有8.2%的家长每日帮儿童刷牙。儿童吮指、咬物或咬唇、吐舌、口呼吸等不良口腔习惯可能导致上颌前突、开𬌗等畸形。另外，儿童5岁左右乳牙开始脱落，恒牙开始萌出，有的儿童在此过程中会感到不舒服，牙龈肿胀、疼痛。大量研究证明，已经患龋的学龄前儿童他们未患龋的乳牙更容易患龋，将来他们的恒牙也更容易患龋。龋病是影响学龄前儿童健康的最常见的疾病，因此，预防龋病是学龄前儿童口腔保健的终极目标，主要通过幼儿园口腔保健和家庭口腔保健实现。

幼儿园口腔保健对培养儿童良好的口腔卫生习惯和饮食习惯、预防口腔疾病有重要的作用。幼儿园口腔保健包括以下几个方面的内容。

1. 口腔健康教育　主要内容围绕预防低龄儿童龋开展，包括对儿童、家长和老师的教育。家长和老师需要掌握口腔保健知识和口腔护理方法，每年应接受培训，学习如何指导儿童进行口腔护理。口腔专业人员可以采用多种形式对家长和老师进行培训，制作口腔健康教育材料，如挂图、科普读物、视频等，为他们提供更多的口腔保健信息。幼儿园老师要学会如何为儿童进行口腔健康教育和指导。对幼儿园儿童进行口腔健康教育与进行其他科学教育一样，需要循序渐进。口腔健康教育要设计成针对不同年龄的儿童，提供不同灵活性、不同复杂程度的口腔护理内容。幼儿园儿童学会漱口和自己刷牙就可以了。另外，教育的策略可以是将口腔健康教育和口腔护理结合到儿童的日常活动中，培养他们良好的口腔卫生习惯和饮食习惯。

2. 开展适宜的综合预防保健　口腔专业人员和幼儿园应该积极地开展合作，定期在幼儿园对儿童进行口腔健康检查、问卷调查、龋病风险评估、专业人员实施的局部用氟等。在条件具备的情况下，还可以开展含氟牙膏刷牙以及龋病的充填治疗。

除了幼儿园口腔保健，家庭口腔保健亦很重要，特别是对于未上幼儿园的儿童。家庭口腔保健中，家长要承担起儿童口腔清洁的责任，儿童在6～8岁之前自己很难彻底地清除牙菌斑，家长要坚持每日至少一次帮助儿童清洁口腔。这个时期的儿童喜欢模仿，开始学习刷牙，但这时儿童手的灵活性较差，不能刷干净牙齿，可以让儿童自己先刷牙，之后家长再帮助刷。刷牙的时候，最好选择使用含氟牙膏，美国牙科协会建议，3～6岁儿童每次使用标准含氟牙膏的量不要超过豌豆粒大小。另外，要减少吃零食、甜食的次数，餐后和吃零食后漱口或咀嚼木糖醇口香糖。家长要定期带儿童进行口腔检查，至少每半年一次，发现有龋齿后要及时进行治疗。有吮指、咬物等不良口腔习惯的儿童要及时戒断。

第二节　中小学生口腔保健
Oral Health Care for School Children

小学和中学时期是儿童长身体、长知识的重要时期，也是口腔健康观念和行为的形成时期。

学生的大部分时间都在学校度过，便于组织和管理，因此学校是口腔保健的重要场所。做好这一时期儿童的口腔保健工作将会为其保持终生的口腔健康打下牢固的基础。

一、中小学生的特征

6岁至十一二岁相当于小学阶段，称之为学龄期。该年龄阶段课程学习取代游戏，成为主要学习方式，学校、家庭共同成为主要影响环境，老师成为儿童最尊崇的行为榜样。学龄期儿童无忧无虑、积极向上，是健康教育的最佳时机。

10 岁至 19 岁是从青春发动开始到生长基本成熟的阶段，称为青春期。中学生是青春期的主要群体，此时少年的生理、心理、情绪、行为和性发育等都经历急剧变化，而变化的突兀性、迅猛性都对身心健康产生深远影响。另外，学校与同伴因素是影响中学生健康的重要社会因素，同伴之间既可以相互学习技能、应对青春期压力，也会互相学习危险行为，例如吸烟、饮酒等。学校是其行为习惯养成的重要场所，同伴是直接影响因素。

目前，我国儿童和青少年的健康问题由急性传染病、腹泻和严重营养不良转向以非传染性疾病为主。主要健康问题：肥胖和近视成为影响学生健康的常见疾病；心理行为问题日益突出；慢性疾病低龄化日渐突显；体能下降，对传染性疾病的易感性增加；意外伤害成为青少年首位死因。

二、常见的口腔健康问题

小学生正处于乳牙陆续脱落、恒牙陆续萌出的混合牙列阶段。这一时期，儿童的口颌系统快速发育。新萌出的恒牙牙釉质尚未完全成熟，如果不注意保护，容易患龋。中学生既易患龋，又因激素水平的变化，易发生牙龈炎。另外，中小学生也处于恒牙外伤的高发期。儿童及青少年时期的心理特点、口腔卫生保健知识的知晓情况也决定了他们是否具有足够的自我口腔保健能力和能否自觉地进行自我口腔保健。

1. 龋病状况　我国儿童患龋呈快速增长趋势。

2015 年第四次全国口腔健康流行病学调查显示，全国 12 岁学生的恒牙患龋率为 38.5%、龋均（DMFT）为 0.86；15 岁学生的恒牙患龋率为 44.4%，龋均为 1.20。尽管按照世界卫生组织的标准，我国 12 岁儿童龋病的患病状况属于较低水平，但是与 10 年前第三次全国口腔流行病学调查结果相比，患病水平呈明显上升趋势，12 岁儿童的患龋率上升了 9.6%，平均每人增加了 0.32 颗龋齿，上升幅度 59.3%，值得重视（表 10-1）。

在中小学生所患的恒牙龋齿中，第一恒磨牙最容易受累，在口腔保健中需要格外关注。另外，我国学生的大部分龋齿都没有得到治疗。全国 12 岁和 15 岁学生的恒牙龋补充填比分别为 16.5% 和 18.5%，城市高于农村，女性高于男性。

2. 牙周状况　我国学生的口腔卫生状况和牙周健康状况并不乐观。

牙龈炎在乳牙列期就可以发生，以乳磨牙和恒磨牙舌侧最易受累。随年龄增长，牙龈炎发生率增加，青春期达到高峰，青春期后有所下降，这与青春期性激素水平有关。但儿童自身的一些特点，如牙列中的生理间隙或排列不齐易致食物嵌塞、饮食习惯多甜食和饮料、彻底完成自我口腔清洁工作较困难、牙齿萌出时易致牙菌斑聚积或咬合创伤、佩戴正畸矫治装置等，都易导致牙龈炎的发生。

第四次全国口腔健康流行病学调查显示，全国 12 岁学生的牙周健康率为 41.6%，牙龈出血检出率为 58.4%，牙石的检出率为 61.3%，与 10 年前相比，后两个数据都略有增高；15 岁学生的牙周健康率为 34.8%，牙龈出血检出率为 64.7%，牙石的检出率为 73.6%。随着年龄增长，牙周健康率逐渐下降，而牙龈出血和牙石检出率逐渐升高。

3. 牙齿外伤（teeth trauma）　8 ～ 10 岁是儿童恒牙外伤发生的高峰期，占恒牙外伤的 50% ～ 70%。多数文献报道，儿童恒牙外伤中男孩发生率高于女孩。牙外伤常只损伤单颗牙齿，但在运动类外伤、机动车事故中，损伤可累及多颗牙齿，在青少年时期特别明显。牙齿外伤常伴有口唇黏膜撕裂伤，有时伴有牙槽骨骨折或颌骨骨折。

4. 错𬌗畸形　中小学生处于混合牙列阶段，最常见的错𬌗畸形有前牙或后牙的反𬌗和各种原因造成的牙列拥挤。在国内外研究报道中，错𬌗畸形的患病率差异较大。可以影响牙𬌗发育的因素有很多，主要分为遗传因素和环境因素。环境因素包括：龋齿可导致牙齿邻间隙丧失或乳牙早失、恒牙萌出异常等；不良口腔习惯，如吮吸习惯、咬物习惯、咬唇、吐舌、偏侧咀嚼、口呼吸等；额外牙；恒牙阻生；上唇系带附着异常等。对这些影响牙殆发育的因素，提倡早期预防和早期矫治，诱导牙列形成正常的咬合关系。

5. 口腔卫生保健措施及知识　第四次全国口腔健康流行病学调查显示，全国6.9%的12岁学生接受过窝沟封闭，城、乡分别为9.0%、4.6%，男、女分别为6.3%、7.5%。全国4.8%的15岁学生接受过窝沟封闭，城、乡分别为7.4%、2.2%，男、女分别为4.6%、5.0%。12岁儿童每日2次刷牙率为31.9%，含氟牙膏使用率为55.0%，与10年前相比，有一定改善（表10-2）。

表10-1　2005年和2015年全国12岁儿童口腔健康流行病学调查结果

年度	调查人数（人）	患龋率（%）	龋均（DMFT）	龋补充填比（%）	牙龈出血检出率（%）	牙石检出率（%）
2005年	23 508	28.9	0.54	10.7	57.7	59.0
2015年	27 821	38.5	0.86	16.5	58.4	61.3

表10-2　2005年和2015年全国12岁儿童口腔问卷调查结果

年度	调查人数（人）	窝沟封闭率（%）	每日2次刷牙率（%）	含氟牙膏使用率（%）	口腔健康知识知晓率（%）	有牙外伤经历（%）
2005年	23 508	1.5	28.4	45.9	47.4	19.5
2015年	27 821	6.9	31.9	55.0	59.1	20.7

12岁儿童的口腔健康知识水平有明显的提高，尤其是对"刷牙出血是否正常""细菌可引起牙龈发炎""刷牙对预防牙龈出血的作用""细菌可引起龋齿"的知晓率明显提高；但对"吃糖可以导致龋齿"和"氟化物对保护牙齿的作用"的知晓率略有下降。另外，仅21.5%的人知道"窝沟封闭可保护牙齿"。

因此，仍需要加强对中小学生的口腔保健知识普及和口腔保健行为指导。

三、口腔保健

中小学生的口腔保健主要通过开展学校口腔保健项目，促进学生养成良好的口腔卫生习惯和饮食习惯，积极采取有效的措施保护好恒牙，特别是第一恒磨牙，以及预防牙龈炎、错殆畸形、牙外伤的发生和发展。家长的责任是监督学生做好自我口腔保健，营造健康的家庭环境，支持并配合学校的活动，与学生和老师一起，努力促进儿童的口腔健康。

典型的学校保健项目包括3个方面的内容：健康教育、保健服务以及维护有益于健康的环境。确切地说，学校卫生保健项目同其他项目一样，必须是基于服务人群需要的综合保健项目。

学校口腔保健项目应该包括以下内容：知识、技能、动机、预防措施和治疗服务的利用以及安全与健康的环境。更重要的是教育系统的政策支持以及学校领导和老师愿意将口腔健康教育和健康促进的内容纳入教学计划中。

（一）开展学校口腔保健项目前的计划

成功的学校口腔保健项目需要针对不同年龄的儿童设计整体的计划、明确目的及参与人员的责任。一个项目涵盖从小学一年级到高中三年级的所有年龄组的学生是最理想的，但也是不现实的。好的计划会形成一个目标明确的、能够融入整个学年教学活动中的学校口腔保健项目。计划必须包括需要评估、确定优先解决的问题、预算以及明确的评价内容。

在项目计划的早期，要建立起儿童家长、学校管理者和老师以及口腔专业人员的合作精神。任何一项口腔保健项目都必须有口腔专业人员的参与。

（二）口腔健康教育是学校口腔保健项目的重要组成

1. 学校应该承担起对学生进行口腔健康教育的责任 有效的学校口腔健康教育项目的关键在于有责任心强的、拥有口腔保健知识的老师。应进行定期培训，以保证老师拥有不断更新的口腔保健知识。教育主管部门应该为学校老师提供这样的培训计划。

2. 学生的参与 所有学生都应获得口腔保健信息，学生参与的程度是很重要的因素，个人的积极参与对于行为、态度和信念的改变会起到很大的作用。积极、有效的参与有利于增强口腔疾病预防措施的效果，更好地维护口腔健康。如果有可能，对家长的口腔健康教育要与对儿童的口腔健康教育同步进行，这样家长不但增长了自身的口腔保健知识，也有能力指导、帮助自己的孩子维护口腔健康。这样的口腔健康教育过程通常要纠正家长对于口腔保健的不正确的观念。

3. 口腔健康教育的内容 口腔健康教育的内容包括龋病的预防、牙龈炎的预防以及体育运动中的口腔保护等。

（1）氟化物：学生应知道龋病是由多种因素引起的感染性疾病，是可以预防其发生、阻止其发展以及逆转其进展过程的，并且知道如何才能做到这些。学生应知道全身用氟和局部用氟的措施、氟化物在牙齿萌出之前和之后都会发挥其防龋作用。

（2）窝沟封闭：对于窝沟封闭，学生应知道为什么窝沟封闭能够预防龋齿，在何时进行哪颗牙齿的窝沟封闭以及需要重新封闭的可能性。

（3）饮食和营养：所有的健康教育都要包括饮食和营养指导的内容。学生应知道摄入糖是龋病发生的关键因素。在进行饮食指导时，可以结合氟化物的防龋作用、窝沟封闭的应用以及口腔卫生措施等，阐明龋病的预防措施。对于进食甜食，最好的建议是，如果需要进食，最好选择在用餐的同时且控制摄入的量。在饮食指导方面，鼓励学生摄入不含糖的零食，减少高脂、高盐食物的摄入。

而现实的情况是，学生刚接受了限制甜食摄入的教育，又禁不住诱惑，购买了甜食。因此学校应该是一个避免学生摄入过多甜食的场所。有食堂的学校，营养师要减少学生每周摄入糖果的次数，可以选择新鲜的水果来代替。另一项措施是学校内禁止售卖糖果、饮料，代之以牛奶、水果、果汁等。最近的研究表明，摄入水果和蔬菜能够预防口腔癌和心脏疾病。学校口腔保健项目要鼓励学生增加蔬菜和水果的摄入。学校的管理人员和营养师可以通过制定学生菜谱、限制甜食的售卖等措施肩负起维护学生口腔健康的责任。

（4）牙龈炎的预防：彻底的牙菌斑控制是预防和治疗牙龈炎的基础，因此学生要知道如何用牙刷、牙线彻底清除牙菌斑而不损伤口腔软组织。老师要给学生讲述刷牙的技巧、牙线的使用方法等。尽管没有证据表明仅靠刷牙可以预防龋齿，但是有明确的证据表明，结合含氟牙膏的刷牙可以有效地预防龋齿，因此应鼓励学生使用含氟牙膏刷牙。

（5）体育运动中的口腔保护：体育运动是学生学习中的一项重要内容，在许多体育运动中，口腔都容易受到伤害。佩戴防护牙托是一个有效的措施。这种装置能够缓冲来自于唇、颊、牙齿以及上颌与下颌间的暴力，保护牙齿及周围组织，减少颌骨骨折、颈部损伤、脑震荡、脑出血、昏迷、严重中枢系统损伤以及死亡发生的可能性。

如果没有佩戴防护牙托或防护牙托没有起到保护作用，最常见的需要急症处理的口颌损伤就是牙齿全脱位。上颌牙齿最容易累及。一旦发生牙齿全脱位，可以抓住牙齿的牙冠部位，用冷水冲洗牙齿，并轻轻放回牙槽窝内，再尽快到医院进一步诊治。如果不容易复位，可以将脱落的牙齿泡在冷牛奶、生理盐水或隐形眼镜保存液内，尽快就诊。不能让脱落的牙齿变干，也不要用乙醇等消毒剂清洁牙齿。对于折断的牙齿，可将断片带到医院，医生会视情况行断冠粘接的治疗。

（6）错𬌗畸形的预防：纠正各种不良口腔习惯，养成良好的口腔卫生习惯，防止乳牙及恒牙的龋坏、外伤，维持正常的乳牙列和恒牙列的咬合关系，避免错𬌗畸形的发生。如果有致病因素的影响，应早发现、早干预，去除致病因素，并适时进行预防性或阻断性的矫治，治疗正在或已经发生的错𬌗畸形，或者减轻错𬌗畸形的严重程度，诱导牙列形成正常的咬合关系。

（三）开展综合的口腔保健项目

解决儿童口腔问题的手段是一级预防而不是治疗。从经济学的角度来说，对可以预防的疾病，应采用花费很少的预防措施来预防其发生，而不是等到疾病已经发生后采用费用很高的治疗措施。从人文的角度来说，更应鼓励实施预防措施，而一旦预防措施失败了，再采用治疗措施。研究表明，目前大部分的早期龋都可以采用窝沟封闭和再矿化的方法来控制。牙龈炎也可以通过综合性口腔卫生措施，如预防性洁治、机械和化学性菌斑控制等方法来控制。

学校综合口腔保健项目的优点：学生能够接受到口腔预防措施和口腔治疗；学生更容易接受学校的口腔治疗；学校口腔保健项目增强了口腔健康教育的效果；口腔保健服务是学校保健的补充，从而达到学生全面保健的目的。

健康教育、健康促进以及与预防措施相结合的口腔保健项目大大减少了学生去口腔门诊接受治疗所耽误的课程时间，也减少了学生因为牙痛而耽误的课程或接受口腔治疗的恐惧。在学校实施综合口腔保健项目是可行的，在人员、经费和材料方面也是有成本效益的。这样的口腔保健项目已经在一些国家和地区建立起来，其他地区可以根据经济能力，采取不同水平的学校综合口腔保健项目。

1. 初级水平的学校综合口腔保健项目　包括采用口腔健康教育课程，使学校老师能够组织、开展口腔健康教育。开展含氟水漱口或含氟牙膏刷牙等预防措施。这两种预防措施都经济、有效，容易实施。

2. 中级水平的学校综合口腔保健项目　增加了口腔洁治等内容。经过训练的口腔洁治员能够参与到学校口腔保健项目中，进行口腔预防性洁治、应用各种氟化物防龋措施、进行口腔卫生指导和饮食指导、实施窝沟封闭以及进行口腔筛查，建议学生采取必要的口腔检查、诊断和治疗。另外，学生通过与口腔洁治员的接触，能够更加愿意进行自我牙菌斑控制，愿意接受必要的口腔治疗。

3. 高级水平的学校综合口腔保健项目　这一水平的口腔保健项目增加了口腔治疗，实现口腔疾病的早发现、早诊断、早治疗。为此，学生应每年接受一次口腔检查，每半年接受一次高危人群筛查。

无论哪个水平上的学校口腔保健项目，该项目必须是经济上能够承担得起的、所有学生都能够享受到的服务，并且重点是针对高危人群。只要将口腔健康教育与有效的口腔预防、治疗措施相结合，学校口腔保健项目就可以取得基本的成功。

第三节　老年人口腔保健
Oral Health Care for the Elders

人每天都在变老。随着医学的发展和保健水平的提高，人口的平均预期寿命延长，同时也活得更健康。不同国家对于老年人有着不同的定义。由于生命的周期是一个渐变的过程，中年到老年的分界线往往是模糊的。有些人认为做了祖父母就是进入了老年，有些人认为退休是进入老年的一个标志。WHO 提出的老年人划分的新标准是：60 ～ 74 岁的人称为年轻的老年人；75 ～ 89 岁的人称为老年人；90 岁以上的人称为长寿老年人。西方一些发达国家认为 65 岁是中年与老年的分界点。在我国，60 岁以上的公民为老年人。

一、老年人的特征

老年是每个人都将面临的生命过程。随着社会老龄化的日益加重，我国的老年人口越来越多，所占人口比例也越来越高。2011 年底，中国老年人口约有 1.9 亿，占总人口的 14%。2019 年底，中国老年人口达到近 2.54 亿，占总人口的 18.1%。未来 20 年，我国老年人口将进入快速增长期，预计到 2050 年，老年人口将达到全国人口的 1/3。随着数量的不断增加，老年人面临着养老、医疗、保健以及赡养等诸多社会问题。同时，人口年龄构成的显著变化使医疗卫生事业也面临许多挑战。了解老年人的生理特点和心理特征，有助于我们更好地开展老年人的口腔保健工作。

衰老是个体生长、成熟的必然的连续变化过程，是人体对内、外环境适应能力减退的表现。随着年龄的增加，人体生理状况通常发生以下变化。①体表外形改变：须发变白，脱落、稀疏；皮肤变薄，皮下脂肪减少，结缔组织弹性减低，导致皮肤出现皱纹；牙龈组织萎缩；骨骼肌萎缩，骨钙丧失或骨质增生，关节的灵活性下降；身高、体重随增龄而降低；指距随增龄而缩短。②器官功能下降：老年人的各种脏器功能都有不同程度的减退，如视力和听力下降；心脏搏出量可减少 40% ～ 50%；肺活量减少 50% ～ 60%；肾清除功能减少 40% ～ 50%；脑组织萎缩；胃酸分泌量下降等。由此，导致老年人器官储备能力减弱，对环境的适应能力下降，容易出现各种慢性退行性疾病。③机体调节控制作用降低：老年人动作和学习速度减慢，操作能力和反应速度均降低，加之记忆力和认知功能的减弱和人格改变，常出现生活自理能力下降；老年人免疫防御能力降低，容易患各种感染性疾病；免疫监视功能降低，容易患各种癌症。

增龄变化是长期的生物、心理、社会、环境的持续性变化的累积结果。这种变化发生于任何人群、任何机体组织和器官，只是不同的个体变化的速率不同。由于一些机体内部的增龄变化与疾病的表现类似，而一些正常的机体变化又能掩盖疾病过程，因此，对于老年人，不仅需要了解正常的增龄变化，更需要区别病理性的改变和增龄变化。生理性增龄变化的 4 个特点是：普遍性、进展性、消耗性和内在性。

人口老龄化已经成为我国重大的社会问题。老年人群中慢性病高发，高血压是最常见的慢性病之一。2012 年至 2015 年，全国高血压分层多阶段随机抽样横断面调查资料显示，我国老年人高血压患病率为 53.2%，80 岁以上的高龄人群中，高血压的患病率接近 90%，高血压是罹患脑卒中、心肌梗死乃至造成心血管死亡的首要危险因素。除了高血压，糖尿病也是影响老年人健康的常见慢性病，患病率为 19.6%。癌症的发病率也随着年龄的增加而增长。另外，2015 年我国失能、半失能老年人口大约为 4063 万人，占老年人口的 18.3%。

二、常见的口腔健康问题

我国在 1995 年、2005 年和 2015 年进行的全国口腔健康流行病学调查都包括了 65 ～ 74 岁的老年人。各次的调查结果均显示，龋病、牙周病、牙齿缺失、口腔卫生状况差、治疗率低是老年人中普遍存在的口腔健康问题。

2015 年，全国 65 ～ 74 岁老年人的患龋率为 98.0%，龋均为 13.3，所患龋齿中，龋、失、补的构成比分别为 25.0%、71.3%、3.7%。根龋患病率为 61.9%，根龋龋均为 2.64，所患根龋中龋、补的构成比分别为97.0%、3.0%。牙龈出血的检出率为82.6%，人均有牙龈出血的牙数为11.25颗。牙石检出率为90.3%，人均有牙石的牙数为15.57颗。牙周袋检出率为64.6%。附着丧失≥4 mm的检出率为74.2%。牙周健康率为9.3%。包括第三磨牙在内的平均存留牙数为22.5颗，无牙颌率为4.5%。有牙齿缺失（除第三磨牙以外）的比例为81.7%，但义齿修复率仅为52.3%，在无牙颌受检者中，有92.6%佩戴全口总义齿。口腔黏膜异常的检出率为6455/10万，其中脓肿为最常见的口腔黏膜异常，其检出率为2031/10万，恶性肿瘤检出率为23/10万。

老年人的龋病危险因素与其他成年人一样，只是老年人常见的全身和局部疾病状况加剧了龋病的危险性。2015年全国口腔健康流行病学调查显示，只有30.1%的65～74岁老年人每日刷牙2次或以上，45.7%的老年人使用含氟牙膏，几乎都不使用牙线。口腔卫生状况差延长了口腔内细菌接触食物的时间，形成口腔内的酸性环境。自身活动性受限的老年人每日的口腔清洁也会受限，而增加龋病的危险性。老年人食物的选择也影响他们的龋病患病状况。因为咀嚼能力的下降，他们常选择较软的、能够被发酵的、具有致龋性的糖类作为食物。另外，接受头颈部放射性治疗、药物治疗和原发性唾液腺疾病都会引起唾液分泌量减少，增加龋病的危险性，而这些情况常存在于老年人群中。根面龋在老年人中常见，不能忽视的是，牙周炎是根面龋的一个危险因素。慢性牙周炎导致牙龈退缩，牙根面暴露。牙根面或牙骨质一旦暴露于酸性的口腔环境中，很快就会发生脱矿。

发生于老年人的牙周炎多是慢性牙周炎。慢性牙周炎是短时间的疾病活动与长时间的疾病静止期交替进行的结果。因此，老年人的牙周组织破坏多数是长期牙周炎破坏累积的结果。老年人衰退的免疫反应则可加剧牙周病的炎症反应。吸烟是牙周炎的一个全身性促进因素，对于牙周组织的破坏，吸烟的影响与口腔微生物的影响同样重要。2015年的全国口腔健康流行病学调查显示，有23.6%的老年人有吸烟习惯，平均吸烟时间是38年，14%的老年人以前吸烟现已戒烟。除吸烟外，老年人常见的糖尿病和骨质疏松亦是牙周炎的全身性促进因素，它们与牙周炎之间构成复杂的相互关系。例如糖尿病和牙周炎之间的相互关系，牙周炎是糖尿病的并发症，牙周治疗有利于降低糖尿病患者的糖化血红蛋白水平；而血糖控制不良的糖尿病患者易患牙周炎，一旦患病，病情较重。

老年人的口腔疾病通常是慢性进行性、累积性的，常比较严重。口腔疾病影响着老年人的饮食、营养摄入、睡眠、心理状态等，从而影响生活质量。总之，口腔健康和全身健康的相互关系在老年人中体现得尤为明显。

三、口腔保健

老年人的口腔健康与他们的自我口腔保健意识、自我口腔保健能力、全身健康状况、收入以及家庭环境等因素密切相关。很不幸，许多老年人不重视自身的口腔健康，他们只在牙齿很痛的时候才去就诊。2015年的全国口腔健康流行病学调查显示，30.9%的老年人从未看过牙医。没有就医的原因是大部分老年人认为自己的口腔没有问题，或者牙病不重。老年人的综合口腔保健包括口腔健康教育和健康促进；做好日常口腔保健；恢复口腔功能；定期进行口腔检查和维护；治疗全身疾病。

（一）口腔健康教育和健康促进

通过口腔健康教育和健康促进，提高老年人的自我口腔保健意识，采取有利于口腔健康的行为，这一点是基础，很重要。具备了自我口腔保健的意识才会关注口腔健康。漫长而丰富的生活经历使老年人形成了对事物的固定看法和生活习惯，某些看法是错误的、习惯是不良的，要想改变，不是易事。因此，需要通过各种途径消除在老年人中普遍存在的"人老应该掉牙"的错误观念，让他们知道健康的牙齿可以陪伴终生，从现在开始保护牙齿也不晚。老年人是社区活动的主要参与者，可以多通过社区开展各种形式的口腔健康教育，反复宣传和强化，让老年人掌握正确的口腔保健知识，有信心并且能够付诸行动。口腔专业人员亦有责任在临床工作中加强对老年患者的口腔卫生宣传教育。在对老年人进行口腔健康教育时，需要强调氟化物预防龋齿的重要性，除了推荐含氟牙膏，还可以推荐使用含氟漱口液。另外，还需要强调牙齿邻面清洁的重要性、修复缺失牙的重要性、戒烟对口腔癌和牙周炎防治的重要性、定期口腔检查的重要性。

（二）做好日常口腔保健

保持牙齿清洁是日常口腔保健的基础，是他人无法替代完成的，需要老年人持之以恒地坚持下去。日常口腔保健的主要内容包括：每日用含氟牙膏早、晚刷牙 2 次；用牙线或者牙间隙刷在晚上刷牙后再清洁牙齿邻面 1 次；每餐后使用清水漱口，并用牙线将牙齿间嵌塞的食物残留清理干净；佩戴义齿的人每餐后要冲洗义齿，晚上睡觉前要取下义齿，像刷牙一样清洁义齿后，将其浸泡在清水或义齿清洁液中；保持膳食平衡，戒烟，限酒；定期进行口腔检查，如口腔有疼痛、肿胀、麻木等不适，要及时就诊，即使所有牙齿都脱落了，也要定期接受口腔癌的筛查。对于进行自我口腔清洁有困难的老年人，家人或看护人员要帮助他们完成。

（三）恢复口腔功能

老年人要及时治疗口腔疾病，以免病情延误，使治疗复杂化。拔除不能保留的患牙，缺失的牙齿要进行义齿修复，以减轻余牙的负担，恢复口腔功能。口腔治疗要在正规的医疗机构进行，特别是义齿修复，以避免不良修复体。老年人要特别重视牙周炎的系统治疗和治疗后的维护。

（四）定期进行口腔检查和维护

定期进行口腔检查和维护，每 6 个月一次，有条件的最好每 3 个月一次，至少应该每年一次接受口腔专业人员的检查、指导和帮助。对于老年人中的高危人群，专业人员可以选择应用含氟凝胶、含氟涂料等防龋措施。

（五）治疗全身疾病

全身健康是口腔健康的基础。近 80% 的老年人至少有一种慢性病，50% 左右的老年人有两种慢性病，因此，积极治疗全身疾病也是老年人口腔保健中不能忽视的，例如糖尿病和骨质疏松的治疗。

第四节　残疾人口腔保健
Oral Health Care for Compromised Populations

按照《中华人民共和国残疾人保障法》第二条的规定：残疾人是指在心理、生理、人体结构上，某种组织、功能丧失或者不正常，全部或者部分丧失以正常方式从事某种活动能力的人。残疾人包括视力残疾、听力残疾、言语残疾、智力残疾、肢体残疾、精神残疾、多重残疾的人。

视力残疾是指由于各种原因导致双眼视力低下并且不能矫正或视野缩小，以致影响其日常生活和社会参与。听力残疾是指人由于各种原因导致双耳不同程度的永久性听力障碍，听不到或听不清周围环境声及言语声，以致影响其日常生活和社会参与。言语残疾是指由于各种原因导致的不同程度的言语障碍，经治疗 1 年以上不愈或病程超过 2 年者，而不能或难以进行正常的言语交往活动，以致影响其日常生活和社会参与（3 岁以下不定残）。智力残疾是指智力显著低于一般人水平，并伴有适应行为的障碍。此类残疾是由于神经系统结构、功能障碍，使个体活动和参与受到限制，需要环境提供全面、广泛、有限和间歇的支持。智力残疾包括：在智力发育期间（18 岁之前），由于各种有害因素导致的精神发育不全或智力迟滞；或者智力发育成熟以后，由于各种有害因素导致智力损害或智力明显衰退。肢体残疾是指人体运动系统的结构、功能损伤造成四肢残缺或四肢、躯干麻痹（瘫痪）、畸形等而致人体运动功能不同程度的丧失以及活动受限或参与的局限。精神残疾是指各类精神障碍持续 1 年以上未痊愈，由于存在认知、情感和行为障碍，以致影响其日常生活和社会参与。存在 2 种或 2 种以上的残疾为多重残疾。

一、残疾人的特征

第二次全国残疾人抽样调查数据表明，截至 2006 年 4 月 1 日，全国各类残疾人的总数为 8296 万人，占全国总人口的 6.34%。全国有残疾人的家庭户共 7050 万户，占全国家庭总户数的 17.80%，其中有 2 个以上残疾人的家庭户 876 万户，占残疾人家庭户的 12.43%。

各类残疾人占残疾人总数的比例分别是：视力残疾 14.86%；听力残疾 24.16%；言语残疾 1.53%；肢体残疾 29.07%；智力残疾 6.68%；精神残疾 7.40%；多重残疾 16.30%。全国残疾人口中，男性多于女性，男性为 4277 万人，占 51.55%。半数以上的残疾人是老年人。超过 75% 的残疾人生活在农村。

残疾人受教育程度低。具有大学文化程度（指大专及以上）的残疾人为 94 万人，高中文化程度（含中专）的残疾人为 406 万人，初中文化程度的残疾人为 1248 万人，小学文化程度的残疾人为 2642 万人（以上各种受教育程度的人包括各类学校的毕业生、肄业生和在校生）。15 岁及以上残疾人文盲人口（不识字或识字很少的人）为 3591 万人，文盲率为 43.29%。

残疾人家庭收入低，贫困问题比较突出。全国有残疾人的家庭户 2005 年人均全部收入，城镇为 4864 元，农村为 2260 元。12.95% 的农村残疾人家庭户年人均收入低于 683 元，7.96% 的农村残疾人家庭户年人均收入在 684～944 元。2005 年，全国人均收入水平城镇为 11321 元，农村为 4631 元，残疾人家庭人均收入不足全国人均水平的一半。

残疾人的基本需求与已经提供的服务之间存在较大差距。残疾人需求的前四项及比例分别为：有医疗服务与救助需求的有 72.78%；有救助或扶持需求的有 67.78%；有辅助器具需求的有 38.56%；有康复训练与服务需求的有 27.69%。但是，与残疾人的需求相比，已经提供的服务非常有限。残疾人曾接受的扶助、服务的前四项及比例分别为：曾接受过医疗服务与救助的有 35.61%；曾接受过救助或扶持的有 12.53%；曾接受过康复训练与服务的有 8.45%；曾接受过辅助器具的配备与服务的有 7.31%。

二、常见的口腔健康问题

残疾人的口腔健康问题是多方面的，龋病和牙周病仍是最常见的口腔疾病。残疾人的错𬌗畸形发生率及不良口腔习惯检出率比正常人群高。监护人常关注残疾人的身心缺陷，却忽视了他们的口腔健康问题，口腔卫生保健知识的知晓率也普遍不高。而残疾人因为自身残障等因素的影响，日常口腔护理工作有困难，口腔疾病不能被及时发现。且因不受重视和残疾人口腔疾病治疗的特殊性和困难性，能为残疾人提供服务的医疗机构及专业人员较少，残疾人口腔疾病的治疗率低。有的残疾人有咀嚼与吞咽困难，一日三餐成为生活中的一大难题。由于对残疾人进行口腔健康调查较为困难，目前我国尚缺乏大规模的残疾人口腔健康流行病学调查资料。

1.龋病　有关研究显示，残疾人的龋病发病率及龋均普遍较高，但因影响因素较多，不同地区的研究报道相差较大。残疾人与同龄者相比，其高失牙率和低充填率更明显。不同残疾类型的残疾人，其龋病情况也有不同。多数调查研究表明，精神或智力残疾人的患龋率和龋均高于盲、聋、哑残疾人。伴有多重残疾者，患龋风险更高。

2. 牙周病 残疾人口腔卫生状况差，牙菌斑清除不佳，牙龈出血、牙石的检出率及平均区段数均较高，牙周病较严重。另外，某些精神或智力残疾患者，牙周病易感性增加。如唐氏综合征患者因免疫功能下降和口干，会有严重的早发性牙周病，必须在患者幼时即开始保持口腔卫生。也有学者发现，与正常人群相比，精神或智力残疾人口腔内的牙周致病菌更多，牙龈的免疫炎症反应更强。而精神或智力残疾人常需服用抗精神病药，如脑瘫患者服用苯妥英钠来控制惊厥，可使药物相关牙周病的发病率增加。

3. 错𬌗畸形 国内、外调查发现，盲、聋、哑残疾人的错𬌗畸形检出率高于正常人群；有错𬌗畸形的残疾人，其不良口腔习惯发生率高于正常𬌗者。在智力残疾人群中，恒牙先天缺失、牙齿延迟萌出、牙釉质发育不全、出现不良口腔习惯的情况比正常人群多见，错𬌗畸形的患病率增高。约1/2轻度精神障碍与2/3严重精神障碍的儿童有错𬌗畸形。唐氏综合征患者因面中部发育不良，可导致Ⅲ类错𬌗畸形。自闭症患者多伴有中度到重度的错𬌗畸形。脑瘫患者错𬌗畸形的患病率几乎是正常人的2倍，这可能与口内和口周的肌肉不协调有关。

4. 不良口腔习惯 有研究显示，盲、聋、哑残疾青少年不良口腔习惯发生率明显高于正常青少年，可能是因其从小丧失听力或视力，对周围环境反应迟钝，性格孤僻，心理状态不稳定，容易发展成吮吸手指、咬物和咬唇等不良口腔习惯。而智力残疾患者因胃食管反流和异食癖，多出现损害口腔健康的习惯，如磨牙症、碰撞外伤、唇部干裂及结痂、口呼吸、吐舌、咬唇、牙釉质磨蚀症等。自闭症患者多出现磨牙症、咬唇、反流和异食癖等损害口腔健康的习惯。

5. 口腔卫生措施及知识 残疾人对口腔卫生保健知识获取较少或不能独立获取，他们的口腔卫生措施也常不能独立完成，需要依靠监护人的帮助。有研究表明，残疾儿童的口腔卫生习惯及监护人的口腔知识水平与儿童患龋情况关系密切；提高监护人的口腔卫生保健知识水平有利于促进残疾人的口腔健康。而目前国内的研究显示，残疾儿童第一恒磨牙窝沟封闭率极低；残疾人及其监护人的口腔卫生保健知识的知晓率不高，农村组低于城市组；能够为残疾人提供口腔治疗服务的医疗机构和专业医生较少，残疾人口腔治疗需求远未得到满足。

三、口腔保健

开展残疾人的口腔保健工作，需要残疾人自己和他们的家庭重视、医疗卫生机构重视、各级政府重视。与一般人群相比，对残疾人进行牙病治疗要困难得多，而实施一些口腔疾病的预防措施比较容易做到。因此，做好残疾人的初级口腔卫生保健工作十分重要，也更有意义。目前的国情下，最重要的是残疾人自己或他们的主要看护者要关注残疾人的口腔健康，做好自我口腔保健；另外，要主动、定期寻求口腔专业人员的帮助。

（一）自我口腔保健

1. 刷牙 通过刷牙和牙间隙清洁，有效地清除牙菌斑是自我口腔保健的基础。由于残疾的种类和程度不同，残疾人的生活自理能力有很大的差别。有些残疾人能够自己刷牙，例如，聋哑人、视力障碍者、下肢残疾者，可以通过手语翻译、示范、手把手教授，使他们掌握有效刷牙和牙间隙清洁的技能。但是，多数残疾人，尤其是上肢残疾、智力残疾或精神残疾者，缺乏生活自理能力，因为感觉、认知或身体上的障碍而不能握持牙刷。对于这些残疾人，他们的看护者或保健人员需要学会帮助残疾人维护良好的口腔卫生。如果长期坚持下去，在口腔清洁过程中，看护者和残疾人的体位就很重要。下面推荐几种体位，供看护者选择应用（图10-3）。在选择不同体位时，需要考虑残疾人的身材和力量，是否需要控制残疾人自主活动和不自主活动等因素。

一个较好的体位是成年残疾人坐在直背椅或轮椅上，看护者站在残疾人的身后。这样很容

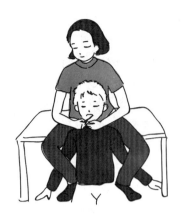
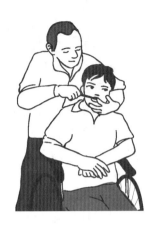

图 10-3   看护人帮助残疾人刷牙

易将残疾人的头部固定在看护者的身体上，看护者采用清洁自己牙齿的姿势和手法帮助残疾人清洁牙齿。在他们面前放置一面镜子，看护者更容易应用给自己刷牙的方法。其他推荐的体位包括残疾人躺在床上或沙发上，或看护者坐在椅子上，残疾人坐在地板上，残疾人的头放在看护者的腿上。看护者的腿可以限制残疾人手臂的运动（图 10-3）。

看护者和残疾人必须明白，刷牙并不一定要在洗漱间进行。其实对于为残疾人清洁牙齿来说，洗漱间因为空间有限，又要与人共用，不是合适的地方。刷牙并不一定都需要水，因为刷牙刺激唾液分泌，也能起到湿润的作用。对于极衰弱的患者，干的牙刷很容易损伤牙龈组织，因此需要事先将牙刷湿润、变软。如果使用牙膏刷牙容易引起残疾人恶心或呕吐，可以不用牙膏。对于正常人来说，用含氟牙膏刷牙是最基本的口腔保健内容。然而，对于残疾人来说，放弃每日应用含氟牙膏，可以选择其他形式的氟化物预防措施。

如果残疾人手的灵活性足以进行刷牙时小的震颤，选择手动牙刷就能够取得较好的效果。牙刷生产商出品了大量不同结构的牙刷，例如粗大的刷柄、可以用热水再塑形的刷柄、弯曲的刷头、多个刷头、弯曲的刷毛等，可以满足不同需要的特殊人群（图 10-4）。一种幼儿牙刷的刷柄设计成大的椭圆形，可以避免儿童第一次学习刷牙时，牙刷过度伸入口腔内造成口腔软组织的损伤，这样的牙刷可以给年龄较大的残疾儿童使用。也可以将手动牙刷的刷柄改装成需要的形状，例如将牙刷柄插入到网球内，以便于握持。用于帮助进食的装置也可用来帮助刷牙，如手掌护套，辅助日常活动的护套等。有些残疾人因为关节受累，肘部的运动受限，可以选择刷柄加长的牙刷。

电动牙刷适宜帮助残疾人维护口腔卫生。尤其适用于患者能够抓住牙刷柄，并且能够将牙刷放到口腔内，只是患者的灵活性受限，不能实施精细的刷牙动作的情况。电动牙刷的刷柄同手动牙刷一样，可以改装成便于手掌握持

图 10-4   残疾人使用的特殊形状的牙刷

障碍的患者使用的形状。在向残疾人推荐使用电动牙刷时，需要提醒残疾人注意：过分热衷于使用电动牙刷刷牙在短时间内容易造成口腔软、硬组织的损伤。在介绍之前，对残疾人的灵活性和理解能力需要做出适当的评价。

2. 牙间隙清洁　对于一些残疾人来说，可以每日使用牙线清除牙菌斑。牙线不适宜向所有的残疾人推荐使用。除非他已经完全掌握了刷牙的方法，否则过度强调使用复杂的牙线是没有意义的，而且这样做会导致残疾人放弃所有的口腔卫生措施。不管是残疾人自我进行口腔卫生护理，还是有看护者帮助进行，结果都是一样的。因此，已经掌握刷牙方法的残疾人，在能够持续保持牙面上的牙菌斑很少的情况下，再向他们介绍使用牙线。

牙间隙刷可以跟刷牙一起介绍给残疾人。因为牙间隙刷的柄可以同牙刷柄一样进行改装。许多牙间隙刷需要将适合的牙刷头安装到刷柄上，这是一个复杂的过程，同时需要很精细的运动技巧。另外，有些残疾人的牙弓很窄，需要通过不同的途径和角度才能将刷头放入牙间隙中。因此，预先安装刷头的、刷头可以弯曲的、刷头与刷柄的角度可以在 90°～ 180° 调节的牙间隙刷可以推荐给残疾人使用。当然，必须首先进行安装和使用的示范及练习。

3. 使用氟化物　除了含氟牙膏，目前可以买到的在家庭中自我应用的氟化物防龋措施有含氟漱口液。对于不能将漱口液在口腔内运动的残疾人，不适合应用含氟漱口液。一些肌肉萎缩和脑卒中后的残疾人不能有效地闭唇，不能将漱口液含在口腔内，也不适合应用。

4. 形成良好的饮食习惯　残疾人（特别是残疾儿童）常会因为表现好而得到甜食或零食的奖励，这种奖励方式增加了餐间食物的摄入次数，也就增加了患龋的危险性。如果患者神经肌肉的协调能力降低，唾液分泌减少，就很难自我清洁口腔。食物常存留在口腔前庭和牙齿之间，直到下次口腔清洁。为了预防龋齿，需要：①限制餐间进食甜食、零食的次数；②限制高致龋性食物的摄入；③如果需要进食甜食，最好在进餐的同时摄入，并且餐后立即漱口或咀嚼无糖口香糖；④睡觉前不进食；⑤选择非致龋性食物（例如无糖食品或坚果）作为间食。

5. 义齿的清洁　佩戴活动义齿的残疾人需要自己或别人帮助清洁义齿，也需要取出义齿清洁口腔软组织和存留的牙齿。义齿每日都需要清洗，并且义齿每日取出的时间要有 6～ 8 个小时。

6. 定期口腔检查　建议残疾人至少每半年到医院进行一次口腔检查。如果条件允许，最好每 3 个月接受一次口腔专业人员的检查和保健。

（二）专业口腔保健

1. 口腔健康教育　对残疾人或残疾人的家属进行口腔健康教育时，要考虑残疾人的残疾类型和程度，选择不同的方法，教育的内容要有针对性，要切实可行。

2. 窝沟封闭和氟化物的应用　尽管一些有效的口腔预防措施越来越普遍，但残疾人受益却很少。窝沟封闭和应用氟化物应当成为残疾儿童、残疾成人预防龋病的主要措施。

在残疾儿童中实施窝沟封闭可能比较困难，主要是隔湿困难。脑瘫和肌肉萎缩的残疾人常可看到口腔内的唾液池。由于进行窝沟封闭需时很短，通常不需要应用抑制唾液分泌的药物，可采用传统的方法进行隔湿和窝沟封闭。为了取得较好的隔湿效果，残疾人的体位通常是端坐而不是躺着。对于难以配合的残疾人，如果条件允许，可以考虑在镇静下进行窝沟封闭。

口腔专业人员定期实施局部用氟的措施对残疾人预防龋齿很重要。可以根据残疾患者的具体情况选择使用含氟涂料、含氟凝胶或含氟泡沫。

3. 化学性菌斑控制方法　对于一些残疾人，有必要考虑应用化学性菌斑控制方法，例如用氯己定溶液擦洗残疾人的口腔。一项研究由看护者用海绵棒蘸氯己定溶液擦洗残疾人的口腔，每日 1 次，每周 5 次，与安慰剂对照组比较，试验组显示了持续的、显著的牙菌斑减少和牙龈炎减轻以及牙周袋深度降低的效果。随后的研究表明，每周应用 2 次氯己定溶液也能取得显著的效果，并且可以长期应用。

在精神障碍人群中应用氯己定涂料能减少牙菌斑、牙石以及牙周袋的深度。在发育障碍的残疾人中，由看护者用很低浓度的（0.06%）氯己定喷雾也取得了显著的改善菌斑控制的效果。因此，对重度残疾或精神障碍的残疾人，可以由看护者应用氯己定溶液来维护残疾人的牙周健康。

4. 定期预防性维护　当残疾人就诊时，口腔科医生应制订一项重点在于预防的治疗计划。制订计划时，要先对残疾人的感觉、认知以及经济能力做出评价。口腔预防措施，如窝沟封闭、氟化物以及化学性菌斑控制方法等都应该考虑用到残疾人的预防和治疗计划中。口腔科医生和其他工作人员要亲切、和善地对待残疾人，让其感到温暖和被关怀，感到舒适并乐于复诊。治疗完成后，医生要建议残疾人定期进行预防性维护。预防性维护所需的就诊时间因人而异，因残疾人本人或看护者进行口腔清洁的能力不同而不同。

总之，对于残疾人来说，口腔内保存健康的牙齿利于他们咀嚼和消化，也有利于保持良好的营养状况。良好的口腔健康状况带来的令人愉悦的外观使得残疾人更容易被别人所接受。自然牙列在残疾人的生活中发挥着重要的作用，因此，残疾人、看护者、口腔专业人员应该一起采取有效的口腔卫生保健措施来维护残疾人的口腔健康。

进展与趋势

做好自我口腔保健是每个人口腔健康的基础。但是，对于本章所介绍的这些特定人群，做好自我口腔保健并非易事。他们是社会的弱势群体，在口腔保健方面需要得到更多的来自社会和口腔专业人员的关注。比较乐观的是，我国已经越来越重视对一些弱势人群进行口腔健康维护了。

从2008年开始，中央财政安排专项经费对儿童口腔疾病的预防工作给予支持，财政部和卫生部联合启动了"中西部地区儿童口腔疾病综合干预试点项目"，支持中西部地区22个省开展人员培训、学龄儿童口腔健康教育、免费口腔检查和第一恒磨牙窝沟封闭等综合干预服务。2012年在中西部地区13个省增加了"学龄前儿童乳牙龋综合干预试点项目"，在试点地区的托幼机构开展针对学龄前儿童局部用氟综合防龋服务探索。2014年项目覆盖到全国除港、澳、台之外的所有31个省、自治区、直辖市和新疆生产建设兵团，并更名为"全国儿童口腔疾病综合干预项目"。项目开展10余年来，对帮助儿童养成良好的口腔卫生习惯，改善口腔卫生状况，降低儿童乳牙及恒牙患龋率，促进口腔健康和全身健康产生了重要影响。2008年，中央财政投入880万元，项目覆盖中西部22个省、自治区的80个县和区的4026所学校。2017年投入近1亿元，项目覆盖全国31个省、自治区、直辖市和新疆生产建设兵团的895个县和区的12 743所学校。

2011年中国牙病防治基金会启动了孤残儿童口腔疾病综合防治项目，旨在提高孤残儿童、家长和老师的口腔卫生知识水平和自我口腔保健能力，预防孤残儿童口腔疾病的发生和发展。该项目弥补了全国性学生口腔健康促进活动中对孤残儿童这一弱势群体关注不足的缺陷。项目主要针对3～15岁孤残儿童，提供口腔健康教育、口腔健康检查、局部用氟、窝沟封闭、龋齿和牙髓病的治疗、智障和自闭症等儿童全身麻醉下治疗等服务，并且进行定期复查。截至2019年，累计支出508万元，覆盖全国23个省、自治区和直辖市，受益孤残儿童37 000余人，曾4次被民政部列为社会工作服务示范项目。

Summary

Target population is a term used to represent a certain segment of the population that consists of groups of individuals with similarities of some sort, whether it be age, race, educational background, life situation, and/or health conditions. This chapter introduced common oral manifestation and oral health care among several target populations which include pregnant women, infants and toddlers, preschool children, school children, the seniors and the compromised individuals. Self oral health care is the basic and very important part for everyone. Regarding oral health, the above vulnerable or disadvantaged people should get more attention and assistance from families, professionals, and societies.

Definition and Terminology

妊娠期龈炎（**pregnancy gingivitis**）：Gingivitis that may occur and can be exacerbated during pregnancy.

低龄儿童龋（**early childhood caries，ECC**）：The presence of any decayed，missing or filled surface in primary teeth in children aged ＜ 6 years is designated early childhood caries. ECC is usually caused by an infant taking milk by bottle as nourishment when hungry，and then retaining the nipple and the milk in the mouth during sleep time，which can also be caused by "demanded" breastfeeding.

口腔卫生保健方法（**dental hygiene methods**）：The steps or protocol used when providing comprehensive dental hygiene treatment.

参考文献

[1] 王兴.第四次全国口腔健康流行病学调查报告.北京：人民卫生出版社，2018.
[2] 齐小秋.第三次全国口腔健康流行病学调查报告.北京：人民卫生出版社，2008.
[3] 葛立宏.儿童口腔医学.2版.北京：北京大学医学出版社，2013.
[4] 王勤涛.牙周病学.北京：人民卫生出版社，2011.
[5] 陶芳标.儿童少年卫生学.8版.北京：人民卫生出版社，2017.
[6] 李立明.公共卫生与预防医学导论.北京：人民卫生出版社，2017.
[7] Norman H O, Franklin G G, Christine N N. Primary preventive dentistry. 8th. Upper Saddle River：Pearson Education，2014.
[8] Cynthia M. Pine. Community oral health. Oxford：Wright，1997.
[9] Brian B A，Stephen A E. Dentistry，dental practice，and the community. 5th. Philadelphia：Saunders，1999.
[10] John M J，June H N，James G S，et al. The prevention of oral disease. 4th. New York：Oxford University Press，2003.
[11] 游文喆，夏斌.精神 / 智力残疾儿童的口腔健康促进和维护.国际口腔医学杂志，2018，45（4）：492-496.
[12] 罗伟.广州市特殊教育学校智力 / 精神障碍儿童口腔健康状况调查.广州：中山大学，2010.
[13] 李广文，王军，李刚.近30年我国残疾人口腔疾病调查及卫生服务研究状况.中国初级卫生保健，2012，26(1)：15-16.

（王文辉　施相如　插图：隗芳乔）

第十一章　社区卫生服务与社区口腔卫生服务

Community Health Service and Community Oral Health Service

第一节　社区卫生服务概述
Overview of Community Health Service

一、社区和社区服务

（一）社区

1.定义　社区（community）这一概念最早是由德国社会学家 F.Tonnies 提出的，指由具有价值取向的同质人口组成的、关系密切的、富有人情味的社会关系和社会团体。在我国，20 世纪 30 年代著名社会学家费孝通将社区一词引入我国，将社区定义为"社区是若干社会群体或社会组织聚集在某一个地域里所形成的一个生活上相互关联的大集体"。世界卫生组织（WHO）于 1978 年在国际初级卫生保健大会上提出社区的概念是"一个有代表性的社区，是以某种经济的、文化的、种族的或某种社会的凝聚力使人们生活在一起的一种社会组织或团体，其人口数在 10 万～ 30 万，面积在 5000 ～ 50 000 km^2"。

2.类型　通常将社区分为地域型社区和功能型社区两种类型。地域型社区也称生活社区，在结构上是一个地理和政治划分的局部区域，是以地理范围为基础的，由不同的个体或家庭生活在彼此相邻的空间，形成共享公共资源及相互依存的关系，是一个社会实体，有群众，也有领导，社区领导对本社区人群负责，是开展社区服务的组织保障体系，这种地域型社会实体社区与行政区不完全等同，有时其边界不像行政区那样清晰；在我国，城市社区一般指街道，农村社区一般指乡镇。功能型社区不是因为生活空间的相邻，而是不同个体因为某种共同特征而形成相互联系的机构或组织，这些共同特征包括共同的兴趣、利益、职业或价值观等，如单位、学校等。一个地域型社区可以包含一个或多个功能型社区。

3.要素　一个社区必须具备 5 个最基本的构成要素。一是人群，一定数量的人口是社区存在的必要因素，也是构成社区的第一要素，这些人不是孤立的、抽象的，而是在共同的社会活动中相互构成一定的社会关系，构成社区活动的基础。二是地域，社区以一定地域条件为前提，才能共同进行生产及其他社会活动，是社区存在的自然环境条件。三是生活服务设施，社区是人们生活的基本场所，必须具有满足人们生活的各种生活服务设施，如学校、医院、商店、交通等，它不仅为社区成员现实的社会活动服务，还为社区的发展提供物质基础，生活服务设施的完善程度往往是衡量社区发达程度的重要标志。四是社区文化，它是社区发展的内在因素，主要表现为社区中人们特有的精神和物质生活方式，是社区人群凝为一体的纽带，使社区成员对所属社区在情感和心理上有认同感和归属感。五是生活制度和管理机构，为保障社区生活秩序及社区人们的安全和发展，必须建立、健全社区的生活制度和管理机构，它更贴近于人们的生活，对人们的生活具有广泛制约和调整作用，对社区人群身心健康也有广泛影响。

社区的各种要素既互相独立，又相互联系、相互作用，形成不同社区特定结构和整体特征，生活在同一社区的人们往往具有相同的自然环境、生活服务设施及社区服务资源，具有特定的人口学特征，具有相似的社会心理归属感或共同的利益和兴趣。

（二）社区服务

1. 定义　社区服务（community service）是指在政府的统一规划和指导下，以一定层次的社区组织为主体或依托，发动和组织社区内的成员，建立完整的系统服务网络，开展互助活动，为人们提供物质生活和精神生活的各种社会福利和社会服务。

社区服务的涵义主要包括以下几个方面：①社区服务以一定的社区组织为主体或依托。②社区服务是群众性互助活动的一种方式。③社区服务的目的在于通过社区服务队伍开展面向广大居民经常化、制度化的各种活动，以基本解决社区居民生活中的困难和不便，满足社区居民的物质和精神文化生活的需要，预防和解决社区的社会问题，增强居民的社区认同感、归属感、参与感和互助能力，构建社区整体和谐发展的基础。

2. 主要特点　社区服务的主要特点包括地域性、福利性、资源互助性、多样性、差异性、补充性和专业性。

3. 主要功能　社区服务的功能包括排忧解难功能、稳定社会功能和参与功能。

二、社区卫生服务

（一）定义

社区卫生服务（community health service）是社区建设的重要组成部分，是在政府领导、社会参与、上级卫生机构领导下，以基层卫生机构为主体、全科医生为骨干，合理使用社会资源和适宜技术，以人的健康为中心、家庭为单位、社区为范围、需求为导向，以妇女、儿童、老年人、慢性病患者、残疾人等为重点，以解决社区主要卫生问题、满足基本卫生服务需求为目的，融预防、医疗、保健、康复、健康教育、计划生育技术服务等为一体的（俗称六位一体），有效、经济、方便、综合、连续的基层卫生服务，是实现人人享有初级卫生保健目标的基础环节。

（二）服务对象

社区卫生服务对象为辖区内的常住居民、暂住居民及其他有关人员。以妇女、儿童、老年人、慢性病患者、残疾人、贫困居民等为服务重点，根据人群特点分为5类。

1. 健康人群　疾病（特别是慢性非传染性疾病）的发生、发展过程及其危险因素具有可干预性，为此，美国于20世纪50年代末最早提出健康管理的概念。每个人都会经历从健康到疾病的发展过程。一般来说，是从健康到低危险状态，再到高危险状态，然后发生早期病变，出现临床症状，最后形成疾病。这个过程可以很长，往往需要几年到十几年，甚至几十年的时间，而且和人们的遗传因素、社会和自然环境因素、医疗条件以及个人的生活方式等因素都有高度的相关性，其间变化的过程多不易察觉。

因此，健康管理的目标人群不仅包括高危人群和患者，也包括健康人群。通过对健康人群系统检测和评估可能发生疾病的危险因素，帮助人们在疾病形成之前进行有针对性的预防性干预，可以成功地阻断、延缓甚至逆转疾病的发生和发展进程，实现维护健康的目的。健康管理已证明能有效地降低个人的患病风险，同时降低医疗开支。

2. 亚健康人群　在健康和疾病人群之间还存在一种介于两者之间的人群，这个人群虽然客观临床检测指标值都在正常范围，不能诊断为某种疾病，但呈现体力降低、反应能力减退、适应能力下降等症状，称为亚健康人群。亚健康人群主要包括老年人、长期处于竞争压力大的人、生活及饮食习惯不良的人等。据 WHO 结果显示，亚健康人群占人群总数的 75%，2006年在西安举办的全国心理健康指导与教育科普工作研讨会上发布的数据表明，我国亚健康人群占总人数的 70%。

3. 高危人群　指暴露于较高危险因素下或对危险因素较为敏感的人群，该人群罹患某种疾病的概率明显高于其他人群。高危人群包括两类：一是高危家庭的成员，如单亲家庭、受社会歧视家庭、吸毒及酗酒家庭、弱势群体等；二是具有明显危险因素的人群，如职业危险因素人群、不良生活方式人群、某些疾病特定高危人群等。

4. 患者　是由于各种原因引起了生理和（或）心理病理变化的人。

5. 重点保健人群　指由于各种原因需要在社区得到系统保健的人群，如孕产妇、儿童、老年人、残疾人、精神病患者等。

（三）特点和内容

1. 特点　社区卫生服务以健康为中心，以社区为基础，以家庭为单位，以基层医疗、预防、保健为主体，预防为主，提供人性化、综合性、连续性、可及性服务，开展协调性与团队合作式服务，实行首诊医疗服务。

在国务院深化医药卫生体制改革领导小组办公室编写的《深化医药卫生体制改革100问》一书中提到，城市社区卫生服务的地位和作用是：第一，城市社区卫生服务应逐步成为城市居民健康的"守门人"，为群众提供疾病预防、控制等公共卫生服务，一般常见病、多发病的诊疗服务，以及慢性病管理、健康教育与咨询和康复服务等。第二，社区卫生服务是新型城市医疗卫生服务体系的基础，通过逐步建立社区首诊、分级医疗和双向转诊制度，实现城市医院与社区卫生服务机构的分工协作，将有利于完善我国医疗服务体系，引导医疗卫生资源合理配置，方便群众看病就医，降低群众医药费用。

2009年卫生部部长陈竺在西安召开的全国社区卫生工作会议上指出，社区卫生服务是建立基本医疗卫生制度的重要内容，是公共卫生服务、医疗服务、医疗保障、药品供应保障四大体系的重要交汇点。

2. 内容和执业范围　社区卫生服务机构是提供基本公共卫生服务和基本医疗卫生服务的国家卫生服务体系中的基层机构。社区卫生服务机构开展健康教育、预防、保健、康复、计划生育技术服务和一般常见病、多发病的诊疗服务。

基本公共卫生服务是指由疾病预防控制机构、城市社区卫生服务中心、农村乡镇卫生院等城乡基本医疗卫生机构向全体居民提供的公益性公共卫生干预措施，以起到对疾病的预防与控制作用。服务内容包括：卫生信息管理，健康教育，传染病、地方病、寄生虫病预防控制，慢性疾病预防控制，精神卫生服务，妇女保健，儿童保健，老年保健，残疾康复指导和康复训练，计划生育技术咨询指导，协助处置辖区内的突发公共卫生事件和政府卫生行政部门规定的其他公共卫生服务。

基本医疗卫生服务是指医疗保障中对社会成员最基本的福利性医疗照顾，其目标是保障社会成员基本的生命健康权利，使其在疾病防治过程中按照防治要求得到基本的治疗。服务内容包括：一般常见病及多发病诊疗、护理和诊断明确的慢性病治疗，社区现场应急救护，家庭出诊、家庭护理、家庭病床等家庭医疗服务，转诊服务，康复医疗服务和政府卫生行政部门批准的其他适宜医疗服务。

社区卫生服务机构应根据中医药的特色和优势，提供与上述公共卫生和基本医疗服务内容相关的中医药服务。

（四）社区卫生服务的方式

社区卫生服务方式根据社区人群需求的不同分为以患者为中心的个体化服务和以社区人群服务需求为导向的群体性服务，通过组成的工作团队提供团队式服务。全科医生是主要在基层承担预防保健、常见病及多发病诊疗和转诊、患者康复和慢性病管理、健康管理等一体化服务的主体，是居民健康的"守门人"。

1. 以个人为中心的个体化服务

（1）门诊服务：是最主要的社区卫生服务方式，一般包括门诊、留诊观察、急诊，以提供基本医疗为主。

（2）出诊或家庭病床服务：是最具特色的社区卫生服务方式，出诊服务多针对社区居民行动不便、情况危急等情况；家庭病床服务主要用于行动不便者、慢性病患者或需要上门服务者。

（3）社区内的急救服务：提供全天候急诊服务、院前急救，帮助患者利用当地急救网络系统。

（4）双向转诊和会诊服务：是比较常见的社区卫生服务形式。双向转诊是指在两个医疗卫生服务机构之间将患者转出去和转过来的连续性服务，一般是针对超过全科医疗的执业范围或是社区卫生服务机构无条件诊断和处理的疾病，如疑难病患者的诊疗；同时上级医疗机构将需要和适合在社区卫生服务机构诊疗或康复的患者转至社区卫生服务机构。会诊服务是因各种原因无法转诊时，全科医生可请上级医疗机构的专家来社区诊疗。

（5）电话咨询：通过电话为社区居民提供服务或随访。

（6）长期看护：主要针对身患多种疾病、行动不便、需要长期医疗护理的老年人，多数需要长期居家照顾，也可以提供在社区卫生服务机构的老年护理员服务。

（7）临终关怀。

（8）医疗器具租赁与便民服务：包括对家庭照顾中必备的短期使用的医疗器具的租赁和指导使用。

2. 以社区为导向的群体性基层医疗服务　是全科医学的基本原则和方法之一，核心是社区参与，是一种将社区和个人的健康保健结合在一起的系统性照顾策略。以社区为导向的群体性基层医疗服务旨在基层医疗中，重视社区、环境、行为等因素与个人健康的关系，把服务的范围由临床医疗扩大到以流行病学和社区医学的观点来提供照顾，将社区中以个人为单位、治疗为目的的基层医疗与以社区为范围、重视预防保健的社区医疗两者有机地结合，并融入基层医疗实践。

以社区为导向的群体性基层医疗服务的实施包括5个基本步骤：

（1）确定社区和目标人群；

（2）确定基层医疗服务机构和团队；

（3）通过社区诊断，确定社区主要问题及需要优先解决问题的顺序；

（4）根据需要解决优先问题，制订解决问题的方案；

（5）检测并评价干预效果。

2015年，在随着城镇化、老龄化进程加快，以及群众对社区卫生服务需求日益增加，社区卫生服务机构设置、人员配备、医疗服务能力等方面需要进一步加强与改善的背景下，国务院办公厅印发的《全国医疗卫生服务体系规划纲要（2015—2020年）》要求到2020年在我国基本形成统一、规范的"首诊在基层"的服务模式，全科医生与城乡居民基本建立比较稳定的服务关系。

此外，原国家卫生和计划生育委员会和国家中医药管理局颁布了《关于进一步规范社区卫生服务管理和提升服务质量的指导意见》，以满足群众健康服务需求为导向，以提升社区卫生服务能力、提升居民感受度和服务质量为重点，提出了4个方面17条具体措施，其中第3个方面针对服务方式，强调转变服务模式，大力推进全科医生签约服务，包括加强签约医生团队建设、推行基层签约服务、开展便民服务、做好流动人口社区卫生服务、延伸社区卫生服务功能。进一步加强和改善了社区卫生服务方式和质量。

（五）组织形式和机构设置

2006年6月，卫生部和国家中医药管理局颁布《城市社区卫生服务机构管理办法（试行）》，确定社区卫生服务机构是指在城市范围内设置的、经区（市、县）级政府卫生行政部门登记注册，并取得《医疗机构执业许可证》的社区卫生服务中心和社区卫生服务站，具有社会公益性质，属于非营利性医疗机构。原卫生部负责全国社区卫生服务机构的监督和管理。区（市、县）级以上地方政府卫生行政部门负责本行政区域内社区卫生服务机构的监督和管理。

根据《城市社区卫生服务机构管理办法（试行）》，社区卫生服务机构设置如下：

（1）社区卫生服务中心原则上按街道办事处范围设置，以政府举办为主。在人口较多、服务半径较大、社区卫生服务中心难以覆盖的社区，可适当设置社区卫生服务站或增设社区卫生服务中心。人口规模大于10万人的街道办事处应增设社区卫生服务中心。人口规模小于3万人的街道办事处，其社区卫生服务机构的设置由区（市、县）级政府卫生行政部门确定。

（2）设区的市政府卫生行政部门负责制定本行政区域社区卫生服务机构设置规划，并纳入当地区域卫生规划、医疗机构设置规划。社区卫生服务机构设置规划须经同级政府批准，报当地省级政府卫生行政部门备案。

（3）规划及设置社区卫生服务机构应立足于调整卫生资源配置，加强社区卫生服务机构建设，完善社区卫生服务机构布局。政府举办的一级医院和街道卫生院应转型为社区卫生服务机构；政府举办的部分二级医院和有条件的国有企事业单位所属基层医疗机构通过结构和功能改造，可转型为社区卫生服务机构。

（4）新设置社区卫生服务机构可由政府设立，也可按照平等、竞争、择优的原则，通过公开招标等方式确定社区卫生服务机构举办者，鼓励社会力量参与。

（5）设置审批社区卫生服务机构，应征询所在街道办事处及社区居民委员会的意见。

（6）设置社区卫生服务机构，须按照社区卫生服务机构设置规划，由区（市、县）级政府卫生行政部门根据《医疗机构管理条例》《医疗机构管理条例实施细则》《城市社区卫生服务中心基本标准》《城市社区卫生服务站基本标准》进行设置审批和执业登记，同时报上一级政府卫生行政部门备案。《社区卫生服务中心基本标准》《社区卫生服务站基本设置标准》由卫生部另行制定。

（7）社区卫生服务中心登记的诊疗科目应为预防保健科、全科医疗科、中医科（含民族医学）、康复医学科、医学检验科、医学影像科，有条件的可登记口腔医学科、临终关怀科，原则上不登记其他诊疗科目，确需登记的，须经区（市、县）级政府卫生行政部门审核批准，同时报上一级政府卫生行政部门备案。社区卫生服务站登记的诊疗科目应为预防保健科、全科医疗科，有条件的可登记中医科（含民族医学），不登记其他诊疗科目。

（8）社区卫生服务中心原则上不设住院病床，现有住院病床应转为以护理康复为主要功能的病床，或予以撤销。社区卫生服务站不设住院病床。

（9）社区卫生服务中心为独立法人机构，实行独立核算，社区卫生服务中心对其下设的社区卫生服务站实行一体化管理。其他社区卫生服务站接受社区卫生服务中心的业务管理。

（10）社区卫生服务中心、社区卫生服务站是专有名称，未经政府卫生行政部门批准，任何机构不得以社区卫生服务中心、社区卫生服务站命名。社区卫生服务机构须以社区卫生服务中心或社区卫生服务站进行执业登记，原则上不得使用两个或两个以上名称。

社区卫生服务中心的命名原则是：所在区名（可选）＋所在街道办事处名＋识别名（可选）＋社区卫生服务中心；社区卫生服务站的命名原则是：所在街道办事处名（可选）＋所在社区名＋社区卫生服务站。

（11）社区卫生服务机构使用统一的专用标识，专用标识由卫生部制定。

《全国医疗卫生服务体系规划纲要（2015—2020年）》进一步明确了基层医疗机构的功能定位，确定基层医疗卫生机构主要包括乡镇卫生院、社区卫生服务中心（站）、村卫生室、医务室、门诊部（所）和军队基层卫生机构等。乡镇卫生院和社区卫生服务中心负责提供基本公共卫生服务，以及常见病和多发病的诊疗、护理、康复等综合服务，并受县级卫生计生行政部门委托，承担辖区内的公共卫生管理工作，负责对村卫生室、社区卫生服务站的综合管理、技术指导和乡村医生的培训等。

乡镇卫生院分为中心乡镇卫生院和一般乡镇卫生院。中心乡镇卫生院除具备一般乡镇卫生院的服务功能外，还应开展普通常见手术等，着重强化医疗服务能力，并承担对周边区域内一般乡镇卫生院的技术指导工作。村卫生室、社区卫生服务站在乡镇卫生院和社区卫生服务中心的统一管理和指导下，承担行政村、居委会范围内人群的基本公共卫生服务和普通常见病及多发病的初级诊治、康复等工作。单位内部的医务室和门诊部等基层医疗卫生机构负责本单位或本功能社区的基本公共卫生和基本医疗服务。其他门诊部、诊所等基层医疗卫生机构根据居民健康需求，提供相关医疗卫生服务。政府可以通过购买服务的方式对其提供的服务予以补助。

《全国医疗卫生服务体系规划纲要（2015—2020年）》还对机构设置进行了补充，规定：乡镇卫生院、社区卫生服务中心按照乡镇和街道办事处行政区划或一定服务人口进行设置。到2020年，实现政府在每个乡镇办好1所标准化建设的乡镇卫生院，在每个街道办事处范围或每3万～10万居民规划设置1所社区卫生服务中心。全面提升乡镇卫生院服务能力和水平，综合考虑城镇化、地理位置、人口聚集程度等因素，可以选择1/3左右的乡镇卫生院提升服务能力和水平，建设中心乡镇卫生院。有条件的中心乡镇卫生院可以建设成为县办医院分院。城市地区一级和部分二级公立医院可以根据需要，通过结构和功能改造转为社区卫生服务中心。合理确定村卫生室和社区卫生服务站的配置数量和布局，根据乡镇卫生院、社区卫生服务中心覆盖情况以及服务半径、服务人口等因素合理设置。原则上每个行政村应当设置1个村卫生室。个体诊所等其他基层医疗卫生机构的设置不受规划布局限制，实行市场调节的管理方式。

（六）社区卫生服务的经济学

1. 筹资补偿机制　我国城市社区卫生服务机构基本规模差异较大，人力和物力资源配备各有不同，服务水平也不同。但总体看，城市社区卫生服务的总成本均由固定资产及折旧和社区卫生服务人员的劳务报酬构成。城市社区卫生服务筹资补偿包括政府拨款和收费。发达国家城市社区卫生服务筹资方式主要是社会保险和私人保险，大多数欧洲国家采用社会保险的形式为大部分居民提供卫生服务，中等收入国家采用的方式为社会保险、私人保险和自费，低收入国家采用多种方式，包括自费、社会保险、社区筹资、私人保险、贷款与资助。

2. 医疗保险制度　在我国，医疗保险分为基本医疗保险和补充医疗保险，以基本医疗保险为主，补充医疗保险为辅。与社区卫生服务相关的为基本医疗保险中的城镇职工基本医疗保险和城镇居民医疗保险。城镇职工基本医疗保险是为补偿城镇劳动者因疾病而遭受经济上的损失而建立的一项社会保险制度，基本内容是通过用人单位和劳动者个人共同缴费，建立医疗保险金，由统筹基金和个人账户构成，当劳动者个人患病就诊产生医疗费用后，由医疗保险机构给予劳动者一定的经济补偿。城镇居民医疗保险是以没有参加城镇职工基本医疗保险的城镇未成年人和没有参加工作的城镇居民为主要参保对象的医疗保险，缴费方式为以家庭缴费为主，政府给予适当补助。

（七）我国社区卫生服务现况

我国大范围地、规范地开展社区卫生服务工作始于 20 世纪末。1997 年，《中共中央、国务院关于卫生改革与发展的决定》的颁布标志我国政府开始对医疗卫生体制进行全面改革，是社区卫生服务工作的里程碑。文件明确要求"改革城市卫生服务体系，积极发展社区卫生服务，逐步形成功能合理、方便群众的卫生服务网络"。标志着我国社区卫生服务工作正式成为我国卫生工作的重要组成部分和内容，社区卫生服务体系建设从此全面展开。文件对社区卫生服务对象、服务内容、工作机制、人员管理、体系建设等方面的原则进行了要求。不少城市积极试点和探索，取得了初步经验，显示出社区卫生服务旺盛的生命力和广阔的发展前景。

此后 10 多年，政府各有关部门出台了多个相关配套文件。1999 年，为贯彻党的十五大精神，改革城市卫生服务体系，建立城镇职工基本医疗保险制度，就进一步发展城市社区卫生服务，卫生部等 10 个部委联合下发了关于印发《关于发展城市社区卫生服务的若干意见》的通知，文件中就社区卫生服务的重要意义、总体目标和基本原则、组织领导、服务体系、规范化管理、配套政策等方面做了进一步明确。2000 年、2001 年，为进一步加强社区卫生服务机构的规范化管理，构筑城市卫生服务体系新格局，大力推进城市社区建设，卫生部相继印发了《卫生部关于印发城市社区卫生服务机构设置原则等三个文件的通知》和关于印发《城市社区卫生服务基本工作内容（试行）》的通知，文件包括《城市社区卫生服务机构设置原则》《城市社区卫生服务中心设置指导标准》和《城市社区卫生服务站设置指导标准》3 个指导性原则和标准，对工作内容进行了较为详细的规定。

2002 年，为加快发展城市社区卫生服务，鼓励社会各方面力量共同构建以社区卫生服务为基础、合理分工的新型城市卫生服务体系，增加基层卫生服务供给，更好地满足广大群众日益增长的健康需求，卫生部等 11 个部委联合印发了关于印发《关于加快发展城市社区卫生服务的意见》的通知，文件对社区卫生服务的资源配置、发展政策、队伍建设、监督管理、加强组织领导等方面提出进一步要求。2003 年以来，卫生部、民政部、国家中医药管理局开展了创建全国社区卫生服务示范区活动。到 2005 年，有 21 个省、直辖市的 45 个市辖区和 1 个县级市按规定初步达到全国社区卫生服务示范区的要求，并在一定程度上带动了所在省市的社区卫生服务工作，卫生部、民政部、国家中医药管理局印发了《关于命名第一批全国社区卫生服务示范区的决定》，将北京市东城区等 46 个地区命名为第一批"全国社区卫生服务示范区"，其中，北京市西城区等 13 个创建有中医药特色示范区的地区同时由国家中医药管理局命名为"全国中医药特色社区卫生服务示范区"。

2006 年，为深化城市医疗卫生体制改革，优化城市卫生资源结构，发展社区卫生服务，解决在城市卫生事业发展中还存在优质资源过分向大医院集中，社区卫生服务资源短缺、服务能力不强、不能满足群众基本卫生服务需求等问题，国务院召开全国城市社区卫生工作会议，下发了《关于发展城市社区卫生服务的指导意见》，指导意见明确了新形势下社区卫生服务的指导思想、基本原则和工作目标，对如何推进社区卫生服务体系建设，完善发展社区卫生服务的政策措施，加强对社区卫生服务工作的领导提出了要求。同年，为贯彻落实指导意见的工作目标，中央机构编制委员会办公室、国家发改委、人事部、财政部、卫生部、劳动保障部和国家中医药管理局等部门先后印发了《关于促进医疗保险参保人员充分利用社区卫生服务的指导意见》《关于在城市社区卫生服务中充分发挥中医药作用的意见》《关于公立医院支援社区卫生服务工作的意见》《关于城市社区卫生服务补助政策的意见》《关于印发城市社区卫生服务中心、站基本标准的通知》《关于加强城市社区卫生人才队伍建设的指导意见》《关于印发〈城市社区卫生服务机构设置和编制标准指导意见〉的通知》《关于印发〈城市社区卫生服务机构管理办法（试行）〉的通知》《关于加强城市社区卫生服务机构医疗服务和药品价格管理意见的通知》等9个配套文件。自此，发展社区卫生服务成为政府履行社会管理和公共卫生职能的一项重要内容。

2009年，随着医改工作的不断深入，社区卫生工作也不断加快步伐，不断完善，中共中央 国务院《关于深化医药卫生体制改革的意见》提出完善以社区卫生服务为基础的新型城市医疗卫生服务体系。同年，卫生部、财政部、国家人口和计划生育委员会《关于促进基本公共卫生服务逐步均等化的意见》中指出，基本公共卫生服务项目主要通过城市社区卫生服务中心（站）、乡镇卫生院、村卫生室等城乡基层医疗卫生机构免费为全体居民提供；当年卫生部还印发了《关于印发康复等七个专业社区卫生人员岗位培训大纲的通知》，对进一步加强人才培养提出规范化要求。《国家基本公共卫生服务规范（2009年版）》也在这一年由卫生部印发，明确了基本公共卫生服务项目的10个类别。2017年，印发了《国家基本公共卫生服务规范（第三版）》，将基本公共卫生服务项目增加到12个类别，进一步规范国家基本公共卫生服务项目实施，修改并完善了有关内容，精简了部分工作指标。2019年，国家卫生健康委、财政部和国家中医药局联合印发的《关于做好2019年基本公共卫生服务项目工作的通知》中，在《国家基本公共卫生服务规范（第三版）》基础上，将原重大公共卫生服务和计划生育项目中的妇幼卫生、老年健康服务、医养结合、卫生应急、孕前检查等内容纳入基本公共卫生服务。

2011年，为加强对社区卫生服务机构的规范管理，卫生部印发了关于印发《社区卫生服务机构绩效考核办法（试行）》的通知，制定了《社区卫生服务机构绩效考核办法（试行）》和《社区卫生服务机构绩效考核指标体系》。同年7月，国务院印发的《国务院关于建立全科医生制度的指导意见》为提高社区卫生服务机构服务水平提供人才支撑，鼓励组建由全科医生和社区护士、公共卫生医生或乡村医生等人员组成的全科医生团队，划片为居民提供服务，团队成员属于政府举办的基层医疗卫生机构正式工作人员的，执行国家规定的工资待遇，力争到2012年每个城市社区卫生服务机构和农村乡镇卫生院都有合格的全科医生。2011年1月，卫生部启动了创建示范社区卫生服务中心活动，2011—2013年共公布了488家全国示范社区卫生服务中心名单，2018年遴选出4290所乡镇卫生院为"2016—2017年度群众满意的乡镇卫生院"、753所社区卫生服务中心为"2017年优质服务示范社区卫生服务中心"。

2012年卫生部开始医联体的探索与建设，而一系列文件与举措的出台，如2015年《国务院办公厅关于推进分级诊疗制度建设的指导意见》、2016年国务院医改办《关于推进家庭医生签约服务的指导意见》、2019年国家卫生健康委办公厅《关于开展社区医院建设试点工作的通知》等，则加快了社区卫生服务发展的步伐。在各级政府的大力推动下，我国社区卫生服务快速发展，政策和措施逐步完善，服务网络初步建立，人才队伍得到加强，服务功能不断完善。各地在探索家庭责任医生制度、加强上下联动、医保支持下的社区首诊、利用信息化手段改善服务、延伸社区卫生服务功能、建立激励机制等方面积累了一定的经验，社区卫生服务初显成效。

根据2016年底的数据，全国社区卫生服务中心已达到8918家，从业人员总数为41.1万人，年诊疗人次达到5.6亿人次，全国社区卫生服务站已达到25 409家，从业人员总数为11.1万人，年诊疗人次达到1.6亿人次，全国95%的地级以上城市、86%的市辖区和一批县级市开展了城市社区卫生服务，以社区卫生服务中心为主、社区卫生服务站为辅、医疗诊所及医务室为补充的社区卫生服务体系框架在城市逐步形成。

（八）国外社区卫生服务发展状况

社区卫生服务中心在国际范围内也称为卫生保健中心或卫生中心，其界定为：由一群全科医生和护士组成的、为某一个固定区域内的居民提供医疗保健服务的门诊网络。至于所具体开展的医疗保健服务的种类，不同国家甚至同一国家的不同机构之间具有较大差别。

国外一些国家的社区卫生服务和医疗服务体系也存在医疗费用上涨过快、效率低下、政府投入供不应求等问题，但总体看，基本维系了社会公益性。一般分为初级、二级、三级三个层次，每个层次职能定位只能定为明确。初级医疗服务主要由全科医生提供，服务内容主要对一些非急性的疾病提供一般的诊疗服务；二级医疗服务主要为急诊，需要专科医生诊疗或需要住院治疗的疾病由医院提供；三级医疗服务针对一些特殊疾病，提供高度专业化的特殊诊疗服务。在医疗服务递送体系方面普遍实行社区首诊制，赋予全科医生"健康守门人"职责，社区的全科医生与本社区的患者联系密切。在强调社区首诊的同时，建立严格的双向转诊制度。

各国对以社区为基础的基本卫生服务高度重视，把基本卫生服务视为国家卫生保健体系的基础和门户，对基本医疗服务给予大力支持，如英国的基本医疗服务费用占预算的绝大部分，印度政府免费提供基本卫生服务；澳大利亚社区卫生服务是医疗保健服务的第一线，政府对社区全科医生的费用按固定标准予以补偿。

第二节　社区口腔卫生服务
Community Oral Health Service

一、社区口腔卫生服务的概念

社区口腔卫生服务（community oral health service）是社区卫生服务的一个组成部分，是以社区人群为对象，以维护口腔健康，降低个人口腔疾病患病风险，改善与提高口腔健康状况为目的，以社区卫生服务机构为依托，动员社区内所有成员和社会力量共同参与为形式，为社区居民提供最基本的口腔预防和诊疗的卫生服务。社区口腔卫生服务与医院服务是有区别的（表11-1）。

表 11-1　社区口腔卫生服务与医院服务的区别

	社区口腔卫生服务	医院服务
形式	团队对群体	个人对个人
重点	预防	治疗
方法	采取信息收集、统计、分析等社区诊断	询问病史、口腔检查等临床诊断
措施	基本公共卫生服务和基本医疗服务	更加专业性的医疗服务
目标	维护群体口腔健康水平	恢复个体口腔健康和功能
投入	成本效益比较高	花费昂贵，社会效益小
理念	符合卫生服务均等化	较难达到均等化要求
态度	群体主动参与	个人被动参与

二、社区口腔卫生服务策略

（一）初级卫生保健

初级卫生保健（primary health care）是1978年WHO《阿拉木图宣言》中提出的概念，是实现"人人享有卫生保健"目标的基本途径，是一种基本卫生保健，指普及适宜的、技术可靠的、社会能接受和负担的技术，使全体人民公平地获得基本卫生服务。初级卫生保健是社区的个人与家庭通过积极参与普遍能够享受的、费用能够负担得起的，既是国家卫生系统的一个组成部分、功能中心和活动的焦点，也是社会整个经济发展的一个组成部分，是个人、家庭、群众与国家卫生系统接触的第一环，能使卫生保健尽可能接近人民居住及工作的场所，是卫生保健持续进程的起始一级。

初级卫生保健有4项原则。一是成本效益，即以最低成本产生最大的效益方式来分配和利用资源，卫生资源的投放应该以医院和专科服务为主转向地区卫生系统和基础卫生工作。二是社会公正，即要体现卫生服务和卫生资源分配与利用的公正性，人们接受卫生服务的机会必须是均等的，不能忽视乡村和某一地区的人口或郊区居民。三是社区参与，即在改善人民健康的过程中，必须充分发挥社区和人民群众的作用，依靠群众的参与，改变不良的卫生习惯和生活方式，提高自我保健能力。四是部门间协作行动，即实行初级卫生保健不能只依靠卫生部门，而必须是卫生部门和其他部门共同行动，并协调一致。

初级卫生保健的内容包括4个方面。一是促进健康，即通过健康教育和各种政策、法规、组织等环境支持，促使人们自觉地采取有益于健康的行为和生活方式，促进心理卫生，养成良好的生活方式，消除或减轻影响健康的危险因素，促进健康和提高生活质量。二是预防疾病，即在研究社会人群健康和疾病的客观规律及他们和人群所处的内、外环境及人类社会活动的相互关系的基础上，采取积极、有效的措施，预防各种疾病的发生、发展和流行。三是及时治疗，即以基层医疗机构为中心，面向社区开设家庭病床、巡诊、会诊、转诊相结合的诊疗方式，为社区居民提供及时、有效的医疗服务。四是康复防残，即对丧失功能或功能上有缺陷的残疾者，通过医学的、教育的、职业的和社会的措施，尽量恢复其功能，使他们重新获得生活、学习和参加社会活动的能力。

（二）三级预防

三级预防是为预防慢性疾病，针对慢性疾病发生、发展或恶化的不同阶段，分别采取病因预防、临床前期预防和临床期预防3种预防措施。由于3种预防措施是连续的、梯次性预防措施，因而称之为三级预防。疾病的预防不仅是指阻止疾病的发生，还包括疾病发生后阻止或延缓其发展，最大限度地减少疾病造成的危害。根据发病因素和疾病自然史的各个阶段，在生物-心理-社会医学模式指导下实施三级预防，可有效地控制和降低疾病发病率、残障率和病死率，保护人群健康，提高生命质量。

三级预防是预防医学的核心，可体现在个体或群体慢性病发生前及发生后的各个阶段。一级预防（primary prevention）又称病因预防，是在疾病尚未发生时针对病因采取的措施，也是预防、控制和消灭疾病的根本措施。二级预防（secondary prevention）又称临床前期预防，是为了阻止或延缓疾病的发展而采取措施，阻止疾病向临床阶段发展。三级预防（tertiary prevention）又称临床期预防，是为了减少疾病的危害和恶化而采取的措施，旨在防止伤残和促进功能恢复，提高生命质量，延长寿命，降低病死率。

（三）初级卫生保健和三级预防在社区口腔卫生中的实践

社区口腔卫生服务的目的、特点、内容和方式与初级卫生保健密切相关，是实现初级卫生保健的有效途径。医务人员在临床治疗场所提供预防服务已成为医学发展的趋势，根据1989年美国医学会代表会议的定义，临床预防医学是通过在临床治疗场所对疾病危险因素的评价和预防干预来实施的，是对健康和无症状患者采取的个体预防措施，是在临床环境下的三级预防的结合。根据口腔疾病的不同发展阶段，可以在社区开展的口腔卫生服务应遵循以初级卫生保健为途径，以三级预防为原则的策略分为3个层次，这3个层次不是完全分开的，而是相互联系、相互融合为一体的。

1. 第一层次　在口腔疾病自然史中，处于接触危险因素或致病因素阶段，并无任何临床表现。对这一层次，所采取的主要手段是口腔健康教育、口腔健康促进与口腔健康保健。口腔健康促进是通过创造促进口腔健康的环境，使人群避免或减少口腔疾病危险因素的暴露，改变机体的易感性。具体措施有口腔健康教育、自我口腔保健、营造支持环境等。其中，口腔健康教育是提高全体居民自我口腔保健意识和自我口腔保健能力的重要措施，通过传播媒介和行为干预，促使人们自愿采取有益口腔健康的行为和生活方式，避免影响口腔健康的危险因素，达到促进口腔健康的目的。自我口腔保健是指个人在发病前就进行干预以促进口腔健康，提高预防口腔疾病的能力，增强机体的生理、心理素质和社会适应能力，是个人为其本人和家庭利益所采取的大量有利于口腔健康的行为。口腔健康保护是对暴露于危险因素的高危易感人群实行特殊保护，避免疾病发生或降低疾病发生的概率，具体措施有提供口腔疾病防治适宜技术等。

第一层次常采取3种策略。一是双向策略（two pronged strategy），即把对整个人群的普遍预防和对口腔疾病高危人群的重点预防结合起来，二者相互补充，可以提高效率。二是全人群策略（population strategy），是对整个人群的普遍预防，旨在降低整个人群对口腔疾病危险因素的暴露水平，是通过口腔健康促进实现的。三是高危人群策略（high risk strategy），是对口腔疾病高危人群的预防，旨在消除具有某些口腔疾病危险因素的人群的特殊暴露，它是通过口腔健康保护实现的。

第一层次的措施是最主动、积极、有效的，具体内容包括：提供口腔卫生保健知识和信息，包括知识、技能与实践；开展自我口腔卫生保健指导，包括自我口腔保健技术知识讲解与技术示范，纠正不良行为习惯（如吸烟），养成良好的口腔卫生习惯和生活方式，培养建立良好的就医行为；合理膳食咨询与指导，如适当限制糖消耗量与消耗方式，进行糖消耗量、次数与消耗方式指导，指导选择健康食品；氟化物的应用，包括鼓励个人使用含氟牙膏、饮水加氟或食盐加氟等全身用氟，专业人员提供局部用氟服务；实施窝沟封闭；提供基本口腔保健用品；口腔疾病患病状况和危险因素监测；口腔错𬌗畸形的矫正；避免不良刺激；职业防护、重点人群口腔保健。

2. 第二层次　口腔疾病患者往往早期症状不明显或不易发现，但通过口腔健康检查可以发现异常，是在口腔疾病初期采取的预防措施。口腔疾病大多病因复杂，有的病因尚不明确，需要经过多种综合预防措施才能达到效果，因此要完全做到通过第一层次的一级预防是比较困难的。但由于口腔疾病的发生大都是致病因素长期作用的结果，因此第二层次的主要手段是三早，即早发现、早诊断、早治疗，可采用普查、筛检、定期口腔健康检查来实现，可以明显改善患者的预后，对于某些可逆转、停止或延缓发展的口腔疾病，积极开展这一层次的工作具有重要意义。

为提高这一层次工作的成效，需要采取的策略包括：提高居民口腔疾病防治知识、早诊和早治的意识、自我检测的水平；加强人员培训和队伍建设，提高基层口腔卫生人员早期检查、早期诊断、早期治疗的水平；开发和推广三早的口腔适宜技术。具体措施包括：自检、自查；合理利用口腔卫生服务；开展定期口腔检查，进行早期诊断与即刻处理；预防性洁治（去除牙菌斑与牙石）；预防性充填；龋齿早期充填［非创伤性充填（ART）等］、简单修复、口腔癌早期治疗。

3. 第三层次　口腔疾病的三级预防一般以复杂临床治疗和恢复口腔功能两方面为主。复杂临床治疗的目的在于积极治疗口腔疾病，防止病情发展，预防并发症，防止口腔功能丧失。恢复口腔功能是在病情得到有效控制后，促使患者口腔功能进一步康复，最大限度地使患者拥有正常咀嚼、美观、发音等功能。

此阶段是对口腔疾病进入后期阶段的预防措施，策略是：必须与口腔预防相结合，特别是与自我口腔卫生保健相结合，要让患者做好自我保健并显现出预防效果，还需要口腔卫生服务人员提供口腔卫生保健服务，特别是对患者开展经常性的、形式多样的自我保健教育。

具体措施包括：最大限度降低功能丧失，充分利用口腔卫生服务，进行复杂修复、牙髓治疗、根面平整、牙周手术、整形外科、语言训练、放射治疗及化学治疗等。

三、社区口腔卫生服务的周期

社区口腔卫生服务的周期是从社区口腔健康问题和实际情况出发，通过社区诊断，对一定时期内社区口腔卫生发展可能达到程度的预测，在社区环境和资源允许的条件下，为提高居民口腔健康水平，按一定目标提供必需的社区口腔卫生服务所采取的措施，解决社区居民主要口腔健康问题，满足社区居民基本口腔卫生服务的需求的整个过程。社区口腔卫生服务一般包括社区诊断、拟定社区口腔卫生计划、实施口腔卫生服务、社区口腔卫生服务评价4个步骤。

（一）社区诊断

社区诊断（community diagnosis）是指在开展口腔疾病防治工作前，通过社会学、流行病学、统计学等方法，对社区口腔健康相关因素和口腔疾病状况进行调查和分析，进而对社区人群的口腔健康状况和主要公共卫生问题进行判断的过程。社区诊断是开展社区口腔疾病防治工作的基础和前提。

社区诊断与临床诊断的区别在于：临床诊断是在口腔疾病发生后，临床医生在个体的水平上，根据特定患者的症状、体征和其他有关检查结果，对个体患者所患口腔疾病做出诊断，制订治疗方案；社区诊断是社区口腔卫生工作者通过流行病学方法，以社区居民群体为对象，利用已有资料或某种专题调查结果，对影响社区居民口腔健康的主要疾病和主要公共问题做出判断，充分利用社区现有资源，制订针对群体的口腔疾病防治策略和措施。

1. 社区诊断的目的

（1）确定社区的主要口腔健康问题及重要程度，明确社区口腔卫生服务需求，如影响社区人群健康的主要口腔疾病及解决问题的优先排序、患病率、就诊情况等。

（2）分析社区口腔健康问题产生的主要原因及影响因素，阐明社区健康问题的原因和波及的主要人群。

（3）了解和发掘社区资源，评价社区解决口腔卫生问题的能力，为工作打基础。

（4）根据社区居民口腔健康状况、需求、资源和可利用状况、社区关心的程度，确定解决口腔问题的优先顺序。

（5）为制订符合社区需要的口腔卫生计划提供参考资料，并评价口腔卫生计划执行的情况和效果。

（6）更好地争取社区各利益相关集团的广泛参与。

2. 社区诊断需要的资料信息

（1）社区人口学特征：包括总人口、年龄、性别、民族、职业及年龄结构等。

（2）社区口腔健康状况：包括口腔疾病的分布及严重程度，如各种常见口腔疾病的患病情况、分布情况和特征、高危人群，就诊情况和医疗费用支出情况；口腔健康行为和危险因素，如饮食习惯、口腔卫生习惯、甜食摄入情况、口腔就医行为等。

（3）社区人文社会环境情况：如口腔卫生知识情况、态度、当地风俗、生活习惯、卫生习惯、宗教、信念、教育水平、社区的管理机构和工作模式、经济水平、口腔疾病负担等。

（4）社区自然环境情况：如饮水氟含量、是否煤矿区等。

（5）社区口腔卫生资源和环境支持系统情况：包括口腔卫生机构和人力情况和分布，如各级及各类口腔医疗机构情况（包括私人诊所）、口腔执业（助理）医生情况等；经济资源，如社区经济状况，政府、企业等对口腔卫生事业的投入和支持；政策支持。

3.社区诊断的步骤

（1）确定所需要的信息：包括口腔疾病情况、社会人口学、环境与行为、教育与组织、管理与政策等。

（2）收集信息：利用现有的资料，定性方法收集资料（专题小组讨论、访谈、专家咨询等），定量方法收集资料（口腔流行病学抽样调查、普查、哨点监测等）。

（3）分析资料：采用卫生统计分析、流行病学分析、社会学分析等。

（4）社区诊断报告：包括社区优先口腔卫生问题、社区重点干预人群、社区重点干预因素、社区口腔综合防治策略与措施。

4.社区诊断要点　在做社区诊断时，要考虑到重要性、必要性、可行性、安全性、有效性。重要性是指口腔疾病的社会影响、人群影响和对健康影响的重要程度；必要性是指其影响程度大小；可行性是指从成本效益、技术手段等方面有意义和措施；安全性是指干预措施成熟、可靠；有效性是指干预措施明确、有效。

（1）确定主要口腔卫生问题：口腔卫生问题是对一种与口腔健康有关的状态或条件下不满意的感觉和认识，尤其是不利于口腔健康的危险因素及造成危险因素的条件和环境。确定口腔卫生问题要确定主要指标，如频度、程度等，明确引起口腔卫生问题的直接原因和根本原因，考虑问题会导致的后果和可能引出的新问题。确定优先问题顺序的标准可以按口腔卫生问题对社区人群的重要性、危害性、普遍性、受关注程度、可干预性、趋势、效益性、可行性等来判断。决定优先顺序一般有4个要领，一是社区对某口腔问题的关心程度；二是判断这个问题是不是常见的问题；三是判断这个问题是不是一个严重的问题；四是提供口腔医疗卫生服务能否预防和控制这一问题。确定重点口腔卫生问题的原则是根据其发生频率高、危害性严重、流行病学问题基本明确、有行之有效的干预方法、自然和社会条件可行。

（2）确定高危人群：需要利用流行病学方法，根据口腔疾病在不同人群中的分布或根据是否处在某些特殊的自然或社会环境中，同时也包括是否利用了现有的口腔卫生服务。

（3）确定主要危险因素：影响口腔健康的危险因素包括生物因素（如口腔内环境、菌群、结构、发育缺陷等）、行为和口腔卫生习惯、环境、卫生服务等。应将危害最严重的危险因素、普遍存在的、与疾病有确定联系的危险因素作为重点，尽量采取定量的方法。

（二）拟定社区口腔卫生计划

在完成社区诊断的基础工作后，对社区中的口腔健康状况与问题有了正确的了解，下一步应通过拟定和执行社区口腔卫生计划加以实施。社区口腔卫生计划是在社区口腔卫生调查和诊断基础上，以解决社区主要口腔卫生问题、满足基本口腔卫生服务需求为目的制订的社区口腔卫生目标和实现该目标的方法，是实施社区口腔卫生工作的依据。计划不仅是整个工作的内容及时间进程，也是有效的管理手段，包括从开始到结束的方方面面。拟定计划应首先考虑社区居民的口腔卫生需求与需要；还需要考虑社区资源状况、计划的可能方案及方案的可行性，如考虑社区拥有的财力、人力、服务能力政策支持情况等；最后按解决问题的优先顺序排序。制订计划的过程如下。

1.确定计划的目标　目标可以分为两个方面，一是产出物目标，表现为产出物的功能、特性、使用效果等，如口腔疾病患病率改善情况、口腔健康知识知晓率和行为改善情况等；二是工作目标，表现为口腔卫生服务实施的工期、成本、质量等方面，如经费预算、完成时间等。目标要包括内容、起点、结果、效果、开始时间及完成时间几个主要方面。目标必须准确、清楚，定义明确，让所有相关人员了解并理解，不能使用模糊字词，如满意的、合理的、充分的、儿童，要使用如对8岁儿童开展窝沟封闭、12岁患龋率控制在25%以内等可测量标准。

目标着眼于目的和结果，具体方法等不必详述。

所选择的指标体系必须符合以下条件。

（1）具有代表性：在众多指标中选择最有代表性的指标。

（2）有效性：含义明确，能最准确地反映希望测量事物的特征或状态。

（3）可靠性：可被重复测量，误差小，稳定性好。

（4）可行性：数据易获得和分析，不易出现理解误差。

2. 确定计划的内容　计划的内容包括 10 个方面。

（1）实施范围：是指从工作开始到完结的全过程中所涉及的工作范围，如地点、对象、内容等。

（2）实施时间：指工期和进度，如口腔卫生服务内容的流程和排序、服务工期估算、制订工期计划，以及对进度进行管理与控制等。

（3）实施成本：指预算和经费，包括资源计划、成本估算、成本控制等。

（4）质量控制：对口腔卫生服务质量等制订切实可行的措施，确定具体方法和指标。

（5）人力资源：指有效利用人力资源，通过开展有效规划、积极开发、合理配置、准确评估、适当激励等方面的工作，以实现目标。一般包括组织计划、人员的获得与配备、团队建设三部分内容。人力不是级别越高越好，要结构合理，要注意发挥不同人员优势，如发挥口腔技术人员的专业优势、疾控人员的组织和管理优势、媒体部门的宣传优势等。

（6）有效沟通：指对所需的信息和利益相关者之间的沟通进行有效的管理，以确保成功。在执行过程中，由于各利益相关者的文化背景、工作背景、技术背景等方面的差异，造成人们对一件事的理解偏差很大。通过沟通，使各相关利益人对工作目标和内容的理解保持一致。沟通内容一般包括信息沟通计划、信息的传送、报告和决策信息与沟通管理等。可以通过电话、会议、邮件、工作简报等多种形式。

（7）风险处理：指由于所处的环境和条件的不确定性，以及各利益相关者不能准确预见或控制的影响因素，使最终结果与相关利益者的期望背离，带来损失的可能性。要通过各种手段来认识风险，进而合理应对、有效控制、妥善处理，达到以最小成本实现目标，包括风险的识别、定量分析、对策设计、应对与控制。

（8）采购：是获得所需产品或服务的过程。采购计划要包括采购过程、采购询价、资源供应来源选择、招标、投标、采购合同等。

（9）整体管理：指为确保各项工作能够有机地协调和配合所开展的综合性和全局性的管理工作，包括协调各种相互冲突的活动，选用最佳的备选行动方案等。原则是以整体利益最大化为目标。

（10）效果评价：确立评价标准和指标，采用一定的评价方法来明确相应的服务效果。

3. 制订工作计划　计划可分为总体计划和专项计划。总体计划是各专项计划的合成，是为了指导总体实施和控制，有利于按顺序协调和实施。而专项计划则是每一部分的内容更具体、详细的安排。如某口腔疾病防治项目总体计划中，提出对参与的人员要进行培训，那么在专项计划中，就要对人员培训的数量、来源、资质、内容、指标、考核办法、时间安排、经费等方面制订出专门计划书。

在制订口腔卫生工作计划时，有几点需要注意：一是重视计划的制订，重视不是停留在口头上，而是要具体体现在有研究、有依据、有制度、有考察；二是对各项计划内容的重视程度要均等，口腔卫生专业人员往往在计划制订的过程中把关心的重点放在技术指标上，而对很多组织或管理方面的计划经常没有或淡化、简略，比如对口腔卫生服务工作中的健康教育、组织发动、部门协调、沟通交流、风险应急、档案管理、总结归纳及资源配置等方面不做计划，或计划内容空泛，缺乏认真考虑、策划和实质确实可行措施，最终导致整个实施过程出现工作推动缓慢、各种质量等问题频繁出现，甚至失败；三是严格确保实施工作按计划执行，避免出现将计划方案束之高阁、随意性大的现象。

（三）实施口腔卫生服务

1.实施的步骤 包括实施准备、实施过程、收尾、验收。

实施准备通常以开会部署或向相关人员发送书面报告的形式开始。具体内容包括向相关人员解释任务和目标，确保他们了解自己的职责；界定实施的阶段和每一阶段的目标和日期；阐明计划、程序和进度安排；其他相关事宜。

实施过程包括队伍的建设和发展、信息系统的建立、按计划实施、协调调度、纠偏等内容。队伍的建设和发展是为了保证工作完成的质量，通过培训、交流、督导等方式提高每个人及整体团队的能力和水平。信息系统的建立一方面是为了随时、准确了解工作进展情况，另一方面还具有对服务对象、参与人员的管理作用。实施过程中需要定期举行各方相关人员参加的会议，参与人员之间不断交流和沟通，对问题进行讨论，反馈各种信息，以检查存在的漏洞，评估项目实施进度，解决有可能出现的问题，还可以通过书面汇报制度、定期表格数据上报制度等形式。

收尾包括做好结束阶段的团队工作、完成项目实施报告等。

验收根据内容划分，包括质量验收和文件验收。质量验收要依据指标要求和评定标准进行，例如，第三次全国口腔健康流行病学调查中以 Kappa 值为指标对检查者的检查质量进行控制和验收，根据对每个检查者定期抽查的 Kappa 值结果作为检查者是否合格的评定标准。文件验收是将整个过程中文字资料的详细记录作为验收资料，文字资料为计划中规定必须具备和存留的有关资料，如计划、方案、进度报告、会议记录等。验收过程包括前期准备工作和验收工作。前期准备工作即做好收尾工作，准备验收材料，自检自查，提出验收申请，报送验收材料；验收工作即组成验收组或验收委员会，材料验收，验收答辩，签发验收文件等。

2.实施的内容

（1）社区口腔健康教育：是在社区范围内，以增进居民口腔健康为目标，采取有效的宣传教育方式与干预措施，有组织、有计划、有评价的口腔健康教育活动。其目的是针对人群中存在的主要危险因素，组织和发动社区人群参与口腔健康教育计划，开展多种形式的口腔健康教育，并将其融入社区口腔卫生服务的各项工作中，普及口腔卫生知识，促使社区居民树立口腔健康意识，建立和形成有益于口腔健康的行为和生活方式，消除危险因素，以提高社区居民的口腔自我保健能力和健康水平。口腔疾病的健康教育主要是教育群众消除对口腔疾病的无知和误解，使群众了解常见口腔疾病是可防可治的，落实综合性防治措施，把口腔疾病带给人们的危害减少到最低限度。

口腔健康教育是社区口腔卫生服务的重要内容和基础，是促进居民口腔健康的重要手段，在社区口腔卫生服务中具有导向作用。社区口腔健康教育的任务包括建立以社区卫生服务中心为主体、社区卫生服务站和社区居委会负责的口腔健康教育网络；社区卫生服务中心（站）负责社区口腔健康教育的组织协调，由专人或兼职人员从事具体工作；口腔科医生（或全科医生、防保医生）和社区护士在医疗、护理、预防保健等各项工作中，应同时开展有针对性的口腔健康教育；建立健全口腔健康教育工作档案或把口腔健康教育工作档案纳入已有的整体健康教育工作档案中，包括年度计划、工作记录、年终考核与评价，在已有的固定的健康教育橱窗或卫生宣传栏中定期纳入口腔卫生内容；根据居民需求和需要，开展多种形式的口腔健康教育活动；配合上级单位和健康教育专业机构开展口腔健康教育相关工作，协助及指导社区内学校、商店、机关、厂矿企业开展口腔健康教育活动；开展医护人员与社区健康教育骨干人员的培训，并指导其工作。

社区口腔健康内容包括普及口腔疾病防治知识，提高自我口腔保健能力，包括引起口腔疾病的主要病因、早期症状、早期发现和早期治疗的意义，家庭自我保健知识等；增强就医行为，提高对社区口腔卫生服务的利用，如主动定期接受口腔健康检查，遵照医嘱坚持治疗，积极接受口腔预防服务等，做口腔疾病三级预防的积极参与者和接受者；提倡健康的生活方式，改变不良的口腔行为和习惯，控制行为危险因素；提供初级口腔保健技能培训，教会居民正确地刷牙、使用牙线及牙间隙刷等。

社区口腔健康教育工作者要具备多种技能和素质。要具有口腔医学知识和传播教育的手段；要具有计划、设计、执行与评价能力，工作管理、资料分析、撰写、编辑、传播与教育能力；要具有动员和开发的能力；要具备组织能力，在工作中，需要成功地与各部门沟通，并取得合作，有效地开展口腔健康教育活动，需要运用各种有效的干预方法，包括社区组织与发展、教育、政策、社会市场学、大众传播学等，尽量动员全社区人员的参与和资源的开发。社区口腔健康教育工作者在整个活动中的主要角色既是组织者又是参与者，既是行政管理者又是工作协调者，既要养成自己的健康行为，又要培养他人的健康行为，要善于同各级领导对话，争取支持，了解指挥、管理系统和组织原则，同时在整个过程中善于与他人密切合作，实现社会协调。

在社区可以以管辖范围和人群特点为依托，开展重点场所和重点人群的口腔健康教育。重点场所主要包括托幼机构、中小学校、家庭、工厂及企业、机关和事业单位。

学龄前儿童大部分在托幼机构过集体生活，托幼机构是开展口腔健康教育的重要阵地。托幼机构开展健康教育具有几大优势：一是托幼机构是专门的教育机构，利于教育者有目的、有计划、有组织地实施系统的教育活动；二是口腔健康教育与受教育者自身利益相关，决定了受教育者的态度，容易得到理解和认同；三是幼儿是一个生长发育的个体，具有受教育能力强、可塑性强的特点，托幼机构口腔健康教育的对象包括学龄前儿童、儿童家长或监护人、老师及其他与其关系密切的人员，通过教育手段使受教育者在了解哪些行为对口腔健康有利，哪些行为对口腔健康有害的基础上，学习并掌握口腔知识，自觉培养口腔健康行为，不断增强自我口腔保健意识和能力，自觉维护和促进儿童口腔健康，减少口腔疾病的发生。

中小学校口腔健康教育的意义在于儿童和青少年在成长过程中几乎都要在学校中学习和生活，决定了学校是口腔健康教育计划能发挥最大作用的地方。学校口腔健康教育影响着人生最易受影响的阶段，即童年期和青春期，这一时期最大的特点是可塑性强、模仿力强，容易在适宜的引导基础上养成良好的行为、卫生习惯和生活方式，使其终身受益，成长起来的一代人具有良好的口腔健康价值观念，对全社会的影响是不可估量的。在学校开展口腔健康教育是保证学生全面发展的条件，学校口腔健康教育是影响家庭和社会的治本措施，中小学校口腔健康教育的对象包括学生、老师等，通过口腔健康教育，提高学生对口腔疾病的认知能力，转变学生对口腔卫生的态度，培养学生的自我口腔保健能力和利于口腔健康的生活方式，提高抵抗口腔疾病的能力。

家庭是社会的细胞，家庭口腔健康是社会口腔健康的基础，社区口腔健康教育只有家庭化，使每个家庭都充分认识到口腔健康教育的重要性和必要性，并积极参加，自觉接受，社区口腔健康教育工作才算真正落到了实处。家庭口腔健康教育以提倡家庭健康生活的原则为指导，利用多种健康教育形式，将口腔健康的内容传授至家庭中，通过家庭成员口腔健康行为的养成以及成员之间的良好影响，达到促进口腔健康的目的。家庭口腔健康教育的对象是每个家庭的所有成员。家庭口腔健康教育可以采取培训主要家庭成员、培养家庭口腔健康教育示范户、组织家庭口腔健康教育小组、举办社区口腔健康行为竞赛等适于家庭的共同参与的方式。

工厂、企业、机关、部门、事业单位的口腔健康教育的优势在于人员有较为整齐的文化素质，组织及纪律观念较强，行为的可控性高，卫生保健已是单位文化的重要组成部分，自身严密、健全的组织机构是口腔健康教育计划得以顺利推行的有力保障，对工厂、企业、机关、部门、事业单位开展口腔健康教育主要注意利用单位现有条件和工作安排相结合开展工作，如利用岗前培训、班组学习的时间开展专题讲座和培训班，利用每年健康检查进行口腔健康教育和指导，组织口腔健康知识竞赛等。

在重点人群方面，口腔健康教育的重点人群主要包括孕产妇、儿童、老年人和残障人士。

孕产妇时期不仅影响女性本身口腔健康，还会影响胚胎的口腔发育和胎儿的口腔健康。女性是家庭中养育和培养儿童的主要承担者，对儿童口腔健康和卫生习惯的养成起着重要作用，同时女性在家庭生活管理和家庭口腔卫生保健中也担当重要角色，她们的口腔卫生保健知识水平和口腔卫生习惯对一个家庭的口腔卫生状况和生活方式在家庭成员中起的作用是最大的，因此对妇女进行口腔健康教育，一是要针对孕产妇时期口腔疾病特点，培养和提高妇女的自我口腔保健能力，使妇女掌握孕前期和孕中期不同时期口腔卫生保健；二是要通过妇女口腔健康教育使妇女掌握科学育儿、婴幼儿口腔保健等知识；三是促进妇女参与社会口腔卫生知识的传播，提高家庭成员的整体素质。

儿童处在迅速生长发育的时期，开展儿童口腔健康教育最主要的原则是应当根据儿童口腔发育不同时期特点和口腔疾病特点开展口腔健康教育。婴幼儿期、学龄前期和学龄期应分别进行有针对性的口腔健康教育。

60岁以上的老年人在社区中占有一定数量，是社区口腔健康教育的重点人群。老年人随着年龄增长，包括口腔组织在内的各种组织和器官开始老化，口腔问题往往存在多样化和复杂化的特点，口腔疾病患病的危险性增加，恢复口腔功能方面的口腔疾病治疗多见。针对老年人的口腔健康教育，除老年常见口腔疾病外，还应加强早诊、早治，及时恢复口腔功能等方面的教育，同时要针对老年人感知和记忆功能减弱，习惯根深蒂固、不易改变等特点，通过鼓励、反复举例代替说教，选择可操作性强的示教方法等开展口腔健康教育。

残障人士是社区需要重点关注的群体，口腔健康教育要同时对残障人士和其家属或护理人员开展。需要注意的是，应根据不同残障类型特点制作不同形式的口腔健康教育材料，比如对聋哑患者制作手语教材，对盲人提供有盲文的材料等。

（2）社区口腔疾病监测：监测是通过系统地收集有关资料，有序地汇总和管理资料，分析、解释和评价资料，并快速地将资料分发给应该知道这些情况的人（尤其是决策层的人）的过程。监测是口腔公共卫生的重要内容，也是口腔疾病规范化管理的重要前提。在社区开展口腔疾病监测，长期、系统地收集和动态掌握口腔疾病发病、患病及危险因素的流行状况和变化趋势，是评价社区人群口腔健康水平、测定口腔疾病预防控制优先领域、制定政策和评价干预措施效果的重要基础。口腔疾病监测可以每3～5年进行一次，监测内容包括口腔疾病危险因素监测，如吸烟、口腔卫生习惯、甜食习惯、喂养习惯、口腔健康知识知晓情况、系统疾病状况、社会、经济、文化、口腔就医行为等；口腔疾病发病或患病监测，如龋均、患龋率、牙周病情况、口腔黏膜情况等。

（3）社区口腔预防：以"预防为主、防治结合"为原则，坚持三级预防策略，主要以一级预防为主要内容，注重公共卫生与个体口腔疾病预防相结合。社区口腔预防工作的开展要注重多部门协调，发挥不同部门的优势，以卫生行政部门为领导，以口腔卫生人员为主要技术力量和骨干，利用疾病控制机构人员的网络和组织管理优势，以社区卫生服务中心（站）的防保人员、全科医生、护士为辅助，形成团队，相互配合，共同开展口腔预防工作。社区口腔预防措施应当遵循的原则包括针对我国居民常见口腔疾病；根据口腔循证医学依据证明是有效的措施；简单、易行，能在社区现有条件下开展；能够进行效果评价；具有较高成本－效果和成本－效益。社区口腔预防一般多采用口腔疾病预防适宜技术，主要包括定期口腔健康检查、局部用氟、窝沟封闭、非创伤性充填、预防性树脂充填和龈上洁治等。可以采用门诊固定式服务和团队流动式服务两种，团队服务需要配备口腔预防流动设备和器械，主要包括便携式小型综合口腔诊疗机、低速手机、三用枪、吸唾器、光固化机、口腔照明灯和简易牙科躺椅等。

（4）社区口腔医疗：是由社区口腔科医生为社区居民提供的基本口腔医疗服务。社区口腔医疗服务提供的是以门诊为主要形式的基本口腔医疗服务。社区口腔医疗服务的原则是提供一般口腔常见病、多发病和易诊断明确的口腔疾病的医疗服务，口腔急症处理，并对疑难口腔疾病提供转诊服务。

由于我国目前各地社区口腔卫生服务中心（站）的服务能力差异很大，很多地方甚至不具备提供口腔卫生服务的人员和能力，社区口腔医疗的内容不能完全相同，但根据社区居民的口腔卫生服务需要和社区口腔医疗的原则，主要应包括：①口腔检查（口腔内/颌面部常规检查；特殊检查：牙周探针与牙周袋测量、牙髓活力测试；影像学检查：X线牙片检查）；②口腔内科疾病治疗（龋病、硬组织非龋性疾病、牙髓病、根尖周病、牙龈疾病）；③儿童口腔治疗（龋病、牙髓病、根尖周病、牙外伤、牙龈炎、黏膜病）；④口腔外科治疗（普通牙拔除、牙槽脓肿、干槽症、智齿冠周炎）；⑤口腔修复（可摘局部义齿、义齿修理）。在社区开展口腔医疗服务需要配备的设备配置主要应当包括牙科综合治疗椅、光固化机、超声波洁牙机、喷砂洁牙机、根管长度测量仪、牙髓活力测试仪、X线单片机、全自动/自动洗片机、高温高压蒸汽消毒炉、电烘箱、超声波清洗机、灭菌袋封口机、牙科手机消毒器、技工手机、义齿抛光机、模型修整机、倒模震荡机、模型成形机、点焊机等；主要的器械配置应当包括牙科通用器械（手机、三件套等）、牙体修复器械（各种车针、抛光轮、充填器等）、齿槽外科器械（各种拔牙钳、挺、凿、锉、剪等）、牙周治疗器械（洁齿器、牙周袋探针等）、技工修复器械（各种印模托盘、咬合架等）、牙科防护器械（工作服、帽、手套、面罩、防护镜等）。

（5）社区口腔卫生信息管理：是通过制订社区口腔卫生服务信息的收集、整理、统计、分析和报告制度，建立和建设社区口腔卫生服务信息系统，分析和定期编辑口腔健康报告的资料等，及时并客观地描述、分析和跟踪所获的数据信息，按照分级及分类处理原则，加强电子数据、图像和文字信息资料的存储和管理，提高口腔疾病信息收集和管理的利用水平，分析存在的问题，提出对策建议，为制订和评价干预措施和效果提供客观依据。

社区口腔卫生服务信息系统应符合以居民的口腔健康管理与健康促进为中心，以居民的口腔健康为基础。它是社区整体卫生信息系统的一部分，应有完善的接口，与整体系统相兼容。信息系统的内容应包括社区口腔卫生服务从工作管理到诊疗服务的各方面内容，起到工作程序管理、社区居民口腔健康管理的作用。

社区口腔卫生信息系统的内容应当包括以下几部分。①基本情况：人口基本情况、人口年龄构成情况、社区主要经济发展指标情况等。②社区口腔卫生服务能力情况：社区口腔卫生人力情况、可使用的主要设备和仪器情况、口腔服务经费投入与使用情况等。③人群主要口腔疾病情况：流行病学调查结果、监测结果、口腔健康档案数据等。④工作开展情况：人员培训情况、口腔健康教育开展情况（如覆盖人数、形式等）、口腔预防服务开展情况（如适宜技术覆盖人数和覆盖率等）、口腔健康管理情况（如建档率、随访率等）、口腔诊疗服务情况（如各种口腔疾病的诊治人次、门诊人次等）、绩效考核情况等。

（四）社区口腔卫生服务评价

为了加强对社区口腔卫生服务的管理，不断提高服务质量，促进社区口腔卫生服务的健康发展，需要对社区口腔卫生服务的运作状况、效果、效率、效用和公平性进行科学的评价，找出问题，制订相应调整政策，合理配置社区口腔卫生资源，提高服务利用率和效果。

1. 概念　社区口腔卫生服务评价是以社区口腔卫生服务规划目标和计划为标准，对社区口腔卫生服务的质量、服务的效果、社会效益和经济效益进行的综合分析评估，是社区口腔卫生服务全过程的评价。

根据不同过程，服务评价分为目标评价、过程评价和结果评价 3 种类型。目标评价指对规划和计划目标的评价，评价目标的科学性、合理性和可行性，最终评价目标的达成程度。过程评价指对口腔卫生服务实施过程绩效的评价，通过对实施加强监督、控制，分析口腔卫生资源的利用程度、社区口腔卫生计划进展程度等，及时发现问题，调整相应政策，解决问题，确保计划顺利实施。结果评价是指针对口腔卫生服务计划实施后取得的成效的评价，结果评价对应于长、中、短期的口腔卫生服务计划，可分为长期效果评价、中期效果评价和短期效果评价。长期效果评价体现了口腔卫生服务的持续性发展绩效；中期效果评价为对口腔卫生服务的中期绩效评价；短期效果评价为对口腔卫生服务的短期绩效评价。完整的口腔卫生服务结果评价应注重对口腔卫生服务长、中、短期绩效的综合评价。

2. 意义

（1）阐明并评价社区口腔卫生服务项目的价值及可行性、推广性，使服务工作更科学。

（2）评价口腔卫生服务的进展及目标实现度，找出差距，探讨今后工作方向和重点。

（3）分析社区居民口腔卫生服务需要和需求量，评价居民口腔卫生服务满意度。

（4）分析提供口腔卫生服务的数量和质量，探讨影响服务利用的因素，为建立与社区口腔卫生服务需求相适应的组织结果提供依据。

（5）对服务产生的社会效益和经济效益做出评价。

（6）通过对相关指标的评价，及时反馈、调整，不断提高服务质量。

（7）为制订适宜的社区口腔卫生服务计划及科学决策提供依据。

3. 基本程序

（1）确立标准：评价标准必须最好地反映评价内容的目标，包括总体目标和具体目标。总体目标是从总体上阐明计划工作应该达到的目的，说明总体的要求和大致的方向，如建立社区口腔卫生服务的体系和工作机制，加强口腔卫生服务队伍建设，开展口腔疾病防治工作，降低社区人群口腔疾病患病水平等。具体目标是总体目标分解到各主要环节上的目标，是对总体目标的具体说明。如原卫生部等 15 部门关于印发《中国慢性病防治工作规划（2012—2015年）》的通知中提到口腔卫生工作的具体目标为"适龄儿童窝沟封闭覆盖率达到 20% 以上，12 岁儿童患龋率控制在 25% 以内"。根据上述目标，建立评估指标体系，即从社区口腔卫生服务总体目标和分目标出发，建立各种科学、合理、可量化、可考核的评价指标体系。

（2）获取资料：口腔卫生服务评价资料获得的途径有全国口腔健康流行病学调查资料、口腔疾病监测资料、重大口腔公共卫生项目数据、基本公共卫生服务 0 ～ 6 岁儿童口腔健康检查数据、医疗机构定期工作报表、日常工作记录等。也可开展专题调查，对需要研究的问题进行深入、细致的调查研究。

（3）分析资料：针对社区口腔卫生服务的实施情况，从社区口腔卫生服务的投入、过程、产出 3 个方面，按照建立的社区口腔卫生服务评价指标体系，结合社区口腔卫生服务的综合性、全方位、一体化服务、连续性、负责性、可及性、方便性、协调性、团队合作、尊重患者等特点，根据取得的调查资料进行分析、比较、判断，对社区口腔卫生服务进行综合评价。

4. 评价的内容　从社区口腔卫生服务的目标与任务出发，确立社区口腔卫生服务评价内容。

（1）社区居民的口腔卫生服务需要和需求：研究社区居民口腔卫生服务需要、需求和满意度，口腔健康状况的公平性，分析不能满足和需要变化的原因及影响因素。这些是制订口腔卫生服务计划、科学分配口腔卫生服务资源、加强管理的依据。

（2）社区口腔卫生服务利用：包括口腔卫生服务利用的数量、质量和分布，如定期口腔健康检查的情况、主动寻求口腔预防服务的情况、口腔疾病诊疗情况。这些是提高口腔卫生工作的社会效益和经济效益的依据。

（3）口腔卫生资源：包括人力、财力、物力、服务能力和信息等多方面，是综合投资的客观指标。

（4）工作过程评价：衡量的指标有工作或内容的数量、质量、进度等，在接受口腔卫生的对象方面，衡量的指标有服务后的结果和影响。

（5）态度：研究居民和口腔卫生工作者对社区口腔卫生服务态度的影响因素，可以从口腔卫生服务的提供者和接受者两个方面了解其对待社区口腔卫生服务的态度和关心、支持程度，改善服务质量。

（6）效益：是将口腔卫生服务各项投入和产出均折算成货币来评价项目的价值，包括直接成本和效益、间接成本和效益。投入的费用一般包括直接费用（实际消耗费用，如门诊费用、药费、耗材、设备费用等）和间接费用（如时间损失、误工费用、交通费用等），评价方法常用成本-效益分析、成本-效果分析和最小费用分析。

（7）效率：是指口腔卫生服务各项目的成果与花费的人力、物力、财力和时间之间的比较分析。评价效率的目的在于采用更节省资源的方式开展社区口腔卫生服务，不断改进服务方法，提高实施效率。

（8）效果：是对社区口腔卫生服务项目实施活动达到计划的目标和指标程度的总评价，也是对社区口腔卫生服务项目最终结果的评价。可以从两个方面进行：首先评价社区口腔卫生服务的方法是否有效，因为只有有效，才能从经济效益上评价是否值得推广；其次评价有效方法是否能为社区居民接受，如果有效方法不能被接受，出现无效结果并不能否认方法本身的效果。

四、社区口腔卫生服务发展状况

（一）我国社区口腔卫生服务发展状况

我国社区口腔卫生工作起步于 20 世纪 80 年代，那时农村人口占我国人口总数的约 78%，在那个时期，我国还没有现在意义上的社区服务的概念，农村的县作为一个最小的独立的行政区划单位具有完整的社会管理和服务职能，相当于组织完备的社区。

我国社区口腔卫生工作的发展主要分为两个阶段：第一阶段从 20 世纪 80 年代至 2007 年；第二阶段从 2007 年至今。

在第一阶段，在政府的支持和引导下，以专家为主导的牙防示范县工作开始在各地展开。这一工作最早于 1984 年在山西运城地区的农村开始，吸取了世界卫生组织推荐的社区口腔卫生模式的经验，经过几年实践，取得了一定的进展，成为中国第一个农村社区口腔保健模式，即四个三模式，就是从网络上，是县、乡、村三级网；从人员上，是初、中、高三级人员；从资金上，是政府、集体、个人三者投入；从模式上，是初级、二级、三级保健并举。运城模式于 1989 年获得由世界卫生组织颁发的世界初级卫生保健奖，此后又相继创建了几种不同的模式，农村地区有黑龙江省林口县（一网多用模式）、浙江省武义县（乡村牙科保健员模式）、内蒙古自治区哲里木盟模式（农牧民牙防模式）；在城市地区，有上海市与辽宁省沈阳市的学校口腔保健模式，20 世纪 90 年代又增加了河南省周口地区由疾病控制机构为主要提供口腔卫生服务形式的新模式。这一时期的工作对社区口腔卫生工作起到了十分重要的示范和促进作用。

1991 年，卫生部印发了"全国牙防先进县标准及评定办法"，开始了全国农村牙防先进县的评审工作。各地积极开展工作，涌现出了大批的牙防先进县，1993 年组织专家组评选出首批农村牙防先进县 3 个，并由卫生部批准表彰。1995 年又进一步制定了"牙防先进县考核标准与检查验收细则"，并开始了第二批牙防先进县（区）的评审工作。以后此项评选工作每两年开展一次。到 2003 年止，共评选出 6 批，共计 299 个牙防先进县（区），这些牙防先进县（区）都初步形成了县、乡、村三级牙病防治网络，并开展了一定的工作，有效地带动了全国农村地区口腔卫生工作的开展。创建牙防先进县的途径主要是立足农村，推动农村口腔卫生的发展，其先进性主要在于启动和先行，政府重视，组织落实，建立了县级牙防指导机构，将口腔卫生工作纳入了县初级卫生保健，作为综合目标之一。有计划，有目标，有了一定的经费保障，有了一定的措施，以农村三级医疗预防保健网为依托，建立了农村口腔疾病防治网点，能够为农民提供最基本的口腔保健服务，使农民的口腔卫生保健有了最基本的基础。

2001 年，根据国务院办公厅转发国务院体改办等部门《关于城镇医药卫生体制改革指导意见的通知》和卫生部等部委《关于发展城市社区卫生服务的若干意见》的精神，为继续深入探索我国社区口腔卫生服务的形式和方法，全国牙防组组织开展了全国社区口腔卫生服务示范点工作，并提出了"社区口腔的示范点工作要与其他慢病防治工作结合起来"，并先后两期共确定了 15 个社区口腔卫生服务示范点，这项工作的意见在于，我国第一次开始了现在意义上的社区口腔卫生模式探索工作。

在政策方面，2006 年，为贯彻落实《国务院关于发展城市社区卫生服务的指导意见》，加强对城市社区卫生服务机构的管理，根据有关法律、法规，卫生部和国家中医药管理局制定了《城市社区卫生服务机构管理办法（试行）》，管理办法第十五条提出"有条件的社区卫生服务中心登记的诊疗科目可包括口腔医学科"，第一次以政府文件形式将口腔卫生服务内容放到现在意义上的社区卫生服务工作中。

自 2007 年起，社区口腔卫生工作发展进入第二阶段。2007 年，卫生部成立口腔卫生处，从此，社区口腔卫生工作进入了政府主导阶段。这一阶段社区口腔卫生工作从政策和工作内容上更加规范，并逐步纳入整体社区卫生工作的范畴之中。在政策方面，2009 年，为贯彻落实国务院《关于发展城市社区卫生服务的指导意见》和人事部等部委《关于加强城市社区卫生人才队伍建设的指导意见》，配合医药卫生体制改革，加强基层卫生人才培养，根据社区卫生工作开展的需要，卫生部办公厅关于印发康复等七个专业社区卫生人员岗位培训大纲的通知，将口腔医学内容纳入对社区卫生人员进行岗位培养的内容之一，对培训的目标、对象、方法、内容和要求进行了详细解读。

2010 年，为落实《中共中央 国务院关于深化医药卫生体制改革的意见》的精神，加快我国慢性病综合防控示范区的建设，形成示范和带动效应，推动全国慢性病预防控制工作深入开展，卫生部下发了慢性非传染性疾病综合防控示范区工作指导方案。方案中，将儿童龋齿早期充填和适龄儿童窝沟封闭工作开展情况纳入考核框架。2011 年，卫生部对印发的《国家基本公共卫生服务规范（2009 年版）》进行了修订，将基本公共卫生服务项目的类别增加到 11 个，在对 0～6 岁儿童和 65 岁以上老年人健康检查中，增加了口腔健康检查的内容。2012 年，卫生部等 15 部门关于印发《中国慢性病防治工作规划（2012—2015 年）》的通知中，将"40% 的社区卫生服务中心和 20% 的乡镇卫生院开展口腔预防保健服务"作为工作规划的策略和措施。

2019 年，国家卫生健康委办公厅发布的《关于开展社区医院建设试点工作的通知》中，主要建设任务要求试点的社区卫生服务中心和乡镇卫生院在《社区卫生服务中心基本标准》科室设置要求的基础上，至少设置的供选择的二级科室中包含口腔科。同年，国家卫生健康委办公厅印发了《健康口腔行动方案（2019—2025 年）》，其中明确提到了"完善口腔卫生服务体系"，为社区口腔卫生服务的进一步发展奠定了政策基础。

在工作内容方面，2008 年，中央财政设立了中西部地区儿童口腔疾病综合干预试点项目（后更名为全国儿童口腔疾病综合干预项目），支持在项目地区建立儿童口腔卫生工作机制，开展儿童口腔健康教育、基层口腔卫生专业人员培训，对适龄儿童进行口腔健康检查和窝沟封闭等。项目范围已覆盖全国 31 个省份，着力加强对基层医疗机构口腔卫生人员的培训，提高了基层口腔疾病防治人员的能力，促进了基层医疗机构口腔科室设置及设备、人员配置的优化和完善，提升了基层医疗机构口腔保健服务的影响力，形成了有利于基层医疗机构口腔卫生工作发展的良性循环，承担项目的一级医疗机构、社区卫生中心（站）、乡镇卫生院和村卫生室已占所有承担项目医疗机构的约 56%。

2011 年，为加强口腔健康教育，有效控制口腔健康危险因素，充分动员社区参与，发挥家庭教育在促进儿童及其他家庭成员养成口腔健康行为习惯的作用，卫生部在"全民健康生活方式行动"和全国慢性非传染性疾病综合防控示范区创建平台上，开展"健康口腔，幸福家庭"项目。项目在全国已经启动全民健康生活方式行动的县（区），开展以社区为基础、以家庭为目标的口腔健康教育活动，普及知识，提高居民口腔保健意识和自我保健能力，并在其中建立 14 个口腔健康示范社区试点，每个试点社区达到口腔健康示范家庭标准的家庭达到总户数的 10%，探索依托社区开展家庭口腔健康促进和行为干预的最佳模式，为制定和完善口腔卫生政策提供依据。在国家政策的引导和多年不断探索下，有的省先行先试，初步形成了具有本省特色、有一定指导意义的社区口腔卫生工作模式（案例 11-1）。

虽然我国的社区口腔卫生工作取得了一定进展，但是社区口腔卫生服务还远不能满足居民的口腔卫生服务需求。一是从服务能力上，2015 年全国口腔卫生资源调查显示，全国只有 6680 家社区卫生服务中心（站）设立有口腔科，仅占全国社区卫生服务中心（站）总数（2015 年官方数据为 34 321 家）的不到 20%；二是从服务内容上，社区卫生服务中心（站）的医疗模式主要还是以治疗为主的因病就医模式。

案例 11-1

上海市的口腔健康管理为政府主导、多部门合作、三级联动的社区口腔健康管理模式。其重点在于，在市、区两级政府的主导下，构建覆盖全市区的口腔病防治网络，加强基层基本口腔公共卫生服务能力的建设，促进医防融合，建立覆盖全人群全生命周期的口腔健康管理服务体系。市口腔病防治院和区牙病防治所共同组成上海口腔医疗集团，建立三级联动工作模式，采取资源共享、合作共赢的方式共同完成政府的目标规划（图 11-1、图 11-2）。其中，市口腔病防治院负责制定具体的实施目标和活动方案；培训相关人员；督导各区活动的实施；评价活动效果；促进对外交流与合作。区牙病防治所具体组织辖区内活动开展；进行社区相关培训；督导社区口腔基本公共卫生服务的实施；监测辖区口腔健康状况。社区卫生服务中心提供基本口腔公共卫生服务和口腔常见病的基本诊疗服务。社区卫生中心辐射范围广，家庭医生签约服务能够使大多数市民在家附近即可开展口腔健康检查，得到口腔健康指导。社区医生入校，同样起到了对学生口腔健康监测的作用，早诊早防、早诊早治减少了上海市学生口腔疾病的患病率。国家和上海市、区卫生健康委员会制定口腔疾病预防相关的目标、政策及规划，上海市各级政府和卫生行政部门拨专款用于完成工作目标，为基层社区口腔科医生和防保人员完成基本口腔公共卫生服务提供保障。上海市的卫生、教育、民政等政府多部门合作，对口腔公共卫生工作的开展起到了良好的促进作用。

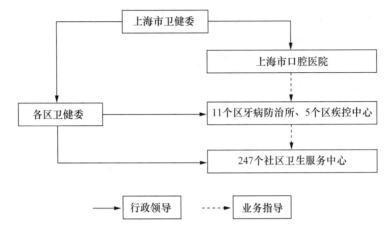

图 11-1　上海市口腔公共卫生工作三级网络管理架构

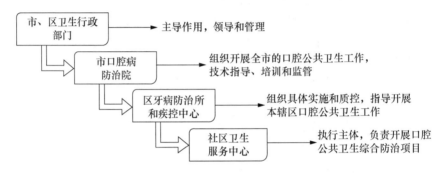

图 11-2　上海市口腔公共卫生工作各级机构职责

（二）国外社区口腔卫生服务发展状况

1. 英国社区口腔卫生服务发展状况　英国国家卫生服务（National Health Service, NHS）体系作为公共卫生服务全民覆盖的重要范例，在国际上具有广泛的影响。社区口腔卫生服务作为其重要组成部分，与每一个社区居民都具有就近注册的全科医生（general practitioner，GP）的情况一样，他们也会就近注册一名全科口腔医生（general dental-practitioner，GD），以享受社区口腔卫生服务。

英国的社区口腔卫生服务体系经历了漫长的发展过程。1948 年，在独立、自营的基础之上，全英国大部分全科口腔医生与政府签订了服务协议。由于日益增长的治疗需求难以满足，且口腔治疗很多基于项目计费，使得口腔卫生服务对于 NHS 体系的支付能力产生了巨大考验，并导致 1951 年起开始对患者收费。这种形势一直持续到了 1990 年，直到社区口腔卫生服务注册制度和持续提供这一服务的责任性规定的确立。对于儿童而言，按人次计算的新型薪酬体系也在同期得到了英国政府的认可。在这一背景下，很多口腔科医生开展的治疗量和患者注册量超过了政府的估计，使得预算超支较为严重。

1992 年，英国卫生部门更改为补贴性制度，但是这一制度的实施在口腔专业人士和卫生行政部门之间存在着较大的分歧，从而引发更多的口腔科医生进入私营范畴，使得公立社区口腔卫生服务的覆盖范围进一步缩小，很多患者无法就近就医。这一现象在 2004 年达到了顶峰，这一年甚至出现了约克郡斯卡伯勒地区一家新的口腔卫生服务中心开业时，数百人排队争抢注册的场景。为此，英国政府开启了国际性招聘计划，以保证足够的社区口腔卫生服务工作人员，并增开了两家新的口腔医学院，以满足人才培养的要求。同时，英国政府也在推进口腔服务协议的改革，设立个人口腔卫生服务（personal dental services，PDS）试点制度，尝试以新的方式提供服务。

到 2005 年止，所有社区口腔服务中心之中有 1/3 被纳入 PDS 试点的范畴。它的主要特点在于区域性运营和根据地区实际需求由政府购买服务。然而这些试点单位的实际情况各异，使得政府的评估工作面临很大的困难。多数情况下，这些口腔科医生仍然属于按人次获得报酬，但同时也存在按项目计费的患者自付部分。结果是此后 PDS 服务的就诊人数出现了显著的下滑，也使得 NHS 来自患者自付部分的收入出现了高达 1/4 的明显下降。

2006 年，英国政府根据此前经验制定了新的服务协议，为此前没有设置上限的 NHS 的口腔卫生服务预算设立了封顶制度，并为那些负责根据所在区域治疗需求调整口腔卫生服务的各级初级卫生保健基金，即 NHS 的地区性分支机构（primary care trust，PCT）设立了相应的限制。同期，根据以往的就诊和收入情况，在新的协议中为提供社区口腔卫生服务的口腔科医生设立了活跃性评价指标（units of dental activity，UDA），并将以往包含 400 多项收费项目的患者收费系统更改为 3 种支付组合方式（payment band）的形式。这一新形式的协议并不被口腔科医生们欢迎，因为这严重影响了他们的自主性和对地区政府所需承担的义务。

在实施仅 2 年后，这一制度便遭到了议会健康专务委员会的批评，认为这一新政并未改善患者就诊便利性的问题，并在 2009 年启动了新的全国口腔卫生服务便捷性促进项目；同时它在患者就诊体验、临床治疗质量、NHS 运转和改善社区口腔卫生服务的医生的生活状况等方面都具有很大的问题。在对既往经验教训加以回顾和总结之后，在既往基于就诊人次的服务协议的基础上，又增加了对于活跃性和绩效的激励。

2010 年英国大选后，新任政府废止了一些之前对于社区口腔卫生服务的改革制度，重新设立了基于就近注册（2006 年曾去除）和改进薪酬系统（人次服务和绩效激励）的新版服务协议，并且强调了对于改善就诊便捷性的要求和对学龄儿童口腔健康的侧重，这一政策体系的主要框架和实施方案已基本沿用至今。当前，随着英国执政政党的更替、经济形势的变化以及脱离欧盟等国际事务所造成的巨大影响，英国的社区口腔卫生服务仍将处于不断的发展变化当中。

2. 其他国家的社区口腔卫生服务发展状况 以美国、加拿大为代表的一些发达国家则与英国的模式完全不同。在北美，口腔卫生服务以私立为绝大多数，社区口腔卫生服务也未能整合到其基本公共卫生服务或基本社会保险之中，参与口腔保健和治疗具有不菲的治疗费用，需要自费购买保险。此外，由于美国和加拿大都具有国土面积大、人口密度低的特点，口腔卫生服务的覆盖范围常鞭长莫及，使得患者就诊口腔卫生服务的便捷性欠佳。

美国联邦政府在 2000 年、2003 年和 2010 年先后启动了"美国口腔健康"（oral health in America）、国家对促进口腔健康行动的倡议（national call to action to promote oral health）和卫生部积极维护口腔健康行动（depart of health and human services oral health initiative）等项目，并引导其向就诊欠便捷地区覆盖，此外还启动了与口腔健康相关的"健康国民 2020"（healthy people 2020）和"可负担卫生保健行动"（affordable care act）等项目，促进国民能够更加积极地参与口腔卫生服务，加强基层的口腔卫生保健工作。基于上述政策和项目内容，美国和加拿大的口腔医学会都提出了对加强非营利性社区口腔卫生服务机构设立的建议。

目前，北美地区已建立的社区口腔卫生服务机构有一些设立于社区卫生服务中心或公共卫生部门，或在学校或其他公共场所采取移动设备方式开展。这些非营利性社区口腔卫生服务机构的收入部分来自地方卫生行政部门可能发放的财政补助，另一部分则是以正常收费门诊的收入来贴补相对弱势的低收入、无保险的群体。但是目前这些机构的覆盖面仍然有限，同时存在着一定的资金来源问题和困难，未能得到充分的发展。

日本在公共卫生服务方面也是发达国家的范例之一。在日本，社区口腔卫生服务由地区政府根据其管辖人口的结构特点负责，通常是由私立口腔诊所与地区政府签订相应的协议、地方政府通过购买服务的方式来实施。2000 年起，"健康日本 21 世纪"（healthy Japan 21）项目正式启动，口腔健康在其中作为一项重要内容。该项目于 2013 年由日本政府更新后，再度加强了持续投入，并将口腔健康的几项指标作为该项目效果评估的重要目标。这一项目的开展在改善日本国民口腔健康状况的同时也促进了日本社区口腔卫生服务的进一步完善。

在发展中国家，巴西自1988年起依据宪法规定建立了统一健康体系（unified health system，UHS），在1994年又制定了家庭健康策略（family health strategy，FHS），随后于2000年将口腔健康小组（oral health teams，OHT）加入了家庭健康策略小组之中。2004年，巴西根据其1年前的全国口腔健康流行病学调查结果，开启了名为"微笑巴西（smiling Brazil）"的国家口腔卫生政策项目，重组了基本公共卫生服务并扩展其内涵，加入了专业的口腔卫生服务，加强了社区口腔保健和口腔健康教育等工作。在泰国，中央政府和国家卫生行政部门较为重视社区口腔卫生服务工作，通过国家政策的颁布和实施，培训了更多的口腔卫生服务人员，并增加基层口腔卫生保健的能力，侧重强调了社区口腔卫生服务的重要性，进一步提升了口腔卫生服务的利用率。事实证明，将社区口腔卫生服务加入基本公共卫生服务和各社区卫生服务中心的工作内容之中是增加社区口腔卫生服务覆盖面、增强就诊便捷性和口腔卫生服务利用率的有效手段。

总之，当前世界各国分别采取了口腔公共卫生政策导向促进、财政补助或政府购买服务、不同人群诊疗收入互补、社区口腔卫生服务绩效激励、将口腔卫生加入基本公共卫生服务或社区卫生服务中心的工作内容等多种方式，引导社区口腔卫生服务继续发展和完善。这些国家已有的宝贵经验，也值得我国在今后社区口腔卫生服务的发展中加以参考和借鉴。

进展与趋势

从20世纪80年代起，我国的社区卫生工作开始不断探索，虽然还处在起步阶段，存在政策依据不足、经费投入不够、社区口腔卫生服务资源短缺、网络体系不健全、服务能力不强、服务内容不明确、职责划分不清晰、缺乏规范化管理、长效工作机制尚未建立、监管力度不强、不能满足群众基本卫生服务需求等一系列问题，尤其在对社区卫生服务机构"公益性"界定方面，学界尚存在较大偏差，在一定程度上限制了社区卫生服务机构真正公益性运行。但随着医疗卫生体制改革的不断深入，在服务内容、工作模式方面不断推进，已积累了一定经验，整体社区卫生服务得到了快速发展，政策及措施初步完善，服务网络基本建立，人才队伍得到加强，服务功能得到加强。

从全球看，经费不足是限制各国当前基层医疗卫生服务发展的首要原因，也是当前该领域研究的热点和焦点。社区口腔卫生工作应当借助社区卫生服务整体平台，争取把社区口腔卫生服务列入各级政府工作目标，不断完善配套政策和措施，完善社区口腔卫生服务筹资渠道，探索社区口腔卫生工作机制，完善服务模式，不断提高社区口腔卫生人员的服务能力，确定、完善、规范社区口腔卫生内容，不断提高服务质量，多模式、多层次、多渠道培养适合社区留得住的口腔卫生人才梯队，使社区口腔卫生工作可持续发展，明确社区口腔卫生服务医疗保险范围。

Summary

Community is a group of people with a shared location, shared environment, and shared a common political and administrative structure, which would include health system. It is the social unit within which people interact. Community would refer to a district, a group of villages, a municipality, or even as large as the health of a community. There are a great many factors that affect the health of a community. As a result, the health status of each community is different. These factors may be physical, social, and/or culture. The factors also include the ability of the community to organize and work together as well as the individual behaviors of those in the community. Community health service is one of the important part of community construction.

Community health includes both private and public efforts of individuals, and organizations to promote, protect, and preserve the health of those in the community. The range of community health service is wide and includes: prevention, treatment, health education, recovery, health care, family plan. Community health service covers not only the patients, but also health population, sub-health population, special population (like children, the elderly and pregnant women, et al.), high-risk population. The specific services and care availed to any community, will however depend on community needs.

Community oral health service is a primary health care, which have such principles: cost-effective, justice, community involvement, multi-sectoral approach. The strategy of community oral health service is tertiary prevention. Cycle of community oral health service generally includes 4 procedures: community diagnosis, plan-making, implementation process, evaluation. The essential components of community oral health service are community oral health education, community oral disease treatment, oral health monitor, oral disease prevention and information management.

Definition and Terminology

初级卫生保健（**primary health care**）：Essential health care based on practical scientifically sound and socially acceptable methods and technology made universally accessible to individuals and families in the community through their full participation and at a cost that the community and country can afford to maintain at every stage of their development in the spirit of self-reliance and self-determination.

适宜技术（**appropriate techniques**）：Appropriate techniques include methods，procedures，techniques and equipment that are scientifically valid，adopted to local needs，and acceptable to those who use them and to those for whom they are used，and that can be maintained and utilized with resources the community of the country can afford.

参考文献

［1］卞金有.预防口腔医学.北京：北京大学医学出版社，2006.
［2］胡德渝.口腔预防医学.6版.北京：人民卫生出版社，2012.
［3］张拓红，陈少贤.社会医学.北京：北京大学医学出版社，2006.
［4］梁万年.卫生事业管理学.北京：人民卫生出版社，2007.
［5］李鲁.社会医学.4版.北京：人民卫生出版社，2012.
［6］陆江，林琳.社区健康教育.北京：北京大学医学出版社，2010.
［7］赵大海.公益性与财政投入：我国城市社区卫生服务机构的改革方向与可行性论证.上海：上海交通大学出版社，2018.
［8］周建军，史卫红.社区卫生服务.北京：中国医药科技出版社，2018.
［9］王萍，姜鑫.社区卫生服务管理法律实务.杭州：浙江工商大学出版社，2016.
［10］邢文华.社区卫生服务实践指导.上海：上海交通大学出版社，2019.
［11］Tickle M. Revolution in the provision of dental services in the U.K. Community Dent Oral Epidemiol，2012，

40（S2）：110-116.

［12］ U.S. Department of Health and Human Services Oral Health Coordinating Committee. U.S. Department of Health and Human Services Oral Health Strategic Framework，2014-2017. Public Health Reports，2016，131（2）：242-257.

［13］ Wallace B B，MacEntee M I，Harrison R，et al. Community dental clinics：providers' perspectives. Community Dent Oral Epidemiol，2013，41（1）：193-203.

［14］ Zaitsu T，Saito T，Kawaguchi Y. The oral healthcare system in Japan. Healthcare，2018，6：79.

［15］ Santos T P，Matta Machado ATG，Abreu MHNG，et al. What we know about management and organisation of primary dental care in Brazil. Plos One，2019，14（4）：e0215429.

［16］ Namwichaisirikul R，Pudpong N，Panichkriangkrai W. Analysis of dental service utilization and dental public health policy among Thai population in a past decade. Khon Kaen University Dental Journal，2018，21（2）：178-188.

（刘雪楠　孙翔宇）

第十二章 口腔卫生项目管理

Oral Health Project Management

第一节 项目管理概述
Overview of Project Management

一、项目管理的发展过程

项目的概念在 2000 多年前就已经存在，著名的埃及金字塔、我国的万里长城都是国际上公认的典型项目。但是项目管理的突破性成就出现在 20 世纪 50 年代。1957 年，美国的路易斯维化工厂由于生产过程的要求必须昼夜连续运行。因此每年都不得不安排一定的时间停止生产，进行全面检修，过去检修的时间一般为 125 个小时。后来，他们把检修流程精细分解后发现，整个检修过程中经过的不同路线上的总时间是不同的，缩短最长路线上工序的工期，就能缩短整个检修的时间。经过反复优化，最后只用了 7 个小时就完成了检修。这就是至今项目管理工作中还在应用的著名的时间管理技术——关键路径法（critical path method，CPM）。1958 年，在美国海军北极星导弹设计中应用的计划评审技术（program evaluation and review technique，PERT），将项目任务之间的关系模型化，使设计完成时间缩短了 2 年，这一技术的出现被认为是现代项目管理的起点。现在 CPM 和 PERT 被称为项目管理的常规方法或传统方法。由此，项目管理的理论与方法逐渐发展成为管理科学领域的一个分支，为项目管理学科的进一步发展奠定了基础。1965 年，以欧洲国家为主的一些国家成立了一个名为国际项目管理协会（International Project Management Association，IPMA）的国际组织。4 年以后，美国也成立了一个相同性质的组织，名为项目管理协会（Project Management Institute，PMI），也是一个国际性组织。这两个组织的出现推动了项目管理的发展。1976 年 PMI 提出了制定项目管理标准的设想，经过 10 年的努力，1987 年推出了项目管理知识体系指南（A Guide to Project Management Body of Knowledge，PMBOK），这是项目管理领域又一个里程碑。因此，项目管理专家们把 20 世纪 80 年代以前称为"传统的项目管理"阶段，把 20 世纪 80 年代后称为"新的项目管理"阶段。

勤劳的中国人民在古代创造了无数辉煌的项目成果：长城、大运河、都江堰水利工程。现代中国项目管理的发展是从 20 世纪 60 年代华罗庚教授推广统筹法开始的。我国引入现代项目管理理论并开展的第一个项目是 1984 年由世界银行贷款的鲁布革水电站建设项目。2000 年，国家经贸委组织中国的项目管理专家开始了中国项目管理知识体系的研究和编写工作。2002 年，国家经贸委、中国科学院、联合国工业发展组织和外国专家局联合召开了首届中国项目管理国际会议，会议上发布了《中国项目管理知识体系纲要》，为中国现代项目管理的发展奠定了理论基础。我国卫生系统是最早引入现代项目管理理念的社会发展领域。1984 年，国家卫生部利用世界银行贷款发起的"农村卫生与医学教育项目"，标志着我国卫生项目管理进入了一个新的阶段。2008 年，中央财政投入专项资金开展中西部地区儿童口腔疾病综合干预项目（后更名为全国儿童口腔疾病综合干预项目），这是我国第一个利用较为完善的项目管理体系开展的全国性较大规模的口腔卫生项目。但是，我国的项目管理事业发展还处于初级阶段。受过项目管理培训的人数远远不能满足我国经济快速发展的需要。

二、项目管理的概念

（一）项目的定义

PMI 认为，项目是一种被承办的、目的在于创造某种独特产品或服务的临时性的努力。所谓项目（project），就是在既定的资源和成本约束下，为达到特定目的而实施的一项一次性任务。项目可以是全国口腔健康流行病学调查、全国儿童口腔疾病综合干预这样的大项目，也可以是组织一次健康咨询这类小型项目，可以是开发一种口腔治疗新技术，也可以是开展一项科研活动。

（二）项目的特点

不同项目在内容上可以千差万别，组织一次口腔健康咨询和开展一次全国口腔健康流行病学调查项目在内容和复杂程度上相差甚远。但是不管项目的规模大小、不管项目的性质如何，从本质上，项目具有一次性、目标明确、独特性、活动整体性、项目组织的临时性和开放性特点。任何项目都有明确的目标，项目目标可以分为两个方面：项目产出物目标，表现为项目产出物的功能、特性、使用效果等；项目工作目标，表现为项目的工期、成本、质量等方面。独特性是指项目所产生的产品或服务，与其他产品或服务相比具有独特之处。一次性是指每一个项目都有自己明确的起点和终点，而不是不断重复、周而复始的。每一个项目都受到范围、质量、成本、时间和资源 5 个条件的约束，5 个条件之间是相互关联和限制的。范围限定了一个项目能做什么，不能做什么；每个项目都包括两种类型的质量，首先是产品质量，其次是过程质量；成本即为项目预算；时间规定了项目完成的最后期限，通常与成本成反比；资源指项目中涉及的人力资源、物质资源等。

（三）项目管理的定义

PMI 认为项目管理就是把知识、技能、工具和技术应用到项目各项活动中去，以满足或超出项目干系人的要求和期望。也就是说，项目管理（project management）就是在时间、成本、质量等指标的限制条件下，尽可能高效率地完成项目任务，在项目完成过程中，提高项目团队成员的工作效率。管理的本质就是协调。项目管理的基本要素包括项目环境、项目相关人、资源、目标、需求和时间。对一个项目的环境的正确认识和理解是项目顺利完成的前提。项目环境包括实施过程中的内部和外部环境。内部环境包括组织结构、组织文化等；外部环境包括社会环境、自然环境、政治和经济环境、文化和意识、国际标准和规章制度等。项目相关人是指参与项目，或利益会受项目影响的个人或组织，主要包括项目发起人、项目用户、项目经理、项目团队和其他利益相关者。

（四）项目管理的内容

PMI 制定的项目管理知识体系指南中将项目管理划分为范围管理、时间管理、费用管理、质量管理、人力资源管理、风险管理、采购管理、沟通管理和项目整体管理 9 个内容。

1. 范围管理　定义和控制列入和不列入项目的事项，包括项目范围的界定、规划、核实和变更控制等。

2. 时间管理　是确保项目最终按时完成的一系列管理过程，包括活动的界定、活动的排序、时间的估算、进度安排和时间控制等。

3. 费用管理 是保证在批准的项目预算内完成项目的资源管理过程，包括资源配置、成本费用估算和费用控制等。

4. 质量管理 是确保目标达到规定的要求而实施的管理过程，包括质量的规划、控制和保证等。

5. 人力资源管理 是保证所有项目相关人的能力和积极性都能得到有效发挥和利用而采取的管理措施，包括组织规划、团队建设、职责划分等。

6. 风险管理 是尽量扩大有利因素，将不利因素所带来的后果降到最低所采取的措施，包括风险识别、风险量化、制订应对措施和风险控制等。

7. 采购管理 是从项目外部获得材料所采取的措施，包括采购规划、询价、采购和合同管理等。

8. 沟通管理 是保证信息准确、及时获取、传播的过程，包括沟通规划、信息发布和进度报告等。

9. 项目整体管理 是正确协调项目所有各组成部分进行的综合性过程。项目整体管理的核心就是协调各部分冲突，使利益最大化。

第二节　口腔卫生项目管理基本概念与基本程序
Basic Concept and Program of Oral Health Project Management

一、基本概念

口腔卫生工作的开展通常包括日常运作和项目运作两种形式。这两种形式的工作常会出现重叠，比如人员的重叠、资源的重叠、工作内容的重叠，因为从长远目标看，两者都是为了达到推动口腔卫生工作发展，提高群众口腔健康水平的目的。但两者也有区别，日常运作和项目运作的主要区别在于，日常运作是持续不断和重复的工作，而项目运作是一次性和特殊性的工作。项目运作通常是作为达到一个组织战略计划的手段来实施的。卫生项目（health project）可以定义为是一个组织、机构或单位为实现既定的目标，在一定的时间、人员和其他资源等的约束条件下所开展的有一定特殊性的一次性工作。比如全国口腔健康流行病学调查项目、全国爱牙日活动项目、口腔疾病防治适宜技术试点项目等。在有些方面仍然有明显的差别（表12-1）。所谓管理，就是创造并保持一种环境，使组织（群体）中的成员能够充分发挥他们的聪明才智和潜能，为实现组织（群体）的崇高目标努力奋斗的过程。管理的本质就是协调，比

表 12-1 项目运作与日常运作的差别

	项目运作	日常运作
工作性质	创新性的一次性工作或劳动，面向目标	大量的常规性、不断重复的工作或劳动，强调效果和效率
工作环境	相对开放和不确定	相对封闭和确定
工作产出	独特的产品或服务	标准化的产品或服务
工作组织	组织是临时性的，基于过程系统管理，以团队组织为主	组织是相对不变的，基于部门的职能管理，直线指挥管理系统
工作时间	确定的开始	持续运作

如人员的协调、机构间的协调、时间的协调等。卫生项目管理（health project management）是项目管理在卫生领域的实际应用，是应用项目管理的知识、技能、工具和技术，对卫生项目的整体计划、具体活动、资源、时间等进行统筹计划与分配和调控，并结合卫生领域工作的特点完成卫生项目的全过程，实现卫生项目目标，产生健康效益和效果。卫生项目的管理贯穿项目生命周期全程，是对项目周期各个阶段的综合控制。

二、基本程序

卫生项目要符合必要性、安全性、有效性、可行性和成本效益的原则。为了更好地管理和控制项目的实施，提高实施过程中的效率，保证项目完成的质量，项目运作通常要分成几个阶段。项目运作的具体阶段内容包括项目的确立、设计、实施、控制和结束，这些阶段联系起来就形成项目运行的基本程序和过程。

（一）口腔卫生项目的确立

卫生项目的确立阶段即卫生项目的定义与决策阶段。

1. 发现问题　对国内外相关资料、文献进行分析，或者开展调研工作，发现和分析当前存在的影响口腔健康或限制口腔卫生工作发展的关键问题，这是开展项目的基本前提。资料和文献必须是最新的（最好是5年以内的），如果没有可利用的资料，可以通过小规模预调查、常规疾病监测或工作调研获得。资料内容主要包括人口学资料（年龄分布、性别分布、地理位置、教育情况、经济情况等）、口腔流行病学资料（各种疾病的患病情况）、人群口腔卫生知识行为资料（知识知晓情况、口腔卫生保健习惯、生活习惯、就医行为等）、相关政策法规、口腔卫生服务机构和口腔卫生人力状况等。

2. 分析问题　通过对获得的文献及数据的研究，分析问题产生的原因和背景，评价存在的问题对健康或工作发展影响的危害性和解决该问题的必要性。例如，首先，口腔健康流行病学调查结果显示，我国人群总体龋病患病率很高，是造成失牙的主要原因。其次，通过循证医学数据的研究，知道如果龋病患病率高，对人群健康的危害性不仅引起口腔局部的疼痛和不适，龋失牙造成牙颌关系紊乱，也对人的面容外观、心理和社会交往产生不良影响，还会对全身健康造成危害，消耗社会资源，已成为重大公共卫生问题，但是，龋病是可以通过建立良好的口腔卫生习惯、采取病因预防措施而有效控制的，因此应重点加以预防。

3. 提出项目　提出口腔卫生项目的主要目的一是满足人民群众对口腔卫生服务的需要，预防和控制口腔疾病；二是科学研究与口腔医学发展的需要。例如，通过对第三次全国口腔健康流行病学调查报告的数据进行分析，发现我国龋病患病率在12岁年龄组处于世界很低水平，但随着年龄的增长有明显上升趋势。据此，提出通过以儿童为重点，开展龋病综合防治措施，降低人群整体患病率的项目设想。根据文献及数据资料，参考国际上解决该问题的理想模型或办法，通过对比，分析当前自身已开展工作或采取措施的内容，找出差距，分析达到理想目标所需环境、条件，并与自身已具备的环境、条件进行对比，提出初步设想和计划。解决一个问题往往可以有多种可选择的方案或者办法，项目计划必须以实际环境条件为基础，考虑到技术、人力、政策等方面，评价可行性、安全性、有效性，同时符合成本效益原则。21世纪，口腔卫生同其他卫生领域一样，面对市场化、工业化、城市化、全球化、老龄化等更多挑战，无论在哪个国家或地区，卫生资源的有限、缺乏都是普遍的现象。世界银行在《1993年世界发展报告》中指出，发展中国家的政府应该大大减少用于成本效益不佳的干预措施方面的开支，而将其用于疾病控制公共医疗方面。最具成本效益的投资有优先权，以避免造成巨大的疾病负担。对于费用昂贵且主要集中在个案管理，并需要高水平的设备和在降低疾病的社会负担方面效果不佳的卫生项目，在发展中国家是不宜推广的，政府应避免陷入使用有限的公共资源在成本高但效益低的治疗上。因此，应选择投入小、收益大、简单易行的项目，避免浪费大量人力、物力、财力而效果又不好的项目。基于以上原则，很多口腔疾病防控策略关注高危人群和重点人群，其目标是集中力量解决关键群体。口腔疾病的高危人群和重点人群是儿童，因此，很多国家的项目的服务对象均为儿童群体，比如英国的 Childsmile 项目（案例 12-1）和我国的全国儿童口腔疾病综合干预项目。

案例 12 -1

英国苏格兰地区儿童口腔疾病综合干预项目评估案例

英国苏格兰的卫生机构开展的 Childsmile 项目是一个全地区范围内的儿童口腔疾病综合干预项目。项目旨在促进苏格兰地区的儿童口腔健康，促进口腔医疗服务的公平性，确保每一个儿童都能得到牙科治疗。

该项目由政府基金支持，由核心项目（Childsmile core）、诊所项目（Childsmile practice）和托幼学校项目（Childsmile nursery and school）3 个部分组成，覆盖 0 ~ 11 岁的儿童必需的口腔定期检查和预防性的治疗。核心项目给每位儿童提供刷牙工具包，内含一个儿童牙刷和一管含氟量为 1000 mg/kg 的牙膏，每个儿童在 5 岁之前至少接受 6 次刷牙工具包。另外，还对所有幼儿园儿童提供标准化的日常刷牙指导以及健康的饮食习惯指导。诊所项目确保每一个儿童从出生起就能够接触到牙科卫生资源，从儿童 3 个月起联系家长，进行 6 个月大的初次牙科预约检查，并保证后续能够接受到定期的口腔检查。托幼学校项目为每个 3 岁以上的儿童提供每年 2 次的涂氟，至少到 9 岁。2008 年，苏格兰政府通过了"苏格兰现代化牙科服务行动计划"［action plan for modernising dental service in Scotland（2005）］，开始探索这个牙科公共卫生项目，到 2011 年已经覆盖苏格兰全部的医疗服务机构。

作为一个政府支持项目，Childsmile 项目要定期接受全面的评估。评估的主要内容包括项目是否能够增进儿童的口腔健康和全身健康，是否减少了牙科医疗的不平等以及哪一项干预措施能够提供最显著的促进口腔健康的效果。

项目评估由格拉斯哥大学牙学院的专业口腔公共卫生团队完成。评估策略包括对各地区和各级项目推动、开展和实施情况进行评价，观察在苏格兰 14 个卫生行政区划范围内实施项目带来的结果和影响。项目评估是一个系统、统筹的过程，使用的方法包括形式评估（formative）和总结评估（summative），形式评估促进项目的实施和运行，总结评估主要评价项目带来的效果及影响。通过开发相适应的信息系统平台，对日常项目数据进行监督，并与国家健康档案数据库相关联。卫生经济学评估贯穿全程，以评估项目实施质量，探索口腔健康相关干预措施变化的机制以及哪些因素能够影响最终项目结果。在数据保护、数据安全、项目伦理审查以及医疗监督等方面都需要多部门的支持和协调。

资料来源：Childsmile 项目官方网站 http://www.child-smile.org.uk/。

4. 提出项目建议书　项目建议书的提出是为了供给项目相关人员，试探、评估他们的反应，并引导他们给予支持，同时为可行性分析和论证提供基础。项目建议书一般包括项目背景、项目需求、项目目标、项目成本及预期效果。其中的描述和内容可以是概念性的和粗线条的，但有些说明项目概念、必要性和重要性的关键数据可以提供。项目建议书的目的是通过讨论，提出项目的概念和观点，引起项目相关人员的兴趣和支持，因此，内容没有必要过多或过于复杂，能让对方一下抓住要点和关键，线路清晰，这才是最能吸引人的。

5. 开展可行性研究　项目可行性研究是指项目在投资和批准前，通过对项目有关技术、经济、社会等方面的条件和情况进行调查研究，对各种可能的技术方案进行比较论证，并对投资项目完成后的效果效益进行预测和评价。项目可行性研究是科学投资、项目设计、项目实施、项目评估的依据。项目管理要求对任何项目都要进行可行性研究，以确定该项目是否具备必要性、合理性、安全性和可行性。可行性研究一般包括技术可行性分析、经济可行性分析、可及性分析。技术可行性分析是指根据现有数据或经验，分析项目所采用的技术和方法是否成熟、安全和易掌握。经济可行性分析是指根据国家或地区的经济状况和发展趋势等信息进行分析，对项目投入和产出做成本效果分析和评价。可及性分析是指分析项目环境、组织管理、资源和人员等条件是否具备。参加论证的专家除口腔医学方面的专家外，还要有卫生经济学、卫生管理学、流行病学和统计学方面的专家，如涉及儿童作为人群，还要包括儿童卫生方面的专家等。还要注意听取持不同意见者的意见，分析、检验其合理性。在书面报告中，要确认项目需求和概念，提出目标、范围、实施策略和可能实现的效益效果，说明估计的成本，列出对实施时间、人员安排、职责范围和后勤方面的建议，并提出可能存在的问题和解决办法。特别提出的是，很多人不重视项目的可行性论证，但它是项目评审者最终决定项目取舍的最重要因素。项目可行性分析论证报告一旦经过审批，该方案就成为项目实施的依据。

一般情况下，尽管项目的主要费用发生在项目的实施、控制和结尾阶段，这一阶段虽然花费的成本是最少的（本身只花去 0.1% 的成本），但在该阶段结束时，大约 90% 的项目花费已经确定，所以如果匆忙确定，对问题及细节考虑不周，将对后期实施总成本产生很大影响，轻则项目周期延长，追加额外经费，成本消耗上升，造成经济损失；重则导致项目失败。

（二）口腔卫生项目的设计

项目一旦论证通过，需要设计出具体的项目计划。项目计划不仅是整个项目的内容及时间进程，也是有效管理的手段，它包括项目从启动到完成的方方面面：工作程序、人员分工、所需材料和设备、经费计划和使用、质量控制和考核评价办法等。比如，需要制订范围管理细则、进度管理细则、成本管理细则、质量控制细则、人员管理细则、材料设备采购使用细则等。项目计划的过程如下：

1. 确定目标　项目目标必须准确、清楚、定义明确，让所有项目相关人员了解并理解。项目目标包括内容、起点、结果、效果、开始及完成时间。目标是着眼于项目目的和结果，具体方法等不必详述。例如为降低儿童龋病患病率，要在学校儿童中开展局部用氟项目，时间为某年某月至某年某月。

2. 制订总体计划及专项计划　项目总体计划是各专项计划的合成，是为了指导项目的总体实施和控制，有利于按顺序实施和协调。而专项计划则是每一部分的内容，是更具体、详细的安排。如某口腔疾病防治项目总体计划中，提出对参与项目的人员要进行培训，那么在专项计划中，就要对人员培训的数量、来源、资质、内容、指标、考核办法、时间安排、经费等方面制订出专项计划书。核心专项计划主要包括范围计划、内容计划、程序计划、时间计划、进度计划、风险计划、资源计划、成本计划、人员计划、质量控制计划和组织计划等（一个项目不一定要全部包括以上计划）。

3. 注意事项　制订计划一定要紧扣目标；要尽可能详细；尽量获取各方信息，综合、全面考虑；项目各方面参与人员都要参与计划的制订过程中，以免个别环节与实际脱节；不要只片面看到好的方面，对可能出现的问题，一定要考虑周全。

（三）口腔卫生项目的实施

实施阶段是实现项目计划的过程，保证目标的实现。实施阶段包括执行计划、人员培训、信息收集、统计和上报、协调调度和分阶段考核评估等。

1. 实施准备　项目实施的准备通常以开会部署或向项目相关人员发送书面报告的形式开始。具体内容包括向项目相关人员解释项目任务和目标，确保他们了解自己的职责，界定项目实施的阶段和每一阶段的目标和日期，阐明项目计划、程序和进度安排，以及其他相关事宜。

2. 项目实施　依照计划，通过一系列具体、实际的活动，准确、及时地完成项目中的各项工作。口腔卫生项目的实施主要包括项目队伍的建设和发展、信息系统的建立、按计划实施的过程几个基本内容。

项目队伍的建设和发展是为了保证项目完成的质量，通过培训、交流、督导等方式提高每个人及整体团队的能力和水平。例如，在开展口腔疾病防治适宜技术项目前进行的技术操作培训，开展口腔健康流行病学调查前进行的检查、诊断技术培训等。

信息系统的建立一方面是为了随时、准确地了解项目进展情况；另一方面还有对项目服务对象的管理、参与人员的管理功能。

项目实施过程中需要定期举行会议，项目负责人和参与人员需要不断交流和沟通，对问题进行讨论，反馈各种信息，这种会议可以检查存在的漏洞，评估项目实施进度，逐步解决有可能出现的问题，使项目顺利进行。在项目实施过程中，项目负责人必须通过指挥、调动和协调等管理工作，建立一些管理程序，使项目处于有序状态，按照既定的轨道进行，如书面汇报制度、定期表格数据上报制度等。

（四）口腔卫生项目的控制

需要定期检查项目的执行情况和效果，以发现与既定计划之间的偏差。一旦发现较大偏差，就需要通过采取补救措施对计划做出及时调整。项目的控制主要包括范围控制、进度控制、成本控制、质量控制和风险控制。

项目进度控制过程是对项目及其每项活动的进度进行监督和管理，将项目实际进度与原来计划的进度进行比较，如发现出现较大差异，就要采取措施进行纠正，以维持项目进度的正常进行。例如，在项目实际执行过程中，时间进度较慢，就要通过增加人员、加班加点等方式进行弥补。

项目质量控制包括不断监控可能产生问题的过程，识别和消除产生的原因，利用统计数据减少质量问题，对潜在问题进行预防。例如，某地区的适龄儿童窝沟封闭项目，窝沟封闭的脱落是容易发生和可以预防的问题，项目实施过程中就要定期对项目地区接受封闭的儿童进行抽查，如果发现个别地区封闭的不完全或脱落率较高，需要加强临床操作的质量管理，预防大面积人群脱落问题的发生，或通过重新封闭解决前期出现问题。

（五）口腔卫生项目的结束

卫生项目结束阶段是完成全部计划工作内容、总结项目结果和评估绩效的过程，包括验收和评价两部分。在这一阶段，项目负责人要确保每一个项目相关人员都按照计划完成工作。要出具项目总结报告和财务结算报告；检查、测试项目的结果是否满足项目目标和要求；进行绩效评价和经验总结。如果有委托项目，还需要按照委托协议书进行完工和验收。

1. 项目验收　包括质量验收和文件验收。质量验收要依据指标要求和评定标准进行，例如，第四次全国口腔健康流行病学调查中以 Kappa 值为指标对检查者的检查质量进行控制和验收，根据对每个检查者定期抽查的 Kappa 值结果作为检查者是否合格的评定标准。文件验收是将项目整个过程中文字资料的详细记录作为验收资料，文字资料为项目中规定必须具备和存留的有关资料，如计划、方案、进度报告、会议记录等。

项目验收过程一般由项目验收方、项目执行方共同对项目成果进行鉴定。项目验收过程包括：前期准备工作，即做好项目收尾工作，准备验收材料，自检自查，提出验收申请，报送验收材料；验收工作，即组成项目验收组或验收委员会，对项目材料验收，验收答辩，签发验收文件等。

项目的结束包括几种情形：项目按计划完成、项目未按时完成、项目失败。

2. 项目评价　要对正在实施或已完成项目的目的、执行过程、效益、作用和影响进行系统和客观的分析。通过项目活动实践的检查总结，确定项目预期的目标是否达到，项目或规划是否合理、有效，项目的主要目标是否实现，通过分析和评价找出成败原因，总结经验与教训，通过信息反馈为今后项目提供参考。世界卫生组织（World Health Organization，WHO）认为项目评价是对实行项目或计划干预后所要达到目标的改变程度的事件性评估。项目评价是相对独立的管理过程，按照其流程，主要包括项目评价的准备、实施、结尾、结果应用 4 个环节（表 12-2）。通常设立评价机构，以全国儿童口腔疾病综合干预项目为例，设立有全国儿童口腔疾病综合干预项目管理办公室，项目评价管理组织框架采取县级、省级、中央，即三级管理模式，采用实时监测、常规报告、定期督导、专题调查等方式进行（案例 12-2）。卫生项目管理不同于其他项目管理，卫生服务的首要目的不是追求经济利益，而是改善人的生命健康。因此，卫生项目评价的内容不仅是项目的经济效益，还要关注社会效益、效果和公平性等方面。

项目评价是科学管理的重要措施，是项目成败的关键，也应贯穿于项目的全过程。按照评价的时间分为项目开展前设计阶段评价、项目执行过程中质控评价、项目完成后效果评价。项目评价内容也是包括多方面的，如方案设计的科学合理性，项目执行的规范严谨性，项目管理人员的水平，项目资料的完整性，项目效果方面可以评价项目人群的口腔健康水平的变化、口

表 12-2　项目评价阶段的基本流程

主要环节	项目评价的步骤			
	计划	实施	监测	完结
准备	在准备阶段设计项目评价的计划和要求。成立组织机构，制订工作任务书，选择评价方法，构建评价指标，形成评价方案	—	对评价准备的各项活动进行跟踪和再评价，重点关注评价的设计程序	—
实施	—	按照评价方案，统筹安排时间和资源，收集和整理资料证据，进行分析评级	对评价实施的各项步骤进行跟踪和再评价，重点关注资料、数据的质量	—
结尾	—	—	对分析评级结果进行复核，重点关注评价报告的质量	分析评价要求和分析评级结果，撰写评价报告，进行结果反馈；整理、归档评价资料
结果应用	在计划步骤中，设计评价结果应用的对象、范围、方式和策略	—	对结果应用的各项活动进行跟踪和再评价，评价应用评价结果所带来的效果和影响	形成结果应用的具体方案和计划，将项目评价结果应用于项目管理、绩效考核和后续工作改进等方面

案例 12 -2

全国儿童口腔疾病综合干预项目评价组织、内容

1.组织 根据国家卫生健康委和各地卫生健康行政部门的考核要求，各级项目办确定考核评估方案，结合督导内容，开展项目绩效评估，并将年度评估结果上报国家项目办。按照国家卫生健康委疾病预防控制局工作部署，国家项目办组织部分省（区、市）项目督导，省级和县级项目办负责组织辖区内项目督导。督导组成员由卫生健康行政部门、管理人员和相关专家组成。

2.评价内容和要求

（1）内容：包括总体情况、健康教育、窝沟封闭、局部用氟几个方面，重点是规范化管理、承担项目操作人员的执业医师资格、窝沟封闭质量、局部用氟质量、消毒隔离等方面。

工作进度和质量是重要的评价内容。抽查质量不合格所涉及的患者，应当由承担任务的医疗机构进行免费再操作。在规定的时间内任务完成占总任务量90%以上和质量达标的，县（市、区）按完成数量划拨经费；对不达标的，应当不予拨款，连续2年不达标的，取消承担资格。

（2）频次：省级督导3年内督导覆盖所有项目区县；儿童口腔健康知识知晓率的调查人数及对窝沟封闭质量的抽查人数均不低于总接受服务人数的1%，抽查托幼机构数量不少于项目开展总数的10%。

区县级督导4年内督导覆盖所有项目学校、幼儿园；学校儿童口腔健康知识知晓率、窝沟封闭质量的自查率不低于总接受服务人数的20%，抽查托幼机构数量不少于项目开展总数的20%。

（3）痕迹管理：省级和区县级督导完成后，均需备案，上报相关资料，并将督导结果反馈各项目县（市、区）和各承担项目的医疗卫生机构，总结、推广好的经验，对存在的问题提出意见，限期整改。

3.信息上报 各项目县（区）或医疗单位及时通过信息系统进行数据录入与信息上报，省级项目办及时完成信息审核。省级项目办定期上报工作简报，每年项目结束后上报年度工作总结和年度资金使用情况。

资料来源：全国儿童口腔疾病综合干预项目工作规范（2018版，试行）。

腔相关知信行的变化、相关口腔指标及影响因素的变化等。项目评价的基本要素包括确定标准和获取信息，具体可采用不同的标准来评价：效果（effectiveness）是指达到目标或目的的程度；适合性（appropriateness）是指干预与需要的相关性；可接受性（acceptability）是评价项目是否采用了容易接受的方法；效率（efficiency）是指项目时间、经费、资源花费是否恰当，是否获得了效益；平等（equity）是指同等的需要和同等的提供服务。项目评价时，采取的研究方法也可多样化，可以通过定量研究（又称量的研究）来进行评价，如通过口腔临床检查或口腔问卷调查获得，也可以通过定性研究（又称质的研究）来实现评价目的，如采取个别知情人访谈或是小组讨论等形式，也可以获得较深入的信息，两种评价方法的区别列于表 12-3。

表 12-3　量的研究与质的研究的区别

	量的研究	质的研究
研究目的	证实普遍情况，预测、寻求共识	解释性理解，寻求复杂性，提出新问题
研究的层面	宏观	微观
研究的问题	事先确定	在过程中产生
研究的设计	结构性的，事先确定，比较具体	灵活的，演变的，比较宽泛
研究的手段	数字、计算、统计分析	语言、图像、描述分析
抽样方法	随机抽样、样本量较大	目的性抽样、样本量小
资料的特点	量化的资料，可操作的变量，统计数据	描述性资料，实地笔记，当事人引言等
分析方式	演绎法，量化分析，收集资料之后	归纳法，寻找概念和主题，贯穿全过程
研究结论	概括性、普适性	独特性、地域性
理论假设	在研究之前产生	在研究之后产生
成文方式	抽象、概括、客观	描述为主、研究者的个人反省

 进展与趋势

　　随着我国国力的不断增强，国家对口腔卫生工作的投入正在不断增加，口腔卫生项目无论是内容还是覆盖范围都会逐步扩大。正如前面所提到的，口腔卫生项目可以不断通过发现问题、分析问题、解决问题，促进探索新的口腔卫生工作模式和内容，进一步实现向常规工作的转化，建立长效机制，推动口腔卫生工作的发展和进步。而常规工作中遇到的问题又可通过项目形式解决，两者相互促进和转化，这种周而复始的循环将始终贯穿于口腔卫生工作中。项目管理是一门实践学科，口腔卫生项目管理更不是只靠理论知识就可以解决问题的，需要在实践中总结出来。虽然口腔卫生项目管理作为客观现实伴随口腔卫生工作而一直存在，但是以理论体系为指导，系统地作为一门学科而研究还是在起步阶段，很大程度上是由于在国际大环境下卫生项目管理体系发展缓慢，没有以国际公认的程序、条例为基础，没有形成专业、统一的国际卫生项目管理理论框架。因此还有待于广大口腔卫生工作者以理论体系为指导，在工作实践中不断学习和尝试，不断提高口腔卫生项目的管理水平，促进口腔卫生工作更好、更快地发展。

Summary

Health project is a temporary endeavor undertaken to create a unique product or service. Health projects are often implemented as a means of achieving a health organization's strategic plan. Operations and projects differ primarily in that operations are ongoing and repetitive while projects are temporary and unique. Temporary means that every project has a definite beginning and a definite end. Unique means that the product or service is different in some distinguishing way from all other products or services.

Health project management is the application of knowledge, skills, tools, and techniques to project activities to meet health project requirements. Health projects management is accomplished through the use of the processes such as: initiating, planning, executing, controlling, and closing. The health project team manages the work of the health projects. It is important to note that many of the processes within health project management are iterative in nature. This is in part due to the existence and the necessity for progressive elaboration in a project throughout the project life cycle.

The project management knowledge areas have been organized into nine knowledge areas: project integration management, project scope management, project time management, project cost management, project quality management, project human resource management, project communications management, project risk management, project procurement management.

To achieve a project, the procedure includes: establishment, design, implementation, termination, controlling.

Definition and Terminology

关键路径法（**critical path method**）：A network analysis technique used to predict project duration by analyzing which sequence of activities has the least amount of scheduling flexibility. Early dates are calculated by means of forward pass，using a specified start date. Late dates are calculated by means of backward pass，starting from a specified completion date.

计划评审技术（**program evaluation and review technique**）：An event-oriented network analysis technique used to estimate program duration when there is uncertainty in the individual activity duration estimates.

项目（**project**）：A temporary endeavor undertaken to create a unique product，service，or result.

项目管理（**project management**）：The application of knowledge，skills，tools，and techniques to project activities to meet the project requirements.

参考文献

［1］卞金有. 预防口腔医学. 北京：北京大学医学出版社，2006.
［2］陈文晖. 项目管理的理论与实践. 北京：机械工业出版社，2008.
［3］梁万年. 卫生事业管理学. 北京：人民卫生出版社，2007.
［4］张朝阳. 国际卫生项目管理. 北京：人民卫生出版社，2016.
［5］卞金有. 口腔公共卫生. 南宁：广西科学技术出版社，2018.
［6］王亚东. 卫生项目管理. 北京：人民卫生出版社，2013.
［7］美国项目管理协会. 项目管理知识体系指南（PMBOK® 指南）. 6 版. 北京：电子工业出版社，2018.

（刘雪楠　司　燕　张珊珊）

第十三章 口腔医疗保健中的感染与控制

Infection Control in Dental Practice

第一节 口腔医疗保健中的感染传播
Infection Transmission in Oral Medical Care

一、医院感染的定义及分类

（一）医院感染的定义

医学实践中的感染问题是当前医学发展中存在的重大问题，也是医学界及社会各界十分关注的问题。过去多年间，学者们主要关注医院内住院患者的感染，医院感染（hospital infection，HI；nosocomial infection，NI）或医院获得性感染（hospital-acquired infection，HAI）的定义应运而生。2006年中华人民共和国卫生部发布的《医院感染管理办法》（卫生部令第48号）中对"医院感染"的定义是："住院患者在医院内获得的感染，包括在住院期间发生的感染和在医院内获得出院后发生的感染，但不包括入院前已开始或者入院时已处于潜伏期的感染。医院工作人员在医院内获得的感染也属医院感染。"《Bennett &Brachman 医院感染》将患者因其他状况在接受治疗过程中获得的感染，或医务人员在医疗环境中履行职责时获得的感染定义为医疗保健相关感染。

近年来，随着医疗保健范围的不断扩大，医院感染的概念逐渐被医疗保健相关感染（healthcare-associated infection，HAI）所取代。世界卫生组织（WHO）对医疗保健相关感染的定义为：患者在进入医院或其他医疗保健机构时不存在或不处于潜伏期，在接受治疗过程中获得的感染，或医务人员在医疗环境中履行职责时获得的感染。感染可发生在任何诊疗场所，如医院、门诊、透析中心、康复机构、疗养院、家庭护理单位等。在感染防控的人群上，包括住院患者、门诊患者、医务人员、陪护者和探视者等。医疗保健相关感染涵盖的范围更加广泛，更能体现医院感染防控的目的和意义。

医院感染的定义中包括了感染的地点、时间、对象几个要素，即：①明确规定了感染发生的地点必须是在医院，它包括了在医院感染而在出院后发病的患者，排除了在医院外受到感染而在住院期间发病的患者。②明确界定了感染发生在住院期间，因感染和发病发生在不同阶段，顺序是感染→潜伏期→发病，故疾病的潜伏期是判定感染的发生时间和地点的主要依据。

但由于潜伏期的变动幅度较大，因此判定时必须参考其他因素，如病原学及流行病学等资料等。③医院感染主要关注住院患者和医院工作人员，也包括其他在医院活动的人群，如门诊患者、陪护者以及探视者。

医院感染不仅威胁医疗机构中相关人员的健康与生命，影响医疗质量，还为患者、医疗机构和社会带来额外的经济负担。因此，控制医院感染是现代医疗机构质量管理的重要目标之一。

（二）医院感染的分类

医院感染的分类方法较多，根据感染部位不同，可分为呼吸道感染、泌尿道感染、手术切口感染、血液感染等；根据感染人群不同，可分为患者感染、医务人员感染等；根据医院感染的病原体来源不同，可分为外源性医院感染（exogenous nosocomial infections）和内源性医院感染（endogenous nosocomial infections）。

1. 外源性医院感染 又称交叉感染（cross infection），是指由除了患者之外的其他来源的生物体所引起的感染，是从患者到患者、从患者到医务工作者、从医务工作者到患者的直接感染，或通过物品对人体的间接感染。病原体来源可能是其他患者、病原携带者（包括医务工作者及探视者）、未彻底消毒及灭菌或被污染的医疗器械、血液、血液制品、生物制品、医院环境等。

也有些学者将外源性医院感染进一步分类，将引起医院感染的病原体来自其他患者的称为交叉感染；病原体来自医院环境的称为环境感染；病原体来自未彻底消毒及灭菌或被污染的医疗器具、污染的血液或血液制品和药品的称为医源性感染。

外源性医院感染是可以预防的，如通过加强消毒、灭菌、隔离和屏障护理等控制措施，可以有效预防和控制外源性感染，因此又称为可预防性感染。

2. 内源性医院感染 也称自身感染（autogenous infections），是指由患者自身菌群引起的感染，当患者自身抵抗力降低时，对本身固有的细菌易感性增加而发生感染。引起这类感染的微生物来自患者体内或体表的正常菌群或条件致病菌，包括虽从其他患者或环境中来，但已在该患者身上定植的微生物，例如肠道、口腔、呼吸道、阴道、尿道及皮肤等部位常构成内源性感染微生物的"贮藏库"。通常定植在这些部位的正常菌群对宿主不致病，形成相互依存、相互制约的微生态体系；当宿主抵抗力下降或免疫功能受损时，原有微生态平衡失调，宿主对自身固有的菌群易感性产生变化而发生感染。

研究发现，导致内源性医院感染的微生物大部分来自医疗机构，多数是在入院早期从医疗机构环境或其他患者、医务工作者处迁移到患者身上，并定植于适宜部位，即外来菌群取代了宿主原有的正常菌群。尤其是抗菌药物的应用，干扰了宿主机体的正常菌群，使宿主对医疗机构环境中出现的耐药菌株更加易感。

内源性医院感染多呈散发性，发病机制复杂，但也与患者的机体免疫功能、基础疾病、诊疗措施等多种因素相关，预防内源性医院感染较困难，因此内源性医院感染又称为难以预防性感染。

二、口腔医疗保健中的传染源

传染源是指病原微生物生存、繁殖并可污染环境的宿主或场所，口腔诊疗中的传染源包括传染性疾病患者或病原体携带者、污染的口腔医疗器械以及污染的环境。

1. 传染性疾病患者或病原体携带者 口腔临床的传染源包括急性传染病患者、潜伏期感染者以及已知或未知的病原携带者，包括口腔患者或是口腔医务工作者。急性感染的患者一般不会首先到口腔科就诊，口腔临床的传染源大部分来自那些尚无明显临床症状的病原体携带者，这些携带者的唾液和血液中同样存在大量的病原微生物，是口腔临床中应引起特别关注的危险人群。

2. 污染的口腔医疗器械　如果未经严格消毒及灭菌的口腔医疗器械又用于其他患者，则可引起患者间的交叉感染。通过正规的消毒及灭菌可以有效减少这方面的传染源，具体内容详见本章第二节。

3. 污染的环境　口腔临床中经常需要使用高速涡轮手机、三用枪、超声洁牙机等仪器，在使用过程中会产生喷溅物，可能混有患者的血液和唾液，从而污染诊室的空气，或沉降附着在诊疗环境中的物体表面，容易造成交叉感染等。所以，对于口腔诊疗环境的空气和物体表面进行清洁和消毒处理也有利于减少这方面的传染源，具体内容详见本章第二节。

需要强调的是，仅仅有病原性微生物的存在并不能导致感染发生。必须满足下列条件才可能发生感染：①致病微生物具有足够毒力且有足够数量；②致病微生物生存、增殖的场所或源泉（如血液）；③从致病源到宿主的传播途径；④病原微生物侵入宿主的门户；⑤易感宿主。

三、口腔医疗保健中的感染传播途径

口腔医疗实践中控制感染的基本原理就是在口腔医疗行为场所内干扰、阻断感染性疾病传播的过程，也就是杜绝或减少病原体的传播，所以了解口腔医疗保健中的感染传播途径将使感染控制有的放矢，达到更好的效果。口腔医疗保健中的感染传播包括以下途径：①病原体从患者传播到口腔医务工作者；②病原体从口腔医务工作者传播到患者；③病原体从患者传播到患者；④病原体从医疗行为场所传播到社会；⑤病原体从社会传播到患者。

1. 病原体从患者传播到口腔医务工作者　在医疗实践过程中，患者的病原体可以轻易感染口腔医务工作者，这是一条较难控制又时有发生的感染路径。常见的包括直接接触（direct contact）感染、飞沫感染（droplet infection）、间接接触（indirect contact）感染。

直接接触感染是指被污染的患者血液、唾液直接接触医务工作者破损的皮肤伤口而感染，这也包括一些肉眼不可见的伤口，特别是指甲周围。飞沫感染是指患者口腔中的病原体可以通过飞沫感染医务工作者受伤的皮肤、眼、鼻、口腔或被吸入体内。间接接触感染是指患者的病原体可以污染物体表面，如手术器械、针头、钻针或文件表面，这些物品经医务工作者破损的伤口进入体内。

2. 病原体从口腔医务工作者传播到患者　病原体从口腔医务工作者传播到患者多发生在医务工作者忽略了医疗行为过程中某些防护环节。例如医务工作者手部皮肤带有病变或破损，在没有防护的情况下进入患者口腔内操作，病原体直接接触口腔或其他开放的组织，引起感染。另外，医务工作者的血源性病原体也可通过污染器械等间接接触患者口腔，引起感染传播。病原体也可以通过飞沫从医务工作者传播到患者。

3. 病原体从患者传播到患者　一名患者的病原体可以通过未经严格消毒及灭菌的器械、手机或医务工作人员的手等途径间接接触感染另一名患者。如医务人员的手接触了一名患者带有传染源的唾液或血液后，未更换手套及严格手卫生，又接触了另一名患者的口腔或其他开放的组织，则可能导致前一名患者的病原体通过此途径传播给后一名患者。

4. 病原体从医疗行为场所传播到社会　如果被患者病原体污染的物品或器械流入社会或转移出医院诊所范围以外，就有可能引起间接接触感染。例如被病原体污染的印模、义齿等进入实验室或义齿加工中心，可以导致实验室人员或技术人员的职业性疾病、病毒性肝炎等。另外，医务工作者的工作服也是病原体的载体。医务工作者也可把病原体带向社会、家庭。没有经过妥善处理或保存的医疗废弃物是很危险的传染源。

5. 病原体从社会传播到患者　主要是指寄生在口腔综合治疗台给水系统中的水源性病原体

导致患者感染某些疾病。这些水源性微生物可能来源于牙科手机或三用枪的回吸污染，也可能来自供水水源的持续细菌累积，其定植在供水系统管线内部，形成生物膜，在使用三用枪、涡轮手机或超声洁治器时，水流将生物膜内脱落的病原体带入患者口腔中。目前口腔综合治疗台输出端的诊疗用水已明确可造成疾病感染等不良事件，如嗜肺军团菌、脓肿分枝杆菌感染，免疫力低下的人群感染风险更高。

四、口腔医疗保健中的易感人群

易感人群是指对某种疾病或传染病缺乏免疫力的人群。在口腔医疗保健中，患者和口腔医务人员都是易感人群，医务工作者的感染风险尤其高。

患者在口腔医疗保健中存在着被感染的危险，病原体可经过口腔科医生污染的手、污染的器械或者是污染的环境由一个患者传播给另一个患者。因此，在口腔医疗保健工作中需要加强感染控制的意识和防范措施。

口腔医务人员经常与患者的唾液和血液接触，较一般人群被感染的机会增多，属于感染的高危人群。唾液及血液可能会携带病原体，同时口腔诊疗操作在寄居着大量菌群的口腔中进行、治疗中更容易发生针刺伤，因此口腔医务工作者面临着更高的感染风险。口腔医务人员被感染的主要途径是：直接接触含有传染源的血液及分泌物，如手套破损后手部的微小破损暴露于患者带有传染源的血液或分泌物；接触含有传染源的飞沫，如溅入眼睛，通过角膜吸收；接触被污染过尚未经过严格消毒及灭菌的器械，如护士清洗刚被污染过的器械时被刺伤等。

另外，很多因素可以影响一个人对病原体的敏感水平，从而增加感染的危险性和严重性。影响因素包括营养状况、激素水平、全身疾病（如糖尿病等）、接受的治疗措施（如化疗等）、免疫状态等。故在口腔诊疗中，机体免疫功能受损者、婴幼儿及老年人、接受各类免疫抑制药治疗者、长期使用广谱抗菌药物者、营养不良者等均是感染的高危人群。

第二节　口腔医疗保健中的感染控制措施
Measures of Infection Control in Oral Medical Care

口腔医疗保健中控制感染的具体方法包括：①患者的检查与评价；②标准预防；③口腔器械的消毒与灭菌；④口腔诊疗环境的消毒；⑤口腔医疗废物的处理等。

一、患者的检查与评价

口腔科医生主要通过对患者进行检查与采集病史来了解和评估患者的健康状态。患者的检查包括采集完整的病史、社会史和进行口腔软组织检查。通过检查，可筛查出一些未知感染的携带者，并对某些疾病做出早期诊断。

1. 采集病史　主要通过问卷调查与口头询问的方式，让患者明白问题并做出适当回答，力求准确、可靠。采集病史的主要目的是了解患者的感染疾病史，是否感染获得性免疫缺陷综合征、乙型病毒性肝炎、丙型病毒性肝炎、结核病（TB）、疱疹、麻疹、呼吸道疾病、淋病、梅毒等。特别注意可能提示人类免疫缺陷病毒（HIV）感染的临床特征，如不明原因的高热、盗汗、体重减轻，不易治愈的感染、软组织损害，不能解释的淋巴结病、长期慢性腹泻等表现。

口腔医务人员应注意保护患者的隐私。对于一些敏感的问题，要注意询问的场合和方式。患者的信息只能提供给需要信息的治疗人员，不经患者的同意，不能透露给第三方。口腔医务人员也不能歧视患有传染性疾病的患者，拒绝给他们提供治疗是不道德的。

2. 采集社会史　鉴别是否为感染性疾病的高危人群，如同性恋的男性、静脉毒品注射者、女性 HIV 携带者的子女、与感染者接触的异性等。

3. 口腔软组织检查　对感染性疾病的早期口腔表征进行识别，并对病毒携带者做出诊断。应对口腔内可疑病变进行初步检查，争取早期诊断，尽早开始治疗。部分传染病在早期就会有口腔的表现，如人类免疫缺陷病毒携带者早期可有口腔念珠菌病、口腔毛状白斑等。

二、标准预防

标准预防（standard precaution）指将所有患者的血液、体液、分泌物、排泄物均视为有传染性，需进行隔离预防。标准预防强调双向防护，防止疾病从患者传染至医务人员，同时防止疾病从医务人员传染至患者和从患者传至医务人员再传至患者，其目的在于降低交叉感染风险。标准预防的措施包括手卫生、个人防护用品的使用、安全注射和预防锐器伤、呼吸卫生和咳嗽礼仪等。

（一）患者的防护

口腔医务人员需要提醒和帮助患者在口腔医疗保健工作的前、中、后分别采取措施，预防和减少口腔医疗保健工作中的病原体的传播。

1. 治疗前　患者在接受口腔诊疗前最好先刷牙，用漱口液漱口，以降低口腔中的菌群数量和减少食物残渣。有条件的患者应先洁治再接受治疗。

2. 治疗中　在口腔诊疗过程中，应为患者提供眼罩和胸巾，避免飞溅物溅到患者眼睛或胸前。佩戴义齿者，摘下的义齿须放置在义齿杯里。患者双手不可触摸任何器械和装置。口腔护士应利用强吸协助吸走患者口腔内的唾液、血液和颗粒碎片，用弱吸协助吸走水分，尽量避免患者吐唾液，这样可以大大减少细菌出现的数量，减少飞沫扩散引起的交叉感染。

尽可能使用橡皮障。因为橡皮障能将治疗牙与其余牙隔开，还能阻止器械或治疗中使用的药剂进入口腔或咽喉，这样不仅可减少唾液和血液污染的气雾，还可防止对口腔黏膜及其他软组织的创伤。

3. 治疗后　用三用枪冲洗患者口腔，用吸唾器吸走水分，丢弃使用过的胸巾，弹尽患者身上的颗粒碎片，避免患者将污染物带出诊室。

（二）医务人员的防护

1. 树立职业安全防护的意识　口腔医务人员应提高对感染控制的认识，参加全面的感染控制培训，了解感染控制的条例和措施，遵守职业防护制度。通过学习和培训，口腔医务人员应能做到：评估感染传播的风险及可能的后果，认识到哪些地方易造成对感染物的暴露，知道怎样避免或尽可能减少患者、自身或他人感染的风险。应掌握预防医院感染的基本原则和具体措施，并能根据情况在必要时采取适当的隔离措施。医务人员发生职业暴露时，应及时采取相应的处理措施，并进行登记、报告及追踪等。

2. 使用个人防护设备　任何口腔诊疗过程至少会接触口腔黏膜、唾液以及患者使用过的器械。个人防护设备（personal protective equipment，PPE）是医务人员为预防和控制感染所穿戴的自我保护设备，是控制感染最基本的要求。常用的 PPE 包括手套、口罩、护目镜和面罩、隔离衣、防护服和帽子。

（1）手套：可以防止医务工作者直接接触患者口腔中或污染物表面的微生物，同时也可以保护患者不受医务人员手部微生物的侵害。对医务人员而言，虽然没有损伤的皮肤是良好的天然屏障，但即使是肉眼不可见的损伤也可能成为微生物入侵的通道。此外，手套还可以防止一些化学试剂、药品及口腔材料侵蚀。对患者而言，如果进行口腔医疗操作时医务工作者没有戴手套，致病微生物同样会传播给患者。因此，医务工作者戴手套既可防止自身被污染，也可防止成为传染源。

在治疗过程中，医务工作者自始至终都应戴手套，防止病原体对医患双方造成危害。使用过的手套不可再用于其他患者。暂离治疗区域时，要摘下污染手套；返回后，必须再更换一副新手套。这样既可以预防手套上的病原体污染其他区域，也可以避免其他区域的微生物感染患者。治疗期间如果发现手套破裂，应立即脱下手套，进行手卫生，更换新的手套。但必须强调的是，戴手套不能替代手卫生，两者之间并不相互排斥。

用于口腔科的手套主要有乳胶手套、丁腈手套以及外科手套。

1）乳胶手套：主要用于检查、常规充填治疗、根管治疗、洁牙、拍牙片、技工室等工作。当术者皮肤有破损或患者有特殊感染问题时，可使用双层手套以增强安全性，但手的灵巧性会受到一定的影响。

2）丁腈手套：有些医护人员可能对乳胶有严重的过敏反应，这种"乳胶过敏症"是一种接触性皮炎。研究报道，乙烯基手套的屏障作用时间只有 5～10 分钟，不可用于口腔科检查与治疗。目前，建议对乳胶过敏者使用腈（nitrile）制品手套。

3）外科手套：一般由高分子材料制成，是对微生物、皮屑、体液等起阻隔作用的手套。无菌提供，一次性使用，用于戴在手术人员手上，以防止皮屑、细菌传播到开放的手术创面，并阻止手术患者的体液向医务人员传播，起到双向生物防护的作用。如无菌橡胶外科手套、灭菌橡胶外科手套。

（2）口罩：为了防止呼吸道感染性疾病，口罩是标准预防步骤之一，也是保障呼吸卫生的重要手段。对口腔医务人员而言，口罩可以保护口腔、鼻，避免直接接触口腔治疗过程中的液体飞沫或化学药物，这些飞沫中可能混有一些致病性微生物。同时口罩也可以在一定程度上保护患者免受医务工作者携带的病原体感染。

医用口罩主要有一次性医用口罩、医用外科口罩和医用防护口罩，三者的防喷溅、细菌过滤和颗粒物过滤性能列于表 13-1。在医疗机构中，可根据暴露水平和防护等级选择对应性能的医用口罩。在一般诊疗活动中，可使用一次性医用口罩；当预期诊疗中可能出现喷溅时，应佩戴医用外科口罩；接诊呼吸道传染病患者时，应使用医用防护口罩。

表 13-1　医用口罩性能一览表

分类	性能		
	合成血液穿透能力	细菌过滤效率	非油性颗粒物过滤效率
一次性医用口罩	无要求	不小于95%	无要求
医用外科口罩	将 2 ml 合成血液以 16 kPa（120 mmHg）压力喷向口罩，口罩内侧不应出现渗透	不小于95%	不小于30%
医用防护口罩	将 2 ml 合成血液以 10.7 kPa（80 mmHg）压力喷向口罩，口罩内侧不应出现渗透	不小于95%	分 3 级：1 级 ≥ 95% 2 级 ≥ 99% 3 级 ≥ 99.97%

医务人员佩戴口罩时应完全覆盖鼻与口。佩戴医用防护口罩时还应进行密合性试验。口罩佩戴 4 小时宜更换，最有效的口罩在高湿度的环境下只能用 1 小时，普通口罩湿润之后不仅不舒服，而且细菌可通过潮湿部位侵入口罩。因此，口罩一旦潮湿或污染，需及时更换。进入污染区域或进行喷溅诊疗操作时，应佩戴医用防护口罩或动力送风过滤式呼吸器，每次佩戴前应进行佩戴气密性检查。

　　在整个口腔检查及治疗过程中，医护人员都必须佩戴口罩，尤其在使用高速手机和水气枪进行超声波洁牙、洗涤污染器械、使用手机打磨等操作时。最好接诊每名患者都应使用新的口罩。在治疗过程中，不能用手套触摸口罩。治疗结束后，先脱手套，再摘口罩。

　　（3）护目镜和面罩：许多微生物都可以通过眼或其他部位侵入体内引起系统性疾病，例如乙型肝炎病毒（HBV）。在口腔治疗中产生的颗粒都可伤害到医生的眼睛，如飞溅的碎片、旧的充填物或崩裂的牙体、正畸治疗或义齿修复时剪断弹出的金属丝、使用高速手机及超声波洁牙机和水气枪时产生的喷雾及牙石碎片和尖锐器械。所以，护目镜对眼睛的防护不仅是对微生物的阻隔，也可以是对物理或化学物质的阻隔。

　　在使用高速旋转器械操作时或接触患者体液、化学药品时，都应使用护目镜。在每位患者治疗完成后，应清洗护目镜。患者也应在治疗时佩戴护目镜，资料表明，患者眼睛也同样可以被物理、化学物质损伤。护目镜可用肥皂水、消毒液清洁消毒，用流动水冲洗干净后重复使用。

　　面罩与护目镜在医疗机构中进行检查和治疗时起防护作用，阻隔体液、血液飞溅或泼溅。某些特殊治疗需要戴上面罩，如使用超声波洁牙机及进行外科手术时，常有大块的血液或体液飞溅出，戴上一个塑料的透明面罩可在更大的范围内避免意外飞溅的血液或体液污染。进入污染区域或进行诊疗操作时，眼睛和面部皮肤有被血液、分泌物等体液及排泄物、气溶胶等污染的风险时，应佩戴医用隔离面罩或医用隔离眼罩，重复使用的医用隔离面罩或医用隔离眼罩每次使用后应及时进行消毒、干燥、备用。

　　（4）隔离衣、防护服和帽子：含病原微生物的飞沫不仅可以感染没有防护的眼、鼻和口腔，也可以污染医务工作者的前胸、前臂的区域，大的喷溅物还可降落在腿部。在没有隔离衣或防护服的情况下，带有病原体的飞沫可以感染医务工作者，或者被医务工作者从工作环境带入家庭、社会。

　　隔离衣、防护服和帽子是最外层的服装，覆盖皮肤、外衣、内衣等，应能抵御其下方的部分不被感染物所污染。医务人员进入诊疗区域时应佩戴帽子，并依据预期暴露水平和防护等级选择是否穿隔离衣或防护服。常规口腔科诊疗中预期有喷溅风险时应穿隔离衣，接诊呼吸道传染病患者时应穿防护服。离开医疗环境时应脱去隔离衣、防护服和帽子。推荐穿长袖工作服并每日更换，衣服一旦被血液或唾液污染，应立即更换。更换衣服应有固定的时间和场所。

3. 医务人员穿戴和脱摘防护用品的流程

　　（1）医务人员进入隔离病区穿戴防护用品程序：①医务人员通过员工专用通道进入清洁区，认真洗手后依次戴医用帽或布帽、医用防护口罩，换工作鞋、袜，有条件的可以更换刷手服。②在进入潜在污染区前穿工作服，手部皮肤有破损或疑似有损伤者戴医用手套进入潜在污染区。③在进入污染区前脱工作服，换穿医用防护服或者隔离衣，加戴医用帽和医用外科口罩、医用隔离眼罩、医用手套、医用隔离鞋套。

　　（2）医务人员离开隔离病区脱摘防护用品程序：①医务人员离开污染区前应当先消毒双手，依次脱摘医用隔离眼罩、外层医用外科口罩和外层医用帽、医用防护服或者隔离衣、医用隔离鞋套、医用手套等物品，分置于专用容器中，再次消毒手，进入潜在污染区，换穿工作服。②离开潜在污染区进入清洁区前，先洗手与手消毒，脱工作服，洗手和手消毒。③离开清洁区前，洗手与手消毒，摘去里层医用防护口罩、里层医用帽或布帽，沐浴更衣，并进行口腔、鼻腔及外耳道的清洁。④每次接触患者后立即进行手的清洗及消毒。⑤医用外科口罩、医用防护口罩、医用防护服或者隔离衣等防护用品被患者血液及分泌物等体液污染时，应当立即更换。⑥下班前应进行个人卫生处置，并注意呼吸道与黏膜的防护。

　　（3）防护装备脱卸的注意事项：①脱卸时尽量避免接触污染面。②脱下的医用隔离眼罩、长筒胶鞋等非一次性使用的物品应直接放入盛有有效氯浓度为 500 mg/L 消毒液的容器内浸泡 30 分钟，其余一次性使用的物品应放入黄色医疗废物收集袋中，作为医疗废物集中处置。

③穿戴多个防护用品时，最先佩戴的防护用品最后摘除。④脱卸防护装备的每一步均应进行手消毒，所有防护装备全部脱完后再次洗手、手消毒。

4. 注意手卫生 手卫生（hand hygiene）是医务人员洗手、卫生手消毒和外科手消毒的总称。手卫生是预防和控制医院感染、保障患者和医务人员安全最重要、最简单、最有效、最经济的措施。合格的手卫生可以明显降低病原体的传播数量，减少经手传播的病原体的污染及其引起的疾病，对医患双方都有保护作用。

（1）手卫生方式：根据不同的目的，手卫生有 3 种方式。①洗手（hand washing）是医务人员用流动水和洗手液（肥皂）揉搓及冲洗双手，去除手部皮肤污垢、碎屑和部分微生物的过程。②卫生手消毒（antiseptic handrubbing）是医务人员用手消毒剂揉搓双手，以减少手部暂居菌的过程。③外科手消毒（surgical hand antisepsis）是外科手术前医护人员用流动水和洗手液揉搓及冲洗双手、前臂至上臂下 1/3，再用手消毒剂清除或杀灭手部、前臂至上臂下 1/3 暂居菌和减少常居菌的过程。

手卫生的首选方式取决于医疗程序的类型及污染的程度。对常规的口腔科检查和非手术性操作而言，推荐使用手消毒剂进行卫生手消毒。临床工作中工作强度越大，手卫生时机越多，手卫生的依从率就越低，手消毒剂的使用减少了手卫生对流动水洗手设施的依赖，触手可及的手消毒剂和 15 秒的揉搓要求节约了手卫生的时间，更符合临床高效医疗活动的需求。在手部有血液或其他体液等肉眼可见的污染时，以及可能接触艰难梭菌、肠道病毒等对速干手消毒剂不敏感的病原微生物时，应用流动水和洗手液（肥皂）洗手。接触传染病患者后，应先洗手，然后进行卫生手消毒。外科手术术前则须外科手消毒。

（2）手卫生的指征：WHO 将日常诊疗中应进行手卫生的指征归纳为 5 个时刻，即：①接触患者前；②清洁、无菌操作前，包括进行侵入性操作前；③暴露患者体液风险后，包括接触患者黏膜、破损皮肤或伤口、血液、体液、分泌物、排泄物、伤口敷料等之后；④接触患者后；⑤接触患者周围环境后，包括接触患者周围的医疗相关器械、用具等物体表面后。

（3）手部揉搓方法：可使用六步洗手法。①掌心相对，手指并拢相互揉搓。②手心对手背，沿指缝相互揉搓，交换进行。③掌心相对，双手交叉指缝相互揉搓。④弯曲手指，使关节在另一手掌心旋转揉搓，交换进行。⑤右手握住左手大拇指旋转揉搓，交换进行。⑥将 5 个手指尖并拢放在另一手掌心旋转揉搓，交换进行。如有必要，最后可揉搓手腕。除了清洗剂的作用外，双手间的摩擦作用和水的冲洗也很重要。采用标准的程序可保证手和腕部的各个部位都得到清洗。如果使用手消毒剂，应注意手消毒剂的量应足够覆盖手的所有部位。

（4）注意事项：①洗手之前，应先摘除手部饰物并剪短指甲，指甲边缘圆钝。②最好采用非手接触式水龙头。如采用肘式、脚踏控制式水管装置。③任何一次洗手后，需擦干。一定要用干手纸巾或干净的个人专用毛巾擦干，不能使用用过的毛巾，不能用工作服擦手。若没有条件，可让"湿手"自动晾干。④经常使用肥皂和抗菌剂洗手易发生慢性刺激性接触性皮炎，可选择刺激性小、添加护肤成分的手卫生产品，洗手后使用润肤产品，以减少这类皮炎。

5. 小心使用尖锐器械

（1）尖锐器械的使用：尖锐器械指的是任何可引起刺入性损害的物体。口腔诊疗中常用的尖锐器械包括冲洗针头、注射针头、缝合针、外科解剖刀片、根管治疗的扩大器、根管锉、探针、车针、金属成形片、注射用的玻璃麻醉药、其他玻璃制品、矫正用的各种钢丝、挖器及牙周刮治器等。

尖锐器械使用的原则是小心防范，避免伤害。如在传递探针、镊子时，应避免器械尖端朝向接收者；用后的车针应立即从手机上取下，仍需继续使用的车针头应该保持向下、向内状态；用后的针头及尖锐物品应弃于锐器盒内，且锐器盒应放置在治疗区附近。

（2）锐器伤的处理：当锐器伤发生时，暴露者须保持冷静，如果尖锐器械与患者有关，要先留下患者，然后按照锐器伤的急救与处理原则进行。①用肥皂液和流动水清洗污染的皮肤，用生理盐水冲洗污染的黏膜。②如有伤口，应在流动水下，在伤口上方轻轻挤压，从伤口近心端向远心端方向挤压，尽可能挤出损伤处的血液，注意避免在伤口局部挤压，以免损伤局部组织加重暴露。③受伤部位的伤口冲洗后，用消毒液（75% 乙醇或 0.5% 聚维酮碘）进行消毒，视情况包扎伤口；对于被暴露的黏膜，反复用生理盐水冲洗干净。④发生职业暴露后，立即向医院感染管理部门报告，进行职业暴露登记，以便进行调查、监控、随访。⑤高风险时采用药物预防，如被 HBV 阳性患者血液、体液污染的锐器损伤，且被损伤人员血液乙型病毒性肝炎标志物检查显示乙型病毒性肝炎表面抗体滴度较低，应在 24 小时内注射高价乙型肝炎免疫球蛋白，同时进行皮下注射乙型肝炎疫苗 10 μg、5 μg、5 μg（按 0、1、6 个月间隔）。

6.其他措施　口腔门诊医护人员由于职业的特点，在特定的环境中，手直接接触患者的唾液、血液及分泌物，很容易感染结核、乙型病毒性肝炎、丙型病毒性肝炎等疾病，所以口腔科医生、护士、学生等所有口腔医护人员中对结核菌素试验阴性及乙型病毒性肝炎血清学指标阴性者，都应该进行疫苗接种。通过预防接种，可以防止有些感染的发生。疫苗所诱发的抗体水平会随着时间的推移而逐渐降低，但已产生的免疫仍可防止疾病的发生以及病毒的感染。在流行性感冒高发季节，推荐医护人员接种流感疫苗，既可预防诊疗中飞沫传播导致医护人员感染，也可预防医护人员将流感病毒带给患者。

三、口腔器械的消毒与灭菌

口腔医用器械使用后，被患者、医务工作者、周围环境等携带的病原体污染，必须经过清洗、消毒或灭菌处理后才可继续使用，但同时必须使器械损伤降到最小。

（一）器械的处理

在器械消毒与灭菌之前，回收、清洗、干燥、检查与保养是重要的步骤；在器械消毒与灭菌之后，还需要妥善储存和保管。

1.回收　使用后的口腔器械应与废弃物品分开放置，及时回收。根据其材质、功能不同，处理方法也不同。①结构复杂不易清洗的口腔器械（如牙科小器械、刮匙等）：宜保湿放置，保湿液可选择生活饮用水或酶类清洁剂；②牙科手机、电动牙洁治器和电刀：应初步去污，存放于干燥回收容器内；③其他器械：可选择专用回收容器放置。回收容器应于每次使用后清洗、消毒、干燥，备用。

2.清洗　口腔小器械结构复杂，在使用过程中除有机物（血液、牙屑）污染，还残留有无机物（氧化锌、棉花、根充糊剂等）。通过清洗，可减少微生物数量，去除血液、唾液以及其他可以阻碍灭菌或消毒效果的物质。清洗包括去除有机或无机的污染物，可通过使用表面活性剂、洗涤剂、水进行手工清洗，或通过自动化过程（如超声波清洗或清洗消毒器）来完成。

清洗必须在消毒与灭菌前完成，肮脏的器械不可能被消毒，更不可能被灭菌。带有污染物的器械不能灭菌，而且患者永远不会认可带有污染物的器械是安全的治疗器械。

清洗的方法有手工清洗、清洗机清洗、超声波清洗。

（1）手工清洗：无机器清洗的设备或一些带电源的、精密复杂物品等需手工清洗。清洗人员须注意自身保护：戴厚的橡胶手套；戴口罩、护目镜或面罩，以保护眼、鼻、口腔黏膜；穿防水衣服或防水围裙，戴袖套；帽子完全遮盖头发。先将器械可拆卸部分充分拆开，置于流动水下冲洗，清洗时水温宜为 15 ～ 30℃。冲洗后，应先用酶清洁剂或其他清洁剂浸泡，以去除干燥的污渍，再刷洗、擦洗。刷洗应在水面下进行，以防止产生气溶胶。最后再用流动水进行漂洗。

（2）清洗机清洗：适用于耐湿热物品的清洗及消毒，如玻璃调拌板、金属调拌刀、橡皮碗等。有全自动和半自动清洗机和专用设备清洗机。这些清洗机一般包括冷水清洗、洗涤剂清洗、漂洗和最后热水消毒（水温为80～90℃，至少可达中等水平消毒）和干燥过程。应注意：①可拆卸器械清洗时应拆开清洗，器械轴节应充分打开；②选择不同清洗及消毒程序时，应注意确认消毒参数；③应定时检查清洁剂泵、管是否通畅；④应定期检查设备的清洗及消毒效果。

（3）超声波清洗：结构复杂、缝隙多的器械应采用超声波清洗。超声波主要用于去除医疗器械内小的碎屑，因此超声波清洗前须先初冲洗，以除去大的污物。超声波清洗时间宜为3～5分钟，可根据器械污染情况适当延长清洗时间，但不宜超过10分钟。在使用前，应让机器运转5～10分钟，以排除溶解的空气，机器内加酶等清洁剂可提高超声波清洗的效率。水温≤45℃。应将器械放入篮筐中，浸没于水面下，管腔内注满水。清洗水至少每8小时更换一次。清洗完成后，应用流动水冲洗，去除化学试剂、表面活性剂及器械表面残留的松动的污染物。

3. 干燥 清洗后的器械应擦干或采用机械设备烘干。根据器械的材质选择适宜的干燥温度。金属类器械干燥温度为70～90℃；塑料类器械干燥温度为65～75℃。没有干燥设备的或不耐热的器械可使用低纤维擦布进行干燥处理。

4. 检查与保养 应采用目测或使用带光源放大镜对干燥后的口腔器械进行检查。器械表面、螺旋结构处、关节处应无污渍和水渍等残留物质及锈斑。对清洗质量不合格的器械，应重新处理；对损坏或变形的器械，应及时更换。牙科手机可选择用压力罐装润滑油连接相匹配的注油适配器或接头进行手工注油保养，也可使用自动注油养护机或清洗注油灭菌一体机进行保养。

5. 包装与储存 低度、中度危险的口腔器械可不包装，消毒或灭菌后直接放入备用清洁容器内保存。牙科小器械宜选用牙科器械盒盛装。封包的器械应注意包外有灭菌化学指示物，并标有物品名称、包装者、灭菌批次、灭菌日期及失效期，如有多个灭菌器时，应标注灭菌器编号。口腔门诊手术包内及包外均应有化学指示物。使用纸塑袋包装时，应密封完整，密封宽度≥6 mm，包内器械距离包装袋封口处≥2.5 cm。

器械储存是器械处理的重要步骤。在储存前，应将灭菌后物品烘干，因为潮湿环境有利于微生物生长，包裹易损坏。应缓慢降温，以防器械表面形成负压，造成损坏。灭菌物品和消毒物品应分开放置，并有明显标识。裸露灭菌及一般容器包装的高度危险口腔器械灭菌后应立即使用，最长不超过4小时；中度及低度危险口腔器械消毒或灭菌后置于清洁、干燥的容器内保存，保存时间不宜超过7日；使用纺织材料和牙科器械盒包装的器械无菌有效期为7日；使用一次性纸袋包装的器械无菌有效期为30日；使用一次性皱纹纸、医用无纺布、一次性纸塑袋包装的器械无菌有效期为180日。储存场地应是干燥、密闭、低灰尘的区域。打开器械包裹前应检查包裹是否破损，打开时禁止触摸内部物品。

（二）器械的消毒

1. 消毒的概念 消毒（disinfection）是指杀灭病原微生物，但不一定杀灭细菌芽孢的方法。理论上，消毒应杀灭一切具有生长能力的微生物，但实际工作中，消毒以减少致病因子，使其达到不能引起感染的数量水平为目的。

消毒的机制是：①使细胞膜通透性受损；②使菌体蛋白变性和凝固，失去其生物活性，导致细菌死亡；③破坏或改变蛋白质与核酸功能基团，使菌体酶蛋白失去酶的活性。

影响消毒剂作用的因素有：①消毒剂浓度和作用时间；②温度；③细菌种类和数量；④被消毒物的性质。

2. 消毒的方法　根据消毒水平分为3种。

（1）高水平消毒：可杀灭一切致病性微生物。这类消毒剂应能杀灭一切细菌繁殖体（包括结核杆菌）、病毒、真菌及其孢子等，对细菌芽孢也有一定的杀灭作用。属于此类的化学消毒剂和物理消毒法包括紫外线及含氯消毒剂、臭氧、二氧化氯、甲基乙内酰脲类化合物等。

（2）中水平消毒：可杀灭和去除细菌芽孢以外的各种致病微生物，包括超声波、碘类消毒剂（聚维酮碘、碘酊、氯己定碘等）、醇类及酚类消毒剂等。

（3）低水平消毒：包括只能杀灭细菌繁殖体（分枝杆菌除外）、亲脂病毒的化学消毒和通风、冲洗等物理除菌法。低水平消毒剂有单链季铵盐类消毒剂（新苯扎氯铵等）、双胍类消毒剂（如氯己定）、中草药消毒剂、金属离子（汞、银、铜等）消毒剂等。

3. 消毒剂的种类　一种理想的消毒剂（disinfectant）应具有广谱抗微生物、作用快、不受物理因素影响、无毒、表面相容、应用简便、受处理表面无残留作用、无异味、价格低等特点。但是没有一种消毒剂能满足上述所有要求。口腔临床常用消毒剂的消毒水平、适用范围、使用方法等使用说明列于表13-2。

4. 消毒监测与放行　湿热消毒应每次监测并记录温度、时间，符合要求时方可放行；化学消毒应根据消毒剂种类定期监测并记录化学消毒剂的浓度、消毒时间，符合 WS/T 367—2012 的要求方可放行；消毒后直接使用的物品应至少每季度监测一次消毒效果。

（三）器械的灭菌

1. 灭菌的概念　灭菌（sterilization）是指消灭存在于任何非生命体或器械上的所有生活的微生物。在日常工作中，很难判断是否消灭了所有微生物，因此通常选择一种抵抗力强的微生物作为标准物，如果消灭了这个微生物，就意味着完成灭菌过程。细菌芽孢对热和化学药剂有较强的抵抗作用，通常被选作标准物。

2. 灭菌的方法　口腔医疗可用的有3种灭菌方法：热灭菌法（heat sterilization）、气体灭菌法（gas sterilization）、液体化学灭菌法（liquid chemical sterilization）。其中热灭菌法最常用，它包括压力蒸汽灭菌法（pressure steam sterilization）、干热灭菌法（dry heat sterilization）和化学蒸气压力灭菌法（unsaturated chemical vapor sterilization），其中以压力蒸汽灭菌法最常见。

压力蒸汽灭菌法是在高温、高压下，通过饱和蒸气完成灭菌过程，用于口腔器械灭菌安全系数最大。这类灭菌法能有效地破坏细菌及其芽孢。压力蒸汽灭菌法适用于下列物品灭菌：优质不锈钢器械、耐高温消毒手机、布类、玻璃杯、大吸唾管、包扎的器械以及耐热塑料器械。压力蒸汽灭菌法的缺点是对碳金属器械有腐蚀作用，在灭菌前可使用无毒润滑油，以减少器械的腐蚀。针头、油类、酚类、蜡类不能应用压力蒸汽灭菌法灭菌。

3. 灭菌的步骤　器械在经过回收、清洗、干燥、保养和包装后，在灭菌环节还需要经历以下步骤。

（1）监测：成功的灭菌意味着消灭所有微生物，检测的唯一标准是验证所有微生物是否被消灭。目前口腔医疗常用的灭菌方法都能很好地消灭 DNA 和 RNA 病毒，经过各种不同的措施，所污染病毒的特异性蛋白和核酸都能被有效清除，表明所用灭菌、消毒手段在预防病毒的感染方面已经较为有效。常用的3种监测方法是：生物监测（biologic monitoring）、化学监测（chemical monitoring）和物理监测（physical monitoring）。每个灭菌周期均应形成文字记录，记录应保存3年。

（2）放行：每一灭菌周期结束后，应检查所有物理参数、化学指示物，所得数据、指示物的显示与规定灭菌参数一致时，灭菌物品方可放行。灭菌周期的各种监测或参数不合格时，不应放行，应查找灭菌失败的原因，重新调整后再进行物理、化学监测，合格后灭菌器方可再次使用，必要时做生物监测并记录全过程。

表 13-2 口腔临床常用消毒剂使用说明

消毒产品	消毒水平	适用范围	使用方法	使用浓度（有效成分）	作用时间	说明
含氯消毒剂	高水平	环境、物品表面、地面（细菌繁殖体污染）	浸泡、擦拭、拖地	400～700 mg/L	>10 min	1. 对金属有腐蚀作用，对织物、皮草类有漂白作用 2. 有机物污染对其杀菌效果影响很大
		环境、物品表面（经血传播病原体、分枝杆菌、细菌芽孢污染）	浸泡、擦拭、拖地	2000～5000 mg/L	>30 min	3. 使用液应现用现配，使用时限≤24 h 4. 用于艰难梭菌芽孢污染的区域，建议浓度提高至5000 mg/L
		分泌物、排泄物	干粉加入污染物中搅拌	10 000 mg/L	>2 h	5. 不推荐用于环境表面日常消毒，特别是浓度＞500 mg/L 时
过氧化氢	高水平	物体表面	擦拭	3%	30 min	1. 对金属制品有腐蚀性，对织物有漂白作用 2. 在有人的情况下不得使用喷雾，喷雾操作人员须做好个人防护
		空气	气溶胶喷雾器	3%，20～30 ml/m³	60 min 或遵照产品说明书	
醇类	中水平	诊疗器具	浸泡、擦拭	70%～80%	浸泡≥30 min，擦拭作用3 min	1. 易挥发、易燃，不宜大面积使用，常用于体温计、听诊器 2. 不应用于被血、脓、粪便等有机物严重污染表面的消毒 3. 对细菌芽孢和亲水类病毒效果较差 4. 擦拭消毒时，应擦拭物体表面2 遍
紫外线消毒灯	中、高水平（根据照射剂量而定）	空气、环境、物体表面	照射	灯管距地面1.8～2.2 m，安装数量平均≥1.5 W/m³或按产品说明使用	≥30 min 或按产品说明使用	1. 照射时室内不应有人 2. 应定期监测消毒紫外线的辐照强度，当辐照强度低于70 μW/cm² 时，应及时更换 3. 紫外线直接照射消毒空气时，应关闭门窗，保持消毒空间内环境清洁、干燥，消毒空气的适宜温度20～40℃，相对湿度低于80% 4. 应保持紫外线灯表面清洁，每周用乙醇布巾擦拭一次，如发现灰尘、油污等，应随时擦拭

四、口腔诊疗环境的消毒

（一）口腔诊疗环境的分区

口腔诊疗环境应进行合理分区和布局，这样才能够满足诊疗工作和口腔诊疗器械清洗、消毒工作的基本需要。

1. 清洁区　是指那些仅用干净的手或物品触碰的地方或设备的表面及材料等，用于存放消毒及灭菌后的物品。清洁区域必须小心保护，在治疗过程中避免脏手套、气雾和飞溅物污染清洁区域。使用过的手套不能接触这些区域的物品，如果不小心碰到，须立即清洁和消毒或治疗完成后清洁和消毒。清洁区域在患者轮换之间不必消毒，但应每日进行清洁和消毒。

2. 器械处理区　可设在诊室周围，方便器械的传递。区域内按照工作要求分为回收清洗区、保养包装区、灭菌区、物品存放区。回收清洗区为污染区，承担器械回收、分类、清洗、干燥等功能；保养包装区承担器械保养、检查、包装等功能；灭菌区摆放消毒或灭菌设备，承担消毒和（或）灭菌功能。各区之间应标志明确，有物理屏障，人流、物流由污到洁，单向循环，不得逆流或交叉穿梭。

3. 工作区　为治疗患者的区域，从空间上划分是以治疗中的患者头部为中心，以处于工作位的口腔科医生或助手的背部为半径的范围。从清洁区来的消毒或灭菌器械在此区域用于治疗，治疗后使用过的器械也需要送到器械处理区进行处理。工作区还包括综合治疗台的支架桌、痰盂、吸唾系统、手机头、灯光手柄和开关等。

（二）环境的消毒

1. 物体表面消毒　综合治疗台、牙科治疗椅等设备的表面可用表面消毒剂进行诊间清洁和消毒。另外，病历夹、门把手、水龙头、门、窗、洗手池、卫生间、便池等物体表面容易受到污染，可每日用清水擦、抹、刷、洗，保持清洁。

适合采取表面消毒的部位，如综合治疗台、牙科治疗椅等设备的表面，也可以考虑采取屏障防护技术（protective barriers techniques），即采用一次性的单面粘贴的塑料纸或透明的塑料套管对治疗室患者经常接触且难以清洁和消毒的部位尽量大面积地进行覆盖，每名患者治疗结束后更换一次，目的是减少工作区域表面的污染。这是一种物理性的防护技术，可用于牙椅控制板、柜子或抽屉把手、头顶灯的手柄、综合治疗台的把手、光固化机身和机头、三用枪工作头、牙椅的头靠、牙椅上所有操作装备的连接皮管等。

采用屏障防护技术的优点在于完成一名患者的治疗后，只要丢弃这些屏障，被覆盖的部分不需要进行清洁和消毒（除非有破损），治疗区域其他暴露部分及缺损部位在治疗两名患者之间必须清洁。这样既保持了这些部位表面的清洁，又节省了时间。

2. 空气消毒　为了减少口腔诊室的细菌污染，应注意诊室内的空气通风净化，在气候条件允许时，应尽量打开门和窗，进行通风换气。可安装空气过滤器或空气净化消毒装置。口腔医疗设备、门、窗、地面应定期进行湿式清扫，减少灰尘飞扬。

在诊室内无人的情况下，对诊室的空气消毒可采取以下方式。①紫外线消毒：紫外线灯安装高度应距离地面 $1.8 \sim 2.2$ m，安装数量为平均 ≥ 1.5 W/m^3，照射时间 ≥ 30 min，使用中应保持紫外线灯表面清洁，每周用乙醇布巾擦拭一次，如发现污染，应及时擦拭，当温度低于 $20\,^\circ\!C$ 或高于 $40\,^\circ\!C$，相对湿度大于 60% 时，应适当延长照射时间，且应定期监测紫外线灯的辐照强度；②化学消毒剂或中草药消毒剂进行喷雾或熏蒸消毒方式：常用的化学消毒剂有 $0.5\% \sim 1.0\%$ 过氧乙酸水溶液熏蒸或过氧化氢喷雾。在使用中，注意所有消毒剂必须在有效期内，消毒时室内不能有人，甲醛因有致癌作用不能用于室内消毒。

3. 地面消毒　在地面没有明显污染的情况下，通常采用湿式清扫，每日 $1 \sim 2$ 次用清水拖地，清除地面的污秽和部分微生物。当地面受到病原菌污染时，通常采用含有效氯 500 mg/L 的消毒液或 0.2% 过氧乙酸溶液拖地或喷洒地面。被肝炎病毒污染的表面可用含有效氯 2000 mg/L 的消毒剂溶液擦洗。被结核病患者污染的地面可用 0.2% 过氧乙酸消毒液或用 5% 煤酚皂溶液擦洗。

医院墙面在一般情况下污染程度轻于地面，通常不需进行常规消毒。当受到病原菌污染时，可采用化学消毒剂喷雾或擦洗，墙面消毒高度一般为 2 ～ 2.5 m。对细菌繁殖体、肝炎病毒、芽孢污染者，分别用含有效氯 400 ～ 700 mg/L、2000 mg/L 与 2000 ～ 5000 mg/L 的消毒剂溶液喷雾和擦洗处理，有较好的效果。

4. 水路消毒　供水污染是口腔科医疗实践中的常见问题。对于口腔综合治疗台水路，应进行日常维护和定期维护。日常维护包括每日开诊前和诊疗结束后冲洗诊疗用水出水口 30 秒；每次诊疗结束后冲洗吸唾管路，每日诊疗结束后清洗、消毒吸唾管路，并清洗痰盂集污器及吸唾器的固体过滤网；每次诊疗结束后清洁和消毒漱口液回收池等。定期维护包括定期更换防回流装置、过滤器、过滤网等；定期维护水处理装置等；也可选择用次氯酸、二氧化氯和碘类等化学消毒剂对水路进行持续消毒处理。

五、口腔医疗废物的处理

医疗废物是指医疗卫生机构在医疗、预防、保健及其他相关活动中产生的具有直接或者间接感染性、毒性以及其他危害性的废物。医疗废物包括感染性废物、病理性废物、损伤性废物、药物性废物、化学性废物。医疗废物是造成医源性污染的重要因素之一，医疗废物处置不当会对社会环境造成污染。

医务部门及医务工作者必须遵守各级卫生机构制定的医疗废物管理规定，掌握各种医疗废物的概念及处理方法。口腔诊疗过程中产生的医疗废物应按照《医疗废物管理条例》《医疗卫生机构医疗废物管理办法》及有关法规、规章的规定进行处理。医疗废物的处理原则是防止污染扩散。主要方法是分类收集，集中并分别进行无害化处理。要求垃圾袋坚韧耐用，不漏水，并首选由可降解塑料制成的污物袋。尖锐器械等危害性废物应放于专门的锐器盒内，容器内的废物不能超过容器的 3/4，安全运送到指定地点，进行无害化处理。

第三节　口腔医疗保健中的感染性疾病
Infectious Diseases in Oral Medical Care

一、获得性免疫缺陷综合征

1. 获得性免疫缺陷综合征的流行情况　由人类免疫缺陷病毒（human immunodeficiency virus，HIV）引起的疾病称为 HIV 疾病，包括 HIV 感染及后期的获得性免疫缺陷综合征（acquired immunodeficiency syndrome，AIDS）。自 1981 年报道第 1 例 AIDS 病例至今，全世界大约有 3100 万人被感染此疾病。中国 1985 年 6 月发现首例艾滋病患者。从国家卫生健康委员会获悉，2019 年我国艾滋病防治工作取得了显著进展，截至 2019 年 10 月底，全国报告存活感染者 95.8 万例，整体疫情持续处于低流行水平。2019 年 1 月至 10 月，全国共检测 2.3 亿人次，新报告发现艾滋病感染者 13.1 万例，新增加抗病毒治疗 12.7 万例，全国符合治疗条件的感染者接受抗病毒治疗比例为 86.6%，治疗成功率为 93.5%。

世界卫生组织于 1988 年 1 月将每年的 12 月 1 日定为世界艾滋病日，号召世界各国和国际组织在这一天举办相关活动，宣传和普及预防艾滋病的知识。世界艾滋病日确定为 12 月 1 日是因为第一个艾滋病病例是在 1981 年此日诊断出来的。世界艾滋病日的标志是红绸带，表示对 HIV 阳性者及与他们共同生活者的关怀与接纳，并团结一致对抗艾滋病。我国也应及早进行科学普及，提高公众对于艾滋病的认识，做到自我防护、自我保护，避免被感染。

2. HIV 感染的症状   人类在感染 HIV-1 型 4 周后，可以出现咽喉疼痛、发热、腺体肿大、腹泻以及关节疼痛等症状。这些症状可称之为反转录病毒综合征，或急性 HIV 综合征。与其他病毒感染不同，这些症状可以很轻微，通常不被注意。人类在 HIV-1 感染 6～12 周后体内出现抗体，但这种抗体不能抵抗这种疾病，只能为疾病的诊断提供依据。HIV 急性感染后，在数月以至数年内大多数患者没有进一步的临床症状，但此期间具有传染性。

AIDS 的早期表现多发生在口腔：真菌性疾病有念珠菌病、组织胞浆菌病、地丝菌病和隐球菌病；病毒性疾病有疣状、毛状白斑和Ⅰ型疱疹病毒感染；细菌性感染有快速进展性牙周炎和牙龈炎；肿瘤性疾病包括卡波西肉瘤和非霍奇金淋巴瘤。

3. HIV 的传播方式   HIV-1 型通过以下方式传播：①密切的性接触（阴道、直肠、口腔），体液的接触，包括精液和阴道分泌物。②接触血制品及血液污染的体液。③围生期接触（感染从母亲到儿童）。其他的传播方式都是在这三种基本方式之中，日常接触不会引起 HIV 感染。

目前在我们国家，艾滋病经输血传播途径基本被阻断，经静脉吸毒传播和母婴传播得到有效控制，性传播成为主要传播途径。2019 年 1 月至 10 月新报告感染者中，异性性传播占 73.7%，男性同性性传播占 23.0%。

4. 口腔医务人员被感染的危险性程度   口腔工作人员存在着被患者感染的可能，感染大多数是由于皮肤或黏膜损伤暴露于 HIV 阳性血液造成的。口腔科患者在口腔诊室感染 HIV 的可能性相当低。极少数医患间发生感染病例的研究结果显示，医患间 HIV 传播的危险性大于经被污染的口腔器械、设备等的间接传播的危险性。

二、乙型病毒性肝炎

1. 乙型病毒性肝炎的流行情况   乙型病毒性肝炎是一种攻击肝并可能引起急性和慢性疾病的病毒性感染。乙型病毒性肝炎是最严重的一种病毒性肝炎，同时也是一个重大的全球卫生问题。据世界卫生组织统计，2015 年，有 2.57 亿人患有慢性乙型病毒性肝炎（定义为乙型肝炎表面抗原阳性），乙型肝炎导致约 88.7 万人死亡，主要缘于肝硬化和肝细胞癌（即原发性肝癌）。截至 2016 年，有 2700 万人（占所有乙型病毒性肝炎患者估计数的 10.5%）知晓自己的感染状况，而 450 万（16.7%）得到诊断的感染者在接受治疗。2017 年，有 110 万新感染者。

我国是乙型病毒性肝炎的高发区，共有三次较大规模的乙型病毒性肝炎流行病学调查：① 1992 年中国不同流行地区 1～29 岁人群乙型肝炎血清流行病学调查；② 2006 年全国人群乙型病毒性肝炎血清流行病学调查；③ 2014 年中国不同流行地区 1～29 岁人群乙型肝炎血清流行病学调查。调查发现，2014 年乙型肝炎表面抗体阳性率为 57.79%，较 1992 年的 25.41% 上升 127.41%。乙型肝炎疫苗纳入计划免疫管理后出生人群（1992 年至 2001 年出生），2014 年高、中、低流行区该人群 HBsAg 阳性率分别为 4.74%、1.59%、2.53%，抗 HBs 阳性率分别为 64.25%、56.34%、54.49%。乙型肝炎疫苗纳入免疫规划后出生人群（2002 年至 2013 年出生），2014 年高、中、低流行区 HBsAg 阳性率分别为 0.88%、0.37%、0.71%，抗 HBs 阳性率分别为 60.74%、59.46%、52.56%。

卫生部从 2001 年开始设立每年的 3 月 18 日为全国爱肝日（NPLD）。这是在我国乙型病毒性肝炎、丙型病毒性肝炎、酒精肝等肝炎及肝病发病率逐年上升，人民健康面临严重威胁情况下，为集中各种社会力量，发动群众，广泛开展预防肝炎及肝病科普知识宣传，保障人民身体健康而设立的。

2. 乙型病毒性肝炎的传播 乙型肝炎表面抗原（HBsAg）阳性患者具有传染性，乙型肝炎核心抗原（HBeAg）阳性患者血液中含有高浓度病毒，有高度传染性，主要通过血液及日常密切接触而传播。血液传播途径除输血及血制品外，如通过注射、刺伤、共用牙刷、剃刀、外科器械等方式，经微量血液也可传播。由于在患者的唾液、精液、初乳、汗液、血性分泌物中均有病毒颗粒存在，故密切生活接触可能是重要传播途径。另一种传播方式是母婴传播。

高危人群有下述几类：共用污染的静脉注射器者；有多个性伙伴的同性、异性及双性恋者；被血液或体液污染的器械刺伤者；伤口暴露于感染的血液或体液者。乙型肝炎病毒亦可通过血液或其制品传播，但目前随着对献血者乙型肝炎病毒筛查制度的建立，此种传播少见。

3. 口腔医务人员被感染的危险性程度 口腔医务人员被患者感染乙型病毒性肝炎的途径有：被污染的锐器刺伤（针头、穿刺器械、刀片、钻头）；血液或唾液污染了皮肤损伤处；血液或唾液飞沫接触到皮肤病损或飞溅到黏膜上。

目前，虽然使用手套、口罩、帽子和眼镜来防护血液或体液的污染，但被污染器械刺伤难以完全避免。为预防感染乙型肝炎病毒，建议口腔医务工作者最好注射乙型肝炎疫苗。口腔患者被口腔医务工作者感染乙型肝炎病毒的可能性非常低。

乙型肝炎病毒在体外可存活至少7日，是影响卫生工作者的一个重要的职业危害。乙型病毒性肝炎可以通过安全、能够获得且有效的疫苗得到预防。

三、结核病

1. 结核病的流行情况 结核病是一种由结核分枝杆菌造成的细菌传染病，通常影响肺部，是世界范围的主要卫生问题，结核病是全世界十大死因之一。据世界卫生组织估计，2017年有1000万人患结核病，160万人因该病死亡（包括30万人类免疫缺陷病毒感染者），约有100万名儿童感染结核病，23万名儿童死于结核病（包括与人类免疫缺陷病毒相关的结核病儿童）。结核病是人类免疫缺陷病毒感染者的头号杀手。结核病是可防可治的，2000年至2017年，约有5400万人的生命通过结核病诊断和治疗得以挽救。到2030年，遏制结核病流行是可持续发展目标中的卫生相关目标之一。

我国结核病患者人数居全球第2位，约有6亿人感染结核分枝杆菌，约有451万人患有活动性肺结核，每年死于结核病的人数达13万。75%的肺结核患者年龄在15～54岁；80%的肺结核患者在农村，成为农村因病致贫、因病返贫的重要原因。西部地区人口数占全国的1/4，而传染性肺结核患者数却占全国的1/3。我国传染病法将结核病列为乙类传染病进行管理。

在1982年纪念德国科学家Robert Koch发现结核菌100周年时，世界卫生组织（WHO）和国际防痨和肺部疾病联合会（IUATLD）共同倡议将3月24日作为"世界防治结核病日"（World Tuberculosis Day），以提醒公众加深对结核病的认识。

2. 结核分枝杆菌的传播 结核病主要是以空气为媒介的呼吸道传染病，偶有经消化道传播等。

呼吸道传染的方式是：带菌体排出大小不一的带菌飞沫，大飞沫（直径＞10μm）咳出后很快坠落于地面；小飞沫可在空气中停留数分钟，待蒸发后成为飞沫核（直径1～10μm）浮游于空气中，如通风不好，可悬浮5小时之久。带菌飞沫如接触到健康人的皮肤或黏膜，结核分枝杆菌不会侵入组织内，即使进入呼吸道，则降落在支气管黏膜纤毛上面而被排出。只有带菌的飞沫核由于其微小，能进到肺泡内，导致感染。

结核病的传染性与带菌粒子的大小有直接关系，还与带菌粒子的密度有关。带菌粒子在空气中可以游散，所以距离患者越近，传染性越大；距离患者越远，则传染性越小。室内通风良好或阳光充足，带菌粒子易被稀释或被紫外线消毒，传染性也就随之减小。试验表明，每小时换气 6 次，可将空气中带菌浓度在 45 分钟内减到原来的 1%。除这些环境条件的影响外，带菌粒子的密度更取决于患者呼出气的速度。静息平静呼吸时，呼出的粒子量不多；而一次咳嗽呼出的粒子量可等于 5 分钟说话的呼出量；打一次喷嚏排出的粒子量高于咳嗽许多倍。

四、梅毒

梅毒是感染梅毒螺旋体导致的疾病，分为获得性与先天性两类。获得性梅毒有三期，初期的口腔病变为唇部等硬结、溃疡；二期为"黏膜斑"；晚期常为腭部坏死、溃疡甚至穿孔。先天性梅毒可表现为梅毒牙异常特征等。口腔病损因无痛而常被忽略。原发的硬疳和继发的皮肤病损都可成为传染源。口腔诊疗中疾病的传染源主要是接触感染者的血液。在艾滋病患者中梅毒很常见。梅毒螺旋体在体外生存时间短，易被消毒剂杀灭。

五、传染性疾病的上报

为加强传染病信息报告管理，提高报告质量，为预防及控制传染病的暴发、流行提供及时和准确的信息，依据《中华人民共和国传染病防治法》等相关法律、法规，卫生部于 2006 年制定了《传染病信息报告管理规范》。此规定对医疗机构的职责进行了界定：各级及各类医疗机构应建立健全传染病诊断、报告和登记制度；负责对本单位相关医务人员进行传染病信息报告培训；协助疾病预防控制机构开展传染病疫情的调查。

报告病种主要是"法定传染病"，包括甲类传染病，如鼠疫、霍乱；乙类传染病，如严重急性呼吸综合征、获得性免疫缺陷综合征、病毒性肝炎等；丙类传染病，如流行性感冒、流行性腮腺炎、伤寒等。报告病种还包括省级人民政府决定按照乙类、丙类管理的其他地方性传染病和其他暴发、流行或原因不明的传染病。

传染病报告实行属地化管理。传染病报告卡由首诊医生或其他执行职务的人员负责填写。现场调查时发现的传染病病例，由属地疾病预防控制机构的现场调查人员填写报告卡；采血及供血机构发现 HIV 两次初筛阳性检测结果也应填写报告卡。

第四节　新型冠状病毒肺炎疫情期间口腔诊疗的感染防控

Infection Control in Oral Medical Care during Corona Virus Disease 2019

一、新型冠状病毒肺炎疫情的流行情况

自 2019 年 12 月以来，新型冠状病毒肺炎（Corona Virus Disease 2019，COVID-19）（简称新冠肺炎）席卷全国，疫情的暴发和传播已成为全国性公共卫生事件，给人民健康带来重大威胁，成为新中国成立以来在我国发生的传播速度最快、感染范围最广、防控难度最大的一次重大突发公共卫生事件。同时，新冠肺炎也在全球暴发，世界卫生组织将其认定为"国际关注的

突发公共卫生事件"。国家卫生健康委员会将其纳入传染病防治法规定的乙类传染病，采取甲类传染病的预防、控制措施，同时将其纳入检疫传染病管理。

二、新型冠状病毒肺炎的病原学和流行病学特征

新型冠状病毒（Severe Acute Respiratory Syndrome Corona Virus 2，SARS-CoV-2）属于 β 属冠状病毒，基因特征与 SARS-CoV-1 和 MERS-CoV 有明显区别。病毒对紫外线和热敏感，56℃ 30 分钟、乙醚、75% 乙醇、含氯消毒剂、过氧乙酸和氯仿等脂溶剂均可有效灭活病毒。基于目前的流行病学调查和研究结果，潜伏期为 1 ～ 14 天，多为 3 ～ 7 天；传染源主要是新型冠状病毒感染的患者，无症状感染者也可成为传染源；主要传播途径为经呼吸道飞沫和接触传播，在相对封闭的环境中长时间暴露于高浓度气溶胶情况下存在经气溶胶传播的可能，其他传播途径尚待明确；人群普遍易感。

三、新型冠状病毒肺炎的临床表现

由于流行病学特征，对于新型冠状病毒肺炎的临床诊断需要结合流行病学史和临床表现综合分析。首先有流行病学史，患者发病前 14 天内有疫情严重国家和地区的旅行史或居住史，或发病前 14 天内与新型冠状病毒感染者（核酸检测阳性者）或与疫情严重地区发热或呼吸道症状的患者有接触，或有聚集性发病患者，如有以下 3 个临床表现：①发热和 / 或呼吸道症状；②具有新冠肺炎影像学特征；③发病早期白细胞总数正常或降低，淋巴细胞计数正常或减少，则为疑似病例。疑似病例同时具备病原学或血清学证据之一，则为确诊病例。该病还有很多无症状感染者，患者无临床症状，但呼吸道等标本新型冠状病毒病原学或血清特异性 IgM 抗体检测阳性。

四、口腔门诊诊疗操作风险

由于新型冠状病毒（SARS-Cov-2）具有人群普遍易感、传播能力强、通过呼吸道飞沫和密切接触传播、在相对封闭环境中存在气溶胶传播可能、潜伏期长短不一、存在无症状感染者、无症状感染者也能成为传染源等特点，给口腔诊疗工作带来了前所未有的挑战。

五、口腔门诊治疗中的防控

为有效降低疫情在口腔医疗机构内的传播风险，保护医患双方安全，根据国家卫生健康委员会相关文件《新型冠状病毒肺炎诊疗方案（试行第六版）的通知》（国卫办医函〔2020〕145 号）及《医疗机构内新型冠状病毒感染预防与控制技术指南（第一版）》（国卫办医函〔2020〕65 号）和《新型冠状病毒感染的肺炎防控中常见医用防护用品使用范围指引（试行）》（国卫办医函〔2020〕75 号）等，结合口腔专业诊疗特点，对口腔门诊诊疗的防控有如下建议。

1. 防治原则　口腔医疗机构按照国家行政管理机构的管理要求，密切关注政府和卫生行政主管部门发布的疫情通告，配合政策做好对外宣传，在开展疫情防控的同时进行口腔医疗服务工作。加强组织管理，制订新冠肺炎防控相关预案、制度及流程指引，开展防控知识全员培训，做到人人知晓，包括医务人员、行政及后勤保障人员、安保人员、保洁人员等。避免公共场所人群聚集，减少并缩短会议时间，建议会议或培训采用视频、网络等方式进行。

2. 预检分诊　严格落实预检分诊制度，做到早发现、早报告、早隔离、早诊断，配备数量充足、符合国家标准的防护用品和消毒用品。口腔医疗机构应建立预检分诊制度及预检分诊流

程，设立相应岗位并配备和培训足够的人员，做好患者预检分诊工作。所有患者进入医疗机构均应接受预检分诊。通过对患者进行体温监测和询问流行病学史，及早发现疑似病例，并给予正确处置与指引，以达到早发现、早隔离、早治疗的目的。

预检分诊处的清洁与消毒要注意保持分诊台面、额温枪的清洁。每2小时或遇污染随时对分诊台和额温枪进行清洁与消毒，推荐使用75%乙醇或含氯消毒剂（有效氯含量500 mg/L）擦拭消毒。对已转诊疑似患者的隔离区域，要及时按照规范进行终末清洁及消毒，登记。

3. 诊疗过程中的感染防控　要求医务人员严格执行标准预防，从事诊疗活动期间，做好个人防护、手卫生、诊室管理、环境通风、物体表面的清洁与消毒、器械消毒与灭菌和废弃物管理等医院感染控制工作，最大限度避免发生医院感染。

在疫情严重期间及疫情严重地区，应遵照当地卫生行政部门和疾控中心的要求，结合口腔医疗机构实际条件决定诊疗工作的安排。可实施全面停诊、仅保留急诊（如口腔颌面部外伤、口腔间隙感染、急性牙髓炎、颞下颌关节脱位、冠周炎急性期等）以及部分科室开诊。充分利用公众号、互联网及微信等开展宣传，建议患者谨慎安排就诊计划，非急症择期就诊，同时提供网络咨询及预约服务。

在口腔诊疗操作中，患者唾液、血液和分泌物等通过口腔动力装置产生大量飞沫和气溶胶，大范围播散，存在医-患、患-患间疾病传播的高风险。疫情期间不用或尽量减少使用快速涡轮机、超声波洁牙机等喷溅设备，最好使用橡皮障、强吸等辅助设备减少飞沫和潜在的生物气溶胶污染。

（1）诊室设置：原则上要求使用独立的或相对独立的诊疗单元，如果进行有喷溅的操作，应在独立诊室完成，与治疗无关的物品全部移出或入柜，保持物体表面整洁、光滑，便于消毒处理。诊疗操作时，室内应保持空气流动并使新鲜空气不断注入，可开窗通风或使用空气净化消毒装置。

（2）诊治原则：在严格执行标准预防的基础上，增加额外的预防措施，如增加护目镜/面屏、隔离衣等。建议采用四手操作，操作中可用慢速牙科手机或手动器械代替高速涡轮牙科手机。在疫情严重区域，不用高速涡轮牙科手机、超声洁牙器及三用枪等喷溅设备。如遇喷溅操作，应做到"一患一室一消毒"。

（3）诊疗过程的防护要求

1）患者管理：医护人员应当在治疗操作前再次筛查患者体温、症状及相关流行病学史情况。开始治疗时，要求患者含漱漱口液。尽量少用或不用痰盂，指导患者用一次性漱口杯的杯口封闭口腔，再将漱口液吐入杯中，护士立即使用强吸减少飞沫和气溶胶的产生。

2）医护人员个人防护：在新冠肺炎疫情期间，医护人员首先应该严格执行标准预防措施。为了更好地防御口腔诊疗过程中病毒通过飞沫和接触传播的风险，保障医患安全，诊疗中医护人员应在标准预防的基础上增加附加的预防措施，如增加护目镜/面屏、隔离衣及双层手套等的应用。

3）医护人员手卫生：严格执行《医务人员手卫生规范》（WS/T 313—2019）。非清洁的手不要接触口、鼻、眼等。职业暴露处理严格执行《血源性病原体职业接触防护导则》（GBZ/T 213—2008）。

4. 诊疗结束后的清洁和消毒

（1）诊疗结束后，医护人员按顺序脱卸防护用品，全过程坚持执行手卫生；有条件者淋浴后更衣，无条件淋浴者应洗手及面部。回家后首先进行手卫生，换下的衣物置于通风处。

（2）诊疗器械管理严格执行《口腔器械消毒灭菌技术操作规范》（WS 506—2016）。

（3）每次诊疗后，所有设施、设备表面以及高频接触物体表面，如椅位、门把手、计算机等物体表面均应进行消毒处理，首选500～1000 mg/L的含氯消毒液擦拭消毒，不耐腐蚀的物品使用 75% 乙醇擦拭消毒，也可使用一次性消毒湿巾（含对新冠病毒有效杀灭成分的消毒湿巾）清洁消毒一步完成；水池、门把手、水龙头等高频接触的物体表面每 2 小时至少消毒一次；必要时冲洗口腔综合治疗台水路 30 秒。

（4）空气消毒：①在诊疗期间开启空气消毒机或适当开窗通风。②中午班后、下午班后用紫外线灯照射加强消毒 30 ～ 60 分钟后开窗通风至少 30 分钟。

（5）诊室地面要求：诊室地面应保持清洁、干燥，每 2 小时消毒一次，遇明显污染随时去污、清洁与消毒，可用 500 ～ 1000 mg/L 的含氯消毒液擦拭。撤除所有防滑地垫。

（6）医疗废物管理：加强医疗废物管理，重点做好医护人员及保洁人员的培训。医务人员佩戴的医用口罩、帽子等防护用品均须按医疗废物处理。及时将诊室医疗废物运送至医疗废物暂存处，医疗废物日产日清，每日运送结束后，用 1000 mg/L 含氯消毒液清洁及消毒医疗废物暂存处。医疗废物处置人员应做好个人防护。

（7）终末消毒：每日诊疗结束后，对地面及各类物体表面进行终末消毒，可使用 1000 mg/L 含氯消毒液或消毒湿巾进行擦拭；冲洗口腔综合治疗台水路 2 分钟，必要时进行水路消毒处理；使用 500 mg/L 含氯消毒剂消毒吸唾管道、痰盂及其下水管道；诊室空气消毒见前述。工作人员做好个人防护及手卫生。

各地口腔医疗机构在执行国家和当地卫生管理部门相关规定的前提下，根据疫情程度采取分级防控措施，临床工作中可参考以上防控建议。疫情期间防控中，口腔门（急）诊从严管理有利于防控疫情。当疫情常态化管理条件下，口腔诊疗中医患双方仍会面临其他经血液或呼吸道传播的传染性疾病（如乙型病毒性肝炎、丙型病毒性肝炎、获得性免疫缺陷综合征及结核病）院内感染发生或暴发的风险。所以增强全体口腔医务人员的医院感染防控意识，提高医院感染防控能力，做好常规性口腔诊疗感染防控工作，扎实地将感染控制措施和管理条例执行到位，才能将医患医院感染风险降至最低程度。各口腔医疗机构应在标准预防的基础上建立附加预防制度与措施，并落实到临床工作中，这样当新发传染病突发而至时，才能既保护好医务人员安全，临床工作又能有序开展。

我国口腔诊疗的疫情防控措施收到了良好的效果，通过世界卫生组织预防牙医学科研与培训合作中心为世界卫生组织口腔健康部门及时提供了口腔诊疗感染防控经验，并通过世界卫生组织全球口腔保健咨询委员会这一平台为世界各国抗疫提供及时的经验参考。

进展与趋势

目前关于口腔医疗保健中的感染与控制的基本概念较为成熟，包括医院感染、消毒与灭菌等。为了减少口腔医疗保健中的感染传播，需要重点关注的是传染源、传播途径和易感人群。口腔医疗保健中感染控制的具体措施与基本方法已经成熟，近年来这一领域的研究热点在于新型消毒剂的研发，并关注整个口腔医疗保健工作的各个细节，以达到更好的感染控制的效果。口腔医疗保健中对感染性疾病的认识和防范没有特殊的进展，有待于医疗界对于这些疾病的研究进展。

Summary

Healthcare-associated infection(HAI) is an infection occurring in a patient during the process of care in a hospital or other health care facility which was not present or incubating at the time of admission. HAI includes exogenous nosocomial infections and endogenous nosocomial infections. Infection transmission in oral medical care rely on the sources of infection, routes of infection and susceptible population of infection.

Measures of infection control in oral medical care includes examination and evaluation of patients, standard precaution, disinfection and sterilization of oral instruments, disinfection of the environment of oral medical care, and waste management in oral medical care.

Common infectious diseases in oral medical care are acquired immunodeficiency syndrome (AIDS), viral hepatitis type B, tuberculosis (TB), and syphilis.

Since December 2019, the Corona Virus Disease 2019 (COVID-19), caused by infection of Severe Acute Respiratory Syndrome Corona Virus 2 (SARS-Cov-2), became a pandemic Public Health Emergency of International Concern (PHEIC), which needed all dental practioners and other staff in stomatological hospitals and dental clinics to pay attention to. The protection level should be effectively strengthened in clinical work to prevent from healthcare-associated infection.

Definition and Terminology

医院感染（hospital infection，HI；nosocomial infection，NI；Health care-associated infection，HAI）：Health care-associated infection（HAI），also referred to as "nosocomial" or "hospital" infection，is an infection occurring in a patient during the process of care in a hospital or other health care facility which was not present or incubating at the time of admission. HAI can affect patients in any type of setting where they receive care and can also appear after discharge. Furthermore，they include occupational infections among staff.

手卫生（hand hygiene）：General term that applies to hand-washing，antiseptic handrubbing，or surgical hand antisepsis.

消毒（disinfection）：Destruction of pathogenic and other kinds of microorganisms by physical or chemical means. Disinfection is less lethal than sterilization，because it destroys the majority of recognized pathogenic microorganisms，but not necessarily all microbial forms（e.g.，bacterial spores）. Disinfection does not ensure the degree of safety associated with sterilization processes.

消毒剂（disinfectant）：A chemical agent used on inanimate objects（e.g.，floors，walls，or sinks）to destroy virtually all recognized pathogenic microorganisms，but not necessarily all microbial forms（e.g.，bacterial endospores）. The U.S. Environmental Protection Agency（EPA）groups disinfectants on the basis of whether the product label claims limited，general，or hospital disinfectant capabilities.

灭菌（sterilization）：Use of a physical or chemical procedure to destroy all microorganisms including substantial numbers of resistant bacterial spores.

参考文献

［1］郭传瑸，周永胜，蔡志刚. 新型冠状病毒肺炎口腔医疗机构防护手册. 北京：人民卫生出版社，2020.

［2］中华人民共和国国家卫生健康委员会. 中华人民共和国卫生行业标准（WS/T313—2019）：医务人员手卫生规范. http://www.nhc.gov.cn/wjw/s9496/202002/dbd143c44abd4de8b59a235feef7d75e/files/6a3e2bf3d82b4ee8a718dbfc3cde8338.pdf.

［3］北京市市场监督管理局. 口腔综合治疗台水路消毒技术规范：DB11/T 1703—2019［S/OL］.［2019-12-25］. http：//202.106.162.203/outerApp/trsSearchAction.do?method ＝ specialSearch.

［4］中华人民共和国国家卫生和计划生育委员会.口腔器械消毒灭菌技术操作规范：WS 506—2016［S］.北京：中国标准出版社，2017：1-15.

［5］中华人民共和国国家卫生和计划生育委员会. WS/T 512—2016 医疗机构环境表面清洁与消毒管理规范［EB/OL］.［2016-12-27］. http：//www.nhc.gov.cn/ewebeditor/uploadfile/2017/01/20170105092341798.pdf.

［6］United States Centers for Disease Control and Prevention（CDC）. Summary of Infection Prevention Practices in Dental Settings：Basic Expectations for Safe Care. Atlanta，GA：Centers for Disease Control and Prevention，US Dept of Health and Human Services，October 2016.

［7］贾维斯著. Bennett & Brachman 医院感染.胡必杰，陈文森，高晓东，等译. 6 版.上海：上海科学技术出版社，2016.

［8］中华人民共和国卫生部.中华人民共和国卫生行业标准（WS/T367—2012）：医疗机构消毒技术规范.北京：人民卫生出版社，2009.

［9］中华人民共和国国家质量监督检验检疫总局，中国国家标准化管理委员会.中华人民共和国国家标准（GB 15982—2012）：医院消毒卫生标准. http：//www.nhc.gov.cn/ewebe ditor/uploadfile/2014/10/20141029163321351.pdf.

［10］苏静.口腔综合治疗台水路管理的现状与思考.中国实用口腔科杂志，2018，11（12）：713-717.

［11］李六亿，刘玉村.医院感染管理学.北京：北京大学医学出版社，2010.

［12］William G. Kohn，Amy S. Collins，Jennifer L. Cleveland，et al. Guidelines for Infection Control in Dental Health-Care Settings—2003. MMWR，2003，52（RR-17）：1-66.

［13］黄少宏.口腔科感染管理.中国感染控制杂志，2006，5（4）：357-359.

［14］章小缓，胡雁.牙科诊疗的感染控制.广州：广东世界图书出版公司，2005.

［15］中华人民共和国卫生部令第48号.医院感染管理办法.［2006-07-25］. http：//www.gov.cn/ziliao/flfg/2006-07/25/content_344886.htm

［16］中华人民共和国卫生部.中华人民共和国卫生行业标准（WS/T 310.2—2009）：医院消毒供应中心第 2 部分：清洗消毒及灭菌技术操作规范.北京：人民卫生出版社，2009.

［17］中华人民共和国卫生部.中华人民共和国卫生行业标准（WS/T 310.3—2009）：医院消毒供应中心第 3 部分：清洗消毒及灭菌效果监测标准.北京：人民卫生出版社，2009.

［18］中华人民共和国卫生部.中华人民共和国卫生行业标准（WS/T 311—2009）：医院隔离技术规范.北京：人民卫生出版社，2009.

［19］中华人民共和国卫生部.中华人民共和国卫生行业标准（WS/T 312—2009）：医院感染监测规范.北京：人民卫生出版社，2009.

［20］Thomas M V，Jarboe G，Frazer R Q. Infection control in the dental office. Dental Clinics of North America，2008，52（3）：609-628.

［21］国家卫生健康委办公厅，国家中医药管理局办公室.关于印发新型冠状病毒肺炎诊疗方案（试行第六版）的通知（国卫办医函〔2020〕145号）.［2020-02-18］ http：//www.nhc.gov.cn/xcs/zhengcwj/202002/8334a8326dd94d329df351d7da8aefc2.shtml.

［22］国家卫生健康委办公厅.关于印发医疗机构内新型冠状病毒感染预防与控制技术指南（第一版）的通知.（国卫办医函〔2020〕65号）.［2020-01-22］. http：//www.nhc.gov.cn/xcs/zhengcwj/202001/b91fdab7c304431eb082d67847d27e14.shtml.

［23］国家卫生健康委办公厅.国家卫生健康委办公厅关于印发新型冠状病毒感染的肺炎防控中常见医用防护用品使用范围指引（试行）的通知（国卫办医函〔2020〕75号）.［2020-01-26］. http：//www.nhc.gov.cn/xcs/zhengcwj/202001/e71c5de925a64eafbe1ce790debab5c6.shtml.

［24］中华口腔医学会口腔医疗服务分会.关于新型冠状病毒肺炎疫情期间口腔门诊诊疗工作防控的建议.中国口腔医学继续教育杂志，2020，23（2）：65-67.

［25］World Health Organization. Considerations for the provision of essential oral health services in the context of COVID-19：interim guidance，3 August 2020. Geneva：World Health Organization，2020.（https：//apps.who.int/iris/handle/10665/333625）

（司　燕　陈霄迟　郑树国　张珊珊）

第十四章　预防口腔医学社区教学实践

Preventive Dentistry Practice in Community

第一节　预防口腔医学社区教学基地的建设
Construction of Preventive Dentistry Practice Base in Community

一、预防口腔医学社区教学基地建设的构想和建设

随着我国经济发展和医疗卫生改革的不断深入，社区卫生服务机构的建设作为国家卫生服务体系的有机组成部分在我国快速发展。国家大力倡导发展、健全城市社区卫生服务，并且将口腔疾病防治纳入社区卫生服务内容，社区口腔卫生服务逐渐将成为有条件社区的常规卫生服务任务。因此，仅仅在口腔医学高等学府和医院里培养具备高、精、尖临床技能的医学生不能满足今后社会对新一代口腔医疗卫生服务人才的需要。在预防口腔医学的教育中加入社区口腔卫生服务实习对培养全面了解、适应我国国情的口腔卫生人才是十分必要的。

在我国启动医疗保障和卫生服务体制改革，建立社区卫生服务体系之初，口腔预防科承担了龋病、牙周病社区口腔卫生服务防治模式"十五"攻关示范项目。在项目任务书中指出，要在探索社区口腔卫生服务对口腔常见两大疾病的基本防治模式的同时，建立学生社区口腔卫生服务城市教学基地，为培养适应日益发展的社会需要的口腔卫生医疗人才做好准备。

城市社区口腔卫生服务是我国医疗卫生服务的新课题。在国家"十五"科技攻关项目经费的支持下，首先研究及探索在社区卫生服务机构开展常见口腔疾病预防的可行模式，结合国家赋予社区卫生服务体系的流向基本任务，将社区的口腔疾病预防纳入系统疾病、慢性病预防的任务中，初步提出了适应我国社区卫生服务体系现状的口腔疾病社区防治模式。在此基础上，设计、制订学生社区口腔卫生服务实习教学内容和教学大纲。

2003 年北京大学口腔医学院预防科首次在北京市西城区新街口社区卫生服务中心实施了七年制学生的社区口腔卫生服务实习教学尝试并收到良好的效果。在此后历年的社区口腔卫生服务实习教学中，根据北京大学口腔医学院对学生教学进度的安排和社区卫生服务系统的发展状况，实习教学的内容、教学方法不断更新，教学程序、教学课件不断标准化，逐步形成了能够植入社区卫生服务常规工作的社区口腔卫生服务学生教学实习模式。社区实习教学直接深入

到社区卫生服务中心现场，让学生有机会了解城市居民真实的口腔健康相关状况和需求，使学生们在课堂上学到的理论知识与实际相结合，再也不是纸上谈兵。

2007 年本项目获得北京大学口腔医学院教学改革项目支持，正式纳入医院教学改革进程。在教学改革项目的推动下，教学实习基地向着模式化和规范化的方向发展。

1. 签订合作协议书　经过双方的协商，北京大学口腔医学院口腔预防医学教研室向院领导及教学办公室领导提出申请，建立城市社区实习基地，并与平安医院签署教学合作协议，明确双方需要履行的责任和义务。

2. 规范教学制度　制定了《社区实习大纲》《社区实习生管理规范》《预防口腔医学实习教程》。

3. 建立教学文档　在实习前召开教学组会议，讨论和修订实习目的、教学内容和形式，并形成规范的实习计划和教案；每次实习结束后均由学生进行实习总结和汇报，老师负责点评和总结，并对学生和老师分别进行评估。

4. 加强教师队伍建设　对所有北京大学口腔医学院口腔预防医学教研室社区实习带教老师进行全面培训，请社区卫生服务中心管理人员讲解社区医疗服务模式，选派教学骨干定期到社区进行指导和培训，熟悉社区工作环境和流程；同时对社区口腔卫生服务人员进行培训，增强社区的医疗实力。

5. 加大对基地软硬件的投入　在社区实习基地建设中，北京大学口腔医学院支援社区卫生服务站牙科治疗椅，在方便教学实习的同时，提高了社区提供口腔卫生服务的能力。此外，在合作课题项目、宣传展板和折页的制作上都投入了一定的资金支持。

6. 促进对基层人员的培训　在教学基地建设过程中，北京大学口腔医学院邀请国内知名专家进行指导，并参与社区实习带教工作，促进了社区基层人员的培训工作。

7. 注重经验交流和讨论　每年邀请所有社区实习带教老师和社区卫生服务中心人员一起进行教学工作经验交流和讨论，总结一年来的教学基地情况，介绍优秀实习站点的教学经验，共同探讨今后实习的计划和需要完善的事宜。

8. 将教学与科研有机结合　借助教学基地的平台，将科研工作与教学工作有机结合，以达到互相促进、互相补充的效果。

二、预防口腔医学社区教学基地建设的应用和展望

预防口腔医学社区教学基地的建立在我国尚属首例，是北京大学口腔医学院对我国社会保障和医疗服务体系改革做出的积极教学尝试，也确实使学生从最基层的医疗服务机构了解到真实现况，锻炼了真本领，获得了第一手感悟。这将对学生们规划自己的职业发展，继续完成口腔医学临床实习产生积极影响，为提高学生在同行中的竞争力打下有益的基础。

预防口腔医学社区教学基地建设立足于城市社区卫生服务中心这个平台，将预防口腔医学的教学实习内容融入城市社区卫生服务中，从而既能完成实习任务、达到实习要求，又能让学生亲自体会并了解城市社区口腔卫生服务的实际情况，他们的实习报告和成果还可对社区口腔卫生服务的发展和深化提供一定的参考依据。

通过在预防口腔医学社区教学基地的实习，医学生能尽早接触社会人群；通过社区口腔健康检查、问卷调查、个别深入访谈和小组讨论等形式，医学生掌握和了解社区卫生服务工作的基本知识和技能，了解社区居民口腔健康现状和主要问题，从而针对社区居民的主要口腔健康问题设计口腔健康教育材料，进行口腔健康教育和健康促进。在与社区卫生服务中心建立的口腔预防教学实习合作项目中，逐步培训社区师资和完善社区卫生服务系统中的口腔保健服务，形成完善的城市社区口腔卫生服务教学实习模式。

随着我国医疗改革的不断深入，社区医疗模式的比重不断加大，预防口腔医学社区教学基地的实习教学模式将不断完善和规范，内容将不断丰富，以适应国家对口腔医学专业人才的需要。

第二节　预防口腔医学社区教学实践教程
Community Preventive Dentistry Practice Instruction

一、标准一致性检验

【目的和要求】

1.掌握口腔健康调查的临床检查方法。

2.掌握口腔健康调查标准一致性的检验方法。

【实习内容】

1.复习口腔健康调查的基本理论。

（1）常用的几种调查方法：普查、抽样调查、预调查、捷径调查。

（2）调查方案的设计：样本量的确定、抽样调查的原则、调查表格的设计、方法和标准的选择。

（3）调查的质量控制：随机误差和偏倚、标准一致性检验方法（校准试验和重复试验）。

2.学习口腔健康调查的临床检查标准和方法。

3.学习调查标准一致性的检验方法。

【实习用品】

CPI探针、平面口镜、镊子、调查表格、铅笔、橡皮和垫板。

【实习地点】

诊室或社区。

【方法和步骤】

1.由带教老师以小课方式完成理论复习。

2.由带教老师以示教方式进行临床口腔健康检查和调查表格的填写，注意老师的操作程序和检查者与记录员的配合。

3.同学三人一组进行练习（受检者、检查者和记录员，依次轮流互相交替），检查项目为龋病指数（恒牙DMFT和乳牙dmft）、牙周病指数（PDI）。

（1）龋齿检查顺序：按顺时针方向检查口腔4个象限，即右上—左上—左下—右下。探诊要注意牙体色、形、质的改变，若牙齿的窝沟点隙或光滑面有明显的龋洞或明显的牙釉质下破坏，明确可探及软化洞底或洞壁的病损者，即诊断为龋。以下情况均不诊断为龋：白垩色的斑点；牙冠上变色或粗糙的斑点，CPI探针探诊未感觉到组织软化；牙釉质表面点隙裂沟染色，但无肉眼可见的牙釉质下潜行破坏，CPI探针也没有探到洞底或沟壁有软化；中度到重度氟牙症造成牙釉质上硬的、色暗的凹状缺损；牙釉质表面的磨损；没有发生龋损的楔状缺损。每颗牙的5个面（前牙4个面）都要检查到。混合牙列的检查要注意区分乳牙和恒牙，注意填写表格时记录符号的不同。

（2）牙周检查次序：按CPI所要求的6个区段进行。右上后牙区段—上前牙区段—左上后牙区段—左下后牙区段—下前牙区段—右下后牙区段。探诊：CPI的探诊内容是探查有无牙周袋并了解其深度，发觉牙结石及牙龈出血情况。探诊力量应在25 g以下，简单测试方法是将CPI探针插入指甲沟内，轻轻压迫，若显示指盖发白且不造成疼痛和不舒服的感觉则为适宜力量。探诊的方法是将 CPI 探针插入到龈沟底或袋底，沿沟底做上牙向上、下牙向下的探诊，如自第二磨牙远中颊沟探到近中沟，再对舌（腭）侧龈沟做探诊。一个区段的指数牙检查完后，再观察有无出血情况，因出血情况有时出现在探诊后 10～30 秒。如果在一个区段内第一次探诊就发现牙周袋深度在 5.5 mm 以上（计分 4），则该区段不需做第二次探诊。指数牙探诊后最深牙周袋深度在 3.5 mm 以上，5.5 mm 以下者计分 3；如果没有牙周袋，但发觉有牙结石，则计分 2；若只有牙龈出血，则计分 1。总之，每个区段按最重情况计分。

4. 选实习同学作为受检者，带教老师为参考检查者，其他同学为检查者，依次做龋齿检查。将检查结果代入 Kappa 值计算公式计算（见口腔健康调查章节），可靠度不合格（Kappa 值在 0.4 以下）的同学重新学习龋齿检查标准，并通过标准一致性检验后再做检查。

5. 老师做单元小结，有针对性地对同学中出现的问题进行分析和讲解。

【注意事项】

需要注意的是，在牙齿萌出过程中的假性牙周袋以及 30 岁以下的人因牙龈增生致假性牙周袋均不作为牙周袋深度。

【实习报告与评定】

1. κ（kappa）值的计算结果。

2. 口腔健康调查表完成情况。

3. 评定学生对标准一致性检验方法的掌握程度。

4. 评定学生填写口腔健康调查表的熟练程度。

【参考资料】

口腔健康调查基本方法（第 5 版）。

二、口腔健康检查

【目的和要求】

1. 掌握调查表格的使用方法。

2. 熟悉口腔健康调查的现场组织。

3. 了解口腔健康调查的方案设计。

4. 了解不同人群龋病、牙周病的患病状况及分布规律。

【实习内容】

社区口腔健康调查。

【实习用品】

CPI 探针、平面口镜、镊子、调查表格、铅笔、橡皮和垫板。

【实习地点】

社区卫生服务中心或小学校园。

【方法和步骤】

1. 带教老师选择并联系好社区，受检对象选择社区卫生服务中心签约居民或在小学检查 6～12 岁儿童（混合牙列）。

2. 每两位同学为一组，相互交替作为检查者和记录者。

3. 带教老师安排检查现场的组织工作，包括负责发放调查表并登记一般项目的人员，负责安排受检者顺序接受检查的人员。

4. 每组同学检查完一个受检者后，要认真核对检查表上每个检查项目是否填写完全，记录符号是否准确无误。

5. 口腔检查中若遇有无法判断和解决的问题，应及时请老师指导和帮助。

【注意事项】

提前预习实习教程和复习上一次的实习内容，检查对象如果是老年人或少年儿童，其耐受力较差，应和蔼、耐心，检查动作宜轻柔，争取受检者的合作。

【实习报告与评定】

1. 评定学生口腔健康调查现场组织和安排的能力。

2. 评定学生对口腔健康调查临床检查方法的掌握程度。

三、口腔问卷调查

【目的和要求】

1. 复习口腔问卷调查理论课的内容。

2. 实习中理解口腔问卷调查设计的注意事项。

3. 了解社区不同人群对口腔健康的认识。

【实习内容】

1. 进行调查问卷的设计，包括问卷内容和预期目的。

2. 进行社区不同人群的问卷调查。

3. 统计、分析调查问卷的结果。

【实习用品】

口腔检查器械，口腔保健用品（牙刷、牙膏、牙线等），宣传用品（宣传板、挂图、宣传小册子、模型等）。

【实习地点】

公共场所，城市社区或农村。

【方法和步骤】

1. 观察行为的变化，一般多采用选择式、填空式、答题式的问卷进行调查。问卷调查的抽样方法均应遵照流行病学调查原则。老师与同学一起就以下几方面讨论如何实施口腔健康问卷调查。

（1）问卷调查设计原则：①根据调查目的，假设提出的问题与目标相符。②被调查者能看懂、能回答、有兴趣、愿意回答，题量以能在 10～15 分钟答完为宜。③预先确定统计分析的性质与方法。④布局合理，结构完整，排列有序，先易后难。

（2）调查内容：由于人群口腔健康知识、信念、态度与行为直接受到多种因素的影响，如文化教育、经济收入、生活水平、生活习惯及传统观念，因此应针对不同人群设计相应的调查项目和内容。

1）题型结构：常采用闭卷型，提供答案选择，常用方法为二分法、多项选择、顺序排列。结构分为一般情况和问题部分。

一般情况：问卷说明、编码、被调查者一般特征等。

问题部分：①事实性问题：如一般特征。②态度性问题：如喜欢或不喜欢。③理由性问题：如为什么？

2）问卷内容：围绕主题确定总体调查思路，分为社会环境因素与个人特征因素。

社会环境因素：自然生态环境、家庭生活环境、预防口腔保健服务、健康教育状况、口腔保健用品供应及家庭经济收入等。

个人特征因素：一般个人特征，个人生活方式，个人嗜好（零食、烟、酒等），个人卫生行为与习惯，个人饮食习惯与营养状况，个人卫生知识、技能、价值观念与实践等。

根据调查问卷的总体思路，具体内容由以下几个部分组成：

i.个人背景资料：其中一般情况与口腔健康调查表相同。此处需增加出生地点、籍贯、在本地居住年限、学龄前居住地点、家庭人口、家庭经济收入状况、个人文化程度、职业。

ii.口腔卫生知识和健康意识：牙刷与牙膏的选择、氟化物的防龋作用、牙列（义齿）情况、牙菌斑、龋齿和牙周病等。

iii.口腔卫生实践（行为与习惯）：刷牙频数、方法和习惯，饮食习惯，个人嗜好（零食、烟、酒等），其他口腔卫生习惯等。

iv.口腔健康状况自我评估：如口腔健康的问题、影响、处理。

v.口腔卫生服务利用与口腔健康教育：就诊情况、原因、次数、费用、结果、健康信息渠道、频数、希望与要求等。

（3）问题的难易度：提出的问题应有难易程度的差异，要有常识性问题，也要有比较深的问题。对于比较深的问题，可能回答不了或答错都没有关系，因为通过口腔健康教育将会改变人们的口腔健康知识、信念、态度与行为。经过再调查，可以观察前后的变化。如果问题都比较一般，以后再调查就观察不出经过口腔健康教育之后的变化。另外，要对某些专业词汇做简明、通俗的解释。

（4）调查方法：在人群相对集中的地方，问卷调查应尽可能采取集中自填为主的方式，当场发卷，立即回答，当场收卷，不准讨论，在学校采取监考式答卷。在人群分散和文化程度低的地方，可采取调查者与被调查者一对一的方式，在调查者得到被调查者确切回答后再帮助选填，但应尽可能地减少诱导性误差。

（5）质量控制：集中答卷时往往容易出现漏题现象，可采取由调查者统一念题，逐题回答。对于有的被调查者不明题意时，可重读，必要时可做与题意一致的解释，但不能诱导或暗示答案。问卷调查前，不要对被调查者宣传口腔卫生保健知识。

2.针对不同人群，同学分组开展问卷调查活动。要注意：

（1）使所有被调查者在答卷前应心情比较平静，不要在注意力不能集中的情况下回答问题。例如，学生在较大的活动前（运动会、郊游等）、节假日前和考试前，因为心情比较激动，精力均不在回答问卷上，多把填写问卷作为额外负担，对回答问题反感或漫不经心，造成回答问题误差大，不能真正代表本人所具有的口腔健康知识、信念、态度或行为。

（2）为防止问卷中某些知识性较强问题的正确答案在被调查人群中提前传播，调查者不能单独泄露正确答案。即使对已回答完毕的被调查者，如果整体调查没有结束，也不能随意告诉其正确答案。

3.问卷调查活动结束后，在现场应检查调查问卷的填写情况，发现漏卷（如漏题，选填不明确等）应及时补上，避免废卷，以便下一步的统计分析。

4.统计分析调查问卷，并将结果写成调查报告。

【注意事项】

在口腔健康教育与健康促进活动中要有科学严谨的态度、喜闻乐见的形式和通俗易懂的方法。尊重对方，以朋友的方式而不是以教育者的身份与之交流看法和讨论问题。

【实习报告与评定】

1.评定学生开展社会问卷调查的能力。

2.评定学生分析结果、拟写调查报告的掌握程度。

四、个别深入访谈和小组讨论

【目的和要求】

1.掌握个别深入访谈和小组讨论的方法。

2.完成一次个人深入访谈和小组讨论，并完成调查报告。

【实习用品】

录音设备和记录本。

【实习地点】

社区会议室。

【实习内容】

1.老师讲解个人深入访谈和小组讨论的理论和方法。

2.同学在实习室模拟一次小组讨论过程。

3.在社区中进行个人深入访谈，并根据访谈结果选择参与小组讨论的人员。

4.在社区中进行小组讨论。

5.完成个人深入访谈和小组讨论报告。

【方法和步骤】

1.个人深入访谈　是定性研究的一种基本技术，是理解人们对某些问题的想法、感觉和行为的基本手段。通过研究者与研究对象之间的个别谈话，了解研究对象的经历、态度、行为等。通常，深入的理解通过长谈产生。访谈将研究者带入研究对象的世界，至少是了解能用语言表达的研究对象的内心世界。个人深入访谈实施步骤如下：

（1）制订访谈提纲：根据研究目的制订访谈提纲。

（2）样本人群的选择：根据研究目的选择样本人群，事先联系好访谈者。

（3）访谈过程：研究者利用开场白，取得研究对象的信任，并做自我介绍，签署知情认同书；访谈应给予研究对象充分的自由叙述的空间；研究者既要控制主题，又要获得尽可能多的信息；避免让研究者的看法影响到研究对象的回答。注意问题的顺序和问题的要求；顺序（从简单的、容易回答的到复杂的、难回答的）；对问题的要求（开放、中性、敏感、清晰、明确）。访谈中要记录准确的日期和起止时间，并进行全程录音。一般来说，整个访谈时间应为半个小时左右。

（4）个人深入访谈资料的分析和报告：访谈资料的定性分析步骤为阅读过录文本、编码、属性归类、进行解释的一系列定性分析步骤，对资料进行解读。

2.小组讨论　是采用小型座谈会的形式，由一个经过训练的主持人以一种无结构、自然的形式与一个小组的具有代表性的人群交谈，从而获得对有关问题的深入了解。小组讨论实施步骤如下：

（1）制订讨论提纲：编制讨论提纲一般采用团队协作法。讨论提纲要保证按一定顺序逐一讨论所有突出的话题。讨论提纲是一份关于小组会中所要涉及的话题概要。主持人编制的讨论提纲一般包括 3 个阶段：第一阶段，与参与者建立友好关系，解释小组中的规则，并提出讨论的问题。第二阶段，由主持人激发深入的讨论。第三阶段，总结重要的结论，衡量信任和承诺的限度。

（2）样本人群的选择：在社区人群个别深入访谈的基础上，进行非随机的目的性抽样，选取有相似背景的人群纳入小组讨论。每次小组讨论参与人数应为 6～8 人。

（3）人员分工：4～5 名同学组成讨论小组，分工合作，包括主持人（1 人）、记录员（1 人）、录音或摄像人员（1 人）、观察员（1～2 人）。

对主持人的要求是：第一，主持人必须能恰当地组织一个小组；第二，主持人必须具有良好的沟通技巧，以便有效地与参与者进行互动。不仅对主持人的培训和主持人自身的准备是非常重要的，而且观察员在小组讨论之前也必须做好充分的准备。

（4）小组讨论现场：主持人在小组座谈中要明确工作职责，工作职责包括：①与参与者建立友好的关系；②说明座谈会的沟通规则；③告知调研的目的，并根据讨论的发展灵活变通；

④探寻参与者的意见，激励他们围绕主题热烈讨论；⑤总结参与者的意见，评判对各种参数的认同程度和分歧。

主持人在座谈开始时就应该亲切热情地感谢大家的参与，并向大家解释小组讨论是怎么一回事，使参与者尽量放松。然后真实、坦诚地介绍自己，并请参与者都一一进行自我介绍。沟通规则一般应该包括以下内容，并诚恳地告诉参与者：①不存在不正确的意见，你怎么认为就怎么说，只要你说出真心话；②你的意见代表着其他很多像你一样的大众的意见，所以很重要；③应该认真听取别人意见，不允许嘲笑、贬低；④不要互相议论，应该依次大声说出；⑤不要关心主持人的观点，主持人对这个调研课题跟大家一样，主持人不是专家；⑥如果你对某个话题不了解，或没有见解，不必担心，也不必勉强地临时编撰；⑦为了能在预定时间内完成所有问题，请原谅主持人可能会打断你的发言等。

记录员完成记录基本信息和流程，录音及摄像人员进行录像或录音。

观察员应记录参与讨论人员的肢体语言和神态，并提醒及协助主持人，要与主持人的思路保持一致。

（5）小组讨论报告：小组讨论结束后主持人可做一次口头报告。

在正式的报告中，开头通常解释调研目的，申明所调查的主要问题，描述小组参与者的个人情况，并说明征选参与者的过程。接着，总结调研发现，并提出建议。先列出第一个主题，然后总结对这一主题的重要观点，最后使用小组成员的真实记录（逐字、逐句）进一步阐明这些主要观点。以同样的方式一一总结所有的主题。

【实习报告与评定】

1.评定学生对个别深入访谈的掌握程度。

2.评定学生对小组讨论的掌握程度。

五、口腔健康教育

（一）口腔健康教育材料的设计

【目的和要求】

1.复习口腔健康教育与健康促进理论课的内容。

2.掌握口腔健康教育的原则。

3.掌握口腔健康教育材料的设计。

【实习内容】

1.教师讲解健康教育材料的设计。

2.编写口腔卫生科普文章。

3.编写口腔卫生科普宣传材料。

【实习用品】

电教设备、牙模型、宣传资料等。

【实习地点】

教室或实习室。

【方法和步骤】

1.带教老师讲解口腔健康教育材料的设计原则和过程。

2.同学每人编写一份口腔卫生科普文章或宣传材料。

3.老师在本单元结束时做讲评小结。

【实习报告与评定】

评定学生科普文章的写作水平和宣传材料的设计及制作水平。

（二）口腔健康教育的实施

【目的和要求】

1. 掌握口腔健康教育的实施方法。

2. 熟悉口腔健康教育监测与评价的方法。

【实习内容】

1. 举办口腔健康知识讲座和预防口腔保健常识课。

2. 指导社区人群掌握控制牙菌斑的方法。

【实习用品】

宣传资料，刷牙模型，各种牙刷、牙膏、牙线和牙间隙刷，菌斑显示剂等。

【实习地点】

社区会议室、学校或幼儿园。

【方法和步骤】

1. 集体观看口腔健康教育科普录像。

2. 以社区不同人群为对象，上一堂预防口腔保健常识课或举办一次口腔健康知识讲座（每组出一名同学主讲）。

下述题目可供参考：

- 氟化物与龋病预防
- 窝沟封闭与龋病预防
- 正确、有效的刷牙方法
- 保健牙刷与含氟牙膏
- 牙线和牙签的使用方法
- 保护"六龄牙"的重要性
- 牙菌斑的危害
- 老年人的口腔保健
- 饮食营养与口腔保健
- 口腔健康与全身健康

3. 向社区人群讲授控制牙菌斑的方法。辅导中应注意以下几点：

（1）根据不同对象，有针对性地讲授刷牙方法，指导牙线和牙间隙刷的使用方法。

（2）在有条件的社区人群中，可以在刷牙前及刷牙后使用菌斑显示剂，以检查刷牙效果。

4. 老师在本单元结束时做讲评小结。

【实习报告与评定】

1. 评定学生口腔健康咨询和科普宣传能力。

2. 评定学生示范和指导社区人群牙菌斑控制的能力。

六、调查资料的统计与分析

【目的和要求】

1. 复习医学统计的基本概念和常用指标。

2. 掌握口腔健康调查资料的数据归纳与整理方法。

3. 掌握口腔健康调查资料的统计与分析方法。

4. 掌握计算机统计知识（SPSS 软件）。

5. 完成简单的口腔健康调查报告。

【实习用品】

计算机和统计表。

【实习地点】

实习室或教室。

【实习内容】

1. 同学以组为单位将社区口腔健康调查的调查资料进行统计，要求计算：

（1）患龋率、龋均、龋面均和龋失补构成比。

（2）CPI、牙结石检出平均区段数。

2.老师检查同学的统计结果是否正确，然后进行小结。

3.老师讲解口腔健康调查报告的文章结构和写作要点。

4.同学以小组为单位将健康调查和统计分析的结果写成调查报告。

5.交流各组调查报告，讨论调查报告的长处与不足。

【方法和步骤】

1.复习医学统计的基本概念和常用指标

（1）同质与变异：同质观察单位之间的个体变异，是生物的重要特征，它是由机体内、外环境中多种因素的综合影响造成的。统计的任务就是在同质分组的基础上，通过对个体变异的研究，透过偶然现象，发现同质事物的本质特征和规律。

（2）总体与样本：直接研究总体耗费人力和财力很大，有时是不可能的和不必要的。实际中，常随机抽取一定量有代表性的样本来推断总体，这种抽样研究是常用的和极重要的科学研究方法。

（3）抽样误差：样本与总体的误差称为抽样误差。抽样误差是不可避免的，但抽样误差是可以控制的。抽样误差愈小，用样本推断总体的精确度就愈高，反之亦然。

（4）概率：是描述某事件发生的可能性大小的一个度量。随机事件的概率介于0与1之间。概率越接近1，表明某事件发生的可能性越大；概率越接近0，表明某事件发生的可能性越小。医学统计的许多结论都是带有概率性的。

2.医学统计常用指标

（1）平均数与标准差：平均数是反映一组观察值的平均水平和集中趋势，如龋均（DMFT）。标准差用以说明一组观察值的变异程度，标准差常与平均数一起使用，以表明其变异程度。

（2）标准误与置信区间：标准误用来表示抽样误差的大小。只要是随机样本，其样本均数（率）围绕总体均数（率）呈正态分布或近似正态分布，便可以样本均数（率）与标准误对总体均数做出区间估计。95%置信区间或99%置信区间指总体均数（率）分别有95%或99%的概率（可能性）在此区间范围内。

（3）相对数：率是用来说明某种现象发生的频率，如患龋率。构成比是用来说明某事物内部各构成部分所占的比重，如龋、失、补的牙数各占龋齿总数的百分比。

（4）显著性检验：可分为计量资料和计数资料的显著性检验。2个以上抽样样本结果之间的差异是抽样误差所致还是确实存在本质差别，判断的方法就是用显著性检验。常用的有t检验、u检验和χ^2检验。

3.口腔健康调查资料的数据归纳与整理

（1）合理分组：是在同质的原则下，用明确的指标将全部调查资料按照设计好的整理表进行归纳与整理。

（2）整理方法：计算机录入。

4.口腔健康调查资料的统计与分析

5.拟写口腔健康调查报告 调查报告是整个调查工作的总结，它全面概括调查工作的过程，充分反映调查的结果及其价值，体现调查者的科学态度。因此，调查报告也是调查工作的重要环节，通过交流，促进口腔健康工作发展。调查报告应由以下几部分组成。

（1）调查目的：是调查报告的开始部分，应用简短的文字简洁、明确地说明调查目的和所采取的方法。

（2）调查对象及方法：这部分主要是说明调查对象、方法和调查工作的基本过程。凡是影响调查结果的各种条件和因素都要在报告中提出，通常包括以下内容。

1）调查对象：应说明调查的地区、范围和对象的情况。

2）收集资料的性质：调查资料的类型、特殊疾病的情况都应在报告中做详细的说明。

3）收集资料的方法：是用调查表或是口头询问还是临床检查，以及所使用的检查器械和现场调查的安排，例如所采用的光源等，报告中需做扼要介绍。

4）抽样方法：必须说明所采用的是何种抽样方法、样本量、样本占总体的比例以及样本对所研究总体的代表程度。在抽样时，遇到的任何问题都应在报告中有所反映。

5）统计分析：从原始资料整理后得出最后总结表，在表后应简要说明统计的方法或指出参考资料，有助于分析和判断结果的正确性及其价值。

6）调查结果的可靠性：应说明参加调查的人数、业务水平、接受培训的情况、调查前检查者进行标准一致性检验的情况。检查者之间的校准试验以及调查中的重复试验结果都应在报告中说明其误差程度的大小，以便对资料做出恰当的评价。

（3）结果：这是整个调查报告的主体部分，调查报告质量的高低主要由这部分内容的科学性和准确性而决定。要求指标明确、数据准确、内容充实，并通过统计表、曲线图等结合文字分别描述。如果图表过多，可作为附件放在文后，但这些图表应当标志得很清楚，使读者不需要参阅正文就能理解。调查者的议论、评价以及前人的调查报告等均不应掺杂进去。

（4）讨论：这部分内容是从理论上分析和综合所得的结果，对资料进行多方面探讨，也是对结果进一步的补充和说明。因此，讨论的目的应当是：①说明调查结果与调查目的符合程度。②经过分析和比较，应突出特别有意义的结果，以说明本调查的价值和意义。③在阐明某些结果或在制订计划上对今后工作提出建议。

（5）结论：这是报告的最后部分，其文字应简洁，观点明确，概括出调查结果和讨论分析后的认识，使人们对本调查的内容和结果有一个大概的了解。

（6）摘要：报告内应包括一个简短的摘要，高度概括调查的主要内容。用较少的文字表达尽可能多的内容，但要正确、明了地反映报告的精神和重点。其内容应包括调查的目的、时间和地点、检查人数、以及关于龋齿和牙周病的几个重要结果。例如患龋率、龋均、牙龈炎、牙结石和牙周病的情况等。任何特殊或意外发现在摘要里也应有所反映。

【注意事项】

对数据的处理应持严肃、认真和实事求是的科学态度；对数理统计公式只要求了解其意义、用途和应用条件，不必深究其数学推导。

【实习报告与评定】

1.完成资料的归纳和整理。

2.按要求统计数据结果。

3.评定学生拟写口腔健康调查报告的掌握程度。

【参考资料】

卫生统计学。

七、口腔预防适宜技术

【目的和要求】

1.掌握局部用氟的方法。

2.掌握窝沟封闭的方法。

3.掌握预防性树脂充填的方法。

【实习内容】

1. 局部用氟。

2. 窝沟封闭。

3. 预防性树脂充填。

【实习用品】

含氟泡沫（或凝胶）、含氟涂料、窝沟封闭剂、复合树脂材料。

【实习地点】

预防科门诊、社区（幼儿园、小学或社区卫生服务站）。

【方法和步骤】

1. 局部用氟　含氟涂料、含氟泡沫（或凝胶）的局部应用，同学在实习室相互进行练习。

（1）含氟涂料

1）清洁牙面：清洁的牙面更利于含氟涂料的附着，清洁的方法包括刷牙、使用牙线和洁治。

2）隔湿和干燥：使用棉球或压缩空气干燥牙面，这一步骤可以参考具体产品的说明书。

3）涂布含氟涂料：用小毛刷将含氟涂料在牙面上涂一薄层，静止几分钟或者用压缩空气轻吹，直至含氟涂料干燥。

4）注意事项：所有操作完成后嘱患者 2 小时内不漱口、不饮水、不进食，当天晚上不刷牙。

（2）含氟泡沫或凝胶

1）清洁牙面：这一步骤不是必需的，可以根据患者的具体口腔卫生状况而决定清洁与否。清洁的方法包括刷牙、使用牙线和洁治。

2）调整患者体位：坐位，上身直立，头略低、前倾。

3）选择合适的托盘：根据患者牙列的大小选择合适的托盘很重要，一副合适的托盘既要能够覆盖患者的整个牙列，又要有足够的深度，放入牙列后超过牙颈部，最好能与牙槽黏膜接触，这样可以减少唾液对含氟凝胶或含氟泡沫的稀释。

4）隔湿和干燥：使用压缩空气干燥牙面，口内放置吸唾器。

5）取用含氟凝胶或含氟泡沫：在托盘内装上适量的含氟凝胶或含氟泡沫，能覆盖全部牙齿即可，一般不超过托盘高度的 1/2 或 2/3。

6）口内操作：先将一托盘放入患者下牙列，再将另一托盘放入患者上牙列，轻轻加压，嘱患者咬合，使含氟凝胶或含氟泡沫布满牙面和牙间隙。托盘在口内放置 4 分钟后取出。

7）注意事项：取出托盘后，用棉球将口内残留的含氟凝胶或含氟泡沫清除，以减少氟化物的吞咽量。所有操作完成后嘱患者 30 分钟内不漱口、不饮水、不进食。

2. 窝沟封闭　窝沟封闭的操作分为牙面清洁、酸蚀、冲洗、干燥、涂布、固化及检查 6 个步骤。同学在实习室相互进行练习。

3. 预防性树脂充填　同学在诊室相互进行练习。

（1）用圆钻除去窝沟龋坏组织，不做扩展磨除。

（2）冲洗、干燥。

（3）酸蚀龋洞与面。

（4）龋洞内涂一层黏合剂后，再用树脂材料充填，材料凝固后，再涂一层封闭剂。

（5）检查充填是否完全及有无咬合高点。

【实习报告与评定】

评定学生对局部用氟、窝沟封闭和预防性树脂充填技术的掌握程度。

八、社区口腔保健计划的制订

【目的和要求】

1. 复习口腔卫生项目管理理论（基本概念、基本程序等）。

2. 通过专题调查，评估社区口腔保健需求。

3. 能够制订简单的社区口腔保健项目计划，熟悉制订计划的要求、方法和程序。

【实习内容】

1. 同学分组、分专题做社区调查，了解社区一定人群的口腔健康状况及其有关的社会特征、社区自然环境、口腔保健资源与利用以及人群口腔保健的需求和需要。

2. 分析调查结果，发现问题，确定重点，制订目标与指标，预测和评估社区口腔保健需求。

3. 探讨重点人群和口腔保健人力需求，选择适宜的策略和预防措施与方法。

4. 在掌握基本资料的基础上研究及制订社区口腔保健项目计划的可行性。

【实习地点】

社区和教室。

【方法和步骤】

1. 老师介绍本单元的实习目的和实习内容，讲清方法和步骤后分配调查任务，并提出具体要求。以下调查题目供参考：

- 社区的社会经济状况及其发展趋势
- 社区的人口状况和环境状况
- 社区群体口腔健康状况（牙列和牙周健康状况）
- 社区群体口腔卫生知识、态度、行为等方面的状况
- 社区口腔保健服务设施（机构、人力及物力资源）
- 社区初级口腔保健与临床口腔医疗需求状况

2. 同学接受任务后，先讨论调查方案，列出调查题目或问题，有目标地去调查。

3. 由于时间有限，社区范围较大，调查内容多，每组同学可以只调查一个方面的题目或问题，调查内容宜精不宜多。

4. 各组同学调查回来后，以研讨会的形式进行如下工作。

（1）将各组调查资料汇总，按照理论课教材上口腔卫生项目管理的基本程序，分析调查结果，评估社区口腔保健需求。

（2）探讨社区口腔保健重点人群（学龄前儿童、学龄儿童、中老年人和残疾人等），口腔保健人力需求（按照具体计算口腔保健人力需求的方法和步骤进行）和预防措施的选择（分析资源状况和患病状况）。

（3）依据口腔卫生项目管理的基本程序，每个人提出自己对制订社区口腔保健项目的意见、观点和要采取的措施及其评价方法。

附：项目计划的逻辑工作程序（参考）

1）设想要解决的主要口腔卫生问题是什么？或者什么是本项目的总目的（目标）？

2）项目的具体目标（或指标）是什么？

3）项目的名称若不能肯定，可提出2～3个供选择。

4）目标人群的基本社会特征是什么？（包括社会阶层、社会环境、生活方式、价值观念、态度、信念、需要与要求等）

5）为了达到上述目标，打算做些什么？（活动种类和内容）

6）时间如何安排？（包括项目周期、开始的时间、活动各阶段时间表）

7）目标地区是哪里？（活动涉及的地区范围、规模）

8）参加工作的人员及其职责范围是什么？（人力需求，即谁做什么？）

9）技术指导是谁？（包括顾问、项目负责人，对他们的要求是什么？）

10）合作伙伴有哪些？（包括合作单位、人员名单、工作范围）

11）物质资源需求有什么？（包括器械、设备、材料供应等）

12）预算需要多少？（列出每一项的费用，制定预算表）

13）对预期效果/结果及个人或小组工作进行评价。

14）完成计划方案，提交项目完成报告。

【实习报告与评定】

1. 评定学生是否掌握口腔卫生项目管理的概念、基本程序。

2. 评定学生开展社区专题调查的能力。

（袁　超　司　燕）

中英文专业词汇索引

彩 图

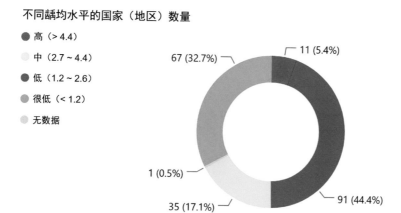

不同龋均水平的国家（地区）数量

- 高（＞4.4）
- 中（2.7～4.4）
- 低（1.2～2.6）
- 很低（＜1.2）
- 无数据

11 (5.4%)

67 (32.7%)

91 (44.4%)

35 (17.1%)

1 (0.5%)

彩图 2-1　全球 12 岁年龄组恒牙龋均分布情况（2018，WHO）

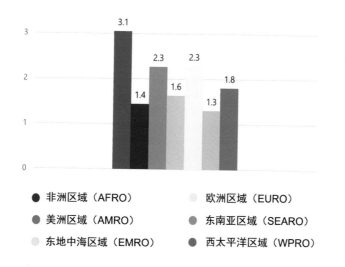

3.1

1.4

2.3

1.6

2.3

1.3

1.8

- 非洲区域（AFRO）
- 美洲区域（AMRO）
- 东地中海区域（EMRO）
- 欧洲区域（EURO）
- 东南亚区域（SEARO）
- 西太平洋区域（WPRO）

彩图 2-2　全球不同地区 12 岁年龄组恒牙龋均分布柱状图（2018，WHO）

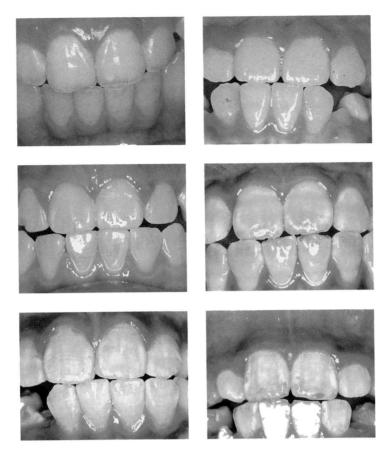

彩图 2-11 氟牙症图
资料来源：WHO《口腔健康调查基本方法》

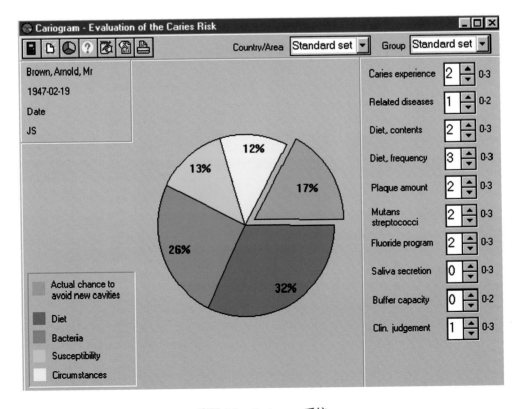

彩图 4-2 Cariogram 系统